PACIFIC

PSYCHIATRY

PACIFIC BOOKS

Psychiatry

머/리/말

포켓판을 내며...

PACIFIC PSYCHIATRY를 낸 뒤 반 년 만에, 이 책의 포켓판을 준비해달라는 요청을 받았습니다. PACIFIC PSYCHIATRY는 교과서의 깊이보다는 학생수준에서 부담을 덜고 공부할 때 흥미를 가지고 손쉽게 책장을 넘길 수 있는 책을 만드는 데 주안점을 두었지만, 책의 목적상 교과서에 없는 소개와 보충설명도 많이 담다 보니 그 두께나 무게가 적지만은 않았던 것도 사실입니다.

PACIFIC PSYCHIATRY 포켓판은 이러한 PACIFIC PSYCHIATRY의 장점을 최대한 유지하면서도, 정신과 실습 때 가운 주머니에서 슬쩍 꺼내서 금방 열어볼 수 있을 만한 크기와 무게를 위하여 폰트도 줄였지만 각종 해설도 살짝 한 번 더 압축하고 다듬었습니다. 시험기간, 늦은 귀가 전 도서관 사물함 앞에서 없으면 아쉽고 들고 가기에는 무거운 PACIFIC PSYCHIATRY를 집에 가지고 갈지 말지를 고민했었다면, 이 포켓판을 가방에 넣어가는 것이 좋은 방법이 될 것입니다. 이 책은 PACIFIC PSYCHIATRY를 갖고 있지 않은 경우라도 지하철 안에서든, 커피숍에서든 여러분 곁에서 정신과 공부의 도우미가 되어드릴 것입니다. 더불어, PACIFIC PSYCHIATRY를 이미 공부했거나 공부하다가, 책의 일부를 가지고 다녔으면 싶은 마음이 들었던 분들께는 더욱 좋은 선택이 될 것입니다.

PACIFIC PSYCHIATRY의 순서와 편집을 그대로 따랐기 때문에, 가방이나 가운 주머니, 혹은 병동에는 이 책을, 집이나 도서관의 책상에는 PACIFIC PSYCHIATRY를 두고 교대로 보면서 진도를 나가도 마치 한 권의 책으로 이어서 공부하는 느낌으로 편안하게 공부할 수 있을 것입니다. 성능이 좋은 서브노트북이나 태블릿이 PC를 들고 다니지 못하는 빈틈을 채워주며 어디서나 하던 일을 이어 할 수 있게 해 주듯, 이 책은 때와 장소를 가리지 않고 여러분의 곁에서 수많은 다른 의학과목 지식을 채우고 익히기에도 모자란 24시간 속에 정신의학의 기초를 쌓을 짬을 만들어 넣어야 하는 여러분의 귀한 시간을 조금 더 절약해 줄 것이라 믿습니다.

얼핏 눈에 잘 띄지 않을 수 있는 원고를 매번 탐스러운 책으로 변모시켜 주시는 퍼시픽북스의 편집부 식구들 및 응원과 지원을 아끼지 않으시는 이웅현 사장님께 항상 감사드립니다.

2012년 3월

저자 전명욱

Psychiatry

CONTENTS

총 론

CONTENTS

각 론

CONTENTS

총론

PACIFIC PSYCHIATRY

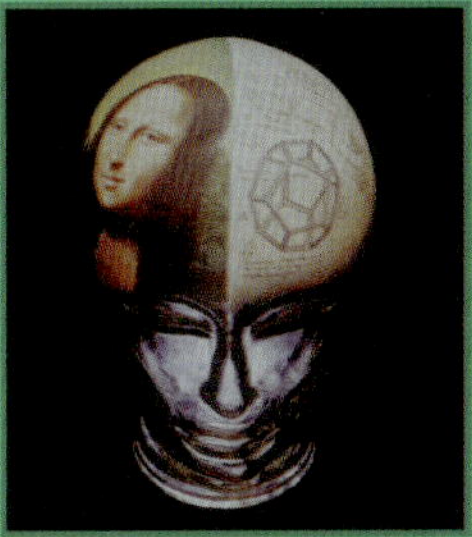

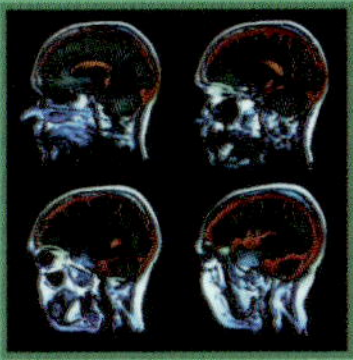

PACIFIC BOOKS

Psychiatry

1

정신의학의 개념 및 역사

Concept & History of Psychiatry

- 의학에서의 정신의학, 병원과 사회에서의 정신과의 영역과 범위
- 현대의 정신의학이 있기까지의 역사적 변천 과정

1.1 정신의학의 개념

1. 정신의학(psychiatry)

정신(또는 행동)의 장애, 나아가 건강 상태와 병적 상태에서의 개인의 행동을 연구하고 치료하는 임상의학의 한 분야

2. 정신의학의 특징 및 영역

정신의학은 다음과 같은 이유로 학문, 의료, 사회에서 독립적인 영역을 점유

1) "마음과 행동"을 다루는 임상의학/의료의 한 분야

(1) 신체와 정신 현상을 포괄적/통합적으로 다룸

(2) 생물학적 관점과 심리사회적 관점 둘 다를 진단과 치료에 활용

(3) 타 의학분야에 비해 주관적 경험의 이해를 상대적으로 중요시

2) "과학"적 접근을 통한 마음의 이해와 치료

(1) 가설의 검정, 재현성, 신뢰도/타당도, 통계적 기법 등 객관적, 과학적 방법론 활용

(2) 임상경험과 학술연구결과의 검증 및 누적에 따른 의과학(medical science)

3) 개인과 사회의 정신건강의 회복 및 유지, 증진의 목적이 분명한 "임상 의료"

(1) 정신적 문제의 치료 및 정신건강의 회복/유지라는 명확한 목적을 가진 실용학문

(2) 의사결정에 있어 법적, 사회적, 도의적 책임을 최종적으로 지는 의료 행위

1.2 고대 이집트로부터 중세 및 르네상스까지

1. 고대 이집트

합리적, 과학적, 생물정신의학적 관점

1) 생물학적 원인론

(1) 정신질환을 몸의 병으로 생각 : 뇌, 심장, 혈관의 이상이나 고름, 대변, 독극물

(2) 치료 : 사원수면(temple sleep, incubation) – 사원(평화롭고 성스러운 장소)에서 휴식을 취하고 잠을 자면서 약초를 복용

2) 문헌상의 기록

(1) Eber Papyrus(가장 오래된 의학 관련 문서, 기원전 1900년경)
우울증, 치매, 정신분열병에 해당하는 상세한 기록

(2) Smith Papyrus

① '뇌'라는 용어 등장, 뇌의 해부학적 구조, 뇌막, 골수, 뇌척수액 등에 대한 기록

② 정신질환을 마술이나 초자연적 힘이 아닌 합리적이고 과학적 관점에서 기술

2. 그리스 및 로마

이집트 전통을 계승한 자연과학적, 물질주의적 관점

예) Alcmaion(뇌가 사고와 지각의 중심), Herophilus와 Erasistratus(인체해부를 통해 중추신경계의 구조와 기능을 연구, 뇌가 지성의 중추라고 주장

1) hippocrates(B.C. 450~355)

(1) 조증, 우울증, 편집증, 치매, 간질, 히스테리, 산후정신병, 급성뇌증후군(독성섬망)에 대해서 상세히 기록

(2) 간질이나 정신이상이 신이 내린 신성한 질병이라는 믿음에 반대. "인간의 기쁨이나 행복, 웃음과 농담, 고통과 슬픔, 눈물은 뇌에서 일어나는 현상이다. 인간이 미치거나 혼란에 빠지는 것, 공포와 불안을 느끼는 것도 모두 뇌의 작용이다."

(3) 4체액설 주장

① 모든 질병이 혈액, 타액, 황담즙, 흑담즙의 불균형상태로 인해 발생

② 불균형을 바로잡기 위해 목욕, 식이요법, 약초 등을 이용

2) Galen(130~200)

(1) 4체액설을 체계화하여 정신과 신체에 대한 이론을 종합하고 치료에 응용

(2) 뇌손상을 관찰하고 동물의 뇌도 해부 : 뇌가 정신의 중추라고 주장, 특히 대뇌는 감각의 중추, 소뇌는 근육운동의 중추라고 분류

3) 철학 및 문학적 관점

(1) Platon(B.C 427~347)

① 정신과 육체를 분리하여 정신이 원형이며 육체는 그 구현이라고 주장

② 정신병은 합리적 정신의 상실이거나 신에 의한 신성한 현상

(2) Aristoteles

심장이 지성의 중심이고 뇌는 일종의 냉각기로 끓어오르는 심장 때문에 과열된 피를 식히는 역할을 한다고 봄

(3) 비극작가들(Sophocles, Euripeides)

가혹한 운명이나 사랑과 증오, 의무와 욕망, 동정심과 복수심 사이의 해결 불가능한 갈등이 죄책감과 자학을 유발하여 정신이상을 초래

3. 중세

1) 기독교적 관점이 지배적

(1) 철학 및 이성의 관점에서는 암흑시대

(2) 정신병은 영혼의 병, 죄지은 자에 대한 신의 징벌로 간주

2) 마녀 사냥의 시대

(1) 수많은 정신질환자들이 적절한 치료를 받지 못한 채 고문당하고 화형에 처해짐

(2) 성 아우구스티누스(St. Augustine, 354~430)

① 내적성찰(introspection)을 통한 자기 분석, 고백으로 인간의 정신에 있어 어릴 때 기억, 감정적 갈등, 부조리한 감정의 역할 등을 밝힘

② 환경조절, 수면유도, 꿈 예언, 기도 및 주문, 기분을 돋우는 말, 수사적 언어, 시 낭송 등을 치료수단으로 사용

4. 르네상스

1) 르네상스 시대의 특징

(1) 인체해부학에 관심을 가짐

(2) 자연을 직접 관찰하고 과학적 추론을 사용

2) 르네상스 의학자들

(1) Juan Luis Vives(1492～1540)

① 인간의 마음의 원리에 대해 연구한 최초의 심리학자

② 감정의 여러 종류와 그 근원, 감정과 기억 및 망각의 관계 등에 대한 역동심리학적 견해를 발표

③ 사실상 무의식의 존재를 발견한 최초의 학자

(2) Paracelsus(1493～1541)

초자연적 원인에 의해 발생하는 정신병도 있지만, 육체적 원인에 의한 정신병도 있다고 주장

(3) Johann Weyer(1515～1588)

① 정신의학의 제 1차 혁명 : 마녀 사냥을 비판하고 정신과 환자를 인도적, 의학적으로 치료해야 한다는 개념을 심어줌

② Zilboorg 등에 의해 현대 정신의학의 아버지', '최초의 정신과 의사'라 불림

(4) Felix Plater(1530～1614)

① 사망한 정신이상자 뇌를 해부, 수막종이 정신병 및 사망의 원인이라고 주장

② 의학을 철학에서 분리하여 자연과학의 일부로 편입하는데 공헌

(5) Paolo Zacchia(1584～1659)

① 의사가 환자의 책임 능력을 평가해야 한다고 주장

② 정신질환에서 나타나는 다양한 증상들을 연구하기 위한 체계를 개발
→ 최초의 정신상태진찰(mental status examination, MSE)

3) 정신질환자를 위한 수용시설의 등장

(1) 전 르네상스 시대에 정신질환자를 추방해버리는 관습이 있었으나 15세기 초에는 정신질환자를 대규모 보호시설에 수용하는 새로운 움직임이 나타남

(2) Bedlam

① 런던에 설립된 대규모 수용시설

② 정신질환자 전용 수용시설

③ 일부 시설에서는 의학적 치료도 제공하였지만, 대체로 잔인한 치료법을 시행
예) 때리기, 관장하기, 피뽑기, 격리, 웃음거리 만들기

1.3 고전주의 시대의 정신의학

1. 고전주의 시대

프랑스 혁명으로 이후의 개혁과 계몽, 합리, 과학, 산업의 시대로 불리는 시대

2. Philippe Pinel(1745~1826)

1) 정신질환자를 수용시설로부터 해방시킴
2) 정신 질환의 분류와 증상 연구에 힘씀
3) 사회적, 심리적 요인에 의해 정신병이 생긴다고 보고 치료는 일종의 교육이라고 생각
4) 정신의학의 제 2차 혁명 : 정신질환자를 한 사람의 아픈 인간으로 바라보고 인도주의적 관점에서 의학적 치료를 제공한 위대한 업적을 세움

3. 19세기

정신의학이 하나의 독립적인 전문의학 분야가 되었음

1) William Cullen : neurosis란 용어를 사용
2) Johann Reil : psychiatry 용어를 사용, 정신치료의 효과에 대해 언급
3) Johann Christian Heinroth(1773~1843) : 체계적인 정신의학 교과서를 집필, psychosomatic medicine이라는 용어를 처음 사용
4) Jean Etienne D. Esquirol(1722~1840)
   (1) 관찰과 정확한 기술, 통계적 조사를 통해 진행성 마비와 순환성 정신병에 대해 보고
   (2) 환각, 착각, 섬망 등의 정신병리현상을 최초로 기술

1.4 생물정신의학의 태동

1. Emil Kraepelin

1) Luis Pasteur과 Rudolf Virchow의 특정 병인론설(theory of specific eiology)을 수용 '정신질환은 특정원인, 특정 대뇌병리, 특정 임상 소견, 특정 치료로 이루어짐'
2) 기술정신의학(descriptive psychiatry)을 창안 : 정신질환의 증상, 병리소견, 경과, 예후 등 겉으로 드러나 보이는 현상을 면밀하게 관찰하고 그 특징에 따라 진단을 붙이고 체계적으로 분류

2. Wilhelm Griesinger(1917～1868)

1) '정신질환의 병리와 치료'라는 저서에서 정신병은 뇌의 병이며 따라서 정신병 연구와 치료는 의사의 임무라고 주장
2) neuropsychiatry라는 용어 사용
3) 정신질환자 치료가 인간적이고 병보다 개개인의 인간에 관심을 둘 것 강조
4) 예방의 중요성 치유가능성에 대한 낙관적 태도를 견지

1.5 역동정신의학의 발달

1. Franz Anton Mesmer(1734～1815)

1) 동물 자기설(animal magnetism)이라는 근거없는 이론을 주장하다 우연히 암시(suggestion)을 통해 환자를 치료
2) 의도하지 않았지만 신체에 영향을 미치는 심리적 힘의 존재를 증명함

2. James Braid

Mesmer의 치료를 최면술(hypnotism)로 발전시킴

3. Jean Martin Charcot(1825～1893)

최면술을 히스테리 환자 치료하는데 사용

4. Hypoolyte Marie Bernheim(1840～1919)

1) 히스테리가 심리적 원인에 의한 병임을 주장
2) 심인성으로 신경학적 증상을 나타난다는 뜻의 정신신경증(psychoneurosis)이라는 병명을 창안

5. Sigmund Freud(1865～1939)

1) 인간의 마음속에는 본인도 의식하지 못하는 무의식이 존재하고 있어서 그것이 사람의 행동과 감정에 큰 영향을 준다고 믿음
2) 자유연상기법(free association)을 통해 무의식의 세계에 접근하는 방법을 소개하고 이를 psychoanalysis라고 이름 붙임
3) 꿈, 착각, 유머와 같은 정상 심리에도 연구를 확대하여 심층심리학(depth psychol-

ogy)을 창시

4) 유아성욕론 주장

5) 정신 구조를 이드, 자아, 초자아로 구분

6) 인간에게는 성적본능(libido)과 파괴본능(thanotos)이 있다고 생각

6. Carl G. Jung

1) 정신분석학을 수정, 발전시킨 분석심리학을 창안

2) 집단무의식(collective unconscious), 심리적 원형(archetype), 개인화(individuation) 등의 이론을 제시

7. Alfred Adler(1870~1937)

1) 인간의 행동을 결정하는 것은 인간에게 보편적으로 존재하는 열등감과 무력감을 극복하려는 권력의지(will to power)라고 함

2) 자신의 이론체계를 개인심리학(individual psychology)이라고 함

8. Melanie Klein(1882~1960)

1) 소아에게 정신분석학을 도입

2) 놀이치료(play therapy) 개발 : 자유연상기법을 적용할 수 없는 소아에게 장난감을 주어 그것을 갖고 노는 과정에서 아이가 표현하는 무의식적 갈등, 공포, 애증에 접근

9. Harry Stack Sullivan(1892~1949)

개인의 내적 심리상태보다는 인간관계의 역동을 중요시하는 대인관계이론(interpersoanl relationship theory)을 발전

10. Adolf Meyer(1866~1950)

인간의 심리현상이 뇌간에서 발생하는 본능적 행동이 고차원적으로 승화된 결과라고 주장하는 정신생물학(psychobiology)을 창시

11. Erik Erikson

1) 정신분석이론을 사회문화적 측면에서 연구

2) 인간의 정체성이 형성되어가는 과정과 단계별 인격발달 과정, 각각의 단계에서 해결해야할 삶의 목표와 그 위기에 대한 이론을 정립

1.6 현대정신의학

1. Hideo Noguchi(1876～1928)

당시에 흔한 정신병의 하나인 진행성 마비 환자의 뇌조직에서 매독균을 발견해 정신병의 원인이 매독이라는 것을 규명

2. Camillo Golgi(1843～1926)

신경조직 염색법을 발견하여 중추신경계 구조 연구에 기여

3. Santiago Ramony Cajal(1852～1934)

Golgi와 함께 신경계 구조연구로 노벨의학상 수상

4. Sir Charles Scott Sherrington(1857～1952)

neuron의 기능을 밝힘

5. Sir Henry H. Dale(1875～1968)과 Otto Loewi(1873～1961)

신경자극의 화학적 전달을 밝힘

6. Julius Wagner von Jauregg(1857～1940)

진행성 마비(general paresis) 환자에서 말라리아균을 주입하여 고열을 일으키는 발열요법(fever therapy)으로 큰 성과를 거둠

7. Manfred Sakel(1900～1957)

인슐린을 투여하여 경련과 혼수상태를 유발한 후 당을 투여하여 정상으로 되돌리는 인슐린 혼수 요법 개발

8. Ugo Cerletti(1877～1963)와 Lucio Bini(1908～1964)

망상과 환청이 심한 정신분열병 환자에게 최초로 전기경련요법을 시행

9. Antonio Egas Moniz(1874～1955)

난폭하고 쉽게 흥분하는 일부 정신병 환자에게 뇌전두엽 절제술(frontal lobectomy)을 시행

> 노벨 생리의학상을 수상. 정신의학 반대론자들은 정신의학의 만행 중 하나로 꼽기도 하나, 항균제가 없던 시절 amputation으로 세균에 감염된 많은 수의 환자들의 생명을 구한 것과 마찬가지로, 당시 시점에서는 득실을 종합했을 때 환자를 위한 조치였다는 견해도 무시할 수 없다. 물론 훨씬 안전하고 부작용이 적은 치료가 많은 현재 시점에는 말도 안 되는 치료이다.

10. 약물치료의 발달

1) Lithium : 1940년대 Jon F. Cade가 조증치료에 리튬을 시도
2) chlorpromazine : 1952년에 Jean Delay와 Pierre Deniker가 chlorpromazine이 정신분열병에 효과있다고 발표
3) imipramine : 1958년에 개발
4) meprobamate : 항불안제, 위와 비슷한 시기에 개발
5) benzodiazepine : 1960년대 초에 사용

11. 행동치료, 인지치료

1) 행동치료behavior therapy

파블로프의 고전적 조건화, 스키너의 조작적 조건화를 양대 축으로 하는 행동주의 이론은 임상적으로 이용되어 행동치료로 자리잡음

2) 인지치료cognitive therapy

Aaron Beck, Albert Ellis에 의해 시작

12. 환자에 대한 인도주의적 처우

1) Clifford Beers의 정신위생운동(mental hygeine movement)
2) Maxwell Jones : 폐쇄된 대규모 정신병원에서의 획일적 치료보다는 지역사회에서 소수의 치료진과 보다 밀접한 인간관계 속에서 사회복귀를 돕는 치료 공동체 운동(therpeutic community)을 일으킴
3) 탈병원화(deinstitutionalization) : 대형정신병원의 병상을 줄이고, 입원기간을 획기적으로 단축
4) 환경치료(mileu therapy), 개방병동정책(open ward policy) : 병원내 치료적 환경을 개선하고 의사만이 아닌 정신과 치료팀의 치료적 접근을 표방

Psychiatry

2

정신장애의 신경생물학

Neurobiological Basis of Psychiatry

- 뇌신경계의 구조/기능 중 고위기능(감정, 사고, 행동)과 관련된 부분이 정신의학과 밀접
- 신경해부학, 신경생리학, 신경생화학 뿐 아니라 내분비학, 면역학, 유전학 등 기초의학의 거의 모든 분야가 궁극적으로는 뇌과학 및 정신의학과 연계됨

2.1 뇌의 구조와 기능

1. 신경해부학적 관점
   뇌의 특정 기능과 특정 부위를 연관시키는 접근
2. 두뇌 활동은 다양한 신경세포의 신경망들이 전기적 혹은 화학적으로 정보를 상호 전달하여 나타난 결과
3. 해부학적, 기능적, 신경화학적 측면에서 통합적으로 접근해야 이해 가능

★ 신경과와 신경외과 질환에서는 뇌의 특정 부위와 특정 기능을 연관시키는 것 즉 "localization"이 상대적으로 용이하지만, 정신과 영역에서는 특정 뇌부위와 특정 뇌기능이 일대일로 대응한다기 보다는, 몇 가지의 뇌 구조가 이루는 회로가 실시간으로 복잡하게 활성화되어 어떤 뇌기능을 일으킨다고 보는 것이 현재의 견해에 가까우며, 앞으로 더 밝혀져야 할 부분이 아직 많다.

2.2 신경계의 구조 및 구성

1. 구조적 구분

1) 중추신경계

(1) 뇌 : 1200～1400g

① 대뇌(cerebrum)

- 종뇌(telencephalon) : 대뇌피질, 피질하 백질, 기저핵

- 간뇌(diencephalon) : 시상, 시상하부

② 소뇌(cerebellum) : vermis, 양측의 측엽

③ 뇌간(brainstem) : 중뇌(mesencephalon), 뇌교(pons), 연수(medulla oblongata)

(2) 척수

2) 말초신경계

(1) Cranial nerve

(2) 척수 신경

2. 기능적 구분

1) 감각계 : 외부자극을 신경활동으로 받아들임

(1) 체성감각계 : 촉각, 압각, 통각, 온각, 진동각, 위치각

(2) 시각계

(3) 청각계

(4) 후각계

(5) 미각계

2) 운동계

3) 연합계

(1) 외부자극과 내적활동을 통합

(2) 정신의학 영역은 주로 연합계와 관계가 깊음

2.3 구조적 신경해부학

- prosencephalon → telencephalon(대뇌피질, 기저핵) diencephalon(시상 및 시상하부)
- mesencephalon → midbrain
- rhonbencephalon → metencephalon(pons, cerebellum), myelencephalon(medulla)

1. 종뇌(telencephalon) : 대뇌피질 및 기저핵

1) 대뇌피질(cerebral cortex)

(1) 전두피질(frontal cortex)

① 운동피질(motor cortex) : 근육운동을 조절

② 전운동피질(premotor cortex) : 각 근육의 협응운동을 관장

③ 전전두 연합피질(prefrontal association cortex)

- 정신과 영역에서 특히 중요한 부위
- 두뇌 여러 부분에서 오는 정보 통합, 계획세우기, 결정, 새로운 생각을 생성
- **손상시 나타나는 증상(전두엽 증후군) : 의욕, 계획력 및 사회적 판단력의 손상**

↳ 사람을 사람답게 만드는 기능의 상당 부분을 여기서 담당
한편, 언어 및 시공간 능력을 주로 측정하는 지능지수(IQ)는 전두엽 손상시에도 대체로 보존

★ prefrontal cortex의 구분

- orbitofrontal : 감정, 인격, 억제기능을 담당
- dorsolateral : 복잡한 계획을 세우고 운용하는 기능을 담당
- medial : 의욕(volition)을 담당

[참고] 좌측 전전두엽의 외상 또는 뇌경색시에는 우울증상이, 우측 전전두엽의 외상 또는 뇌경색시에는 조증 증상이 잘 나타난다. 우울장애 환자들의 기능적 뇌영상에서도 좌측 전전두엽의 혈류가 떨어진 것으로 나타나며 항우울제 투여로 이 혈류가 정상화되며, 좌측 전전두엽이 focus가 되어 발생하는 간질발작시에는 웃음을 참을 수가 없는 gelastic seizure가 나타난다.

(2) 측두피질(temporal cortex)

① 언어, 기억, 정서와 관련

② Wernicke 영역 : 언어 이해 작용(cf. Broca 영역은 전두엽)

③ 측두엽 간질/병변 : 환취, 환미, 기시증, 비현실증, 이인증, 반복행동

④ 측두피질의 내측은 변연계와 관련되어 있어 정신증상 발현과 연관성

(3) 두정피질(parietal cortex)

① 시각, 촉각, 청각적 자극을 연합

② 좌측 두정엽 : 언어 정보 처리

③ 우측 두정엽 : 시각－공간 정보 처리

cf. 병변시 부정(denial), 간과(neglect)

[참고] Gerstmann 증후군(dominant parietal lobe, 특히 angular gyrus 의 손상)
: acalculia, agraphia, finger agnosia, right-left disorientation

(4) 후두피질(occipital cortex)

시각 정보의 일차적 감각 피질

2) 기저핵(basal ganglia)

(1) 기저핵의 구성

① 선조체(corpus striatum) : 미상핵(caudate nucelus), 렌즈핵(lentiform nucleus)

② 흑질(substantia nigra), 시상하핵(subthalamic nucleus), 무명질(substantia innominata), 중격측좌핵(nucleus accumbens), Meynert기저핵

(2) 기능 : 운동 동작 중 운동을 평가하고 수정하는 되먹이(feedback) 역할

(3) 관련 질환

① 파킨슨병

② 헌팅턴병

③ 우울증에서 나타나는 운동저하

④ 정신분열병에서의 이상행동

↳ 특히 caudate nucleus의 경우 강박장애 등에서의 강박증상과도 밀접한 관계

(4) dopamine 2형 수용체가 많음

항정신병약물 사용시 추체외로증상(extrapyramidal symptom : EPS)발생의 원인 부위

2. 간뇌(diencephalon)

1) 시상(thalamus)

(1) 외부세계와 두뇌간의 정보를 상호 전달하는 중간 정거장 역할

(2) 통증 지각에 중요

2) 시상하부(hypothalamus)

(1) 호르몬 분비 인자를 내는 기관 : 내분비계, 자율신경계를 조절

(2) 섭식행위, 성행위, 체온, 수면－각성 주기 조절

(3) 정신신체 장애에서 정신－자율신경－면역－내분비계와 연관된 증상의 매개부위

(4) 기능

① 시삭상핵, 뇌실방핵 : vasopressin과 oxytocin의 생성과 유리

② 상교차핵 : 일주기리듬 유지

(5) 관련질환

시상하부에 포만, 식욕 중추 존재 : 탐식증, 거식증, 비만과 관련

↳ Kleine-Levin 증후군 : 시상하부에 이상이 생겨 폭식, 과면, 성욕과다, 과민 증상이 생기는 증후군

3) 송과체(pineal body)

멜라토닌 분비, 24시간 주기와 수면－각성 주기 관여

3. 소뇌(cerebellum)

1) 운동조절 및 자세를 조정하는 기관
2) 점차 감정, 기억, 언어 등의 정신기능을 조절하는 작용도 있다는 것이 알려짐
3) 시간 전후 관계에서 정보의 흐름을 유지하는 역할도 수행하는 것으로 생각
4) 뇌간(brainstem)
   호흡, 심혈관 활동, 수면, 의식 기능 수행
   (1) 청반(locus ceruleus) : norepinephrine 핵, 제 4뇌실의 앞부분 바닥 근처에 위치
   (2) 봉선핵(raphe nucleus) : serotonin 신경원의 집합체, lower midbrain～upper pons
5) 망상활성계(reticular activating system, RAS)
   (1) 연수 미부부터 간뇌까지
   (2) 수면, 집중력, 기억, 습관성의 형성, 각성상태의 유지와 관련

2.4 기능적 신경해부학

1. 언어체계

1) 언어 담당하는 대뇌 반구는 우성 뇌반구와 연관

오른손잡이(인구의 90%)의 99%는 좌반구에 언어중추를 가짐. 한편, 왼손잡이의 2/3 역시 좌반구에 언어중추를, 1/3은 우반구에 언어중추를 가짐

왼손잡이도 언어중추는 좌반구에 있는 경우가 많은 것은, Wernicke's area가 위치하는 planum temporale가 좌우 비대칭성을 띠고 있기 때문

2) Broca area

(1) 전두피질에 위치
(2) 언어 표현을 담당
(3) 손상시 말이 앞뒤가 맞지 않으며 더듬거리거나 문법이 틀린 말을 하게 됨(Broca's aphasia)

3) Wernicke area

(1) 측두피질에 위치
(2) 청각형태로 들어온 정보를 해석하고 이해
(3) 손상시 언어 의미를 이해 못하고, 조리있게 말하지 못 하는 말비빔(word salad), 은어실어증(jargon aphasia) 보임(Wernicke's aphasia)

4) Angular gyrus

손상시 청각적 이해, 언어 표현에는 이상 없으나 읽고 쓰는 능력에 장애(anomic aphasia)

> ↳ Broca area와 Wernicke area를 잇는 부위인 arcuate fasciculus의 손상시 따라하기가 안 된다.
> ↳ transcortical(motor, sensory, mixed) aphasia: Broca area나 Wernicke area가 아닌, 대뇌 피질과 이 영역들을 연결하는 부위(각각 anterior border zone, posterior border zone)에 손상을 입었을 때 나타나는 실어증

[참고] aphasia syndrome의 localization

<table>
<tr><th rowspan="2">실어증 명칭</th><th rowspan="2">손상 또는 병변부위
(오른손잡이 기준)</th><th colspan="4">손상 언어기능</th></tr>
<tr><th>언어이해</th><th>언어표현</th><th>따라하기</th><th>이름대기</th></tr>
<tr><td>Broca's～</td><td>Broca's area</td><td>손상</td><td>정상</td><td rowspan="4">손상</td><td rowspan="8">손상</td></tr>
<tr><td>Wernicke's～</td><td>Wernicke area</td><td>정상</td><td>손상</td></tr>
<tr><td>Conduction～</td><td>arcuate fasciculus</td><td colspan="2">정상</td></tr>
<tr><td>Global～</td><td>perisylivian lesion</td><td colspan="2">손상</td></tr>
<tr><td>Transcortical motor</td><td>ant. border zone</td><td>손상</td><td>정상</td><td rowspan="4">정상</td></tr>
<tr><td>Transcortical sensory</td><td>post. border zone</td><td>정상</td><td>손상</td></tr>
<tr><td>Anomic～</td><td>angular gyrus</td><td colspan="2">정상</td></tr>
<tr><td>Mixed transcortical～</td><td>ant. & post. border</td><td colspan="2">손상</td></tr>
</table>

2. 각성 및 주의 체계

1) 각성(arousal)

(1) 의식을 깨어있게 함을 의미

(2) 뇌간의 상승성 망상활성계(ARAS)의 작용과 연관

(3) 상승성 망상활성계에는 작은 병변으로도 혼수상태 발생 가능
cf. hemisphere 수준에서는 상당히 큰 병변이 있어야 혼수상태가 옴

2) 주의(attention)

(1) 많은 자극 중 관계없는 자극을 억제하고, 중요한자극에 집중하게 하는 인지과정

(2) 다양한 두뇌 체계가 관여 : 뇌간, 망상 활성계, 시상, 해마, 편도체, 전두엽, 두정엽, 후두엽 등

(3) 이 구조물들에 이상시 급성 혼란(acute confusion), 섬망(delirium)이 유발됨

3. 기억 체계

1) 기억형성

(1) 내측 측두엽, 간뇌핵(diencephalic nuclei), 기저 전뇌(basal forebrain)가 중요

(2) 편도체(amygdala) : 주어진 자극에 대해 그 정서적 중요성을 평가하고 그에 따라 해마가 활성화되도록 조절

(3) 해마(hippocampus) : 좌측은 언어적 기억, 우측은 비언어적 기억 형성

2) 기억의 종류

(1) 기억의 단계

등록(registration) – 유지(보유, retention) – 인출(회상, recall)

(2) 기억의 시간경과에 따른 구분

① 즉시기억(immediate memory) : 수초간 기억

② 최근기억(recent memory) : 수분에서 수일 전의 기억

③ 먼 기억(remote memory) : 수개월에서 수 년 전 까지 지속되는 기억

(3) 기억의 성격에 따른 구분

① 단기기억(short-term memory) = 작업기억(working memory). 잠시 동안 사용할 수 있게 정보를 저장하며 응고화(consolidation) 과정을 거치지 않으면 곧 잊혀져 버림

> ↳ 114 안내원이 불러 준 전화번호를 기억해 두었다가 전화를 곧바로 다시 걸 때 사용하는 기억이 바로 작업기억임. 주의력(attention)과도 밀접한 관련이 있으며, 컴퓨터로 치자면 RAM에 해당

② 장기기억(long-term memory) : 응고화(consolidation)를 거친 기억

> ↳ 먼 기억(remote memory)과는 다른 개념인데 일부 교과서에서는 번역 과정에서 개념이 뒤섞여 있기도 하다. 엄밀히 따지면 recent memory도 long term memory의 일종

[참고] 이외에도 explicit(명시적) / implicit(암시적) 기억으로 나누기도 하고, episodic(기억과 관련된 시간과 장소가 함께 남아있는 경우) / semantic(지식처럼 내용은 기억하지만 언제 어디서 기억했는지는 남아있지 않은 경우) / procedural(동작 등이 몸에 익은 것) 기억 등

4. 변연계(limbic system) KMLE

> ↳ 원초적 본능을 담당하는 부위

1) 후각과 연관

2) 파페즈 회로(Papez circuit)

(1) 해마, fonix, mammillary body, mammillothalamic tracts를 거쳐 시상의 전핵으로

돌아오는 회로

(2) 신피질 영역에서 오는 다양한 정보를 통합하는 곳

(3) **감정을 경험하고 조절**하는 데에 중요

3) 변연계 기능

(1) 외부환경에서 지각한 정보와 **공복감, 성적 충동과 같은 본능적인 감각**을 통합

(2) 정보를 이전의 경험 및 저장된 기억과 대조

> ↳ 변연계의 기능 : 후각, 감정, 본능적 충동

5. 반구간 연결계

뇌량, 전 교련, 해마교련, 후 교련, 수강 교련에서 두 대뇌 반구를 연결

2.5 신경신호전달

1. 신경세포의 종류와 기능

1) 신경원(neuron)

(1) 수상돌기 : 외부로부터 자극을 받아들임, 수천 개 존재

(2) 축삭돌기 : 자극을 다른 신경원으로 전달, 1개 존재

(3) 축삭 말달에는 전기신호에 따라 신경전달 물질을 시냅스에 분비

2) 신경교세포(glial cell)

(1) 성상교세포(astrocyte)

(2) 핍지교세포(oligodendrocyte)

(3) 상의신경세포(ependymal cell)

(4) 소교세포(microglia)

2.6 신경전달물질

1. 도파민(dopamine, DA)

1) 합성

아미노산 tyrosin으로부터 합성되는 catecholamine계 신경전달물질

2) 대사

MAO, COMT에 의해 dihydrsyphenylacetic acid(DOPAC)와 homovanilic acid(HVA)로 대사됨

> ↳ MAO : monoamine oxidase, COMT : catechol-O-methyl transferase
> ↳ 단가아민(monoamine) : 카테콜아민(도파민, 노르에피네프린)과 세로토닌, 히스타민 등을 총칭

3) 도파민 신경핵

substantia nigra, ventral tegmental area

4) 도파민 신경회로

(1) nigrostriatal pathway

① substantia nigra에서 시작해 caudate, putamen으로 감

② 파킨슨병과 연관

③ 항정신병약물에 의해 차단되면 파킨슨 증상 발생

> ↳ 파킨슨병 : midbrain의 substantia nigra에 cell body를 가지는 dopaminergic neuron들이 degeneration 되는 퇴행성 질환. 항정신병약물에 의해 nigrostriatal pathway가 차단될 경우 파킨슨병과 유사한 증상을 나타낼 수 있으며 이 경우 파킨슨병에서와 마찬가지로 항콜린제가 증상 완화에 도움이 된다.

(2) mesocortical pathway

VTA(ventral tegmental area)에서 시작해 전전두엽과 cingulate gyrus로 감

(3) mesolimbic pathway

VTA에서 시작, olfactory bulb, nucleus accubens, septum, amygala 등 변연계에 이름

> ↳ VTA에서 nucleus accumbens에 이르는 도파민 경로를 '보상회로'라고 부른다. 약물의존의 병태생리에도 중요한 부위

(4) tubuloinfundibular pathway

① 시상 하부의 arcuate nucleus와 perventricular gray matter에서 시작해서 infundibulum과 뇌하수체 전엽에 이름

② 항정신병약물에 의해 차단되면 prolactin 분비가 증가됨

5) 도파민 신경전달계의 기능

(1) 보상체계, 의욕 체계(will system), 주의력, 공격성, 학습과 관계

(2) nigrostraital pathway : 비수의적 운동과 관련

(3) mesocortical pathway : 인지기능과 관련

(4) mesolimbic pathway : 감정과 관련, **정신분열병 양성증상과 연관**

(5) dopamine overactivity가 정신분열병 원인에 대한 주요 가설 중 하나

> **▶ 도파민 가설 vs. 수정 도파민 가설**
>
> 1) 도파민 가설 : 도파민의 과잉활성화가 정신분열병의 병태생리이다.
>
> 2) 수정 도파민 가설 : mesolimbic pathway의 과잉활성화가 정신분열병의 양성증상의 병태생리, mesocortical pathway의 저활성화가 정신분열병의 음성증상의 병태생리이다. (정형 항정신병 약물이 양성증상에는 효과적이면서도 음성증상에는 효과가 없거나 오히려 다소 악화시키는 현상을 설명)

2. 노르에피네프린(norepidephrine, NE)

1) 합성 : catecholamine계 신경전달물질로 도파민에서 합성됨

2) 대사 : MAO, COMT에 의해 MHBG, VMA로 대사됨

3) 노르에피네프린 신경핵 : 청반(locus ceruleus)

4) 노르에피네프린 신경회로

(1) 상행경로 : 대뇌 피질, 시상, 시상하부, 소뇌 등 뇌 전역으로 투사

(2) 하행경로 : 척수로 내려감

(3) 노르에피네프린 신경회로가 광범위하게 퍼져 있음은 노르에피네프린이 중추신경계 전역을 조절, 통제하고 있음을 의미

5) 노르에피네프린 신경전달계의 기능

(1) **각성(alertness), 주의력**, 공포반응, 스트레스 반응에 관여

(2) 감정과 관련 : NE 장애가 우울증, 양극성 장애의 원인으로 생각

3. 세로토닌(serotonin, 5-hydroxy-tryptamine; 5-HT)

1) 합성 : tryptophan에서 합성됨

2) 대사 : MAO에 의해 비활성물인 5-HIAA(5-hydroxy-indole-acetic acid)로 대사

3) 세로토닌 신경핵 : 연수와 중뇌 중심부에 널리 분포하여 8개의 핵이 봉선핵군(raphe nuclei complex)을 이룸

4) 세로토닌 신경회로 : 노르에피네프린의 경로와 유사

(1) 상행경로 : 기저신경절, 측두변연계, 뇌하수체, 뇌간, 소뇌, 신피질(neocortex)을 비롯한 중추신경계 전역에 광범위하게 투사

(2) 하행경로 : 연수에서 시작해서 척수로 내려감

5) 세로토닌 신경전달계의 기능
   (1) **수면, 섭식, 통증**, 체온조절, 심혈관계 반응, 성행위, 불안, 우울
   (2) 세로토닌 저하 : **공격성**, 충동성, 자살과 관계
   (3) 관련질환 : 우울증, 정신분열병, 강박장애, 불안장애, 식사장애, 수면장애, 성장애, 충동조절장애, 발달장애, 퇴행성 뇌질환, 물질남용, 스트레스 장애, 운동장애

↳ 책에 따라 세로토닌의 활성이 불안을 증가시키는 것으로도, 감소시키는 것으로도 서술되어 있는데 이는 세로토닌 수용체의 subtype에 따라 작용이 달라지기 때문이다.

4. 멜라토닌(melatonin)

1) 세로토닌으로부터 합성
2) 일주기 리듬(circardian rhythm), 계절성 정동장애와 연관됨

5. 아세틸콜린(acetylcholine, Ach)

1) 합성과 대사

acetyl CoA와 choline으로부터 합성되고 acetylcholinesterase에 의해 choline과 acetate로 분해

↳ cholinesterase를 억제하는 것이 donepezil 등의 인지기능 개선제(치매 치료제)의 기전

2) 아세틸콜린 신경회로

(1) 주로 전뇌 기저부에 위치
(2) globus pallidus 전방내측의 Meynert 핵이 가장 크며 주로 대뇌피질로 투사
(3) diagonal band of Broca와 septal nucleus를 이루고 해마와 cingulate gyrus로 투사되는 신경핵 존재

3) 아세틸콜린 신경전달계의 기능

(1) 각성, 기억, 학습, REM수면 조절
(2) 항콜린제 복용시 증상 : 학습, 기억의 장애, 기억장애, 착란, 환각, 지남력 장애
(3) 무스카린 수용체 효과 : 타액분비, 땀분비, 축동, 호흡곤란, 복통, 설사, 현기증

↳ 항콜린성 효과가 있는 약물의 경우 섬망 또는 인지기능 저하를 유발할 가능성이 높다.

6. 히스타민(histamine)

1) 합성과 대사 : histidine으로부터 합성되고 MAO나 diamine oxidase에 의해 대사

2) 신경회로 : 시상하부의 median eminance와 전유두체에 핵이 위치하고 대뇌피질, 변연계, 시상, 척수로 투사됨

3) 일부 항우울제 및 항정신병약물의 진정, 체중증가, 저혈압 유발과 연관됨

7. GABA(γ-aminobutyric acid)

1) 합성과 대사

glutamic acid로부터 생성되고, 시냅스로 분비된 GABA는 glial cell로 흡수된 뒤 GABA transaminase에 의해 succinic semialdehyde로 대사되어 Krebs회로로 연결됨

2) GABA 신경회로

(1) local circuit과 long tract의 혼합 형태

(2) local circuit : 대뇌피질, 변연계에서 존재

(3) long tract : 미상핵, 피각에 있는 신경세포는 담창구와 흑질로 긴 신경경로를 냄

3) GABA 신경전달계의 기능

(1) 억제성 신경전달을 함

(2) **진정 – 최면 – 항불안제의 항불안 작용과 관련, 기능저하시 간질 유발 가능**

(3) **caudate에서 globus pallidus에 이른 긴 신경경로의 소실은 헌팅턴 병의 choreiform 운동을 일으킴**

↳ GABA기능의 활성화는 진정 – 최면 – 항불안제(benzodiazepine 등), 항경련제, 근이완제 등의 작용기전이 된다. 한편, 알코올의 대뇌의 작용도 일부 GABA에 의해 이루어지며, 알코올 금단시 불안 및 간질발작까지도 올 수 있고, 알코올 금단시에 benzodiazepine이 필요한 것도 GABA 때문

8. 글라이신(glycine)

1) GABA와 더불어 억제성 신경전달물질로 기능

2) 일부 NMDA 수용체에 있는 글라이신 수용체는 흥분성 수용체의 보조 역할

9. 글루타메이트(glutamate) : aspartate와 함께 흥분성 아미노산

1) 글루타메이트 신경회로

(1) glutamate가 많이 존재하는 부위 : 대뇌 피질의 pyramidal cell, 소뇌피질의 granule cell, 미상핵, 해마, enthorhinal cortex에 존재

(2) 글루타메이트 신경경로

① corticostriatal pathway : 전전두엽 대뇌피질로부터 기저신경절로 연결

② thalamocortical pathway : 시상에서 피질로 연결

2) 글루타메이트 신경전달계 기능

(1) 기억의 형성(long term potentiation)에 중요한 물질

(2) 흥분성 독작용(excitotoxicity), 세포사망(cell death)과 관련
글루타메이트가 과도하게 활성화되면 지속적으로 칼슘이온이 세포내로 유입되어 세포가 죽게 됨

10. 신경펩티드(neuropeptide)

1) 정의

신경계에서 발견되는 모든 펩티드를 총칭, 현재 백여 종의 물질이 알려져 있음

↳ 대부분은 내분비 작용을 함께 갖는 펩티드 호르몬으로서 신경계-내분비계 상호작용을 매개

2) 포유류에서 발견되는 신경펩티드들

뇌하수체 펩티드	ACTH, lipotropin, TSH, GH, prolactin, oxytocin, vasopressin
시상하부 펩티드	CRF, TRH, LHRH, somatostatin
위장관 펩티드	cholecystokinin, gastrin, substance P, VIP
순환형 펩티드	angiotensin, calcitonin, glucagon
아편양 펩티드	dynorphin, endorphine, enkephalins
기타 펩티드	bradykinin, neuropeptide Y, neurotensin, bombesin

3) 신경펩티드의 기능

(1) endorphine : 통증, 기분, 보상체계에 관여

(2) vasopressin, oxytocin : 학습과 기억, 감정 조절과 관련

(3) cholecystokinin
① 정신분열병, 공황장애, 신경성 식욕부진증 등의 병태생리에 관여한다고 추정
② CCK-A : 위장관형, CCK-B : 중추형
③ CCK-4는 불안과 공황장애를 유발

(4) neurotensin : 도파민 신경전달을 조절한다고 생각됨

(5) substance P, somatostatin : 기분장애, 헌팅턴 병, 알츠하이머병에서 이상소견

(6) neuropeptide Y : 비만과 관계가 연구 중

2.7 정신신경내분비학

1. 신경계와 내분비계의 상호작용

1) 뇌하수체는 내분비계를 총체적으로 조절하는 중추역할을 하는데 뇌하수체는 시상하부의 신경계의 직접적인 영향 하에 있음
2) 시상하부 신경세포는 말초혈액에 분비된 호르몬에 의해 feedback

2. 호르몬의 정신기능

1) 호르몬이 정신기능에 미치는 효과는 복잡하여 일률적으로 표현하기 힘듦
2) 호르몬 과잉/결핍을 통해서 본 호르몬의 정신적 기능

호르몬	정신적 기능
cortisol	기능항진(cushing syndrome) : depression, suicidal idea, cognitive impairment, psychosis
	기능저하(addison disease) : apathy, social withdrawal, impaired sleep, fatigue, decreased concentration
testosterone	주입시 : euphoria, increased energy, sexual arousal, irritability, mood swings, violent feeling, anger, hostility
estrogen	spatial cognition, verbal memory
	premenstrual & postpartum mood
prolactin	reproduction, infant care behavior
	과잉시 : depression, decreased libido, stress intolerance, anxiety, irritability
thyroid hormone	기능항진 : fatigue, irritability, insomnia, anxiety, restlessness, weight loss, emotional liability, impaired concentration and memory, episodic delirium or mania
	기능 저하 : fatigue, decreased libido, impaired memory, irritability, suicidal idea, dementia-like state
growth hormone	cognitive function
melatonin	immune function, reproductive performance
substance P	hyperalgesia or analgesia, memory-promoting and reinforcing effect

3. 정신장애에서의 내분비계 이상

1) 우울증과 시상하부-뇌하수체-부신 축의 기능항진과의 관련성이 많이 연구됨
2) 우울증에서 보이는 내분비계 이상 소견
   (1) 혈중 cortisol 증가
   (2) dexamethaxone에 의한 코티솔 분비억제의 소실

(3) ACTH 기저 수준의 증가

(4) 뇌하수체 및 부신피질의 비대

(5) CRH 투여에 의한 ACTH 반응의 둔화

(6) 시상하부의 paraventricular nucleus에서 CRH 포함 신경세포 숫자의 증가와 CRH mRNA 증가

4. 내분비계 기능 평가 방법

1) 기저치 측정 : 한번 혈액채취 혹은 24시간 소변 모으기

2) 신경화학물질이나 호르몬을 주고 반응을 측정

2.8 정신신경면역학

1. 신경계와 면역계의 상호작용

1) 면역기관에서 교감신경섬유, vasoactive intestinal polypeptide(VIP), 콜레시스토키닌 등의 신경전달물질이 발견

2) 면역계의 interleukin, interferon에 대한 수용체가 뇌에서 발견

3) 시상하부의 paraventricular nucleus가 조절 중추

2. 면역계와 정신장애

1) 정신적 스트레스가 면역기능에 영향을 끼친다는 증거
예) 유방암 지닌 여성에게 정신치료하면 생존기간 연장, 통증 감소

2) 면역기능과 기분 연관 : 주요우울장애에서 IL-1, IL-6, CRP의 혈중농도 증가

3) 신경계 발달시기 동안 바이러스 감염 노출이 정신분열병 발생기전과 연관이 있을 것이라는 간접적 근거

2.9 생물학적 리듬

↳ 각론 10장의 수면장애 부분 참고

수면생체는 생물학적 리듬을 지니고 있으며, 리듬은 외부 및 내부적인 자극에 의해서 조절됨 : 시간생물학(chronobiology)

1. 생체리듬의 예

1) 수면-각성 주기
2) 호르몬 분비의 주기
3) 체온 주기
4) 월경 주기

2. 수면

1) 외부 및 내부 힘에 의해 수면 주기가 조절됨

(1) 외부 zeitgeber : 낮과 밤의 주기, 고정화된 식사 주기

(2) 내부 zeitgeber : 시상하부의 교차상핵(suprachiasmatic nucleus : SCN)이 중요한 역할 수행, 24.5시간의 주기리듬

2) 질환에 걸리면 수면 주기가 깨질 수 있음

예) 우울증 : 아침 일찍 일어나고 REM 수면 잠복기가 감소

3) 수면-각성주기는 호르몬의 주기적 변화와 동시에 일어남

(1) cortisol : 수면 시작 무렵에 가장 낮고 아침에 가장 높다.

(2) TSH : 수면 시작시 억제

(3) melatonin : 밤에 분비

(4) 성장 호르몬 : 깊은 수면 중 급격히 증가

2.10 뇌의 발달

1. 뇌발달 과정

1) 신경판(neural plate)로 불리는 외배엽이 신경관(neural tube)을 형성하고 이것이 뇌로 발전
2) 신경세포는 neural tube의 내벽에서 생겨나 방사상으로 정렬된 neuroglial fiber를 따라 피질로 이동함
3) 피질에 먼저 도착한 세포가 뇌실의 가까운 안쪽 층을 이루고 도착 순서대로 바깥층을 형성해 26~29주 사이에 여섯층의 피질이 완성됨
4) 신경세포에서 axon이 형성되어 피질과 피질 혹은 피질과 피질밑층 부위들 간의 연결 일어남
5) 이후 dendrite가 정교하게 가지침

6) 시냅스 형성은 임신 2nd trimester부터 생후 2년 까지 활발하게 일어나고, 10년까지 지속됨
7) 임신 후반에는 신경세포의 apoptosis가 일어나 25~40%의 신경세포가 줄어듦
8) 신경세포간의 시냅스는 5배 정도로 초과 형성되었다가 적자생존의 원칙에 따라 기능이 유지되는 시냅스만 남는다.

2. 뇌발달 과정 이상과 관련된 질환

1) 자폐증, 간질, 태아알코올 증후군, 태생기 방사선 노출 → 신경세포 이동, 피질 층 형성, 신경세포 연결이상 소견 발견
2) 정신분열병
   (1) 뇌세포 감소 보이나 gliosis없어 신경세포의 퇴행성 변화, 뇌병증보다는 임신 3기 이전의 뇌 발달 이상일 가능성 시사
   (2) 신경세포의 이소증(heterotopia), 세포구축(cytoarchitecture) 이상 발견 : 임신 제 2기의 이상 가능성 시사

3. 출생 이후 뇌의 발달

1) 신경계 유연성(neuronal plasticity) : 환경자극에 따라 뇌의 미세 구조와 기능이 가변적이고 신축적
2) critical period : neuronal plasticity가 높고 환경으로부터 제공되는 자극이 뇌의 구조와 기능에 영구적인 영향을 미치는 시기

2.11 정신장애 유전학

1. 정신장애의 유전성(heritability)

1) 가계 연구(family study)

(1) 질환에 유전적 요인이 작용하는가 궁금할 때 가족, 친척 간에 병이 같이 발생하는가 보는 연구
(2) 가족간에는 생물학적, 심리–사회적 환경도 공유하기 때문에 유전적 요인이라고 단정 지을 수 없음

2) 쌍둥이 연구(twin study)

(1) 일란성 쌍둥이와 이란성 쌍둥이의 발병 일치율(condordance rate)을 비교하는 것

(2) 유전적요소만 작용한다면 일란성 쌍둥이는 100% 일치, 이란성 쌍둥이는 50% 일치해야 함

> ↳ 환경적 요소만 100% 작용한다면 일란성 쌍둥이와 이란성 쌍둥이의 발병 일치율은 달라야 함. 일란성 쌍둥이(MZT) 발병일치율이 이란성 쌍둥이(DZT)사이의 발병일치율이 현저히 차이가 난다면 선천적 요인이 상당히 작용하는 질환이라는 것을 시사한다.

3) 입양아 연구(adoptation study)

(1) 입양에서 혈연 친척은 유전적 요소를 공유한 관계이고, 입양 후 친척은 환경적 요소만 공유한 관계임

(2) 발병의 가족성이 유전의 영향인가 환경의 영향인가를 가리는데 도움을 줌

2. 유전적 소인과 환경의 적응 방식

질병에 유전성이 있으면 유전적 소인이 어떤 방식으로 전달되는지 알아야 함

1) 유전방식의 종류

(1) monogenic : 단일 유전자에 의해 발병

(2) oligogenic, polygenic

(3) multifactorial-threshold model : 유전과 환경이 복합적으로 작용하고 이들의 효과의 합이 역치를 넘어설 때 발병. 대부분 정신질환이 해당

2) 서로 다른 유전자의 변형이 같은 표현형을 나타낼 수 있음

예) 알츠하이머병 : 1, 14, 21번 염색체에서 유전자 변형이 모두 동일한 가족성 조기 발병형 알츠하이머병 발생

3) 동일한 유전자 변형에 의해 표현형이 다양하게 나타날 수 있음

(1) 정신분열 스펙트럼 장애 : 정신분열병에서 분열정동장애 우울형, 비정형 정신병, 분열형 인격장애, 편집성 인격장애 등이 자주 같이 나타남

(2) 양극성 장애 가계에선 주요 우울장애등 다른 기분 장애, 알코올/물질 남용, 식이장애 빈도 높음

(3) 틱장애 환자 가계에서 강박장애가 빈발

> ↳ 임상 실제에서도 가족력의 존재 유무는 환자의 평가 및 감별진단, 약물 반응, 예후 판정에 중요한 정보를 준다. 똑같은 정신병적 증상으로 찾아온 환자라도 정신분열병과 양극성 장애의 구별이 어려울 때 가계에 정신분열병 환자가 많다면 정신분열병일 가능성이, 가계에 양극성 장애 환자가 많다면 양극성 장애의 가능성이 높으며, 가계의 다른 환자가 특정 항우울제에는 부작용이 많고 다른 항우울제에는 효과가 좋았다면, 그 환자에서도 비슷할 가능성이 높다.

3 인간정신의 발달

Human Development through the Life Cycle

- 삶의 주기와 이에 따른 인격의 발달, 인지발달 및 이와 관련된 정신병리
- 방어기제 역시 정신의 발달과 밀접하게 연관되어 있음
- 같은 정신증상이라도 연령에 따라 고려할 수 있는 질환이 전혀 다른 경우가 많으며, 특정 연령에서 나타나는 비정상적 행동이 다른 연령에서는 다른 의미를 가지거나 심지어는 정상일 수 있다.

3.1 삶의 주기

1. 태아기(fetal period)

1) 태아는 나름대로의 감각기능 및 학습기능을 가짐
2) 어머니의 신체 및 심리적 상태가 태아에게 상당한 영향

2. 영아기(infancy)

1) 출생 후 1년까지
2) 영아는 엄마의 보살필 뿐만 아니라 적절한 자극과 반응도 필요
3) 갓 태어난 신생아
   (1) 어머니의 보살핌에 전적으로 의존
   (2) 생후 첫 수 주간은 자폐적 상태
       자기와 타인의 구별이나 자신의 내적, 외적 환경간의 차이를 식별 못함
4) 2~3개월 : social smile, 자신과 타인을 구분할 수 있게 되고 자신을 돌봐주는 인물에 대해 긍정적인 반응을 보임
5) 3~4개월 : attachment 형성
6) 7~9개월 : 낯선 사람에 대해 불안한 반응(stranger anxiety)보임 → 엄마와 자기, 엄마와 타인을 구분하는 능력이 생겼음을 의미
   cf. 분리 불안(separation anxiety) : 약 10개월 정도에 출현하여 18개월까지 지속

7) 공생 관계(symbiotic relationship) : 영아가 보이는 자신의 불만과 만족을 울음과 웃음으로 엄마에게 전달하며 이에 대해 적절한 반응을 엄마가 보이면 모자간에 공생 관계가 형성. 이 관계를 통해 기본적 신뢰감(basic trust), 안정감(basic security)을 얻음
8) 영아는 즉각적인 욕구 충족을 추구
   (1) 지나친 욕구 만족 : 성인기에 이기적이고 자제력이 결여되기 쉬움
   (2) 만족을 못 느낀 경우 : 커서 불만, 우울감에 젖어 살기 쉬움

3. 걸음마기(toddler stage)

1) 생후 1~3년까지
2) 걸음마기에 일어나는 아이의 변화
   (1) 혼자 힘으로 걷는 것이 가능해짐
   (2) 엄마의 존재를 떠나 모험을 감행
   (3) 말을 배우기 시작해서 언어소통 방식을 습득
   (4) 대소변 가리기 : 대소변 가리기를 통해 사회적 요구와 제재를 받음
3) 이 시기의 행동상의 특징 : 고집부리고 거부적 태도 보임
   예) 부모의 말 안 듣고 멋대로 행동, 뜻대로 안 될 경우 공격성 및 분노 발작
4) 적절한 통제와 칭찬이 자율성과 독립성을 확립하고 충동 억제와 조절 능력 획득에 중요

4. 학령전기(초기 아동기, preschool period)

1) 4~6세경
2) 초기 아동기에 일어나는 아이의 변화
   (1) 지능과 상징의 발달 → 다양한 공상과 상상력 동원, 놀이에 몰두
   (2) 놀이를 통해 운동기능, 언어기능, 지능 발달이 촉진됨
   (3) 언어능력의 급속한 발달로 주변세계와 교류
   (4) 놀이를 통해 자신의 감정과 생각을 표현
   (5) 남녀 간의 해부학적 성 차이에 호기심
   (6) 엄마 외에 아빠의 존재가 중요한 인물로 부각되며 oedipus complex가 형성
       : 이성의 부모와의 경쟁적 관계에서 동일시(identification)로 옮겨감

5. 학령기(후기 아동기)

1) 6~12세
2) 이 시기의 변화
   (1) 학업과 또래의 친구관계가 중요

[참고] chum period : 이 시기에(주로 동성의) 단짝친구의 존재가 향후 인격발달에 지대한 영향을 미친다는 의미에서 명명(H. S. Sullivan)

(2) 부모 대신 선생님의 존재가 중요한 의미
(3) 도덕성의 발달, 가치판단 능력의 확대, 협동심의 발휘, 이기적인 자기중심성의 탈피, 양보심의 발휘 등 사회성 습득이 가장 중요한 과제
(4) 성역할 의식이 분명해짐
(5) 지능의 발달로 인하여 새로운 지식과 기술을 습득, 연마하는 과제가 주어짐

6. 사춘기(청소년기, adolescence)

1) 중고등학생에 해당하는 시기
2) 이 시기에 나타나는 변화
(1) 신체적 발육이 뚜렷해짐
(2) 정서적 불안정 및 반항심, 충동적 경향이 농후해짐
(3) 이성에 대한 관심과 욕구가 강해짐
(4) 정체성의 위기와 혼란을 겪기 쉬우며 부모로부터의 독립과 의존 사이에서 갈등하는 시기

7. 청년기

1) 20대
(1) 대학생활, 직장생활, 결혼, 군대 등이 주요 문제
(2) 고도의 자율성과 책임감이 요구되는 것으로 자기정체성이 확립이 결여되었을 경우, 혼란과 적응 실패를 경험할 수 있음
2) 30대
(1) 성숙한 인격의 발달로 성공적인 결혼생활의 유지에 중점을 두는 시기
(2) 부모의 역할이 시작되고 가치관의 대물림이 이루어지는 시기

8. 중년기

1) 40대 이후
2) 성공적인 결혼생활 및 자녀를 낳고 키우며 교육시키는 양육문제, 안정된 직장의 기반을 확립하는 시기로 가장 왕성한 일과 업적을 남기는 단계
3) 반면 스트레스가 가장 큰 기간 : 실직에 대한 두려움, 승진에 대한 압박감, 배우자의 불만 폭발

9. 노년기

1) 노년기의 변화

신체적 쇠약, 운동 감각 기능의 감퇴, 퇴직, 은퇴, 경제력 저하, 성적 욕구 및 기능 감퇴, 지인들의 사망, 배우자의 사망, 신체기능의 상실, 죽음에 대한 불안

2) 노년기에 부딪치는 가장 중요한 일은 상실의 문제

3) 상실로 인해 외로움, 소외감, 우울, 불안, 무료함을 초래하기 쉬움

3.2 정신의 구조와 기능

1. 정신분석이론

↳ 무의식적 동기의 존재를 발견하고 기술한, 인간 심리 탐구의 선구적 이론이기도 하지만, 동시에 정신분석 및 이의 응용은 강력한 정신과적 치료기법(총론 7장 참고)

1) 정신분석이론의 가정

(1) 무의식의 존재

(2) 정신 결정론(psychic determinism) : 인간의 정신현상에 우연은 없음. 즉, 인간의 모든 행동을 포함한 심리적 현상에는 무의식적 동기가 있기 마련임

(3) 현재는 과거의 결과

(4) psychic economism : 인간은 쾌락을 추구하고 고통을 피하고자 전력을 기울임

2) 지형이론(topographic theory)

↳ 지형이론을 보충하여 더 나중에 발표한 이론이 구조이론임. 따라서 구조이론은 지형이론을 포괄(다만 편의상 지형이론에서는 전의식(preconscious)을 빼고 의식/무의식으로 단순화하여 취급)

(1) 의식계(the conscious)

① 인간의 마음을 빙산에 비유하면 수면 위에 드러난 부위에 해당하는 마음 상태

② 언어, 사고, 행동을 통해 알 수 있는 주관적 경험세계

③ secondary process thinking 지배 받고, 현실원칙(reality principle)을 따름

(2) 전의식계(the preconscious)

① 의식하고 있지는 않지만 노력 및 주의 집중을 기울이면 의식 가능

② 의식과 무의식 사이에서 중간 관리자 노릇을 함

(3) 무의식계(the unconscious)

① 인간 정신의 가장 심층 내부에 숨어있는 부분

② 무의식의 강한 충동들은 항상 의식 밖으로 나오려 함
이로 인한 위험이나 불편을 해소하기 위해 다양한 방어적 조치가 요구됨

③ primary process thinking의 지배를 받고, 쾌락원칙(pleasure principle)을 따름

[참고] 프로이트가 봉착한 지형 이론의 한계 및 구조 이론의 대두

- 지형이론에서는 무의식을 욕구, 충동과 동일시하였으나, 이를 억제하기 위한 수단(방어기제)도 주로 무의식적으로 작용함을 임상에서 관찰
- 처벌받고자 하는 무의식적 욕구(쾌락원칙과 모순)를 임상에서 관찰
따라서, 욕구, 충동에 해당하는 무의식과, 이를 억제하기 위한 수단, 또한 자아를 통제하고 지도하는 영역에 대한 개념을 정립(각각 이드, 방어기제, 초자아)하고, 방어기제와 의식의 대부분을 묶어서 자아로 명명함

3) 구조 이론(structural theory)

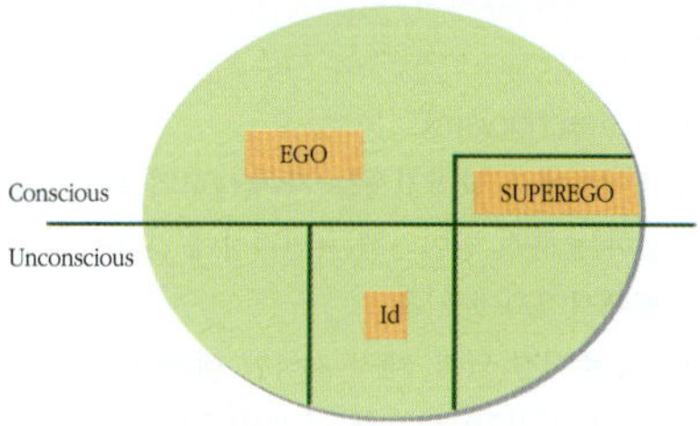

(1) 이드(id)

↳ 원칙적으로 무의식에 존재

① **본능적 욕구들의 집합**

② **쾌락 원칙을 따름 : 즉각적인 만족을 원함**

③ 비언어적, 비현실적, 비논리적인 특징 보임

④ 본능의 유형

- 삶의 본능(eros)과 죽음의 본능(thanatos)
- 성본능(sexual drive)과 공격성(aggression)

↳ 현행 정신분석이론에서의 본능적 욕구는 sexual drive와 aggression 두 가지로 설명하는 추세

(2) 자아(ego)

↳ 대부분이 의식에 존재하나 일부는 무의식계에 존재. 자아 중 무의식계에 존재하는 부분을 방어기제(defense mechanism)라고 한다.

① 현실원칙에 입각하여 모든 정신현상을 총괄하는 기능
② 이드의 본능적 충동과 현실 사이에서 갈등하며 타협을 추구
③ 이드와 초자아의 압력사이에서 자아는 갈등을 느낄 수밖에 없으며, 자신에게 주어진 환경과의 타협도 모색해야 하기 때문에 심리적 균형을 유지하기 위해 상당한 에너지원이 요구

(3) 초자아(superego)
① 도덕적 판단 기준을 제기하는 양심과 이상을 추가하는 부분에 해당
: 초자아 기능이 마비될 경우 반사회적 인격이 됨
② 대개 부모로부터 영향을 많이 받음(부모의 양심, 가치관을 내면화)
③ 초자아의 위협과 비난이 지나치면 불안, 우울, 후회, 죄책감, 자살 등을 유발

↳ 초자아의 부작용 때문에 부정적 인상을 갖는 경우도 있으나, 초자아는 양심, 내면적 규율 등을 감당하는 심리구조의 필수요소이다. 또한 누가 옆에서 칭찬해주지 않아도 자부심과 자긍심을 느낄 수 있도록 하는 것 역시 초자아의 역할이다.

4) 방어기제(defense mechanism)

- 프로이트의 구조이론에서 방어기제는 자아(ego)의 무의식계 성분
- 습관적으로 사용하는 특정 방어기제는(인격장애/인격특성, 정신지체와 함께) DSM 진단의 다축체계에서 2축에 기록

(1) 개념 : 자신에게 주어진 외적, 내적 자극에 대하여 스스로를 방어하기 위해 사용하는, (대부분 무의식적인) 다양한 심리적 수단

↳ 하지만, 일부 성숙한 방어기제의 경우 의식계에도 일부 걸쳐 있기도 함

(2) 방어기제의 분류(G.O.Gabbard)

	주로 나타나는 상황*	종류
자기애성 방어**(narcissistic~)	가장 원시적임 주로 소아, 정신병적 장애	부정/왜곡, 투사 등
미성숙 방어(immature~)	청소년기, 일부 인격장애	행동화, (분열성)환상, 신체화/건강염려증, 전치, 함입, 퇴행, 수동공격 등
신경증적 방어***(neurotic~)	신경증적 장애, 스트레스 하의 성인	억압, 해리, 고립, 반동형성, 합리화/지식화 등
성숙한 방어(mature~) 의대시험 KMLE	건강한 성인	**억제, 유머, 이타주의, 승화, 금욕** 등

아래로 갈수록 보다 성숙한 방어
* 절대적이지는 않음
** 경우에 따라 미성숙 방어에 포함시키기도 함. 투사적 동일시, 분리(splitting)도 대개 자기애성 방어로 봄
*** 상징화(symbolization), 취소(undoing), 전환(conversion)도 대개 신경증적 방어로 봄

① 자기애성 방어(=가장 미성숙한 방어. 정신병적 psychotic 방어) : 현실을 부인하거나 현저하게 왜곡하는 형태
② 미성숙 방어(자기애적 방어 제외) : 현실 이해를 왜곡하지는 않지만, 이드의 욕망이 충분히 통제되지 않고 직접적으로 또는 변형되어 분출되는 형태
③ 신경증적 방어 : 초자아가 일단 이드를 억제하기는 하였지만 그 과정에서 발생한 긴장과 충돌을 자아가 소화해내지 못하여 분출된 형태
④ 성숙한 방어 : 자아가 중재와 균형을 충분히 잡아 주어 이드, 자아, 초자아가 조화를 이루는 현상

↳ 성숙한 방어기제(억제, 이타주의, 승화, 유머 등)는 갈등을 해소하는 과정에서 증상이나 고통, 갈등을 유발시키지 않음

(3) 각 방어기제의 의미 및 예시 의대시험 KMLE

	의미	예
억압 (repression)	두렵거나 고통스러운 욕구/기억을 무의식에 가둬 둠(가장 기본적이고 흔한 방어기제)	공격적, 성적 욕구를 자각조차 하지 못함 강간당한 사건에 대한 기억상실
억제 (suppression)	두렵거나 고통스러운 욕구/기억에 대한 의식적/반무의식적 자제(억압처럼 신경증적 증상을 일으키지 않음)	욕을 듣고 화가 났을 때 맞서 욕하지 않고 자제하며 침착하게 대처하는 것
승화 (sublimation)	원초적 충동을 건설적, 창조적이고 유익한 방향으로 변형하여 표현	성적/공격적 에너지를 운동/춤으로 발산 대변에 대한 관심을 도예로 승화
투사 (projection)	자신의 문제나 충동이 타인에서 유래한 것으로 생각(넓은 의미의 전치에 포함)	(사실은) 자신이 관심을 가진 이성이 자신을 좋아한다고 착각 "적반하장", "방귀 뀐 놈이 성낸다"
투사적 동일시 (projective identification)	자신의 문제나 충동을 상대방이 대신 표현하도록 교묘하게 유도한 뒤, 다시 그 행동을 따름	부모를 교묘하게 자극해서 먼저 화를 내게 유도한 뒤 거기에 맞서 대드는 것으로 부모에 대한 적개심을 표현
분리(분열조장) (splitting)	사람이나 사물, 상황을 내 편과 남의 편으로 단순화시켜 생각	전공의는 실력도 자격도 없으면서 생체실험이나 하는 돌팔이이므로 특진교수의 처방만 따르겠다고 고집하는 환자
전치 (displacement)	정서를 원래 대상에서 덜 위협적인 다른 대상에 옮겨서 표현함 상징화(symbolization)도 전치 일종(투사와도 관련됨)	못살게 구는 직장 상사 얼굴을 상상하며 골프공을 힘껏 때려 스트레스 해소 "종로에서 뺨 맞고 한강 가서 눈 흘김"
부정 (denial)	명백한 위협이나 현실이 없는 것처럼 생각하고 행동(cf 왜곡distortion : 부분적 부정)	죽은 아이의 시신을 업고 다님 말기 암환자가 새로운 사업을 시작
퇴행 (regression)	갈등상황에서 이전의 발달단계로 되돌아가는 현상	가리던 소변을 동생이 태어난 뒤 못 가림 어른이 바닥에 주저앉아 울면서 떼를 씀

(계속)

	의미	예
취소 (undoing)	용납할 수 없는 감정이나 갈등을 중화하기 위한 상징적 행동	동생의 가지런한 치아를 보고 부러워서 뽑아버리고 싶은 마음을 중화하고자 칼슘이 듬뿍 든 우유를 줌 욕이 나올 때마다 기도문을 외움
반동형성 (reaction formation)	불편한 감정이나 생각에 오히려 정반대되는 행동으로 대응	화재에서 간신히 살아남은 뒤 소방관이 됨 "미운 놈 떡 하나 더 주기"
이타주의 (altruism)	자신의 욕구를 희생하며(무의식적 정복욕의 대상인) 남을 도우며 만족감을 느낌(반동형성의 성숙한 형태)	"개같이 벌어 정승같이 쓴다." 악덕기업가가 말년에 사회환원 및 기부 개과천선한 조직폭력배의 사회봉사활동
신체화 (somatization)	심리적 불편을 신체현상으로 대신 표현	따돌림당하는 초등학생이 두통을 호소 "사촌이 땅을 사면 배가 아프다"
전환 (conversion)	의식에서 거부된 정신내용이 상징적 의미를 가진 신체현상으로 변화	고참에게 구타당한 병사가 사격훈련 중 갑자기 오른손 검지손가락의 마비를 호소
합리화 (rationalization)	자신이 행동한 동기에 대해 실제와 다른 덜 불편한 핑계를 붙임	이솝 우화의 여우와 신 포도
지식화 (intellectualization)	지적 활동에 몰두함으로써 감정적 불편을 회피	정신치료 시간에 자신의 구체적 괴로움은 이야기하지 않고 인간의 본성 등의 철학적 주제에 대해 토론하려는 환자
함입(내재화) (introjection)	남의 (부정적) 속성을 자신의 것으로 받아들여 갈등을 회피함(미성숙한 동일시. 자신/남의 구별도 없는 상태에서 이루어지면 합일화 incorporation)	아버지에게 맞고 자란 아이가 아버지가 되어 아이를 구타함(이 경우 identification with aggressor, 즉 공격자와의 동일시라고도 함)
동일시 (identification)	남의 속성을 자신의 것으로 받아들임(함입보다 좀더 포괄적 용어)	짝사랑하는 담임선생님과 같은 분야를 전공하여 같은 과목 선생님이 됨
행동화 (acting out)	원초적 충동이나 욕구를 억압, 변형, 자제하지 않고 행동에 옮김	반사회성 인격장애 환자의 폭력이나 강간 경계성 인격장애 환자의 반복적 자해
(분열성)환상(공상) (schizoid fantasy)	현실에서 이룰 수 없는 소원이나 욕구를 상상속에서 만족함	현실생활은 제쳐두고 RPG 컴퓨터게임에만 몰두하며 자신이 영웅이라고 생각
고립 (isolation)	고통스러운 생각이나 기억을 감정과 분리함	고통스러운 경험을 마치 남 이야기하듯이 아무렇지 않게 말함
해리 (dissociation)	인격의 특정 부분을 다른 부분과 분리(*억압과도 연관)	아수라 백작, 골룸, 지킬박사와 하이드
유머 (humor)	갈등이나 두려움의 대상을 우스꽝스럽게 만들어 분위기를 누그러뜨리고 자신과 타인의 긴장을 해소	트집 잡는 거래처 바이어와의 싸한 분위기를 농담으로 누그러뜨리는 영업사원

↳ 분리(splitting)는 인지치료 이론에서 인지왜곡 중 하나인 이분법적 사고(흑백 논리, dichotomous thinking)와도 일맥상통

↳ 부정(denial)은 Elisabeth Kubler-Ross의 임종심리 5단계 중 첫 단계

↳ 정통 정신분석에서도 치료과정에서 퇴행(regression)을 유도하는데, 궁극적인 목적이 아니라 무의식에 접근하는 수단으로서 퇴행을 이용한다는 측면에서 이를 'regression in the service of ego'라고 함

(4) 서로 혼동하기 쉬운 방어기제 의대시험 KMLE

	구별
억압 vs. 억제	• 억압 : 무의식적 과정(억누른다는 것도 모르면서 원인 모를 불편을 호소) • 억제 : 의식적 과정(욕망이나 갈등을 알고서 자제하므로 불편하지 않음) – 억제가 성숙한 방어
퇴행 vs. 행동화	• 퇴행 : 나이나 상황에 맞지 않게 이전 발달단계로 되돌아간다는 점에 주목 • 행동화 : 욕망이 통제되지 않고 분출되는 점에 주목(같은 행동도 보는 관점에 따라 퇴행으로 볼 수도, 행동화로 볼 수도 있음. '어린 아이처럼' 아무나 끌어안고 부비대면 퇴행, '성적 욕구가 이끄는 대로' 아무나 끌어안고 부비대면 행동화)
취소 vs. 반동형성 vs. 이타주의	• 취소 : 불편한 욕구나 기억을 지우거나 중화하는 상징적 행동 • 반동형성 : 욕구와 정반대로 행동, 공포의 대상에 오히려 몰두함 • 이타주의 : 갈등을 유발하지 않으며 만족감을 주는 발전된 형태의 반동형성 – 이타주의가 성숙한 방어
신체화 vs. 전환	• 전환 : 상징적 의미가 있는(주로 가성신경학적) 증상(예, 마비, 경련) • 신체화 : 상징적 의미가 뚜렷하지 않은(주로 자율신경계) 증상(예, 두통, 복통)
전치 vs. 상징화	• 전치 : 특정 대상에 가지는 불편한 감정을 덜 불편한 대상(상징적 의미가 있을 수도, 없을 수도 있음)에 옮겨 표현 • 상징화 : 특정 대상에 대한 불편한 감정을 대상과 연관된 상징적 의미를 지닌 사물에 옮겨 표현하는 전치의 일종 – 상징화가 답인 택일형 객관식의 보기에 전치가 나오면 문제가 성립되지 않음
합일화 vs. 함입 vs. 동일시	• 동일시 : 타인의 특성을 받아들여 자기 것으로 함. 포괄적 혹은 긍정적 의미 • 함입 : 발달과정에서 타인의(주로 부정적) 특성을 받아들여 자기 것으로 함(공격자와의 동일시는 함입의 일종) • 합일화 : 자신과 외부의 구별이 없는 시기에 발생하는 가장 원시적 동일시
합리화 vs. 지식화	• 합리화 : 자신의 행동에 대한 일종의 자기변명 또는 핑계 • 지식화 : 일반적, 추상적인 지식에 몰두하여 자신의 구체적, 개인적 갈등을 회피
고립 vs. 해리	• 고립 : 사고, 기억에서 감정을 분리 • 해리 : 인격의 일부와 나머지 부분을 분리

▶ **방어기제가 혼동될 때는?**

1) 한 가지 상황에서 두 개 이상의 방어가 작용하는 경우
   예) 높은 곳을 두려워하는 사람이 높은 곳이 무섭지 않다고 주장하며(부정) 오히려 암벽등반에 몰두하는 경우(반동형성)
2) 한 가지 방어가 다른 방어들을 포괄하는 경우(이 경우 방어기제 대신 방어과정이라는 용어를 써서 구분하기도 함)
   예) 전환 : 억압된 갈등이 상징화를 통하여 표출(경우에 따라 부정, 동일시, 전치 등도 작용)
3) 어떤 방어가 다른 방어의 보다 발전적이거나 성숙한 형태인 경우
   예) 억압과 억제, 반동형성과 이타주의, 함입과 동일시 등
   이럴 때에는 위의 표에 나오는 구별의 key가 되는 요소를 상기하고 구별하는 것이 원칙이나, 부정적/병리적 사례의 경우 미성숙 방어, 긍정적 사례의 경우 성숙한 방어로 생각하고 풀 수도 있다.

▶ **방어기제와 정신치료**

정신분석과 지지적 정신치료의 중요한 구별점 중 하나는, 정신분석은 방어기제를 깨고 새로 만드는 반면, 지지적 정신치료는 가지고 있는 방어기제를 강화하고 보충한다는 점. 정신분석이나 통찰정신치료는 방어기제 및 인격구조를 탐구하고 분석하여 재구성하는 것을 목표로 한다. 보다 근본적이고 강력한 효과를 가지지만, 대신 일시적인 증상악화를 감당할 수 있는 튼튼한 자아기능이 필수적이다. 반면 지지적 정신치료는 내/외과적으로 보았을 때는 보존적 치료(역시 영어로는 supportive care)에 가까운데, 굳이 침습적 수단을 동원할 필요가 없을 정도의 일시적이고 가벼운 정신병리이거나, 침습적 수단을 감당할 수 없을 정도로 자아기능이 약할 때는 격려/위안을 통해 기왕의 방어기제를 강화하거나, 조언/충고를 통해 방어기제를 보충해 주는 지지적 정신치료를 사용한다.

2. 대상관계이론(object relations theory)

1) 클라인(M. Klein)

(1) 초기 모자관계의 중요성을 강조

(2) 투사적 동일시(projective identification) 및 양가감정의 개념에 주목

(3) paranoid position vs. depressive position 전문의

① paranoid position : 생후 6개월까지. 자신의 공격성을 어머니의 일부에 투사하여 나쁜 어머니/좋은 어머니를 경험. 나쁜 어머니가 자신을 공격할까봐 불안해 함

② depressive position : 생후 6개월 이후. 자신의 공격적 환상이 어머니를 해칠(해쳤을)까봐 두려움 및 죄의식을 느끼며 어머니에게 양가감정을 경험

[참고] 놀이치료를 통한 소아정신분석의 발전에도 많은 기여를 하였음

2) 위니코트(D. Winnicott)

(1) good-enough mother, holding environment

(2) true self, false self

(3) transitional object(이행기 대상) : 자타의 구분이 없던 시기에서 자타의 구별로 이행하는 과정에 어머니를 대신(고무젖꼭지, 곰인형, 담요 등) 전문의

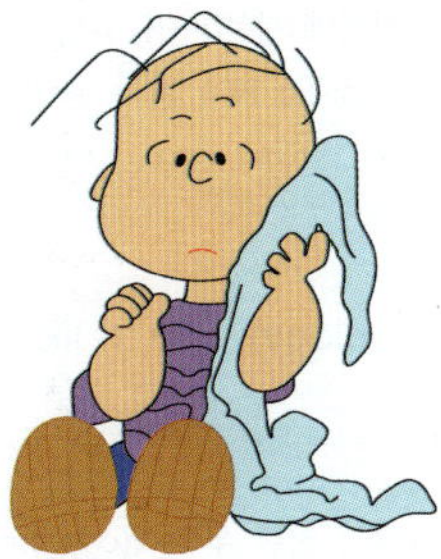

transitional object : 만화 Peanuts의 주인공 중 하나인 Linus가 항상 끼고 다니는 담요. 대표적인 transitional ojbect이다.

3) 컨버그(O. Kernberg)

(1) 주로 경계성 인격장애 환자와 관련된 이론에 공헌

(2) good self/bad self, good object/bad object에 주목

(3) borderline personality organization : 인격 수준에 대한(경계성 인격장애를 포괄하는) 폭넓은 개념. 다음의 특징을 가짐 전문의

① 통합된 정체감이 없음(lack of an integrated sense of identity)

② 자아기능이 취약하고 초자아 기능이 미발달

③ 분리(splitting) 및 투사적 동일시 등의 원시적 방어기제를 주로 사용

④ primary process thinking에 쉽게 빠짐

3. 대인관계이론(interpersonal relationship) : 설리번(H.S.Sullivan)

[참고] 대상관계 vs. 대인관계
대상관계 이론에서의 '대상'은 실재하는 타인 이외에 무의식적, 상징적 요소를 포함
대인관계는 직접적인 타인과의 관계에서의 상호작용을 주로 지칭

1) 환경, 문화적 영향, 특히 대인관계에서의 심리적 경험을 중시

2) 정신치료에서 치료자의 관찰자 역할 뿐 아니라 적극적 참여 강조 : participant observer(참여적 관찰자)

4. 자기심리학(self psychology) : 코후트(Kohut)

1) ego의 병리보다는 self의 병리를 중시 : (성적/공격적 욕동에 의한 갈등보다) 자존심(self-esteem)과 자기응집(self-cohesion)을 강조

[참고] ego는 id와 superego 사이의 갈등을 조절하고 외부세계와 의사소통하는 조정자. 자기(self)는 대상(object)과 대비되는 실제적/상징적 개념(실제 self의 개념 자체에 대해서는 코후트 및 그 제자들 사이에서도 논란과 변천이 있어 왔다.)

2) 자아심리학의 갈등(conflict)이론에 대비하여 결핍(deficit)이론이라고도 함

3) 주로 자기애성 인격장애(narcissistic PD) 환자 관련 이론에 큰 공헌

[참고] grandiose self/alter ego/idealized parental imago, mirror/twinship/idealizing transference에 대해서는 각론 11장의 자기애성 인격장애 부분 참고

5. 분석심리학(analytic psychology) : 융(C.G.Jung)

↳ 융은 프로이트의 제자 출신이지만 분석심리학 이론은 정통 정신분석과는 다소 거리가 있다.

1) 무의식 개념을 개인 무의식에서 집단 무의식(collective unconsious : 인류 전체의 보편적이고 선험적인 내용) 개념으로 확장

2) 원형(archetype)의 개념 : 페르소나, 그림자(shadow), 아니마/아니무스

3) 심리적 유형론 : 내향/외향형, 사고/감정형, 감각/지관형

↳ MMPI와 많이 혼동하기도 하는 MBTI 성격유형검사도 융의 심리유형론에 바탕을 둔 검사

3.3 인격의 발달

1. 프로이트의 정신성적 발달(psychosexual development)단계

정신성적 발달 : 인간의 발달단계에서 아동기 시절의 성적 욕구의 만족과 좌절의 정도가 인간 정신발달 단계에 지대한 영향을 준다는 점을 제시한 가설

1) 구강기 oral stage

(1) 생후 18개월까지

(2) 신생아는 모유를 빠는 과정이 쾌락의 원천 → 성적에너지가 입으로 집중되어 쾌감대(erogenous zone)를 형성

(3) 구강기의 욕구 만족 및 좌절 여부는 의존적 태도를 위주로 한 구순적 성격의 토대를 이룬다고 제기

2) 항문기 anal stage

(1) 18개월~3세

(2) 배변 훈련 과정을 통하여 드러나는 항문에의 집착이 특징적

(3) 대변을 보유하느냐 배설하느냐 문제로 부모와 갈등을 겪게 됨 → 이 과정에서 부모에 대한 양가감정(ambivalence)이 두드러짐

(4) 공격성이 증가

(5) **항문기 경험은 강박적 성격의 토대**

3) 남근기 phallic stage

(1) 3~5세

(2) 남녀모두 자신의 성기에 호기심을 지니고 쾌감의 원천으로 여기는 시기

(3) 오이디푸스 콤플렉스

① 남근기에 형성

② 자신과 다른 성의 부모에게 특별한 애정과 집착을 보이는 시기

③ 동성의 부모에게는 강력한 질투와 경쟁심, 적개심 드러내는 시기로 자신의 동성의 부모로부터 위협받지 않을까 불안해하는 시기

④ 이성의 부모에 대한 자신의 근친상간적 소망과 환상 때문에 있을지도 모르는 동성의 부모로부터 보복과 위협을 예상한 나머지 거세공포(castration fear)를 경험하게 되고 점차 그러한 금지된 소망을 포기하고 오히려 동성의 부모를 동일시함으로써 문제를 해결

(4) 이 과정에서 갈등의 해소에 실패하면 성인기에 신경증으로 나타나기 쉬움

4) 잠재기(잠복기) latent stage

(1) 6세~사춘기 전

(2) 역설적으로 성에 대한 관심을 보이지 않는 시기라는 뜻

(3) 이성에 대한 관심보다 동성간의 동일시와 자기 성의 확립에 관심을 보임

(4) 부모에 대한 관심도 친구와 학교 선생님에 대한 관심으로 향함

(5) 학업과 대인관계가 중요하게 생각되는 시기. **사회화의 기본 형성**

(6) 열등감과 자존심이 중요한 문제가 되는 단계

5) 성기기 genital stage

(1) 사춘기에 접어들고 2차 성징이 나타나는 시기

(2) 성적 욕구 증가, 이성에 대한 관심이 증가

(3) 중요 과제 : 건전한 이성 관계 확립, 왕성해진 성적 요구에 비롯된 긴장감의 적절한 해소, 정체성의 확립, 건전한 인생관과 세계관의 형성, 부모에 대한 의존성에서 탈피하고 정신적으로 독립할 수 있는 능력, 성숙한 이성관계의 확립, 충동조절 및 건전한 윤리의 식의 수립, 상호존중에 입각한 성숙한 대인관계의 형성

2. 에릭슨의 정신사회 발달(psychosocial development) 단계

1) 에릭슨 발달이론의 특징

(1) 후성설(epigenesis)에 기초 : 모든 발달은 정해진 순서에 따라 연속적인 단계들로 이루어지며 각 단계마다 해결되어야 할 과제들이 주어지는데, 이런 과제들이 만족스럽게 해결되어야만 단계별 발달과정이 순조롭게 진행될 수 있다는 입장

(2) 아동기 국한된 발달 개념을 노년기 단계까지 확장

(3) 리비도 개념이 아닌 사회성 개념으로 프로이트 이론을 보충

↳ 1단계에서 5단계까지는 프로이트의 발달단계와 거의 1대1로 대응함

2) 에릭슨의 발달단계 의대실습 의대시험 KMLE

발달단계	주어진 발달 과제
유아기	신뢰 대 불신
초기 아동기	자율성 대 수치심
후기 아동기	주도성 대 죄책감
학령기	근면성 대 열등감
청소년기	정체성 확립 대 정체성 혼란
청년기	친밀성 대 소외감
중년기	생산성 대 자기위축감
노년기	통합성 대 절망감

(1) 1단계 : 유아기

① 생후 1세까지

② 신뢰 대 불신 : 엄마의 보살핌을 받으며 기본적 신뢰감(basic trust)을 형성

(2) 2단계 : 초기 아동기(걸음마기)

① 1~3세

② 자율성 대 수치심, 의구심

- 대소변 훈련하는 시기로 부모가 자율성을 도와주며 적절히 자기 통제 능력을 키우면 과제 성취
- 부모가 지나친 간섭과 부당한 통제 가하고, 처벌위주로 가면 아동은 수치심을 느낌과 동시에 의구심에 빠져 건설적 자율성 획득에 실패

(3) 3단계 : 후기 아동기

① 3~5세

② 주도성 대 죄책감

- 호기심 증가, 활동 범위가 증가, 놀이를 통해 성적/공격적 환상을 다룸
- 부모가 지나친 야단, 처벌시, 죄책감을 느끼고 위축되어 매사에 소극적이 됨

↳ 죄책감은 수치심의 보다 진화한(발전된) 형태

(4) 4단계 : 학령기

① 6~11세

② 근면성 대 열등감

- 집단 경험을 통해 사회적 적응 기술을 배우고 자신의 과업을 완수할 수 있는 근면성을 키우는 시기
- 근면성을 토대로 자기가 맡은 일을 성취함으로써 만족과 즐거움, 칭찬과 인정을 받음으로서 자부심(pride)을 배우게 됨
- 친구들의 냉대, 따돌림이나 가족 내에서의 차별, 과잉보호를 겪을 경우 자존심의 상실과 심한 열등감으로 인격 발달에 지장

(5) 5단계 : 청소년기

① 11~20세

② 정체성 확립 대 정체성 혼란

- 성적 호기심, 증가, 공격성 증가, 독립 욕구와 의존할 수밖에 없는 현실에서 갈등하고 방황하는 시기
- 정체성 확립에 실패하면 자신의 역할에 대한 혼동을 경험
  → 가출, 비행, 약물남용, 성범죄, 폭력, 자살 등

(6) 6단계 : 청년기

↳ 6~8단계, 즉 성인 이후에도 발달이 계속된다는 점에 주목한 것이 에릭슨의 중요 업적

① 21~40세

② 친밀성 대 소외감

- 친밀성은 이성, 동료, 상하, 가족관계 등에서 원활한 유대관계 형성에 필수
- 친밀성 획득에 문제 – 대인관계 기피, 사회적 고립(isolation), 소외감 발생

(7) 7단계 : 중년기

① 40~65세

② 생산성 대 자기위축감

- 자식을 낳고 키우는 시기, 사회에서 능력을 발휘하고 인정받는 시기

- 이 시기에 생산성 확보에 실패하면 창의력을 잃고 의기소침 및 우울해짐

(8) 8단계 : 노년기

① 65세 이상

② 통합성 대 절망감

- 지난 삶을 돌아보며 부분적으로 불완전했음에도 나름대로 최선을 다해서 살았다는 만족감과 통합성을 얻는 것이 주된 발달과제
- 자신의 인생이 쓸모없고, 무의미한 것으로 인식되면 절망감에 빠짐

3. 말러(M. Mahler)의 분리개별화 이론

1) 특징

(1) 초기 모자관계에서 벌어지는 심리적 현상에 관심을 기울임

(2) 유아기 단계에서 형성되는 대상항상성에 초점

(3) 아기가 엄마가 떨어지는 과정이 성인기의 정신생활에 결정적인 역할

2) 단계

(1) 자폐기(normal autism) : 생후 10～12주 까지, 외부자극에 반응을 잘 안함

(2) 공생기(normal symbiosis)

① 6주～1세

② 엄마와의 특별한 정서적 애착을 확립하는 공생관계를 보이는 단계

③ 유아는 자기와 대상을 구별 못 함

(3) 분리개별화 단계

① 엄마와의 공생적 단일체에서 서서히 벗어나는 심리적 과정을 말함

② 1단계/분화단계(differentiation) : 생후 5～6개월에서 10개월까지 유아는 세상에 관심을 보이고 공생관계를 벗어나려는 과정을 보임

③ 2단계/연습단계(practicing) : 10～15개월, 신체적 분리 경험과 그로 인한 심리적 결과에 익숙해짐

④ 3단계/재접근단계(rapprochement) : 16～24개월, 아기는 공생관계에 머무르고 싶은 소망과 분리된 개인으로서 자율성을 얻고자하는 소망 사이에 비롯되는 심리적 위기를 해결하는 단계

⑤ 4단계/대상항상성 단계(object constancy) : 24～30개월, 대상에 대한 확고한 인식으로 엄마가 보이지 않아도 엄마가 실제로 있는 것처럼 위안을 얻을 수 있음

▶ 대상 항상성(object constancy/consistency) vs. 대상 영속성(object permanence)
- 대상 영속성(object permanence) : 피아제 인지발달 이론에서, 시야에서 사라진 물체도 없어지지 않은 것을 인식하는 현상
- 대상 항상성(object constancy/consistency) : 분리개별화 이론에서, 대상에 대한 믿음으로 곁에 없는 대상(엄마 등의 보호자)으로부터도 위안과 안심을 얻게 되는 현상

4. 피아제의 인지발달이론

↳ 정신의학이나 심리학 뿐 아니라 교육학에서도 중요한 이론

1) Piaget의 인지발달 이론의 특징

(1) 인지발달을 내적 성숙, 외적 교육보다 아동 자신의 능동적인 행동을 통하여 분화되고 포괄적인 인지구조를 수립해 나가는 능동적 구성 과정으로 봄

(2) 적응(adaptation) = 동화 + 조정

① 동화(assimilation) : 확립된 정신구조 및 지식체계를 통해 새로운 경험을 받아들이는 주관적 과정

② 조정(acccomodation) : 환경적, 현실적 요구에 직면하여 기존의 인지체계를 변화시키고 재조정함으로써 적응해 나가는 과정

↳ 동화는 외부 현실의 흡수, 조정은 외부 현실에 맞추어 자신의 인지구조를 변화

(3) 조직화(organization) : 적응하는 가운데 아동의 의식과 행동이 더욱 복잡한 양상으로 발전하는 것

2) 피아제의 발달 단계

(1) 감각운동기(sensorymotor stage)

① 생후 2세까지

② 보고, 듣고, 만지는 등 지각과 행동을 통해 대상물과 관련된 개념을 지니는 시기

③ 대상영속성(object permanence)을 획득 : 처음에는 사람, 사물이 시야에서 사라지면 찾으려고 노력하지 않으나 나중에는 숨겨진 대상도 찾아냄

↳ 까꿍놀이(peek-a-boo)를 즐기는 시기

(2) 전조작기(preperational stage)

① 2~7세

② 사고가 비체계적, 비논리적이나 단어 및 이미지를 포함한 상징의 기능이 비

약적으로 발전하는 시기

③ **물활론(animism)적 경향** : 무생물에게도 생명과 감정을 부여

④ **도덕적 타율성 보임** → 정해진 규칙에 맹목적으로 복종

[참고] 기호학적(semiotic) 기능 : 언어, 몸짓, 그림 등이 그 표현대상을 의미한다는 것을 이해

(3) 구체적 조작기(concrete operational stage)

① 7~11세

② 구체적인 사물과 행위에 대해서만 체계적인 사고를 행함

③ **보존(conservation) 개념 획득**

예) 크기가 다른 두 개의 컵에 같은 양의 물을 붓고, 그 차이를 물으면 동일한 양이라는 것을 이해

④ 자아 중심성 극복하고 탈중심화(decentralization)를 이룸

⑤ **도덕적 판단이 발달** → 협동 놀이 이루어짐

⑥ 타인의 입장에서 생각할 수 있는 능력이 생김

⑦ 수의 개념 발달

⑧ 대상 분류가 가능

⑨ 사고는 부분적 논리에 머물고, 구체적 사고 수준에 있어 예외를 이해하기 힘듦

⑩ 두 가지 측면을 동시에 고려할 수 있게 됨

(4) 형식적 조작기(formal operational stage)

① 11세~성인기

② **추상적 사고가 가능, 논리성, 합리성을 토대로 한 추론이 가능**

③ 자신의 사고에 대한 한계와 문제점을 알고 인정하며 변화를 꾀함

④ 이상과 현실에 대한 개념이 발달

⑤ **가설 세우는 능력과 현실검증 능력을 보임**

⑥ 모든 가능성 고려 후 반복적 실험을 통하여 결론에 도달하는 과학적 사고가 가능

⑦ 자신의 미래에 대한 전망도 가능해짐

▶ **어째서 "구체적" 조작보다 "형식적"(또는 "추상적") 조작이 더 발달한 단계인가?**

정신의학에서 쓰이는 구체적(concrete) 조작, 또는 구체적 사고는 "구체적"(실제적인, 현실적인) 대책을 강구한다고 할 때의 "구체적"과는 다른 의미로서, 눈 앞에 보이는, 혹은 문자 그대로의 의미만을 이해하고 추상, 상징, 비유, 중의법, 농담, 풍자, 역설을 이해하지 못하는 일차원적 사고를 의미한다. 한편, 형식적(formal) 조작도 "형식적"(허례허식의, 무늬만의) 사과나 조치에서의 "형식적"과는 다른, 논리와 가설, 합리에 기반한 생각과 행동을 의미한다.

5. 학습이론(learning theory)

> ↳ 행동주의(behavioralism)와도 거의 비슷한 뜻으로 쓰이는 심리학 이론의 분파. 행동치료 및 인지치료의 근거 이론(총론 8장 참조)

1) 특징

(1) 심층적인 내면적 동기보다는 행동 그 자체에 초점을 맞추어 인간 심리의 발달 과정을 설명

(2) 학습 : 수행 또는 과거 경험을 통하여 행동의 변화를 초래하는 것

2) 고전적 조건화(classical conditioning)

(1) 파블로프의 실험 : 음식(unconditioned stimulus)을 실험실의 개에게 보이면 침을 흘리는 반응(unconditioned response)을 나타내는데 똑같은 개에게 종소리를 울리면서(conditioned stimulus) 음식을 같이 내주게 되면 나중에는 음식을 주지 않고 종소리만 울려도 침을 흘리게 됨(conditioned response)

> ↳ 무조건적 자극(unconditioned stimulus) : 조건화(학습)를 거치지 않아도 반응을 보이도록 되어 있는 원초적/본능적/동물적 자극(식욕, 성욕, 공포 등)
> ↳ 조건적 자극(unconditioned stimulus) : 조건화(학습)를 거쳐야 반응을 보이도록 되어 있는 이차적 자극(돈, 시험점수 등)

(2) 소거(extinction) : 무조건적 자극 없이 조건 자극만 계속 주게 되면 결국 조건 반응이 사라지는 것

> ↳ 성적이 오르면 칭찬을 받던 아이도, 칭찬을 그만두면 성적에 대한 관심이 떨어지는 현상

(3) 일반화(generalization) : 한 자극에서 다른 자극으로 옮겨진 경우에도 조건 반응이 나타남

> ↳ 자라보고 놀란 가슴, 솥뚜껑 보고도 놀람, 공포장애(phobia)의 발병기전을 설명할 수 있는 이론

3) 조작적 조건화(operant conditioning) : 스키너(B. F. Skinner), 손다이크(E.L.Thorndike)

(1) 행동은 학습의 결과이고 실험적 조작을 통해 새로운 학습 행동을 유발 가능

(2) 도구적 학습(instrumental learning) : 특정한 시도가 성공했을 때 보상이 주어지게 되면 계속 그 방식으로 행동하게 됨

(3) 긍정강화(positive reinforcement) : 치료목표로 삼은 행동을 했을 때 보상을 주는 방법

(4) 부정강화(negative reinforcement) : 치료목표로 삼은 행동을 했을 때 환자가 겪고 있는 불편함이나 불쾌감을 덜어주는 방법

> ↳ 조작적 조건화는 고전적 조건화에 비해 실험동물 또는 인간의 능동적 측면에 좀 더 주목
> ↳ 약물중독의 기전을 밝히는 동물모델에도 응용된다. 예를 들어, 버튼을 누르면 약물이 주입되게 장치한 쥐의 경우, 코카인이나 morphine을 장착하면 점점 더 열심히 버튼을 누르지만, 생리식염수를 장착하면 버튼을 몇 번 누르다가 그만둔다. 미리 opioid을 충분히 맞은 쥐의 경우에는 버튼을 누르지 않고, 아편의 효과를 상쇄하는 naloxone을 투여한 쥐도 버튼을 누르지 않는다. 사람도 마찬가지로, 굳이 술이 필요없게 즐겁거나, 혹은 술을 마시면 불쾌하게 만드는 약(agonist)을 먹여 놓아도 알코올 섭취량이 줄어들지만, 술을 마셔도 술맛이 나지 않고 효과가 없도록 만드는 약(antagonist)을 먹여 놓아도 술을 덜 마신다.

4) 사회학습(social learning)

(1) 개념 : 인간은 대인관계에서 비롯되는 상호작용 및 역할 모델에 의하여 사회적 기능을 학습하는데 이를 사회 학습이라 함

(2) reciprocal determinism : 인간의 행동이 인지적, 환경적 요인들의 상호호혜적 작용에 의해 결정됨

5) 인지학습(cognitive learning)

(1) 인지과정 : 지식과 정보를 얻고 조직하며 나중에 이를 적절히 사용하는 과정

(2) Beck : 인지과정의 학습을 통한 작업(환자 자신과 미래, 현실에 대한 부정적 평가를 긍정적인 관점으로 변화) 우울증을 치료할 수 있음을 주장

4

정신과적 증상 및 평가

Psychopathology & Psychiatric Evaluation

- 다른 임상과목의 '진단학'에 해당하는 내용
- 용어의 개념을 반드시 정확히 숙지

4.1 정신병리(psychopathology)

1. 정신병리

정신질환에서 흔히 관찰되는 병적 정신 현상, 즉 비정상적인 행동, 사고, 감정, 지각, 의식, 판단 등을 의미

↳ psychopathology는 정신병리, 즉 정신현상의 이상 자체를 의미하기도 하고, 정신병리를 다루는 분야/학문인 정신병리학을 의미하기도 함.

2. 정상(normality)의 개념(D. Offer & M. Sabshin)

1) 건강으로서의 정상(의학적 관점)
증상을 보이지 않는 상태, 즉 고통, 불편, 장애를 겪지 않는 상태
2) 평균으로서의 정상(통계학적, 심리학적 관점)
집단의 다수 또는 평균의 상태에서 지나치게 멀어지지 않은 상태
3) 이상향(utopia)으로서의 정상(정신분석학적 관점)
성격의 여러 요소들이 조화를 이루어 아무 갈등 없이 욕구를 충족시키며 사는 상태
4) 과정으로서의 정상(발달학적 관점)
인생주기의 해당 발달단계에 적절하게 성장하고 변화하며 사는 상태

3. 정신현상의 정상과 비정상

1) 정상적 행동의 범위는 시대나 문화권에 따라 얼마든지 다르게 나타나므로, 어떤 정신현상의 정상/비정상을 판단할 때는 특정한 증상의 유무 외에, 증상을 갖고 있는 그

개인이 처해 있는 문화권 및 상황과 문맥, 그리고 그 증상이 당사자나 주변 사람들에게 고통이나 불편을 주는지를 함께 고려하는 것이 원칙

2) 당사자가 불편을 전혀 느끼지 않는데 주변 사람들이 문제를 삼아 병원에 데려온 증상일 경우, 인권의 측면에서라도 더욱 주의가 필요

3) 이상적인 상태나 불편이 없는 상태에서 벗어난 정도를 평가하는 것도 중요하지만, 해당 환자의 이전 상태에 비해 얼마나 벗어났느냐(소아의 경우 이전까지 발달해오던 추세에서 얼마나 벗어났느냐)도 중요한 평가 기준

4.2 증상론(symptomatology) ≒ 정신병리학(psychopathology)

정신적 이상의 객관적이고 정량적인 기술(quantitative description)을 위한, 여러 가지 구성요소로 나누어 평가한 인간의 정신 현상의 범주 및 각 범주의 이상 소견

즉 의식, 지각, 사고, 감정, 행동, 인지(언어, 기억, 계산, 지능 등), 판단 등

▶ **기술 정신병리학(descriptive psychopathology)**

기술정신병리학이란 정신과적 이상증상을 (이유를 가정하지 않고) 있는 그대로 객관적으로 기술하는 것. 예를 들어 불안이나 강박사고의 유무 및 그 내용을 기술하는 것은 기술정신병리학에 해당한다. 반면, 같은 증상을 cingulum 및 기저핵의 세로토닌계 기능이상으로 의심되는 증상(생물학적 원인을 가정)이라거나, 항문기 고착으로 의심되는 증상(정신역동적 원인을 가정)이라고 표현하면 설명(explanatory) 정신병리학이 된다. 정신과적 이상증상의 원인은 생물학적, 심리학적, 환경적 요인이 모두 복합적으로 작용하기 때문에, 증상을 기술할 때는 어느 특정한 요인을 가정하지 않는 기술정신병리학적(현상학적) 접근이 원칙이며, 원인을 가정하지 않고 진단분류체계에 따라 중립적으로 진단한 뒤, 다양한 차원에서의 원인을 파악하는 것이 일반적이다.

1. 의식(consciousness)

1) 의식의 정의

외부/내부로부터의 자극을 감지하고 인식하며 반응하는 상태

↳ 정신이 깨어서 활동하는 상태(wakefulness)와 유사한 의미로서 다른 정신활동의 전제
↳ 컴퓨터로 치면 전원에 가까운 기능(의식이 차단된 상태에서는 다른 정신활동의 평가가 불가)

▶ **의식(consciousness)의 반대말은?**

정신과, 혹은 의학 영역에서 consciousness의 뜻은 "내/외적 세계에 대한 자각(awareness)" 하나이지만, 의식의 반대 개념은 상황에 따라 다음의 3가지로 달라진다.

1) 뇌신경계의 병적 상태로 인한, 의식 수준의 변화
 예) 섬망/혼돈, 혼미(stupor), 혼수(coma)
2) 수면 : 정상적 신체주기에 따라 휴식 목적으로 의식 수준이 저하되는 상태
 (수면에 대비되는 용어로는 의식보다 각성 wakefulness을 주로 쓰나, 같은 뜻임)
3) 무의식(unconsciousness) : 의식적으로 접근되지 않는 생각, 감정이나 기억
 예) 꿈의 내용, 심인성 기억상실로 잊고 있다가 회복되는 기억

2) 의식 수준의 저하

(1) alert(정상)

(2) drowsy : 반응이 없는 것처럼 보이나 가벼운 자극으로 깨는 상태

(3) stupor(혼미) : 주변상황을 인식 못하며 상당량의 자극에도 반응이 없는 상태

(4) coma(혼수) : 외부의 어떠한 자극에도 거의 반응이 없는 상태

3) 의식의 혼돈 및 혼탁

(1) 혼돈(착란, confusion) : 지남력장애를 동반하는 의식변화

(2) 의식의 혼탁(clouding of consciousness) : 착란과 더불어 지각, 사고, 반응, 기억, 주변상황의 파악 등이 전반적으로 떨어지는 의식의 변화 상태

↳ confusion보다 clouding을 보다 심한 경우, 혹은 폭넓게 정의하는 경우가 많지만 비슷한 의미로 쓰는 경우도 많다.
↳ delirium(섬망)도 혼돈이나 혼탁과 혼용되어 쓰기이도 하지만, delirium은 정의상 급성신체질환 또는 약물중독/약물금단에 의한 것으로 한정된다. 각론 17장을 참고

4) 주의력(attention)의 장애와 관련된 의식변화

↳ 의식의 문제가 있을 경우 주의력장애가 거의 항상 동반되어 있으나, 반대로 주의력에 문제가 있다해서 반드시 의식의 문제가 있다고 보기는 어려움(ADHD나 조증삽화는 의식장애 없이 주의력 장애만 나타난다.)

(1) 주의력 : 생체가 필요한 자료를 얻기 위해 입력되는 신호를 검증하는 적극적, 선택적인 과정

(2) 주의력은 각성, 집중, 연상과정의 단계를 거쳐 이루어짐

① 각성(vigilance) : 내부, 외부의 자극을 적극적이고 능동적으로 받아들일 수 있는 신경계의 태세를 의미

② 집중(concentration) : 받아들여진 자극 중 필요한 것을 선택하는 능력

③ 연상 과정(association process) : 수용된 자극들을 경험에 비추어 해석, 판단

(3) 주의산만(distractibility) : 주변의 다양한 자극에 주의가 분산되어 합목적적인 일관성을 유지 못하는 것

(4) 과잉각성(hypervigilance) : 내/외부 자극에 지나친 주의를 기울이는 상태

↳ 피해망상이 있는 경우에 흔히 나타난다.

(5) 해리성 황홀경(dissociative trance, 각론 5장 참조)이나 LSD 등의 환각제 복용시에도 주의력의 장애와 함께 의식의 변화를 경험할 수 있음

2. 지각(perception)

1) 지각의 정의

말초감각기관을 통해 들어온 자극정보를 해석하여 이를 인식(recognize)하는 과정

↳ 지각(perception)과 감각(sensation) : 정신병리학에서는 말초기관에 들어오는 자극정보 자체로서의 감각과, 이에 의미를 부여하며 인식하는 과정인 지각을 구별. 예를 들어 빨갛고 구형이며 윤이 나고 꼭지가 달린 물체를 보는 것은 감각경험(sensory experience)이지만, (과거의 경험에 비추어) "이것이 무엇이구나"하고 알아차리는 과정, 즉 물리적 정보가 심리적 정보로 변환되는 과정은 이와 구별하여 지각이라고 한다. blindness나 hearing loss는 감각의 장애로서 신경과 및 안과/이비인후과 영역이며, 물체를 보고 알아보지 못하거나 소리를 듣고 알아듣지 못하는 것은 지각의 장애로서 정신과 영역이다.

2) 실인증(agnosia) : 특정 감각자극을 인식하지 못하는 지각장애

(1) 치매 등의 질환에서 볼 수 있음

↳ 치매의 진단기준에 포함

(2) 시각, 촉각, 청각 실인증 등

예) visual agnosia : 가족을 쳐다보면서 누구인지 몰라보다가 목소리를 듣고 누구인지 파악함

↳ tactile agnosia : 시계나 동전 등의 물체를 손에 쥐어 주었을 때 만져 보고 무슨 물체인지 모름
↳ 사람 얼굴을 알아보지 못하는 prosopagnosia도 실인증의 일종

3) 착각(illusion) : 감각자극을 잘못 인식하는 지각장애

[참고] 흔히 말하는 '착시현상'도 착각의 일종으로서 정상인이 경험할 수 있는 지각의 병리

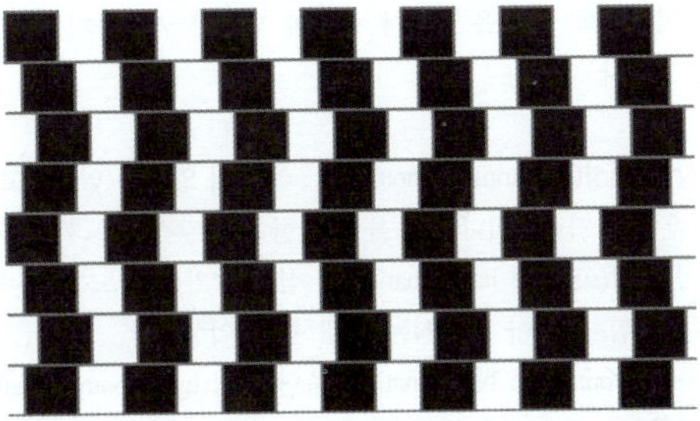

(1) 거시증(macropsia)/미시증(micropsia) : 실제보다 물체가 크게/작게 보이는 착각

(2) 공감각(synesthesia) : 실제 자극의 종류와 다른 종류의 감각을 느끼는 경우
예) 음악소리가 색채로 느껴지는 것

(3) 미시현상(jamais vu)/기시현상(déjà vu) : 정상인에게도 보이는 착각
① 미시현상 : 익숙한 상황인데 마치 처음 보는 것처럼 느끼는 착각
② 기시현상 : 처음 겪는 상황을 마치 이전에 본 것 같이 느끼는 착각

↳ 저자에 따라서는 기억의 병리 중 일환으로 보기도 함

(4) 비현실감(derealization)/이인감(depersonalization)
① 비현실감 : 환경 전체가 비현실적이고 이상하며 변화된 것으로 느끼는 착각
② **이인감 : 자신의 존재감각이 비현실적이고 이상하며 변화된 것으로 느끼는 착각**

↳ 비현실감, 이인감은 "세상이 갑자기 달라진 것 같아요" "내 몸이 내 몸이 아닌 것 같아요"라는 형태로 표현된다. 정신분열병이나 공황장애, 해리장애 등에서 잘 나타나는 증상이나, 약물의 영향에 의해서도 생길 수 있고, 간질의 aura에서도 보이며, 정상인에서도 심한 피로 등에서 보인다.

[참고] 비현실감, 이인감을 사고의 병리로 보는 경우도 있지만, 대개의 정신병리학 서적에서는 지각의 병리로 보는 경우가 좀 더 많음

4) 환각(hallucination)

외부의 감각자극 없이 실제처럼 체험하는 지각경험

(1) 환청 : 정신분열병, 정신병적 양상의 주요우울장애 등에서 흔하게 관찰

↳ 환청 이외의 환각이 있을 경우 약물 또는 신체질환에 의할 가능성을 강하게 의심하여야 함
↳ 환청만 있다고 해서 약물 또는 신체질환에 의한 정신장애를 배제하지 못함

(2) 환시 : 약물중독, 신체질환에 의한 정신장애에서 흔함. 정신분열병에서도 가능

(3) 환취 : 측두엽간질 등의 측두엽 병변, 정신분열병에서도 이상한 체취 호소 가능

(4) 환촉 : 약물중독, 알코올 금단에서 몸에 벌레가 기어다니는 형태로 나타남

(5) 환미 : 드물다

(6) 기타

① 환상지 현상(phantom phenomena) : 사지의 일부가 없어지고 그 부위에서 절단 후에도 가려움이나 통증을 포함한 신체감각을 느끼는 현상

② 체성 환각(somatic hallucination) : 심장이 가려운 느낌, 몸속의 혈관이 갈라지는 느낌, 골반이 벌어지는 느낌 등의 이상감각

(7) 입면 환각(hypnagogic hallucination)/출면 환각(hypnopompic hallucination)

① 기면병(narcolepsy)의 주증상 중 하나이지만, 정상인에서도 있을 수 있음

[참고] 정상인의 경우에도 장기간의 수면부족이나 감각박탈(sensory deprivation)을 가하면 환각이 발생할 수 있음 전공의

▶ **정상인에게서도 나타날 수 있는 지각장애**

1) 각성시 환각/입면시 환각
2) 이인감/비현실감
3) 기시현상/미시현상

3. 사고(생각 thought)

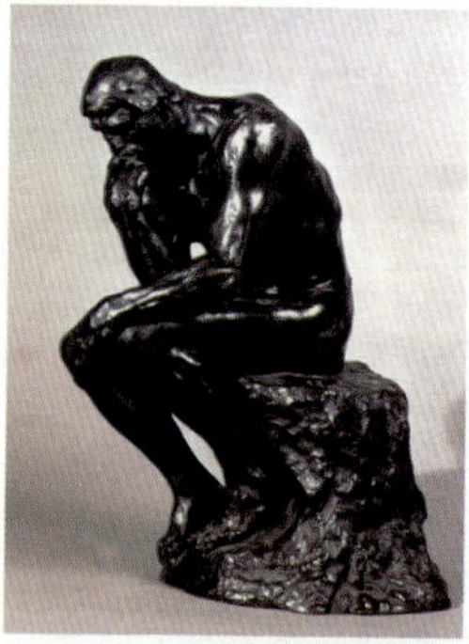

★사고의 3범주 분류 : 사고의 형태, 사고의 흐름(과정), 사고의 내용

★사고의 2범주 분류 : 사고의 (형태 및) 흐름, 사고의 내용

▶ 생각(사고)과 언어

언어를 동원하지 않고 타인의 사고를 파악하는 것은 매우 어렵기 때문에, 사고의 병리는 결국 대부분 언어의 형태로 표현되며, 따라서 같은 정신병리가 교과서에 따라서는 사고 부분에, 다른 책에서는 언어 부분에 기술될 때가 많은데, 실질적으로 이러한 병리(특히 사고과정의 장애가 대부분)는 사고의 장애이자 동시에 언어의 장애로 보는 것이 맞다. 한 예로 incoherence(지리멸렬)는 사고과정의 장애이자 언어의 장애로서, incoherence가 사고의 장애인가 감정의 장애인가? 혹은 언어의 장애인가 지각의 장애인가? 라고 물어볼 수는 있지만 언어의 장애인가 사고의 장애인가?라고 묻는 문제는 출제될 수 없다.

1) 사고의 정의

(1) 내/외부 자극에 대한 이해, 해석, 연상, 판단을 하는 총체적 기능

(2) 어떤 상황이 주어졌을 때 이에 대응하기까지 사이의 정신작용

2) 사고장애(thought disorder)의 분류

(1) 사고형태(thought form)의 장애

사고 형태(사고 형식)는 생각하는 경향이나 논리성을 지칭(넓은 의미의 사고 과정에 포함시키기도 함)

(2) 사고과정(thought process)의 장애

사고 과정(사고 흐름 thought flow, 사고 생성 thought production이라고도 함)은 특히 언어(language)와 밀접하게 관련되어 있어 MSE에서는 언어와 사고과정을 함께 기술하는 경우가 많음

(3) 사고내용(thought content)의 장애

사고 내용은 구체적으로 생각하고 판단하는 내용을 말함

3) 사고형태의 장애

(1) 비현실적 사고(dereism)≒마술적 사고(magical thinking)

정신기능이 논리적 경험과 일치하지 않는 사고

(2) 구체적 사고(concrete thinking) vs. 추상적 사고(abstract thinking)

① 구체적 사고 : 은유, 비유, 뉘앙스, 가설을 이해하지 못하는 단선적 사고

② 추상적 사고 : 은유, 비유, 뉘앙스, 가설을 이해하는 다차원적 사고

↳ 앞의 3장에 나온 피아제 인지발달 이론의 구체적 조작기와 형식적 조작기와도 통하는 개념

4) 사고흐름의 장애

★사고흐름 속도의 장애 : 사고비약, 사고지체
★사고흐름 연결성의 장애 : 연상이완, 동문서답
★사고흐름 목적성의 장애 : 우원증, 사고이탈
★사고흐름 진행의 장애 : 사고두절, 보속증

(1) 사고비약(관념분일, flight of idea) : 연상작용이 병적으로 빠른 속도로 일어나는 상태. 조증삽화의 특징

↳ 사고비약이 있을 때 뒤의 사고이탈이 같이 일어나는 경우가 많아서 두 용어를 혼용해서 쓰는 경우도 있는데 엄밀히 말하면 다른 개념

cf. 음향연상(음연상, clang association) : 논리적 연결성이 아닌 발음의 유사성(같은 앞글자, 운율, 동음이의어 등)에 따라 새로운 연상이 이어지는 것(예, 사, 사슴, 사랑...)

↳ 음연상은 연상이완에 의해서도, 사고비약에 의해서도 발생할 수 있음

(2) 사고지체(retardation) : 생각의 시작과 진행이 느린 상태. 우울삽화의 특징

↳ 우울증 환자의 느린 행동과 묶어서 행동 부분에서 psychomotor retardation이라고도 함

(3) 연상이완(loosening of association) : 사고진행의 논리적 연결성이 없어진 상태 ≒지리멸렬(incoherence)

↳ 연상이완(associative loosening)은 autism, ambivalence, affective blunting과 함께 블로일러가 말한 정신분열병의 4A 증상 중 하나(각론 14장 참조)

★word salad(말비빔) : 단어 또는 음절 단위의 연결성까지 없어진 심한 incoherent speech
★neologism(신어증, 신어조작증) : 연상이완과 관련하여, 환자 자신만 의미를 알 수 있는 새로운 낱말을 만들어냄
(cf. 특정 집단에서 통용되는 언어, 예컨대 청소년의 통신언어나 요즘 잘 쓰지 않는 단어를 사용하는 노인의 경우, 그리고 사투리 등을 신어증으로 오인하지 않도록 유의)

[참고] 연상이완과 사고비약의 감별 : 정신분열병과 조증삽화의 감별시 하게 되는 고민 중 하나임. 속도가 빠르고 논리의 비약이 있지만 논리적 연결성이 있으면 사고비약, 없으면 연상이완인데 사실은 사고비약이지만 의사가 환자의 생각의 속도를 따라가지 못해 연상이완으로 오인할 수도, 사실은 연상이완인데 의사가 환자의 생각을 넘겨짚어 논리가 있는 것으로 오인할 수도 있음. 따라서 정신분열병과 조증삽화는 사고진행뿐 아니라 여러 다른 임상상을 종합하여 감별하여야 한다.

(4) 동문서답(irrelavent answer) : 질문과 전혀 관계없는 대답을 하는 사고과정 및 언어의 장애

(5) 우원증(circumstantiality) 및 사고이탈(tangentiality)

① 우원증 : 원래의 목적에서 멀어졌다가 되돌아오는 사고 흐름

② 사고이탈 : 원래의 목적에서 멀어져서 되돌아오지 못하는 사고 흐름

(6) 사고두절(사고차단, thought blocking) : 생각의 흐름이 아예 끊겨 버리는 것. 정신분열병에 특징적

(7) 보속증(perseveration) : 계속 하나의 주제에 머물러 진행을 못하는 사고과정의 병리

예) 이름이 어떻게 되세요? – 김철수
아침에 뭘 드셨어요? – 김철수
여기는 어디인가요? – 김철수

↳ 사고흐름의 장애이지만 언어나 행동의 형태로 나타나므로 언어나 행동의 병리로 보기도
↳ 전두엽의 적절한 억제기능이 이루어지지 않는 것이 흔한 원인

5) 사고내용의 장애

(1) 망상(delusion)

① 망상의 정의

↳ (일반인에게는 실존주의 철학자로 더 잘 알려져 있지만) 정신과 의사이자 정신병리학자인 야스퍼스가 규정한, 망상을 구성하는 3요소임

- **사실과 다르고**
- **환자의 교육수준/문화적 환경과 맞지 않고**
- **논리나 이성에 호소하여 설득되지 않는(delusional conviction) 확고한 믿음**

cf. overvalued idea : 사실과 상황에 맞지 않는 믿음이나 망상 수준의 확신은 없는 경우를 말함

★망상은 정신병적 장애를 진단하는 중요한 핵심증상이므로 진찰할 때 항상 위의 세 가지를 따져야 함. 피해망상이나 부정망상이 의심되는 상황이지만 실제로 박해를 받거나 배우자가 바람을 피우고 있는 경우도 있으며, 장승을 베면 큰일이 난다고 믿는 것이나 내세나 천국, 지옥을 믿는 것은 그 사람의 문화나 종교에 따라 망상이 될 수도 아닐 수도 있다. 또한 전형적인 망상을 가진 환자와는 적어도 망상의 내용에 대해서는 논쟁이나 타협이 불가능하다.

② 망상의 종류

- **피해망상(persecutory delusion) : 누군가가 자신이나 가족을 해치거나 감시**
- **과대망상(grandiose delusion) : 자신의 힘, 능력, 중요성을 실제보다 과장**
  예) 신통력, 관심법, 축지법 등
- **관계망상(delusion of reference) : 자신과 실제로는 관계없는 일이 자신과 관계되어 있다고 확신하는 망상**
  예) 신문이나 TV에서 자신과 관련된 이야기를 은연중에 암시하고 있다는 믿음
  cf. 관계사고(idea of reference, IOR) : 자신과 실제로는 관계없는 일이 자신과 관계되어 있는 것 같다고 의심하지만, 관계망상 수준의 확신은 없는 경우
- 색정망상(erotic delusion) : 사실과 달리 이성의 사랑을 받고 있다고 확신하는 망상
- **빈곤망상(delusion of poverty) : 자신이 굶어 죽을 만큼 가난하다고 확신하는 망상**
- **죄책망상(delusion of sin) : 자신이 큰 죄를 지었다는 망상**
- 허무망상(nihilistic delusion) : 세상 모두가 소용없고 망하거나 없어지리라는 망상
- 조종망상(delusion of being controlled) : 자신의 생각이나 행동을 남이 조종
- **사고전파(thought broadcast) : 말하지 않아도 남들이 자신의 생각을 안다고 생각**
- 사고주입(thought insertion) : 남이 자신의 머리속에 생각을 주입한다고 생각
- 사고유출(thought leakage) : 자신의 생각이 밖으로 새어나간다고 생각
- **망상지각(delusional perception) : 정상적인 지각내용에 망상적 의미를 부여**
  전공의
  예) 번개와 천둥을 보고 외계인이 자신에게 빛과 소리로 신호를 보낸다고 생각

> ↳ 망상지각은 망상의 일종으로서 지각의 병리가 아닌 사고의 병리이다.

- 기괴한 망상(괴이한 망상, bizarre delusion) : 현실 세계에 있을법하지 않은 망상. 망상이 기괴하면 망상장애보다는 정신분열병을 시사함
  예) 사고전파, 사고주입, 사고유출, 조종망상 등
- 체계화된 망상(systemized delusion) : 내용은 망상이지만 망상을 형성한 사

고과정은 논리적인 경우

- 기분과 일치하는 망상(mood-congruent delusion) : 망상의 주제가 기분상태에 맞을 때 기분과 일치하는 망상이라고 함. 우울한 기분일 때는 죄책망상, 허무망상, 빈곤망상. 들뜬 기분일 때는 과대망상 등이 대표적

  예) 우울한 환자가 자신이 정직하게 살지 못한 데 대한 벌로 한반도에 전쟁이 일어날 것이라고 믿음

- 기분과 일치하지 않는 망상(mood-incongruent delusioin) : 망상의 주제가 기분상태에 불일치

  예) 양극성 장애 환자가 조증삽화 중 외계인들이 IQ가 500인 자신의 능력을 질투하여 자신의 머릿속에 있는 생각을 텔레파시를 통해 빼내간다고 믿음(과대망상은 기분과 일치하지만, 텔레파시에 대한 기괴한 망상 –사고유출–은 기분과 불일치)

(2) 강박사고(obsession)

비합리적이고 부적절하다는 사실을 잘 알면서도 원하지 않는 특정한 생각이 반복적으로 떠오르는 현상

cf. 집착(preoccupation) : 어떤 특정한 생각에서 벗어나지 못하고 있는 상태

> ↳ 강박사고로 인한 불안을 감소시키기 위해 어쩔 수 없이 하게 되는 행동은 강박행동(compulsion)

(3) 건강염려증(hypochondriasis)

> ↳ 여기의 건강염려증은 정신병리로서의 건강염려증. cf. 방어기제로서의 건강염려(총론 3장), 진단명으로서의 건강염려증(각론 4장)

① 실제의 신체질병이 없고 이상이 없다는 의사의 상세한 설명에도 불구하고 비정상적으로 자신의 건강상태에 관심이 집중되어 병이 반드시 있을 것이라고 생각함

② 심하면 신체망상과 구별이 어려울 수 있음

(4) 공포(공포증, phobia)

① 특정 대상이나 상황에 대해 느끼는, 불안을 동반한 비현실적이고 병적인 두려움

> ↳ 공포와 불안의 차이 – 각론 2장도 참조

② 이 외에도, 자살사고 역시 사고 영역의 병리에 포함된다고 볼 수 있음

4. 감정(정서, emotion)

1) 정의 및 개념 의대실습

(1) 감정(emotion)≒느낌(feeling)

① 자연적, 본능적으로 일어나는 마음의 상태 및 이의 외적 표현을 총칭

② 슬픔, 기쁨, 쾌락, 고통, 불안, 분노, 공포, 수치, 애정, 증오, 욕심, 질투 등

▶ **사고와 감정은 내적 정신작용의 양대 축**

1) 사고 : 이성, 논리, 연상작용, 구체적 실재를 판단하는 정신작용

2) 감정 : 본능적 욕구나 좋고 싫음, 감수성, 에너지를 다루는 즉각적 정신작용

[참고] 느낌(=feeling)도 감정과 거의 동의어로 쓸 때가 많지만, 의사들끼리의 의사소통을 위한 용어로서는 감정(=emotion)을 사용하는 것이 보다 바람직함. 명사로 쓸 때의 '느낌/感じ/feeling'은 감정(예, 섬뜩한 느낌, 느낌이 좋다)뿐 아니라 감각(sensation)/지각(perception)을 지칭할 수도 있는 애매모호한 단어이기 때문이다.

예) 부드러운 감촉을 느끼다(감각)/누군가가 나타났음을 느끼다/알아차리다(지각)

(2) 기분(mood)

① 주관적으로 경험되는, 긍정/부정의 방향성을 띠는 정서적 가치(emotional value)가 부여된, 전반적/지속적 감정상태

② 환자의 보고와 타인의 관찰을 종합하여 측정

- 오늘은 기분이 좋다/나쁘다. 지금 그럴 기분 아니다/기분 참 더럽다, 기분 한 번 끝내 준다 등의 표현에서 쓰인 기분의 어감에 가까움
- 긍정적 기분(들뜬다, 신난다, 황홀하다) vs. 부정적 기분(처진다, 가라앉는다, 울적하다, 슬프다)

(3) 정동(정감, affect[ǽfekt])

(언어, 행동, 표정 등을 통하여) 타인이 관찰 가능한 감정경험의 외부적 표출 자체, 또는 그 표출의 방식

↳ 쉽게 생각하면 '외적 감정표현'정도로 생각해도 크게 틀리지 않음

★기분 : 기쁨과 슬픔, 즐거움과 괴로움의 내적 경험

★정동 : 기분의 외적 표현

★정서(감정) : 기분/정동 뿐 아니라 불안, 분노 등을 포함한 다양한 본능적/즉각적 정신작용

2) 기분의 병리

cf. 정상 범위의 기분(normal mood)은 euthymic mood라고 함

(1) 들뜬 기분(elevated mood)

① 다행감(euphoria, euphoric mood) : 낙관적 태도, 자신감

② 고양감(의기양양 : elation, elated mood) : 행동, 욕구가 과장될 정도의 즐거움

③ 기고만장(앙양, exaltation) : 과대적이 될 정도의 즐거움

④ 황홀감(ecstasy) : 초월적 신비감, 전지전능감 등의 극도로 들뜬 기분

↳ cf. expansive mood(확대적 기분) : 기분의 거리낌 없는 표현

(2) 우울한(가라앉은/슬픈) 기분(depressed/sad mood)

① 불쾌감(dysphoric mood)

- 즐겁지 못하고 나쁜 기분
- 불쾌감의 경우 에너지/기력의 저하가 동반되지 않았다는 뉘앙스가 강함

② 무쾌감(anhedonia)

- 일상이나 좋아하는 일에 대한 즐거움을 상실한 상태
- 흥미, 관심, 재미, 의욕의 저하에 초점을 맞춘 개념. 무쾌감은 기분표현의 제한까지도 동반하므로 저자에 따라 정동의 병리로 분류하기도 하지만, 우울장애에 비교적 특징적이므로 기분의 병리로 보는 경우가 많음

③ 멜랑콜리아(melancholia)

- 극심하게 가라앉고 우울한 기분
- 에너지/기력의 저하와 함께 극심한 절망, 비관, 식욕/체중변화를 동반

(3) 기타

① 짜증스런 기분(irritable mood, 짜증/이자극성 irritability) : 외부 자극에 의해 쉽게 불쾌해지는 기분

↳ irritable mood는 기분의 저하에서도, 기분의 고양에서도 다 나타날 수 있다.
↳ elated mood가 두드러지지 않고 irritable mood만 현저한 경우라도 조증삽화의 다른 증상들이 다 보인다면 조증삽화를 진단 가능(각론 1장 참조)

② mood swing : 들뜬 기분과 가라앉은 기분이 교대로 나타남

[참고] mood swing vs. labile affect
실제적으로 지칭하는 현상이 거의 같기 때문에 구별하지 않고 쓰는 경우도 많지만, 엄격하게 따지자면 mood swing은 변화무쌍한 기분 자체를, labile affect는 mood swing의 외적 표현이라는 구분을 할 수 있음. 이론상, 주관적으로는 변화무쌍한 기분을 경험하지만 이것이 외적으로 전혀 드러나지 않는 사람에서는 mood swing은 있지만 labile affect는 아니다(물론 실제로 이런 경우는 극히 드물다).

3) 정동의 병리

↳ 정동의 방향성이 비정상 : 부적절한 정동
↳ 정동의 진폭이 비정상 : 무감동, 정동제한, 정동둔마, 정동상실, 불안정 정동

(1) 정동의 방향성

① 부적절한 정동(inappropriate affect) : 정동표현이 상황, 사고, 기분상태와 불일치
예) (날아갈 것 같은 표정) 식구들이 다 교통사고로 죽어서 정말 신나요.
예) (슬프고 시무룩한 의기소침한 표정) 원하는 대학에 합격해서 기뻐요.
(↔ 적절한 정동 : 정동이 상황, 사고내용, 기분상태와 일치하는 경우)

↳ 정신분열병에서 종종 부적절한 정동을 보일 수 있음

(2) 정동의 진폭

① 정동제한(restricted affect) : 정동의 폭이 약간 감소한 상태
② 정동둔마(blunted affect, affective blunting) : 정동의 폭이 상당히 감소한 상태
③ 정동상실(flat affect, affective flattening) : 정동의 폭이 완전히 없어진 상태
cf. 무감동(anhedonia) : 쾌감/불쾌감에 대한 감수성이 저하된 상태
④ 불안정 정동(labile[unstable] affect) : 정동의 폭이 크고 빠르고 쉽게 변하는 상태

↳ labile affect는 shallow affect(피상적인 정동), 변덕과도 다소 일맥상통하며 양극성 장애, B군 인격장애 등에 특징적이다.

4) 불안(anxiety)

↳ 불안은 기분/정동과는 별도로 구별되는 감정 중 하나
↳ 불안과 우울의 구별에 대해서는 각론 2장 참조

(1) 외부 위협의 유무에 관계없이 주관적으로 느끼는 두려움의 상태
대개 심계항진, 발한, 창백, 호흡곤란, 긴장 등의 신체 증상 동반

(2) 초조(agitation) : 불안의 조바심과 안절부절 못하는 행동이 외적으로 관찰될 때

(3) 공황(panic) : 불안과 공포가 심하고 다양한 신체 증상과 초조가 동반되어 곧 죽을 것 같은 느낌이 들 정도의 극심한 상태

5) 기타 감정의 병리 : 정상인에서도 어느정도 보임

(1) 양가감정(ambivalence) : 특정 대상이나 상황에 대하여 정반대의 감정, 태도, 욕구를 동시에 갖고 있는 것

(2) 수치(부끄러움 : shame) : 자신 또는 타인의 기대치에 맞추지 못했다는 감정

(3) 죄책감(guilt) : 주관적으로 잘못된 일을 했다는 감정

▶ 정신과에서 감정(emotion)의 중요성
대체로 감정을 적절히 통제하지 못하는 경우 인격장애, 기분장애 또는 정신병적 장애가 되고, 감정을 지나치게 억누르는 경우 신경증적 장애가 되는 경향이 있음. 정신치료는 감정을 지나치게 억누르지 않으면서도 감정이 폭발되지 않도록 잘 다루게 하기 위해서 자신의 감정을 정리하고, (주로 언어로) 적절하게 표현하게 연습시키고 격려하는 과정이다.

5. 행동(behavior)

▶ 행동(behavior)과 운동(motor/movement)
운동 : 외적으로 나타나는 신체부위의 움직임 자체
행동 : (주로 운동의 형태를 띠어) 외적으로 표출되는 정신현상의 결과물
수행(praxis) : 행동 중 운동의 측면을 제외한, 동작에 대한 의도와 계획에 해당하는 부분
cf. 실행증(apraxia) : 근골격계 및 말초신경의 이상이 없는데도 특정 행동을 하지 못하는 것

1) 정의

정신활동의 결과물로서, 관찰할 수 있는 신체운동 형태로 나타나는 외적 표현

2) 행동의 양적 측면의 이상

(1) 정신운동 항진(psychomotor activation) ≒ 정신운동 초조(psychomotor agitation)
: 행동의 속도와 양이 통상적인 범위를 넘어선 상태. 활발해 보이지만 합목적적 일관성이 없음

(2) 정신운동 지체(psychomotor retardation) : 행동의 빈도, 강도가 모두 침체된 상태

↳ 함구증(mutism)이 정신운동지체의 심한 형태로서 나타나기도 함

3) 행동의 반복성 및 지속성의 이상

(1) 반복행동(mannerism)/상동행동(stereotypy)

↳ 긴장형 정신분열병, 자폐장애 등에서 나타남

① 반복행동 : 원래는 목적이 있던 행동이 무의미한 상황에서까지 습관적으로 반복
② 상동행동 : 의미나 목적이 없는 (대개 괴이한) 행동이 반복됨

(2) **보속증(perseveration)**
질문이나 자극에 대해 같은 반응만을 지속(사고, 언어 병리의 형태로도 나타남)
cf. 음송증(verbigeration) : 의미없는 단어나 짧은 문장을 되풀이하는 언어병리

(3) 긴장증(cataplexy) : 하나의 자세에서 다른 자세로 바꾸지 못하는 것

(4) **납굴증(waxy flexibility) : 극심한 형태의 긴장증. 수동적으로 만들어진 자세 고수**

> ↳ 마치 철사나 밀랍(wax)으로 만든 인형처럼, 다른 사람이 만들어놓은 자세를 그대로 유지한다는 뜻. 긴장형 정신분열병에서 나타남

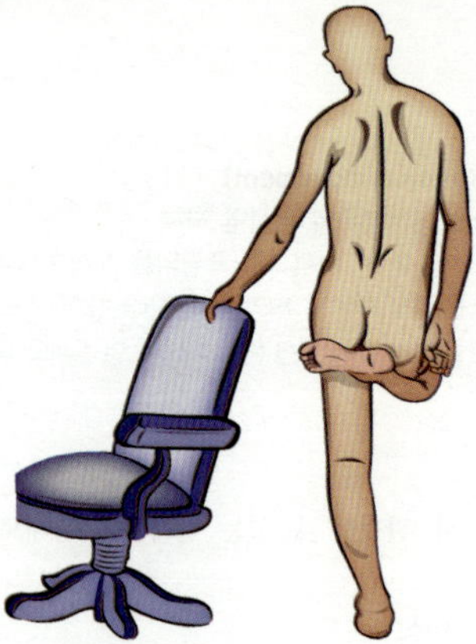

크레펠린이 기술한 waxy flexibility의 예

4) 행동의 의도(intention) 또는 의지(volition)의 이상

(1) 강박행동(compulsion) : (대개 강박사고의 결과로) 본인이 원하지 않음에도 불구하고 불안감을 떨치려고 수없이 반복하게 되는 행동
예) 손에 병균이 묻어있는 것 같아 하루에 수백 번씩 손을 씻음

(2) 틱(tic) : 신체 일부를 불수의적으로 반복해서 움직이는 버릇

(3) 자동적 복종(automatic obedience ≒ 명령자동증 command automatism) : 자기의지는 없는 것처럼 진찰자의 지시에 무조건적으로 복종하여 마치 로봇처럼 행동

(4) 반향현상(echophenomena) : 반향언어(echolalia)/반향행동(echopraxia)
상대방의 말이나 행동을 메아리(echo)나 거울처럼 그대로 따라함
예) 의사 : "이름이 뭐에요?"
환자 : "이름이 뭐에요?"

> ↳ 명령자동증과 반향현상 등을 통틀어 자동증(automatism)이라고 하기도 하는데, 측두엽 간질 등의 ictal' period에 입맛다시기 등으로 나타나는 자동증과 혼동될 수 있어 바람직한 표현은 아님

(5) 거부증(negatisivm) : 진찰자의 지시를 무조건적으로 거부하고 반응하지 않거나 오히려 반대로 행동함

> ↳ 능동적 거부증(active negativism) : 눈을 감아보라고 했을 때 일부러 더 크게 뜸
> ↳ 수동적 거부증(passive negativism) : 눈을 감아보라고 했을 때 감지 않고 가만히 있음

6. 언어

> ↳ 언어, 기억, 지능, 지남력/집중력 등 폭넓게 인지기능이라고 부른다(경우에 따라 판단/병식까지 포함하기도 함).

1) 음성 또는 문자를 이용한 의사소통 수단
2) 언어의 양 또는 속도의 장애
   (1) **언어압출(pressure of speech) : 말의 흐름이 매우 빠르고 많아서 중단시키기 어려운 상태**
   (2) 언어빈곤(poverty of speech) : 말의 양이 적고 어떤 질문에도 단음절의 반응만 보이는 경우

> ↳ 언어압출은 사고비약, 언어빈곤은 사고지체와 연관되어 있으며 각각 조증삽화, 우울삽화에 특징적

3) 함구증(mutism) : 입을 닫고 말을 전혀 하지 않는 상태

> ↳ 거부증(negativism)과 연관되어 긴장형 정신분열병에서 보일 수 있고, 정신운동지체가 심한 우울장애에서도 나타날 수 있는 증상. 한편, 대인관계에서의 수줍음에 의해 발생하는 소아기의 선택적 함구증(selective mutism)도 있음

cf. 실어증(aphasia) : 뇌질환이나 뇌손상으로 인하여 언어표현 또는 언어이해가 안 되는 상태

> ↳ 말을 안 하면 함구증(mutism), 말을 못 하면 실어증(aphasia)

4) 기타 언어 장애
   (1) glossolalia(방언) : 신의 계시 등을 전달한다며 알아들을 수 없게 말함

> ↳ dialect(방언), 즉 사투리와는 다른 개념. dialect는 음성장애를 진단할 때 고려해야 하는 요소(각론 19장 참조)

   (2) coprolalia(욕설증) : 욕설이나 음란한 단어를 내뱉는 현상

> ↳ coprolalia는 정신분열병에서 잘 보이지만, 뚜렛장애 등의 틱장애에서도 (본인의 의사에 반하여) 욕이 튀어나올 수 있다.

(3) echolalia(반향언어) : 행동의 장애로 보기도 함
(4) verbigeration(음송증) : 의미 없는 동일한 단어의 반복
"했어요 했어요 했어요 했어요"

↳ 말더듬(stuttering)에서는 긴장해서 발음을 반복하거나 발음이 불분명할 수는 있지만 의사소통은 됨

7. 기억(memory)

↳ 기억의 종류 및 기전은 총론 2장을 참조

1) 기억상실(amnesia)

(1) 전향성 기억상실(antegrade amnesia) : 특정 시점 이후 일을 기억하지 못함
(2) 후향성 기억상실(retrograde amnesia) : 특정 시점 이전 일을 기억 못함

2) 기억과다(hypermensia)

(1) 불필요하게 자세한 사항까지 기억하는 것
(2) **조증삽화, (특히 편집성) 망상장애 상태에서 간혹 관찰됨** KMLE

3) 기억착오(paramensia)

(1) 과거에 없었던 일을 마치 있었던 것 같이 기억하거나, 사실과 다르게 왜곡하여 기억함
(2) 작화증(confabulation) : 기억이 잘 나지 않는 부분을 무의식적으로 상상이나 사실이 아닌 경험으로 메우는 현상. 알코올성 치매, korsakoff 증후군에서 잘 나타남
(3) 회상성 조작(retrospective falsification) : 의식적으로 의도하지 않지만 개인의 현재감정이나 인지능력, 경험 등을 통해 기억이 왜곡되는 현상

8. 지능(intelligence)

1) 학습능력과 판단, 언어, 논리성, 추상적 능력, 적응적 행동 양태 등 고등적 기능의 총체적 개념
2) 정신지체(mental retardation) : 적절한 지적 기능의 발달을 이루지 못한 경우
3) 치매(dementia) : 후천적으로 발생한 지적 기능의 감퇴

↳ 정신지체는 각론 19장, 치매는 각론 17장 참조

4) 가성치매(pseudodementia) : 실제적인 뇌병변 없이 임상 양상이 마치 치매 상태와 같은 경우로 심한 우울증에서 보임

9. 병식과 판단(insight and judgment)

1) 병식(insight)

(1) 정의 : 자신이 비정상적이고 병적임을 인식하고 있는 상태
(2) 정신분열병, 망상장애에서 병식이 형성되지 않은 것이 관찰됨
(3) 현실검증력(reality testing)이 결여되어 생기는 현상으로 파악됨

2) 판단

여러 가지의 상황 사이의 논리적 관계를 인식하고 예상할 줄 아는 능력

[참고] critical / automatic / impaired judgment
critical judgment : 예외나 특수상황들도 고려하고 상황의 전후좌우를 종합적으로 따져서 내리는 판단
automatic judgment : 목전의 상황에 대해 일대일로 대응하는 답만을 내는 판단
impaired judgment : 상황에 전혀 맞지 않는 판단

4.3 정신과적 면담

1. 개요

1) 정신과 영역에서는 병력청취와 임상 검진이 환자 평가하는데 가장 중요한 요소
2) 임상 검진－정신상태평가를 잘 하기 위해서는 면담 기술이 중요

↳ 아직까지 거의 모든 정신과 진단의 gold standard는 경험과 지식을 갖춘 정신과 의사의 임상적 판단이며, 임상심리검사, 뇌영상검사 및 검체검사는 보조수단이다.

2. 일반적인 면담기법 의대실습 CPX

1) 편안한 환경에서 면담을 하여야 한다.
2) 가능한 면담 초기에 치료적 관계(rapport)를 형성한다.
3) 주소(chief complaint)가 무엇인지 파악한다.
4) 주소를 중심으로 잠정적인 감별진단을 생각해본다.
5) 좀 더 구체적이고 상세한 질문을 통해 진단 평가를 한다.
6) **자유롭게 얘기하도록 하면서도 주제에 합당한 면담이 되도록 한다.**
(개방형 질문과 폐쇄형 질문을 적절히 섞어서 질문)
7) **환자에게 거북한 주제를 묻는 것을 두려워하지 않아야 한다.**
8) 비언어적인 대화가 면담을 이끄는데 도움이 된다.
9) 정보제공자와 면담이 중요할 수 있다.

10) 면담이 끝나기 전에 환자에게 질문할 기회를 주고, 끝낼 때 감사를 표한다.

3. 정신과적 병력조사(history taking)

1) 인적사항 : 성명, 연령, 성별, 결혼상태, 직업, 종교, 현재의 거주환경 등
2) 주소(주문제, chief complaint) 및 주소의 발병 시기(onset)

↳ 병원에 찾아오게 된 가장 중요한 이유. 경우에 따라 환자와 보호자가 진술한 주소를 각각 적어야 할 때도 있다.

3) 현병력(present illness) : 전구증상, 첫 증상의 시작, 증후군의 기준이 모두 충족된 시점, 최근 악화 시점, 유발요인, 증상 강도, 장애정도, 일상생활 어려움 정도 등
4) 과거병력(past medical history) : 정신질환력, 신체질환력
5) 가족력(family history) : 가족 구성원의 특징을 기술, 환자의 질환에 대한 가족 구성원의 태도, 이해도, 지지도에 대해 알아봄

▶ **정신과에서 가족력의 중요성**

1) 정신과 질환의 유전적 소인－감별진단에 중요한 정보를 제공함
2) 가족관련 발달학적 요인 및 가족의 역동(dynamic), 현재 가족이 겪는 어려움이 환자에게 영향
3) 가족구성원은 향후 환자의 치료와 재활에 중요한 자원(resource)이 됨

6) 발달력(developmental history) 및 개인력(personal history)
   (1) 산전 및 주산기(perinatal) : 환자가 태어난 당시의 가정 상황, 원하던 임신이었는지, 임신과 출산과정에서 문제가 있었는지 알아봄
   (2) 초기 아동기(출생에서 3세) : 수유 및 배변 훈련 중 모자 관계, 수면양상, 욕구불만 표현(머리부딪치기, 몸흔들기 등), 아동의 성격, 형제 관계 등
   (3) 중기 아동기(3～11세) : 훈육 담당자, 교우관계, 대인관계, 읽기, 쓰기, 기타 인지발달 및 운동기술의 발달 등
   (4) 후기 아동기(사춘기부터 청소년기) : 학교생활, 취미, 신체상, 이성교제 등
   (5) 성인기 : 직업력, 성적 관심, 결혼 및 이성관계력, 군생활, 학력, 종교, 사회활동, 현재 생활환경, 범법사실 유무 등

4. 정신상태검사(정신진찰, mental status exam, MSE) 의대실습 CPX

통상적인 MSE 기술 내용

1. 일반적 기술	1) 외모, 2) 행동과 정신운동 활동, 3) 검사자에 대한 태도
2. 기분과 정동표현	1) 기분, 2) 정동표현, 3) 적절성
3. 언어	
4. 지각	1) 환각, 2) 착각
5. 사고	1) 사고과정, 2) 사고내용
6. 감각과 인지	1) 의식, 2) 지남력, 3) 집중력, 4) 기억력, 5) 계산력, 6) 상식과 지능, 7) 추상적 사고능력
7. 판단과 병식	

1) 일반적 기술

↳ 흔히 약자로 'GAAB(general appearance, attitude and behavior)'

(1) 외모

신체, 몸가짐, 외복, 몸단장에서 나타나는 환자의 외양과 전반적 인상을 기술

예) 불안정하다, 안정되어 보인다, 병약해보인다, 건강해 보인다, 헝클어져 보인다, 어린애 같아 보인다 등(위생상태도 여기에 기술함)

↳ 정신과 환자에서 개인위생상태(손발톱의 때, 비듬, 악취, 옷의 세탁 상황이나 얼룩 등)는 환자 증상의 심각도나 환자의 퇴행 정도를 알려주는 매우 중요한 지표

(2) 행동(behavior)과 정신운동 활동(psychomotor activity)

운동 및 행동의 질적, 양적 양상을 기술

예) 과다행동, 행동저하, 초조, 틱, 무도병, 지연성 운동장애, 반복행동, 제스쳐, 경축, 상동행동, 공격성, 유연성, 융통성, 경직성, 민첩성 등

↳ psychomotor activity : (주로 기분에 영향을 받는)사고와 행동의 전반적 양과 속도를 말함. 조증삽화나 일부 우울삽화에서 보이는 사고 및 행동의 속도, 양의 증가를 psychomotor activation/agitation이라 하고, 반대되는 양상을 psychomotor retardation이라고 한다.

(3) 검사자에 대한 태도

예) 협조적, 우호적, 관심을 보이며 주의를 기울이는지, 솔직한지, 방어적인지, 유혹적, 모욕적, 당황해하는지, 무덤덤한지, 적대적, 장난조인지, 비위를 맞추려 애쓰는지, 도피적인지, 경계하는지 등

↳ 보호자에 대한 태도도 중요. 보호자에 대해 의심하거나 공격적인 태도를 보이는 경우가 있으며 또한 소아환자의 평가에 있어서는 보호자에 대한 환아의 태도가 많은 정보를 준다.

4 정신과적 증상 및 평가

2) 기분과 정동 표현

(1) 기분(mood) : 우울, 절망, 짜증, 분노, 공허, 편안함, 들뜸, 다행감 등

(2) 정동표현(affect expression) : 얼굴 표정 및 행동 등 표현의 양과 질 및 범위
예) 위축됨(constricted), 둔마(blunted), 무감동/불안정한 정동(labile affect)

(3) 적절성(appropriateness) : 사고내용과 기분에 비해 적절한 정동표현인지 평가

3) 언어

말의 특성, 말의 양, 속도, 연속성을 기술

예) 수다스러움, 장황함, 달변, 말이 없음, 목소리가 크거나 작음, 말이 빠름/느림, 주저함, 감정이 실려 있음, 단조로움 등

4) 지각

환각, 착각, 이인증/비현실감의 유무 등을 확인

질문의 예) "예민해지면 사람들은 이상한 경험을 하기도 함. 남들이 듣지 못하는 소리를 듣거나, 남들 눈에 보이지 않는 무엇인가를 본 적이 혹시 있습니까?"

5) 사고

(1) 사고 과정 혹은 형태 : 사고두절, 우원증, 사고이탈, 말비빔 등

(2) 사고 내용 : 집착, 강박사고, 망상, 공포, 건강염려증, 특정 반사회적 행동에 대한 충동

6) 인지(cognition) 및 감각(sensorium)

(1) 의식 및 각성(alertness)

명료(alert), 의식혼탁(clouding), 졸음(somnolence), 혼미(stupor), 혼수(coma)

(2) 지남력(orientation)

시간, 장소, 사람에 대한 지남력으로 구분

> ↳ 대개 시간 – 장소 – 사람의 순서로 손상되며, 회복도 반대 순서인 경우가 많다. 의무기록에는 약자로 orientation : time/place/person(–/+/+) 이런 식으로 기술하는 것이 보통

(3) **주의(attention)와 집중력(concentration)**

① **100에서 차례로 7씩 빼기를 계속하도록 함**

② **일주일의 요일을 거꾸로 말하도록 함**

(4) 기억력

① immediate recall : 점점 긴 단위의 숫자를 불러주고 따라하게 하거나 거꾸로 말하도록 함. 성인은 앞으로 5~6단위숫자를 거꾸로는 3~4단위 숫자를 기억

② recent memory : 세 가지 관련 없는 물건 이름을 불러주고 5~10분 뒤에 기억하도록 함. 혹은 이전 식사로 무엇을 먹었는지 물어봄

③ remote memory : 먼 과거의 개인정보(다녔던 초등학교 이름 등)에 대해 물어봄

(5) 계산력 : 간단한 덧셈, 뺄셈, 곱셈 등을 통하여 평가

(6) 상식(information)과 지능(intelligence)

상식, 지능 평가시 환자의 교육 수준, 사회경제 수준을 고려해서 평가

예) 우리나라 높은 산을 순서대로 대기, 역대 대통령 이름 대기

(7) **추상적 사고능력(abstract thinking)** KMLE 전공의

① **사과와 배 혹은 진리와 아름다움 사이의 공통점이나 유사성을 설명하게 함**

② **속담 뜻 물어보기**

> ↳ 반대로 분류, 가설, 비유 등을 이해하지 못하는 단선적인 사고는 concrete thinking

7) 판단(judgement)과 병식(insight)

(1) 판단 : critical, automatic, impaired

예) 길에서 주민등록증을 주우면 어떻게 하겠는지 물어봄

(2) 병식

① 각 증상의 특징을 제대로 아는지, 스스로 자신이 병들었다고 생각하는지 평가

② intellectual insight vs. true emotional insight 의대실습 의대시험

- intellectual insight : 자신이 병들었다는 것을 인정하고 자신의 문제가 자신의 증상 때문이라는 것을 알지만 이런 지식이 행동 변화로 연결되지 않는 경우
- true emotional insight : 자신의 병에 대해 진심으로 알고 행동을 바꿈

[참고] insight의 6단계 전문의

1) Complete denial of illness
2) Slight awareness of being sick and needing help, but denying it at the same time
3) Awareness of being sick but blaming it on others, on external factors, or on organic factors
4) Awareness that illness is caused by something unknown in the patient
5) Intellectual insight
6) True emotional insight

4.4 정신병리 측정 척도(psychiatric rating scale)

1. 정신병리의 객관적인 측정이 중요한 이유

1) 진단의 신뢰도(reliability)를 높이는 데 이용
2) 특정 증상의 존재여부와 시간에 따른 양적 변화를 일관되게 기록 : 계량화하기 어려운 정신과적 증상의 호전 정도를 측정할 때 유용

2. 정신병리 측정 도구의 분류

1) 진단용 척도
2) psychosis 평가척도
3) 기분 장애 평가척도
4) 불안장애 평가척도
5) 기질성 장애 평가척도
6) 소아 관련 척도
7) 인격 장애 및 성격 평가척도

3. 진단용 척도

1) SCID : structured clinical interview for DSM
2) DIS : diagnostic interview schedule
3) CDI : composite international diagnostic interview

4. 정신분열병이나 정신증을 평가하는 척도

1) 음성 증상 측정척도(scale for the assessment of negative symptom : SANS) : 둔마된 정동, 실어증, 무의욕증, 무쾌감증, 주의력 결손을 측정
2) 양성 증상 측정척도(scale for the assessment of positive symptom : SAPS) : 환각, 망상, 사고장애, 기이한 행동, 정동 불일치 등을 측정
3) 양성 및 음성 증후군 척도(positive and negative syndrome scale : PANSS) : 정신분열병의 양성 및 음성적 차원의 양상을 중점적으로 평가. 양성척도, 음성척도, 종합척도와 일반정신병리 척도 등을 산출
4) 단순 정신과적 평가척도(brief psychiatric rating scale : BPRS) : 18개의 문항을 통해 환자의 전반적인 정신병적 특징을 측정. 우울, 적대감, 의심, 흥분, 위축, 지연 등의 주요 정신 병리를 양적으로 평가

5. 기분상태를 평가하는 척도

1) 벡 우울척도(Beck depression inventory : BDI)
2) 해밀턴 우울척도(Hamilton rating scale for depression : HRSD)
3) 노인 우울척도(geriatric depression scale : GDS)
4) 역학연구센터 우울척도(center for epidemiological studies depression scale : CES-D)
5) young 조증 상태 평가척도(Young mania rating scale, YMRS) : 조증의 정도를 평가하는데 사용

6. 기타 정신병리 평가 척도

1) 불안장애 평가

(1) 해밀턴 불안척도(Hamilton anxiety scale : HAMA)
(2) 예일-브라운 강박척도(Yale-Brown obsessive compulsive scale : YBOCS)
(3) 상태-특이성 불안척도(state-trait anxiety inventory : STAI)

2) 기질성 장애의 평가

(1) 간이정신상태검사(MMSE : Mini Mental Status Examination)

한국판 간이정신상태검사(K-MMSE : korean~)

항목		내용
1. 시간지남력 (5)		년, 월, 일, 요일, 계절
2. 장소지남력 (5)		나라, 시도, 뭐하는 곳, 장소 이름, 몇 층
3. 기억등록 (3)		비행기, 연필, 소나무
4. 주의집중력 (5)		100 -7, -7, -7, -7, -7(serial 7)
5. 기억회상 (3)		(비행기, 연필, 소나무)
6. 언어 및 시공간구성	이름대기 (2)	시계, 볼펜
	따라말하기 (1)	백문이 불여일견
	명령수행 (3)	종이를 뒤집고, 반으로 접은 다음, 저에게 주세요.
	읽기 (1)	"눈을 감으세요"라는 문장을 보고 그대로 하기
	쓰기 (1)	오늘 기분이나 날씨에 대해 써 보기
	시공간구성 (1)	겹친 오각형 따라 그리기

(2) 한국판 치매 평가(Korean dementia rating scale : K-DRS)
(3) 임상치매척도(clinical dementia rating : CDR)
(4) 전반적 감퇴척도(global deterioration scale : GDS)
(5) 섬망 평가척도(delirium rating scale : DRS)

3) 소아 - 청소년 정신장애

(1) 아동행동조사표(child bahavior checklist : CBCL)

(2) 예일 소아행동평가척도(Yale children's inventory : YCI)

4) 인격장애

(1) 개정판 인격장애 질문지(personality disorder questionnaire-revised : PDQ-R)

(2) 아이젱크 성격검사(Eysenck personality scale : EPS)

5

정신장애의 진단분류체계

Psychiatric Classification

– 다축체계(multiaxial system)의 목적과 의의 및 각 축의 내용을 알아둔다.

5.1 정신과적 진단분류의 목적

1. 복잡한 임상적 현상의 일목요연한 정리
2. 정신건강 관계자들간의 효율적 의견교환
3. 특정 질환의 치료적 접근을 합리적으로 계획
4. 정신장애의 원인 및 치료법에 대한 연구를 보조

5.2 정신의학 진단분류의 특징

1. 원인보다는 주로 증상에 따라 분류
2. 임상병리검사, 특수 검사보다도 병력청취, 신체검사, 정신상태 검사 등이 중요. 특히 면담기술이 필수
3. 적절한 진단을 위해 환자 자신뿐 아니라 주변인(가족, 친지)의 정보도 중요
4. 환자의 질병이 아닌 외부 환경요인에 의해 증상이 발생할 수도 있음

5.3 진단분류의 유형

1. 차원적 분류와 범주적 분류

1) 범주적 분류(categorical classification)

각 질병은 별개이고 서로 분명히 구분된다고 나누는 관점으로, 정신장애를 증상 양상, 경과 등에 의해서 정의된 범주(명칭)에 따라 분류한 보다 전통적 관점

예) 정신장애를 기질성 정신장애, 정신증, 신경증, 인격장애 등으로 나누고 각각을 다시 세분화하는 관점

2) 차원적 분류(dimensional classification)

질병상태는 건강상태와 연속선상에 있는 특징들의 차원적 변화이며, 건강한 상태와는 정도의 차이일 뿐이지 서로 별개의 것은 아니라는 관점에서의 분류

예) IQ를 측정하여 정상범위를 벗어날 만큼 떨어져 있으면 정신지체, 벗어난 정도에 따라 정신지체를 경도, 중등도, 고도, 최고도로 다시 나누는 관점

2. 원인적 분류와 기술적 분류

1) 기술적 분류(descriptive classfiication) : 증상 및 임상양상에 따라 분류
2) 원인적 분류(etiological classification) : 질병의 원인에 따라 분류

↳ 주요 원인이 밝혀지지 않은 질환들이 많기 때문에 일차적으로는 증상에 따라 분류. axis I의 진단기준에 생물학적 원인이 반영되어 있는 것은 인지기능장애 및 신체질환으로 인한 정신장애(각론 17~18장), 물질관련장애(16장) 정도임. 진단기준에 심리사회적 원인이 반영된 것은 외상후/급성 스트레스장애(각론 2장) 및 소아기의 반응성 애착장애(각론 19장) 정도 뿐
↳ 원인 또는 유발요인이 될 수 있는 신체질환이나 환경적 스트레스는 axis 3과 4에서 각각 보충

3. 다축적 분류

1) 원인적 분류와 증상에 근거한 기술적 분류의 주된 양상을 접합한 것
2) 각각의 축은 기술적(descriptive) 진단, 발병양상, 유발되는 상황, 인격, 발병기간, 경과 등을 포함함

4. 진단분류 변천의 역사

1) 최초의 체계적, 현대적인 정신장애 분류 : Emil Kraepelin(1856~1926)의 분류
2) ICD-6(International Classification of Disease) : WHO에서 1948년에 ICD-6을 발간하면서 정신장애를 별도의 큰 제목으로 다룸

3) DSM(Diagnostic and Statistical Manual of Mental Disorder) - I
4) DSM-Ⅱ(1968)
5) ICD-9(1977) : 용어 해설이 본문에 포함됨
6) DSM-Ⅲ(1980)
7) DSM-Ⅲ-R(1987)
8) ICD-10(1992)
9) DSM-Ⅳ(1994)
10) **DSM-Ⅳ-TR(2000)**

↳ 현재의 standard는 DSM-Ⅳ-TR이나 보험업무나 역학통계의 목적으로 ICD-10 code가 필요할 때도 있는데, 이를 대비하여 현행 DSM이 ICD-10과 거의 호환된다.

5. 미국 정신의학회의 DSM 체계의 발달

1) DSM-Ⅰ(1952) : 최초로 정신장애 범주에 대한 기술을 나열
2) DSM-Ⅱ(1968) : ICD-8 맞추어 개정판을 내었으나 본질적으로 1판과 비슷
3) DSM-Ⅲ(1980)
   (1) ICD-9는 특정 부분들이 임상적, 연구 목적으로 사용하기 불충분하였고, 특정 진단범주나 다축평가 같은 최신의 중요한 기술적 발달을 수용하지 못해 DSM-Ⅲ가 나왔고, 임상현장, 연구에서 공용어로 널리 사용되었음
   (2) 특정 진단범주의 세밀한 정의적 개념이 처음으로 도입
   (3) 정신장애의 범주와 세부사항에 대한 기술을 충실히 기록
   (4) 출판전 광범위한 임상적 검증을 시행하여 신뢰도를 높임
4) DSM-Ⅲ-R(1987)
   DSM-Ⅲ에서 실제로 경험한 결과 진단기준이 모호한 것을 개선
5) DSM-Ⅳ(1994)
   (1) 정신장애의 정의에서 정신-신체, 기질성-심인성의 이분법적 개념을 제외
   (2) 차원적인 진단체계 중심으로 변함
   (3) 진단 기준을 제대로 이해하고 올바로 적용하려면 반드시 정신과에서 임상적 훈련을 받아야 하며 단순히 문구적인 해석으로 진단 기준을 이용하거나 자의적인 해석을 하는 것을 매우 위험한 것으로 경고
   (4) 횡문화적 자료, 노인정신의학 분야의 자료들이 추가됨
6) DSM-Ⅳ-TR(2000)
   DSM-Ⅳ를 실제 적용하며 드러난 일부 오류를 개정

5.4 다축 체계평가

1. 다축 체계 평가 구성 의대실습 의대시험 KMLE

Axis Ⅰ	임상적 장애와 임상적 관심의 초점이 되는 기타상태
Axis Ⅱ	인격장애, 정신지체, 습관적으로 사용하는 특정 방어기제
Axis Ⅲ	정신장애와 함께 있는 신체질환
Axis Ⅳ	현 정신장애의 발병 혹은 악화에 작용한 심리사회적 환경적 문제
Axis Ⅴ	특정기간 중 임상의가 판단한 사회적, 직업적, 심리적 기능 등 전반적 기능상태의 평가(global assessment of function : GAF)

★Axis 1 : 임상질환(예, 정신분열병, 치매, 일차성 불면증, 해리성 둔주...)
★Axis 2 : PD, MR, 방어기제
★Axis 3 : 신체질환(예, 결핵성 흉막염, 알츠하이머병, 림프종, 대퇴골 경부 골절...)
★Axis 4 : 심리/환경적 스트레스(예, 부부싸움, 학교폭력, 실직, 가난...)
★Axis 5 : GAF 점수

2. 축 Ⅰ과 축 Ⅱ

1) 정신장애는 축 Ⅰ과 축 Ⅱ에 포함됨
2) DSM-Ⅳ-TR의 Axis Ⅰ장애
3) DSM-Ⅳ-TR의 Axis Ⅱ 장애 : 정신지체, 인격장애/인격특성, 특정 방어기제
   Axis Ⅱ문제가 병원에 찾아오게 된 주문제인 경우 그 뒤에 "principle reason for visit"라고 따로 명시함(따로 명시되어 있지 않으면 Axis Ⅰ 문제가 병원에 찾아오게 된 주문제로 본다)

유아기, 소아기, 청소년기에 흔히 처음으로 진단되는 장애(정신지체는 제외) Disorders usually first diagnosed in infancy, childhood, or adolescence(excluding mental retardation, which is diagnosed on Axis Ⅱ)
섬망, 치매, 그리고 기억상실장애 및 기타 인지장애(Delirium, dementia, and amnestic, and cognitive disorders)
일반 신체 질환에 의한 정신장애(Mental disorders due to a general medical condition)
물질관련 장애(Substance-related disorders)
정신분열병과 기타 정신증적 장애(Schizophrenia and other psychotic disorders)
기분장애(Mood disorders)
불안장애(Anxiety disorders)
신체형 장애(Somatoform disorders)
가장성 장애(Factitious disorders)
해리장애(Dissociative disorders)
성적 장애 및 성 주체성 장애(Sexual and gender identity disorders)
식사 장애(Eating disorders)
수면 장애(Sleep disorders)
달리 분류되지 않는 충동조절장애(Impulse-control disorders not elsewhere classified)
적응장애(Adjustment disorders)
임상적 관심의 초점이 되는 기타 상태(Other conditions that may be a focus of clinical attention)

[참고] 정신질환 진단의 위계(hierarchy) : 다수의 정신질환 진단기준을 만족하여도 가능한 한 한 가지의 진단만을 내려 그 진단으로 최대한 모든 것을 설명하려 하고, 보다 상위개념의 질환이 있으면 하위의 질환을 진단하지 않는 원칙. 현재는 동반진단의 기준이 많이 완화되었으며, 각각의 DSM 진단기준에 배제진단으로 명시된 경우(예, 섬망의 경과 중에는 치매를 진단하지 않는다, 조증 삽화 중에만 나타난 병적 도박은 따로 진단하지 않는다)만 엄격하게 적용한다. 하지만 대체로 위의 Axis I 장애들이 배열된 순서 (즉 DSM-IV-TR 진단기준에서 나열된 순서) 기준으로, 아래쪽의 질환을 진단하려면 먼저 그 위의 질환들을 감별하는 일반적 경향은 남아 있다.

3. 축 Ⅲ

1) 신체질환은 정신질환의 원인일 수도, 결과일 수도, 상관이 없을 수도 있음

> ↳ 신체질환과 정신질환의 연관성이 나타날 수 있는 다양한 형태에 대해서는 각론 4장, 7장, 17장을 참조

2) 일반 신체장애(전신질환, general medical condition, GMC)

감염 및 기생충 질환(Certain infectious and parasitic disease)
신생물(neoplasm)
혈액 및 조혈 기관의 질환과 면역기전에 관여하는 장애(Disease of the blood and blood-forming organs)
내분비, 영양 및 대사 질환(Endocrine, nutritional and metabolic disease and immunity disorder)
신경계 질환(Disease of the nervous system and sense organ)
눈과 부속기 질환(Disease of eye and adnexia)
귀와 유양돌기의 질환(Disease of the ear and mastoid process)
순환기계 질환(Disease of the circulatory system)
호흡기계 질환(Disease of the respiratory system)
... (소화기, 피부, 근골격계, 비뇨생식계.. 등, 이하 생략)

4. 축 Ⅳ

심리 사회적, 환경적 문제에 대해 평가

일차적인 지지집단과의 문제	가족의 죽음, 가족내의 건강문제, 별거, 이혼, 불화에 따른 가족 해체, 집을 떠남, 부모의 재혼, 성적 또는 신체적 학대, 부모의 과잉보호, 아동의 방치, 부적절한 규칙, 형제와의 불화, 형제의 출생
사회적 환경과 관련되는 문제	친구의 죽음이나 상실, 부적절한 사회적 지지, 혼자 사는 것, 이민문제, 차별, 생활주기 전환에 대한 적응(퇴직)
교육적 문제	문맹, 학업문제, 교사나 교우와의 불화, 부적절한 학교 환경
직업적 문제	실직상태, 직업 상실의 위협, 과로한 업무 스케줄, 어려운 작업상태, 직장불만, 직업변화, 상사나 동료와의 불화
주거의 문제	집이 없음, 부적절한 주거환경, 불안전한 이웃, 이웃과 집주인과의 불화
경제적 문제	극심한 가난, 불충분한 수입, 불충분한 복지지원
건강 서비스 문제	부적절한 건강관리서비스, 건강관리 기관과의 연결, 부적절한 건강 보험
법적 체계, 범죄와의 관계	구금, 투옥, 소송, 범죄의 희생
기타 심리사회적 문제들	재난에의 노출, 전쟁, 기타적대적인 상황, 가족 이외의 돌보는 사람들과의 불화(상담자, 사회사업가, 의사), 사회서비스 기관을 이용하지 못함

5. 축 Ⅴ

1) 특정한 시기의 환자 기능의 전반적 수준을 임상의사가 판단하여 기록
2) 사회적 기능, 직업적 기능, 정신사회적 기능의 3가지 측면을 고려하여 100점 만점으로 하여 연속적으로 평가
3) 전반적 기능 평가척도(Global assessment of Functioning : GAF scale)

100~91	전반적인 활동에서 최우수 기능, 생활의 문제를 잘 통제하고 있고, 개인의 많은 긍정적인 특질로 인하여 타인의 모범이 되고 있음. 증상 없음
90~81	증상이 없거나 약간의 증상(예, 시험 전 약간의 불안)이 있음. 모든 영역에서 잘 기능하고 다양한 활동을 하고 있고, 흥미를 느끼고 있음. 사회적인 효율성이 있고, 대체로 생활에 만족, 일상의 문제나 관심사 이상의 심각한 문제는 없음(예, 가족과 가끔 말싸움)
80~71	만약 증상이 있다면, 일시적이거나 심리사회적 스트레스에 대한 예상 가능한 반응임(예, 가족과의 논쟁 후에 집중하기가 어려움), 사회적, 직업적, 학교 기능에서 약간의 손상 정도 이상은 아님(예, 일시적인 성적 저하)
70~61	가벼운 몇몇 증상(예, 우울한 정서와 가벼운 불면증) 또는 사회적, 직업적, 학교 기능에서 약간의 어려움이 있음(예, 일시적인 무단결석, 또는 가정내에서 훔침). 그러나 일반적인 기능은 꽤 잘되는 편이며, 의미 있는 대인관계에서 약간의 문제가 있음
60~51	중간 정도의 증상(예, 무감동한 정서와 우원증적인 말, 일시적인 공황상태) 또는 사회적, 직업적, 학교 기능에서 중간정도의 어려움(예, 친구가 없거나 일정한 직업을 갖지 못함)이 있음
50~41	심각한 증상(예, 자살 생각, 심각한 강박적 의식, 빈번한 소매치기) 또는 사회적, 직업적, 학교 기능에서의 심각한 손상(예, 친구가 없거나 일정한 직업을 갖지 못함)이 있음
40~31	현실 검증력과 의사소통에서의 장해(예, 말이 비논리적이고, 모호하고, 부적절하다) 또는 일이나 학교, 가족관계, 판단, 사고, 정서 등 여러 방면에서 주요손상이 있음(예, 친구를 피하는 우울한 사람, 가족을 방치하고, 일을 할 수 없고, 나이 든 소아는 나이 어린 소아를 빈번하게 때리고 집에서 반항하고, 학업에 실패함)
30~21	망상과 환각에 의해 심각하게 영향 받는 행동, 또는 의사소통과 판단에 있어서 심각한 손상, 지리멸렬, 전반적으로 부적절하게 행동하기, 자살에의 집착이 있거나, 또는 거의 전 영역에서 기능할 수 없음(예, 하루종일 침대에 누워있음, 직업과 가정과 친구가 없음)
20~11	자신이나 타인을 해칠 약간의 위험(예, 죽음에 대한 명확한 예견없이 자살을 시도, 빈번하게 폭력적이고 조증의 흥분상태), 또는 최소한의 개인위생을 유지하는데 실패(예, 대변을 묻힘), 또는 의사소통의 광범위한 손상(예, 대개 부적절하거나 말을 하지 않음)이 있음
10~1	자신이나 타인을 심각하게 해칠 지속적인 위험(예, 재발성 폭력) 또는 최소한의 개인위생을 유지함에 있어서 지속적인 무능 또는 죽음에 대한 명확한 기대 없는 심각한 자살 행동이 있음
0	부적절한 정보

6. 다중 진단(multiple diagnosis)

1) Axis I 의 장애가 2개 이상인 경우 주진단(principal diagnosis)을 먼저 기재
2) 입원환자의 경우 입원하게 된 주된 원인을, 외래환자의 경우 외래 방문 기간 동안 진료를 받아야 하는 주원인 질환이 주진단이 됨

7. 잠정 진단(provisional diagnosis)

언젠가는 해당질환의 완전한 범주를 만족시킬 것이 예상되나, 현재로서는 정보가 부족하여 확실한 진단을 내릴 수 없을 때 사용

8. 예전 병력(prior history)

현재 회복된 상태지만 과거에 진단기준을 만족시켰다고 생각되는 경우에 예전 병력으로 표시

9. 달리 분류되지 않는 범주(not otherwise specified[NOS] category)

임상양상이 그 진단 체계의 일반적인 가이드라인을 만족시키지만, 특정 진단의 범주에는 부합되지 않는 경우를 말함

5.5 임상에서의 진단과정

1. 정신장애 진단의 세 단계

1) 증상의 확인, 주증상, 부증상, 심한정도를 평가
2) 기질성 장애, 알코올/약물 관련 문제, 인격장애, 스트레스 인한 장애를 감별하는 단계
3) 앞에서 가려낸 장애들을 제외한 나머지 장애들은 주된 증상에 따라 감별진단

2. 정신장애의 개념

1) 정신장애란 : 한 개인에게서 일어나는 임상적 유의한 행동상(behavioral) 혹은 심리적인(psychological) 증후군
2) DSM-Ⅳ-TR에서 각 진단의 범주들이 구별되는 질병체계가 아니라 많은 진단 범주들이 연속적으로 나타남
   예) 주요우울장애와 기분부전장애

3. 정신장애와 신체장애의 구별

1) 기질성 정신 장애 : 전통적으로 뇌의 질병, 뇌의 외상, 약물 중독 등의 뇌의 기능 부전을 초래하는 명백한 원인을 확인할 수 있는 경우 기질성 정신장애라고 함
2) 기능성 정신 장애 : 일반적으로 기질적인 근거가 없다고 인정되는 정신장애
3) 현재는 기능성 장애라고 하던 질병에서도 생물학적 요인의 원인이 밝혀지고 있어 기질성, 기능성의 구분은 큰 의미가 없어짐

4. 정신증과 신경증

1) 정신증(psychosis)

전통적 의미는 현실지각의 손상과 망상, 환청, 기억력의 장애로 표현되는 정신 기능 장애

예) 전반적 발달장애, 정신분열병, 정신분열형 장애, 분열정동 장애, 망상장애, 단기 정신증적 장애, 공유정신증적 장애, 심각한 기분 장애 등

2) 신경증(neurosis)

만성적인 혹은 반복적인, 정신병적이지 않은 장애로서 불안이 특징적

예) 불안장애, 신체형 장애, 해리장애, 성장애, 기분부전장애

Psychiatry

6

정신과 임상검사

Laboratory & Psychological Tests

– 정신과에서 이용되는 임상평가도구들; 검사실 검사(lab test), 뇌영상검사(brain imaging), 신경생리학적 검사, 신경인지기능검사(신경심리검사), 심리검사

6.1 정신과 영역에서의 신체진찰 (P/E; physical examination, 신체검진/이학적 검사)

1. 내과 등의 타과에서 시행하는 신체진찰과 원칙적으로 동일

2. 정신과 환자에 대한 신체진찰 시행시 유의사항

1) 상황에 따라 신체진찰 시행유무, 진찰범위 또는 시기가 달라짐

(1) 기본적 신체건강상태 파악을 위한 진찰은 대개 필요

(2) 동반 신체증상을 호소하거나 신체증상이 주호소일 경우라면 이를 일으킬 수 있는 신체질환을 배제하기 위한 기본적 신체진찰이 필요

(3) 임상적으로 신체질환의 가능성이 낮은 경우(예, 일시적 대인관계 갈등)에는 최소화하거나 생략하는 것도 가능

(4) 폭력적이거나 자살위험이 높은 정신과적 응급상황에서는 당장 급한 정신과적 평가 이외의 신체진찰이나 각종 검사는 나중으로 미룰 수도 있음

★ 일부 자살행동이나 난폭행동, 또는 조증환자의 무절제한 행동 등의 경우에는 정신과적 진단과 치료가 다른 과 질환의 진단이나 치료보다 더 급할 수도 있다.

2) 신체진찰이 환자에게 가지는 심리적 의미를 고려

(1) 환자 상태에 따라 신체진찰을 유혹이나 공격으로 받아들일 수 있음에 유의

(2) 신체화 증상을 호소하는 환자에게는 신체진찰(및 각종 검사) 자체가 치료적일 수도 있지만 치료에 악영향을 끼칠 수도 있음

6.2 정신과 영역에서의 검사실 검사(laboratory tests)

1. 정신과에서 검사실 검사를 시행하는 이유

1) 기본적 신체건강상태 파악 및 정신증상을 일으킬 수 있는 신체질환 감별
2) 약물치료 및 특수치료시 : 치료 전 부작용 위험 선별, 치료 후 부작용 발생 감시

2. 초진시의 통상 기본선별검사(routine laboratory tests, routine lab)

전혈구검사(CBC), 전해질, 신기능, 간기능, 혈당, 갑상선기능, 소변검사, 흉부 방사선 검사, 심전도, 임신검사(가임기 여성)

3. 혈액검사

1) CBC

(1) clozapine 투여 환자의 약 1%에서 agranulocytosis가 발생 가능하므로 매주 시행
(2) lithium이 leukocytosis, thrombocytopenia 유발 가능
(3) carbamazepine이 agranulocytosis, apastic anemia 등을 유발할 수도 있음

2) 간기능/신기능검사

(1) 대부분의 정신과 약물은 간 and/or 신장을 통해 대사/배설되며 간기능/신장기능 저하시 다른 약물로 대체, 또는 용량조절이 필요함
(2) lithium은 신기능 저하 유발 가능성, valproic acid 및 carbamazepine의 경우 간기능 저하 유발 가능성이 있음

3) 내분비검사

(1) 갑상선기능검사 : 기분장애 등을 유발 가능하며, lithium 투여시 갑상선기능저하 발생 가능성에 대한 감시 필요
(2) 항정신병 약물 사용시 투여 전후 prolactin monitor 필요

4) 약물농도검사(Therapeutic drug monitering, TDM)

약물유효농도 범위가 좁은 약물들(주로 기분조절제)에 대해 시행

(1) lithium : 0.6～1.2mEq/L
(2) carbamazepine : 8～12ng/mL
(3) valproate : 50～100ng/mL

★이는 유지용량이며 급성 조증 상태에서는 더 높은 농도를 권장하는 책도 있다. 다만 임상 실제에서는 lithium toxicity에 대한 부담이 있고, 급성 조증시에 lithium 단독보다는 항정신병 약물 병용이 증가하는 추세여서 실제로는 1.2mEq 이상을 쓰는 일은 드물다.

5) 기타 검사

(1) VDRL, HIV 등에 대한 혈청검사가 필요하기도 함

(2) 치매의 가역적 원인 감별 위해 vitamin B_{12}, folate를 검사하기도 함

6.3 정신과 영역에서의 뇌영상 검사

1. 구조적 뇌영상

정신과 질환끼리의 감별진단보다는 종양, 뇌혈관 질환 등의 신경과적 질환의 감별을 위해 주로 사용됨

1) CT

2) MRI

[참고] • 확산텐서영상술(diffusion tensor imaging : DTI) : 뇌 백질의 구조를 측정하는 기법으로 백질섬유삭(fiber tracts)을 삼차원으로 재구성할 수 있음

• 자기공명분광검사(MR spectroscopy, MRS) : 수소핵 외의 다른 핵들의 자기공명을 탐지함. N-acetylaspartate, creatine, choline 등을 포함하고 있는 분자를 탐지할 수 있음

2. 기능적 뇌영상

뇌의 활동도를 측정

1) SPECT : 뇌의 혈류량을 측정

2) PET

(1) [^{18}F]deoxyglucose(FDG) : 뇌의 대사도(당 이용)를 측정

(2) [^{11}C]raclopride, [11C]n-methylspiperone : 정신분열병에서 도파민 수용체 변화 규명

3) 기능적 자기공명영상(fMRI) : 감각, 동작, 인지 수행 등에 의한 신경세포활성화에 따른 국소 대사 및 혈역학적 변화 측정

6.4 신경생리학적 검사

1. 뇌파검사(electroencephalogram, EEG)의 정신과적 이용

1) 정신과적 증상을 주로 일으키는 간질의 배제(특히 전두엽/측두엽 간질)
2) 전기경련요법(ECT) 시 이용
3) 수면다원검사(polysomnography)
4) 뇌파 매핑 및 사건관련 전위 매핑(EEG mapping and ERP mapping)

[참고] EEG mapping은 QEEG라고도 하며, EEG및 EP를 뇌의 각 영역에서 측정하여 정량화하여 시각화하는 검사도구로서, 진단 보조도구로도 일부 사용함

6.5 신경인지기능검사(neurocognitive function test : NCFT)

1. 각 영역의 인지기능 수준을 도구를 사용하여 질적 혹은 양적으로 평가

cf. MMSE는 bedside에서 측정이 가능하기 때문에 특수검사보다는 진찰도구에 가깝게 보는 경우가 많지만, 측정하는 항목들이 신경인지기능이며 크게 보아 (신경)인지기능검사에도 포함됨

cf. 신경심리검사(neuropsychological test : NP test)도 거의 같은 뜻. NCFT (NP test)중 전산화하여 시행하는 경우도 많은데 이 경우에는 보통 NCFT라고 부름

2. 신경인지기능의 영역

주의력, 기억, 언어, 운동, 구성력(construction), 집행기능(executive function), 추론, 계산력 등

3. 이용

1) 인지기능의 결함을 측정하고 진단 및 치료 계획의 수립, 예후 평가에 이용
2) 치매, 뇌손상 등에 의한 인지기능 장애의 수준을 파악하고 판단하는 데 이용
3) 뇌를 다쳤을 때 운전이 가능한지 여부를 판정하기 위한 보조목적
4) 정신분열병에서의 인지기능 수준 파악 및 인지재활 계획 수립에 참고

4. 대표적인 검사

1) 연속 수행력 검사(continuous performance test, CPT)

(1) 지속적 주의력 혹은 각성도 평가

(2) 일련의 글자나 숫자들을 차례로 제시하면서 미리 알려준 표적이 나올 때에만 버튼이 누르는 방법으로 진행

2) 기호잇기검사(trail making test, TMT)

(1) 주의집중의 조절능력과 세트변환능력(set shifting)을 평가

(2) 1에서 13까지의 숫자와 '가'에서 '타'까지의 문자를 교대로 연결하는 과제를 주고, 총소요시간을 측정

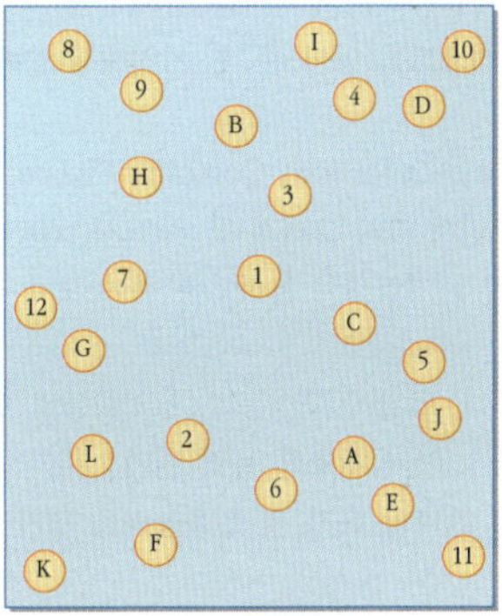

기호잇기 검사(TMT)

3) 언어유창성 검사(verbal fluency test)

(1) 음소 언어 유창성 검사 : ㄱ, ㅅ, ㅇ 등의 음소로 시작되는 단어를 각각 1분 동안 최대한 많이 말하도록 함

(2) 범주 유창성 검사 : 동물, 과일, 도시 이름 등을 열거하게 함

(3) 수행도 저하는 전두엽손상, 특히 Broca영역 앞쪽의 전두엽 손상과 높은 상관

4) 위스콘신카드분류검사(Wisconsin Card Sorting Test : WCST)

(1) 추상적인 개념형성과 문제해결능력을 평가

(2) 색깔, 모양, 개수가 서로 다른 반응카드를 시행착오를 통해 분류기준을 발견하고, 일정 시행 후 기준을 변경해 다시 새로운 기준을 발견해야하는 과제가 주어짐

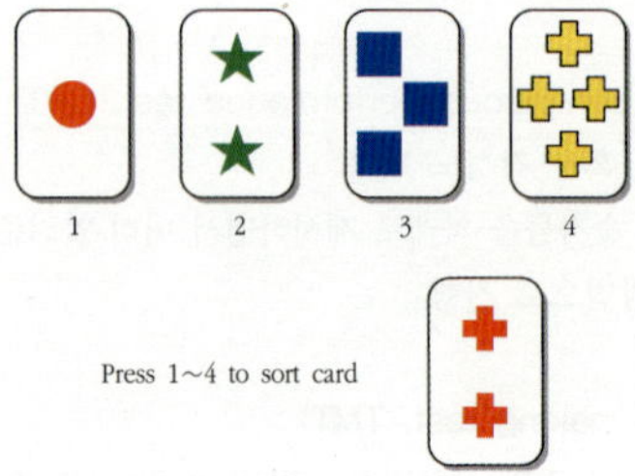

위스콘신카드분류검사. 아래에 등장한 카드를 위의 네 개 중 하나의 카드더미 중 하나에 올려놓는다.

5) 청각언어학습검사(auditory verbal learning test)

(1) 언어적 기억 및 학습능력을 평가하는 검사

(2) 여러 개의 단어 리스트를 읽어 준 후 기억해서 말하도록 함

6) 레이 복합도형검사(Rey-Osterrieth Complex Figure test, ROCF)

(1) 복잡한 도형을 보면서 따라 그리게 한 뒤(모사 copy), 3분 뒤(즉각 회상)와 30분 뒤(지연회상)에 각각 기억해서 그리도록 하여 모사 점수, 즉각 회상 점수, 지연 회상점수를 채점

(2) 모사 점수 : 시지각, 공간적 구성능력, 조직화능력 평가

(3) 즉각 회상 점수 : 기억의 부호화 능력 평가

(4) 지연 회상 점수 : 기억의 유지 및 인출능력을 평가

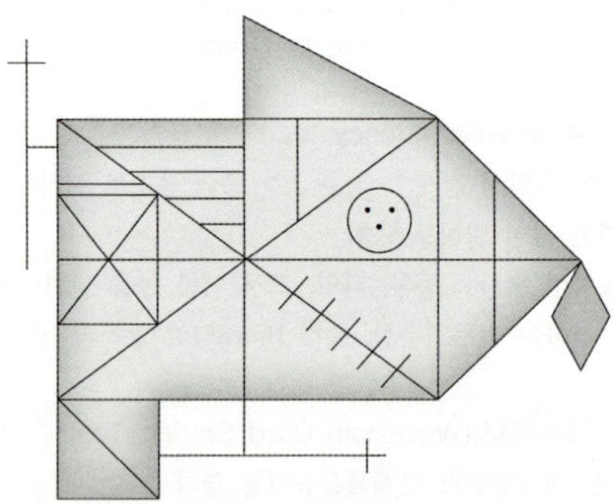

레이 복합도형

6.6 심리검사(psychological test)

1. 지능검사(intelligence tests)

↳ 흔히 알고 있는 IQ 검사임. 검사로 확진하는 정신질환이 많지 않으나, 예외적으로 정신지체의 판정에는 intelligence test가 가장 중요

1) 지능

지식의 습득과 기억, 논리적 추론, 지식의 추상화 및 추상화된 개념의 분석과 통합능력, 특정상황에서 문제의 의미를 파악하고 중요도를 선택하는 능력

2) 지능검사

(1) Wechsler adult intelligence scale(WAIS) : 가장 일반적으로 사용되는 지능검사

(2) Korean Wechsler intelligence scale(K-WAIS) : 한국인에 맞게 표준화

(3) Korean educational developmental institute Wechsler intelligence scale for children(K-WISC-III) : 소아용 지능 검사

3) 웩슬러 지능검사의 구성

6개의 언어성검사와 5개의 동작성 검사

2. 인성검사(personality tests) 의대실습 의대시험

투사적 검사와 비투사적 검사를 구별할 줄 알아야 하며, 대표적으로 어떤 것들이 있느냐까지도 알아두는 것이 좋음

투사적 검사의 해석까지 학생시험에서 요구하기는 어렵지만 MMPI의 경우 명백하고 전형적인 profile의 경우는 해석하라고 주는 경우는 있음

1) 객관적 인성검사(비투사적 검사)

(1) 구조화, 표준화된 자기보고형 설문지를 사용해 정보를 얻고 정형화된 채점 기준에 따라 해석하는 검사법

① 장점 : 빠른 시간에 많은 인원을 적은 인력으로 간편하게 검사. 해석이 단순명료하고 객관적이어서 screening test로 유용함

② 단점 : 환자가 방어적일(예, 거짓말을 하거나 정보를 숨기려 할) 경우 판단, 해석이 어려움. 정신질환의 감별진단 참고자료로서는 유용성이 떨어짐

(2) **MMPI(Minnesota multiphasic personality inventory) 검사 : 대표적 객관적 인성 검사**

① 566개의 yes-no 문항과 4개의 타당도 척도와 10개의 임상척도로 구성

② 4개의 타당도 척도

타당도 척도	내용
무반응척도(?)	생략되거나 중복 표기된 빈도로 이 항목이 클 경우 다른 척도들의 신뢰도가 떨어진다.
허구척도(L)	자신을 좋게 보이려는 고의적이고도 부정직하며 세련되지 못한 시도를 측정하려는 척도이다.
신뢰도척도(F)	생각이나 경험이 일반대중들과 다른 정도를 측정한다.
교정척도(K)	정신적 장애를 가지고 있으면서도 정상적인 프로파일을 보이는 사람들을 식별한다(방어성, 경계심).

③ 10개의 임상 척도 KMLE

임상 척도	내용	임상 척도	내용
Hs(Hypochondriais)	건강염려증	Pa(Paranoia)	편집증
D(Depression)	우울증	Pt(Psychasthenia)	강박증
Hy(Hysteria)	히스테리	Sc(Schizophrenia)	정신분열증
Pd(Psychopathic deviate)	반사회성	Ma(Hypomania)	경조증
Mf(Masculinity－feminity)	남향성, 여향성 흥미 척도	Si(Social Introversion)	사회적 내향성

[참고] MMPI-2 : MMPI의 개정판 형태임. 한국판이 나온 이후 현재 한국에서도 MMPI와 혼용되고 있는데, 점차 MMPI-II쪽으로 많이 넘어가고 있는 추세이다. 문항이 약간 다듬어지고, L-F-K 이외에 검사의 신뢰도를 담보하기 위한 척도들이 몇 가지 더 추가되어 있지만 MMPI의 기본적 임상척도 10개는 그대로 유지되고 있어 MMPI와 호환 가능하다.

2) 투사적 인성검사

(1) 비구조화된 다소 모호한 자극을 제시하고 이에 대한 피검자의 반응을 분석함으로써 인성을 평가하는 것

① 장점 : 객관적 검사처럼 방어가 어려우며 무의식적 내용과 사고형태 등에 대한 자세한 판단 가능

② 단점 : 시간과 인력이 많이 소모되며 검사자의 주관이 개입할 여지가 있음

(2) 검사 종류

① 로르샤하(로샤)검사(Rorschach test) : 투사적 검사법

잉크, 얼룩 그림을 보고 대상자에게 무엇으로 보이느냐를 물어 성격을 투사하게 하여 그 개인의 인격 성향을 추론, 10장의 카드 그림

② 주제통각검사(thematic apperception test, TAT) : 여러 가지 인물 또는 상황을 그린 20장의 그림 카드 → 피검자에게 카드에 그려진 그림에서 연상되는 내용을 물음
③ 문장완성검사(sentence completion test) : 불완전한 문장을 읽고 연상을 시켜 적도록 함
④ 단어 연상법(word association test)
⑤ 인물화 검사(draw-a-person test, DAP test)

Psychiatry

7

정신사회심리적 치료
Psychosocial Treatments

- 심리학적 이론에 근거한 비생물학적 치료
- 정신분석, 정신분석적 정신치료, 단기역동정신치료, 지지정신치료, 집단치료, 인지/행동치료 및 가족치료의 핵심적인 개념과 각 치료법 사이의 특징적 차이점을 숙지

7.1 정신분석

1. 개념

1) 정신분석(psychoanalysis) : 프로이트(S. Freud)가 창시한 인간정신을 이해하는 이론인 동시에 실제적 치료기법
2) 무의식적 정신역동, 정신결정론 및 발달학적 관점에 기반
   (1) 무의식 : 지형이론(총론 3장 참조)에서 기반한 개념으로 각성(의식)하지 못하는 마음의 내용 및 작동과정을 말함(꿈, 백일몽, 상상, 행동/말실수, 정신과적 증상 등이 무의식의 증거라 본다.)
   (2) 정신결정론(psychic determinism) : 인간의 행동, 사고, 감정이 우연이 아니라 이전에 겪었던 선행사건에 의해 결정된다는 관점. 즉 과거에 있었던 사건을 통해 현재의 행동, 사고, 감정을 이해할 수 있다는 관점
   (3) 발달학적 관점 : 발달과정에서 겪은 경험이 성인기 인격형성에 중요한 역할을 한다는 관점
3) 고전적 의미의 정통 정신분석 이외에, 무의식과 정신역동을 이용하는 이후의 대부분 정신사회적 치료의 모태가 됨

2. 정신분석 과정(psychoanalytic process)

↳ 정신분석의 양대 핵심개념은 전이(transference)와 저항(resistance)이다.

1) 전이(transference) KMLE

(1) **개념 : 어린 시절 중요한 사람과의 관계에서 나타났던 행동 양식, 태도, 감정들이 정신분석 중 분석가와의 관계에서 재현되는 것**

예) 어린 시절 이성의 부모에게 느낀 성적 욕구에 대해 죄책감을 이성의 분석가에게서도 비슷하게 느낌

(2) 전이현상의 이해는 환자의 과거를 이해하는데 결정적 역할

(3) 전이가 발생하는 데 관여하는 주요 방어기제 KMLE : **전치(displacement), 투사(projection)**, 투사적 동일시(projective identification)

2) 역전이(countertransference) KMLE

(1) **개념 : 분석가가 그 자신의 과거의 중요한 인물을 대하듯 환자를 경험하는 것**

예) 분석가가 자신의 동생에게 느꼈던 경쟁심과 질투심이 해결되지 않은 영향으로 환자의 요구나 불평에 대해 불편한 감정을 느낌

(2) 프로이트는 역전이가 치료를 방해한다고 이해했으나 현재는 역전이를 분석치료에 유용하게 활용할 수 있는 꼭 필요한 요소로 생각함

[참고] concordant countertransference vs. complementary countertransference 전문의

- concordant transference : 의사가 환자의 감정적 입장이 되어 공감하고 동조하는 역전이(예, 정말 이 환자의 직장상사는 끔찍한 사람이로군. 환자가 얼마나 힘들까)
- complementary transference : 의사가 환자에게 중요한 다른 인물의 감정을 공감하고 동조하는 역전이(예, 이 환자는 정말 사람을 짜증나게 하는군. 직장상사가 이 환자를 미워하는 게 이해가 돼)

3) 저항(resistance) KMLE

(1) **자신의 무의식이 의식화되는 것을 받아들이기 힘들어져 억압하고 방해하는 것**

예) 치료시간에 늦기, 의사가 준 약을 거부, 치료시간에 침묵 등

(2) 저항을 인식하고, 그 원인에 대해 탐색하는 것이 중요

4) 해석(interpretation)

(1) 환자가 지금까지 모르고 있던 무의식을 알게 해주는 것

(2) 환자의 무의식 내용을 캐내어 이를 환자에게 강요하는 것이 아니라 치료과정에서 일어나는 무의식적 과정을 관찰하고 이 과정을 이해하고, 이를 환자에게 돌려주어 가능하다면 환자로 하여금 스스로 깨닫게 하는데 도움을 주는 것

(3) 조기 해석(premature interpretation, 섣부른 해석)

① 환자의 무의식적 내용이나 과정을 분석가가 잘 이해했다 하더라도 환자가 받아들일 준비가 되어 있지 않을 때 하는 해석

② 환자가 받아들일 준비가 되어 있을 때, 받아들일 정도로 해석하는 것이 정신분석의 중요한 기교 중 하나임

3. 정신분석의 실제

1) 정신분석의 적응증

(1) 불안장애, 강박장애, 공포증 등의 신경증, 인격장애

(2) 정신분석 치료로 도움 받을 수 있는 환자들의 특징

① 문제가 심인성이라는 것을 인식하고 문제의 핵심이 본인에게 있다는 것을 알고 있는 환자(psychological mindedness라고 함)

② 정신분석 치료 과정 동안 나타나는 어려움에 불구하고 분석작업을 계속할 수 있는 기본적인 소양을 갖춘 환자

③ 환상과 현실을 구별하고, 불안을 이겨낼 수 있고, 불안이나 우울들의 정서를 신호를 받아들여 이용할 수 있는 등 자아의 기능이 적절한 환자

④ 초자아의 기능이 발달하여 분석가와의 약속을 지켜낼 수 있는 환자

⑤ 효과적인 정신분석치료를 위해 소요되는 시간과 경비를 감당할 수 있는 환자

[참고] psychoanalysis의 가능한 환자의 전제조건(B. Karasu)

1. High motivation
2. Ability to form a relationship
3. Psychological mindedness / capacity for insight
4. Ego strength

2) 정신분석 치료 환경

(1) 환자는 카우치에 눕고 분석가는 환자가 볼 수 없도록 환자의 머리 뒤편의 의자에 앉아서 치료를 시행하는 것이 원칙

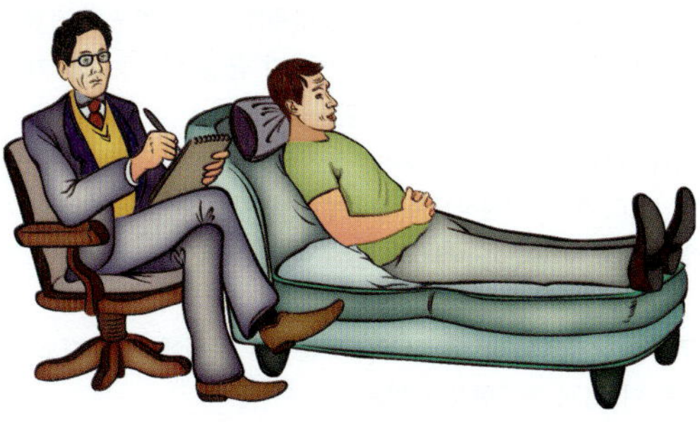

① 카우치에 눕고 환자가 분석가 얼굴을 볼 수 없게 함으로써 익명성과 함께 환자의(치료적 목적에서의 일시적인) 퇴행을 촉진할 수 있음

② 자유연상만 가능하다면 꼭 카우치가 아니라 일반적인 대면식 면담(face to face)도 가능하다는 이론도 있음

cf. 치료기간이 짧고 보다 얕게 분석하는 정신분석적 정신치료에서는, 카우치를 잘 사용하지 않는다.

(2) 1회 45~50분, 일주일 4~5회

(3) 치료기간 : 최소 3년 이상

[참고] 정신분석에서는 (그리고 정신분석적 정신치료에서도) 소위 환자와 치료자 사이의 약속("계약")을 중시한다. 치료과정에 사적인 측면이 개입하여 전이현상과 치료과정이 방해되는 것을 최소화하기 위함인데, 연락 없이 약속된 시간에 환자가 오지 않을 경우 비용문제나 치료시간의 보충 등, 소위 치료 "setting"에 관한 것과, 기본적인 정신분석의 원리와 예상되는 과정, 규칙에 대한 설명 및 이에 대한 환자의 동의가 본격적인 정신분석 이전에 이루어져야 함

3) 정신분석의 치료규칙

(1) **자유연상**(자유연상의 기본규칙 fundamental rule of free association)

환자는 치료 시간 중 떠오르는 생각과 느낌을 (그것이 아무리 사소하거나, 이치에 맞지 않거나, 불편해서 말하기가 꺼려지더라도) 여과없이 솔직히 말해야 함

① 정신분석을 위해 일차과정 사고(primary process thinking, 총론 3장 참조)로의 퇴행을 감수하고 또 감당할 수 있어야 함 (이를 통해 환자의 억압된 감정, 갈등 및 과거 기억을 살펴볼 수 있음)

② 생각/감정을 말로 옮겨 표현하는(verbalization) 기능을 발달시키는 것도 중요한 치료요소 (이를 통하여 생각/감정이 말 대신 행동이나 신체증상으로 나타나는 것을 방지 가능)

cf. rule of evenly suspended attention

환자가 여과없이 떠올려 말하는 내용들을 분석가도 특정한 관점이나 편견을 배제한 체 균일하게 사소한 것에까지 균일하게 주의를 기울여야 한다는 규칙. 중립성(neutrality)과도 연관되는 개념

(2) **절제의 규칙**(rule of abstinence) : 환자의 본능적이고 유아기적인 욕망을 만족시키지 않고, 이를 직면하도록 도와주는 역할을 함

(3) **중립성의 규칙**(rule of neutrality) : 분석가는 특정한 관점이나 선입견 없이 분석에 임해야 함

(4) **익명성의 규칙**(rule of anonymity) : 분석가 자신에 대한 정보를 거의 주지 않음

① 좀 더 쉽게 전이현상을 일으키기 위함

② 거울로서의 분석가(analyst as a mirror)라고도 함

4) 정신분석의 단계

	목표	진행
1단계	현실적인 치료적 동맹의 형성	분석방법 및 분석과정에 익숙해짐 안정감과 catharsis를 얻음 낫고자 하는 소망이 주됨
2단계	전이신경증 (transference neurosis)	전이신경증이 환자의 실제 신경증을 대체 낫고자 하는 소망과 분석가로부터 감정적 욕구를 충족받고자 하는 소망이 상충 전이현상을 통해 아동기 pattern이 반복되며 해결되지 않았던 과거 갈등이 드러남
3단계	치료종결의 준비	전이신경증의 훈습과정을 통한 해소 자신의 문제에 대해 점점 성숙한 적응반응

(1) 치료적 동맹(therapeutic alliance)
성공적인 치료과정을 위하여 참여하는 환자 및 치료자의 현실적인 협력

↳ 정신분석뿐 아니라 통찰정신치료, 지지정신치료 모두에서 중요한 치료적 요소

(2) 훈습과정(working through)
환자는 분석가의 해석을 받아들여 자신의 갈등과 그로 인한 증상을 이해하는 진정한 의미의 병식을 갖기도 하는데, 실질적인 진정한 변화를 수반하기까지 환자가 해석을 반복적으로 받아들이는 과정을 훈습과정이라 함
cf. 치료종결[termination]의 결정 : 정해진 기간을 두는 것이 아니라 환자 개인에 맞게 설정된 목표가 달성되었을 때, 환자와 분석가가 상의하여, 충분한 준비 기간(통상 수개월)을 거친 뒤 종결함

5) 정신분석의 목표 및 효과

(1) 발달과정에 의해 형성된 인격의 재구성과 자아기능(ego strength)의 강화
(2) 심리작용에 대한 통찰(insight into intrapsychic events) 및 무의식적 갈등의 해소
(3) 부수적 효과 : 다양한 신경증적 증상의 호전
(4) 좁은 의미의 신경증적 정신질환 이외에, 대인관계에서의 불만 해소, 직업/학업기능의 향상, DSM-IV-TR에 따라서는 병적이라고 볼 수 없는 막연한 불안감/죄책감의 해결 등의 효과도 있음
(5) 엄밀한 정신분석적 관점에서는, 환자 자신이 증상의 원인을 탐구하여 알게 한 뒤, 증상을 포기할 것이냐 받아들일 것이냐 결정할 수 있게 도와주는 것이지 증상의 호전은 목표가 아님

6) 정신분석의 한계

(1) 소요시간과 비용이 많아 경제적 측면에서의 효율이 떨어짐

(2) 사회경제수준, 지적 수준, 정신과적 증상 측면에서 소수 특권층에만 적용가능

(3) 종결 불가능성(interminability)에 빠질 수 있음

► **(개인) 정신치료**
- (정통) 정신분석
- 정신분석적 정신치료
  - 표현형 정신치료(통찰지향 정신치료)=좁은 의미의 (정신)분석적 정신치료
  - 지지적 정신치료

7.2 정신분석적 정신치료(psychoanalytic psychotherapy)

1. 개념

1) 기본원리는 정신분석과 같으나 정신분석보다 조건을 다소 완화하고 융통성이 있는 치료기법

2) 좀더 심한 정신병리를 가지고 있는 환자도 대상으로 포함

2. 목표

1) 인격과 방어의 부분적 재구성

2) 현재의 대인관계에 대한 통찰(insight) 및 대인관계의 개선

3) 신경증적 증상 호전

3. 치료에 적합한 환자의 조건

정신분석보다는 조건이 좀 더 느슨함

1) 치료동기

2) psychological mindedness

3) 치료동맹 형성능력 및 부분적인 frustration tolerance

4. 치료 환경

주 2~4회 치료, 수개월~수년, 카우치 사용 안함

5. 치료 기법

주로 표현적인(expressive) 중재 기법을 사용함

1) 진지한 자세로 환자의 말에 경청하는 것은 기본

> ↳ 치료시간에 의사가 무엇인가 말을 하는 것을 개입(intervention)이라 하는데, 개입은 꼭 필요한 만큼 적재적소에 사용하는 것이 원칙

2) 중재기법(표현–지지 연속체 expressive-supportive continuum)

분석적 정신치료에서도, 지지적 측면 역시 함께 작용함. 위의 기법일수록 보다 지지적이며 아래로 갈수록 보다 표현적임

기법	뜻	예시
확인(긍정) affirmation	환자의 말이나 행동을 알아 듣고 있다는 표시	"아하" "(고개를 끄덕임)" "무슨 말씀을 하시는지 알겠어요."
충고/칭찬 praise/advice	중립적인 자세가 아니라 환자에게 직접 의견제시	"그때는 참 현명한 선택을 했었네요." "그럴 때는 이렇게 해 보는 게 낫지 않나요?"
공감적 인정 empathetic validation	환자의 내적 마음상태에 대해 감정이입적으로 동조함	"저런.. 그 때는 많이 속상하고 힘들었겠어요." "(힘든 이야기를 들을 때 안타까운 듯한 표정)"
세부묘사 격려 encourage to elaborate	환자의 감정, 행동, 생각을 구체적으로 표현하도록 격려	환자 : 남편한테 그런 말을 들어서 정말 속상했어요. 의사 : 금방 속상했다고 하셨는데, 그 속상한 기분이 어떤 것이었는지 좀 더 자세히 이야기해 보시겠어요?
명료화 clarification	환자가 말한 것들을 모으고 재구성하여 보다 명확히 표현	환자 : 그 애를 보니까 어찌나 예뻐 보이고 또 즐거워 보이던지.. 나는 지금 이렇게 초라하게 살고 있는데... 의사 : 그러니까 말하자면 ○○씨는 그때 그 친구분이 부러웠다는 말씀이로군요.
직면 confrontation	환자가 인정하지 않거나 회피, 축소하는 것을 지적함	환자 : 이제 그 놈에 대해서는 다 잊어 버렸어요. 헤어진 일에 대해서 생각해도 하나도 힘들지 않고요. 의사 : 전 남자친구에 대해서 잊어버렸다고 이야기하시는데, 오늘 치료시간 내내 거의 전 남자친구에 대한 이야기만 하셨고, 또 그 때마다 눈물을 글썽이시네요.
해석 interpretation	환자의 느낌, 행동, 사고의 무의식적 원인에 대해 알려 줌	"오늘 그렇게 행동한 것은 아마도 어머니에게 화가 나 있었기 때문인 것 같은데, 어떻게 생각하세요.?"(얕은 해석) "갑자기 여자친구와 헤어지고 정신과 의사를 새 여자친구로 만난 건 저에 대한 생각과 혹시 관계가 있을 것도 같은데요." (전이에 대한 해석) "어렸을 때 아버지에게 학대받았던 일이, 지금 이 치료 중에도 일어날까봐 두려워하고 있군요." (과거와 현재 연결하는 발생적 해석, 깊은 해석)

↳ 표현형 정신치료에서는 필요에 따라 일시적으로 affirmation, praise/advice, empathetic validation도 쓰지만, 주로 elaboration–clarification–confrontation–interpretation을 많이 쓴다. 뒤로 갈수록 보다 깊은(invasive한) approach임. 뒤로 갈수록 선뜻 받아들이기에 쉽지 않고 듣기도 거북하고 불편할 수 있기 때문에 환자의 발전 상태를 봐가며 조심스럽고 신중하게 개입하여야 함

↳ interpretation중에서는 현재에 대한 해석(얕은 해석)이 우선이며, 경우에 따라 전이나 저항도 해석한다. 발생적 해석(genetic interpretation)은 정신분석에서는 필수적이지만 정신분석적 정신치료에서는 웬만해서는 잘 사용하지 않는다.

↳ 정통 정신분석에서는 affirmation, praise/advice, empathetic validation은 금기(물론 empathy를 직접적으로 표현하여 환자의 위안받고 싶은 욕구를 충족시켜주지 않는다는 뜻이지, empathy를 가지지 않는다는 뜻은 아님)

6. 정신분석 vs. 정신분석적 정신치료

	정신분석	정신분석적 정신치료
치료 목표	갈등의 완전한 해결	심한 방어기제와 성격의 부분적인 개조
해석의 내용	유아기의 욕망과 이로 인한 갈등에 초점을 맞추는 과거 문제(there and then)에 대한 해석이 많은 부분 차지	환자가 보이는 현재의 대인관계에 대한 문제를 전이현상을 통해 해석하는, 현재 문제(here and now)에 대한 해석이 많은 부분을 차지
주된 치료기법	자유연상(free association) 발생적 해석(genetic interpretation) 직면(confrontation) 명료화(clarification) 훈습(working through)	직면(confrontation) 명료화(clarification) 현재에 초점을 맞춘 해석 자유연상은 제한적
전이 해석	모든 전이 및 저항을 철저히 분석 전이신경증의 형성을 의도적으로 조장	치료자에 대한 전이현상과 환자의 일상생활과 연관성을 주로 다루게 됨 → 전이를 해석하여 행동화를 줄여나갈 수 있는 계기를 제공
중립성	중립성이 잘 지켜짐	중립성이 원칙이나 경우에 따라 안 지켜지기도 함
약물치료	원칙적으로 금기	경우에 따라 가능하나, 약물치료의 정신역동적 의미에 대해 철저히 다루어야.

[참고] 'genetic' interpretation : '유전적(relating to genes or heredity)'의 의미가 아니라 '발생적, 기원에 관한(relating to origin)' 해석을 말함

7.3 지지정신치료(supportive psychotherapy)

1. 개념

1) 환자의 약해진 자아를 지지해 줌으로써 현실생활과 이에서 파생된 문제들을 보다 더 잘 이겨내어 환자가 좋은 기능을 유지할 수 있도록 도와주는 정신치료

2) 정신분석이론을 기본으로 하나 지지적 개입을 주로 하는 정신치료
환자에 대한 이해는 정신분석적으로 하며 환자의 무의식의 작동이나 방어기제를 항상 염두에 두어야 함. 단 환자의 수준과 상태를 감안하여 환자에게 도움이 안 되는 깊은 해석이나, 환자가 감당할 수 없는 직면이나 명료화를 하지 않고, 보다 표면적이고 피상적인 개입을 제공함

★이해까지 지지적으로 하면 보통 카운슬링이나 상담과 차이가 없으며 굳이 정신과 의사가 할 필요가 없음

3) 치료자가 적극적이고 지시적인 역할을 함으로써 사회적 기능과 대처기술을 향상시키고 통찰이나 자기 이해보다는 행동이나 주관적인 느낌을 향상시킴

2. 목표

1) 성격의 변화를 추구하기 보다는 증상완화나 개선이 목표고 발병전의 기능 회복으로 주어진 환경에서 최대의 기능을 발휘하도록 돕는 것
2) 잘못된 행동이나 정신적 고통을 줄이고, 장점이나 대처기술을 격려함
3) 환자의 자율성과 독립성을 돕도록 함

3. 적응증

1) 건강한 사람이 생활환경의 변화로 일시적 위기에 처해 있는 경우
2) 만성적으로 자아결함이 있고 기능에 장애가 심한 환자들
3) 기타
   (1) 감정표현불능(alexithymia) 환자
   (2) 병으로 인해 경제적, 정서적 이차 이득이 많은 환자
   (3) 너무 병약해 통찰치료를 할 수 없는 환자
   (4) 적응을 위해 근본적인 변화를 원하지 않는 환자
   (5) 이전 단계로의 회복만을 원하는 환자
4) 해당 질환 : 정신병, 심한 인격장애, 신체질환 환자

4. 치료 환경 설정

1) 카우치는 금기
2) 치료시간 : 5~50분까지 다양
3) 치료간격 : 다양, 1주에 1~3회, 한 달에 한번, 비정기적 만남도 가능

4) 치료기간 : 다양
   (1) 건강한 사람이 생활환경의 변화로 위기에 처해 있는 경우 : 단기치료
   (2) 만성적으로 자아결함이 있고 기능에 장애가 심한 환자들 : 장기치료
5) 증상완화 위해 약물치료, 인지치료, 가족치료, 재활치료, 입원치료 병행 가능
   cf. 정신분석 : 약물치료는 원칙적으로 배제

5. 치료기법 : 주로 지지적 중재기법

- 정신치료 기법은 설명적 중재 기법과 지지적 중재기법으로 나뉨
- 지지적 정신치료는 지지적 중재기법을 주로 사용

1) 지지적 중재기법

표현형 정신치료에서는 잘 사용하지 않는 기법들

기법	뜻	예시
암시 (suggestion)	증상이 좋아질 것을 은근히 유도함	"(전환장애 환자에게) 이 주사를 맞으시면 한시간 뒤부터 서서히 팔에 감각이 다시 돌아올 겁니다." * 플라시보 효과, 최면요법 등이 대표적인 예
안심시키기 (reassurance)	권위를 이용하여 환자가 불안감을 버리도록 유도함	"진찰과 검사 결과로 봤을 때 다른 병이 아니라 공황장애로 보이는데, 공황장애로는 걱정하시는 것처럼 사람이 죽거나 미치지 않습니다."
환기 (ventilation)	다른 데서 말 못한 내용을 털어놓고 후련해지게 함	"말로라도 이야기를 다 하고 나니 속이 후련하네요." * '임금님 귀는 당나귀 귀.' 이야기, 성직자들에게 하는 고해성사와도 통함
설득 (persuasion)	이성, 의지, 윤리 등에 호소하여 행동변화를 권유	"주변 사람을 힘들게 하는 그런 행동은 그만 하는 게 좋지 않을까요?"
제반응 (abreaction)	억울함 등의 감정을 터트려 재경험, 긴장완화	감정을 실은 넋두리나 신세한탄 등

2) 정신분석적 정신치료에서의 기법 중 공감적 인정, 충고/칭찬 등을 많이 사용

(좁은 의미의) 지지(support) : 환자의 어려움을 이해하려는 자세를 취하고 희망을 주는 언급 또는 태도를 갖는 것. 공감적 인정과 긍정의 개념과도 통함

6. 통찰정신치료와 지지정신치료 비교

양상	통찰정신치료(표현형 정신치료)	지지정신치료
목표	인격 변화 및 방어 재구성 갈등 해결, 증상제거 대상관계 개선	자아기능 및 대처능력 유지 이전의 평형상태 회복 좋은 적응, 기능유지, 증상 감소 환경조절, 입원 방지
빈도	주 1~3회	아주 다양 : 주 1회, 월 1회
시간	45~50분	아주 다양 : 5~90분
장면	마주보는 면담	마주보는 면담
치료자 역할	수정된 중립성	중립성 유예, 적극성 : 지시, 노출
선택기준	충분한 동기와 심리적 이해 좋은 대상관계	약간의 동기와 심리적 이해 치료 동맹 형성능력
주 기법	제한적 자유연상 직면, 명료화, 해석 제한적 발생적 해석 역동 방어 부분 해석 제한적 전이 조장 및 해석 제한된 퇴행 부정적 함축 탐색	자유연상 금기, 주로지지 기법 이차적으로 직면, 명료화, 해석 발생적 해석 금기 치료 동맹과 실제 대상관계 전이 욕구 충족 퇴행없음 긍정적 함축 강조
부가적 치료	필요할 수 있음(약물)	흔히 필요(약물, 가족, 재활, 입원)

7.4 단기 역동정신치료(brief dynamic psychotherapy)

1. 개념

1) 정신분석 이론을 응용하여 제한된 회수 내에 단기간 시행하는 정신치료
2) 정신분석/정신분석적 정신치료의 장시간과 높은 치료비를 극복
3) 하지만 정신분석, 정신분석적 정신치료를 대체하는 방법은 아님

2. 단기 역동정신치료와 정신분석의 차이점

1) 제한된 적응증
   예) 원인이 명확한 단기간의 적응장애나 유발요인이 뚜렷한 가벼운 우울장애
2) 치료시간의 수 : 10~20회, 치료기간 : 2~3개월에서 5~6개월

> ↳ 분파에 따라 약간씩 치료회수나 기간은 차이가 있음

3) 치료자의 능동성을 강조
4) 치료의 속도가 빨라 불안유발 가능성 높음(치료자의 공감적 태도가 중요)
5) 전이는 적극적으로 해석함

> ↳ 지지적 정신치료 : 개입의 깊이를 제한(장기간 치료도 가능)
> ↳ 단기역동정신치료 : 치료의 회수와 기간을 제한(역동적 기법의 개입도 가능)

7.5 집단정신치료(group psychotherapy)

1. 개요

1) 정신치료 기법을 집단에 응용하는 치료
2) 치료자의 중재뿐만 아니라 집단 자체 및 구성원간의 상호작용도 치료 수단

> ↳ 일대일이 아닌 일대 다로 치료함으로써 비용 절감 효과

3) 정신분석적 관점이 근간이지만 다양한 이론 응용

2. 환자범위

'장기 상호작용 외래환자'부터 '일시적인 급성 위기' 집단까지 다양

3. 환자 선택

1) 적응증

(1) 대부분의 정신과적 문제에 적용 가능(신체질환에 대한 심리반응 포함)
(2) 집단 작업을 수행할 수 있는 능력과, 집단 목표와 일치하는 문제 영역
(3) 망상장애(특히 피해망상)
(4) 치료에 참여하고 변화하기 위한 동기

2) 금기

(1) 심한 우울이나 자살 위험
(2) 망상장애(특히 피해망상)
(3) 집단 자체를 견디지 못하거나, 규범을 못 따르거나, 다른 구성원과 심한 충돌
(4) 집단 내에서의 왜곡된 역할

4. 집단을 위한 기초 작업

1) 크기 : 다양하나 8~10명이 가장 적당
2) 모임의 빈도 : 대개의 외래환자 상호작용 집단치료는 주 1회
3) 모임의 길이 : 60~90분 시행
4) 동질성 집단 대 이질성 집단
   (1) 이질적 집단이 상호작용이 많음
   (2) 자조집단은 대부분 동질성 집단
5) 개방집단 대 폐쇄집단
   (1) 개방집단 : 구성원이 떠나갈 때 새로운 구성원을 채울 수 있는 집단
   (2) 폐쇄집단 : 구성원이 떠나갈 때 새로운 구성원을 채울 수 없는 집단

5. 치료인자(therapeutic factors)

1) 집단치료에서의 치료적 변화를 위해 중요한 11가지 치료 인자

희망의 고취, 보편성, 정보를 나눔, 이타심, 사회화하는 기술의 발달, 모방적 행동, 카타르시스, 일차 가족집단의 교정적 반복, 실존적 요인, 집단 결속력, 대인관계학습

2) 치료인자는 집단의 형태, 치료시기, 환자들의 개인 차에 따라 다름

(1) 외래환자 집단 : 대인관계 학습, 카타르시스, 자기 이해를 강조
(2) 입원 환자 집단 : 희망의 고취, 책임을 강조
(3) 자조 집단 : 보편성, 이타심, 지지, 결속력을 강조

6. 입원환자 집단과 외래환자 집단

1) 입원환자 집단

입원환자 집단치료의 목표와 기술

1. 임상적 상황을 평가	
2. 적당한 목표 설정	
치료과정에 환자를 참여시킴 도움 받고 싶은 것을 말하도록 환자를 가르침 문제 찾기 : 비적응적 대인관계 행동을 탐색 소외감을 감소시킴	다른 환자에게 도움이 되도록 함 병원과 관계된 불안 제거 : 입원이라는 오명, 다른 환자의 정신병적 상태, 직원 긴장 등
3. 입원환자 장면에 맞게 치료 기술의 변형	
변경된 시간체제 직접적인지지	'지금-여기'를 강조 집단구조의 틀을 짜줌

2) 외래환자 집단

(1) 구성이 매우 다양

(2) 분류 : 대인관계와 역동지향 집단, 행동과 교육 지향 집단, 지지 집단, 유지와 재활 집단

(3) 입원환자 집단과 외래환자 집단의 차이

외래환자 집단	입원환자 집단
안정된 구성원	빈번한 구성원 교체
환자가 잘 선택되고 준비된다.	환자의 선택과 준비가 잘 되지 않는다.
자아기능 수준이 동질적	자이기능 수준이 이질적
동기가 있고 스스로 찾아온 환자 : 성장지향	양가적, 강제적으로 참여하는 환자 : 고통제거 지향
치료기간 : 장기적 1~2년	입원기간으로 제한 : 2~4주
집단의 경계가 외부 영향을 적게 받고 잘 유지됨	집단의 경계가 환경에 의해 계속적으로 영향을 받는다.
집단결속력이 정상적으로 발달하고, 충분한 기간 지속됨	집단결속력이 자발적으로 발달할 시간이 없다. 집단 발달이 초기 단계에서 유산된다.
치료는 사적이고 노출되지 않는다.	병동환경에 의해 관찰되고 조사받는다.
치료자는 전개되는 과정을 기다린다.	치료자의 집단결정이 결정적 : 수동분석적 접근은 집단 와해를 일으킨다.
집단 규범을 위한 적당한 시간이 있다. 집단 외 접촉이 격려되지 않는다.	환자들이 집단 밖에서 같이 생활하며 집단 외 접촉을 지지한다.

7. 자조 집단(self help group)

1) 특별한 공동문제를 대처하기를 원하는 사람들로 구성

2) 집단의 동질성이 특징적

3) 개인적인 정신역동을 깊게 탐구하지 않고, 성격기능 변화시키려고 하지 않지만, 자조집단은 많은 사람의 정서적 건강과 행복감을 증진시킴

4) 장점 : 같은 문제를 가지고 있는 사람들이 서로 교육하고, 상호지지하며 소외감을 제거

예) 단주 모임(alcoholic anonymous), 호전된 심장환자 모임(mended hearts), 사별한 배우자들의 모임(parents without partners) 등

8. 심리극(psychodrama)

1) 성격구조, 대인관계, 갈등, 정서적 문제 등을 연극적인 방법을 가지고 해결

2) 진행자(감독, director)는 환자의 정신역동을 파악할 수 있어야 하며, 이에 맞는 정신치료적 개입을 다양한 극적 장치를 통해 직간접으로 환자에게 가한다.

3) 치료 기법
(1) 독백(solioquy)
(2) 역할바꾸기(role reversal) : 중요한 사람과 환자의 역할을 서로 바꿈
(3) 대역(double) : 한 보조 자아가 환자처럼 행동
(4) 다중 대역(multiple double) : 몇 사람의 보조 자아가 환자가 행한 각각 다른 상태를 행동
(5) 거울기법(mirror technique) : 보조 자아가 환자를 모방하고 환자를 대변

9. 활동치료 및 예술치료(activity therapy & art therapy)

1) 활동치료

환자의 고립, 회피 및 위축된 경향을 완화시키고 자발성을 고취. 의소사통과 친밀감 증대, 대인관계 개선

예) 산책, 운동, 각종 레크리에이션 게임 등

2) 예술치료

내적 갈들을 표현하거나 해소

예) 음악, 미술, 조각, 무용, 시 쓰기

7.6 가족치료와 부부치료(family therapy & marital therapy)

1. 가족치료(family therapy)

1) 가족치료의 목적

(1) 가족 구성원 간 병적 갈등과 불안을 완화
(2) 서로가 상대의 정서적 요구를 알아차리고 충족
(3) 세대 간과 이성간 역할관계를 보다 적절하게 만들고
(4) 개개인의 역량과 가족 안팎의 시련에 가족이 대응하는 힘을 변화
(5) 가족구성원이 건강과 성장을 추구하도록 가족의 동질감과 가치를 변화
(6) 가족이 주위의 크고 작은 사회의 한 구성원으로 통합될 수 있게 하는 것

2) 정신역동－체험모형(psychodynamic-experiential model)

(1) 체험 모형에서는 환자의 증상을 가족체계내 의사소통 장애로 인한 일종의 비언

어적 의사전달이라고 봄

(2) 체험 모형의 치료 : 의사소통을 분명히 하고, 감정을 솔직히 표현하는 것

(3) 정신 역동 모형에서는 선대의 갈등과 상실감이 현재 가족에 투사되어 증상으로 나타난다고 보고 이를 해소하고자 함

(4) 체험 모형과 정신역동모형은 개인과 가족 모두의 성장을 추구

3) Bowen 모형

(1) 가족의 압력 때문에 선대로부터 충분히 분화하지 못하는 것이 문제라고 봄

(2) 정서삼각(emotional triangle)이란 두 사람이 가까워지면 한 사람이 따돌림 받는 현상을 말하는데 이것이 가족 구성원 사이에 돌아가면서 반복되기 때문에 갈등이 지속된다고 봄

(3) 치료 : 안정적인 가족구성원을 따로 선택해서 그가 충분히 분화할 수 있게 도움으로써 삼각관계를 종식시키려고 함

4) 구조모형(structural model)

(1) 가족을 단일한 상호관련 체계로 보며 이 체계의 구조적 불균형이 증상을 유발한다고 봄

(2) 가족 구성원간 동맹이나 분열이 없는지, 가장이 제 역할을 하는지, 세대간 경계가 분명하고 융통성이 있는지, 가족구성원이 서로를 인내하는지 평가

5) 일반체계모형(general system model)

(1) 가족을 가족 구성원간 그리고 가족구성원과 체계 간 상호작용하는 다중체계로 봄

(2) 가족체계 안에는 이 체계를 유지하기 위한 여러 역할이 있고 이를 가족 구성원이 나누어 맡는데 항상성을 유지하려는 체계의 특성 때문에 환자가 치료되면 다른 사람이 환자가 된다는 것

(3) 치료 : 이 양상을 밝혀 가족구성원이 깨닫게 하는 것

6) 행동모형과 인지행동모형(behavior and cognitive-behavioral model)

(1) 행동 모형 : 가족문제가 강화와 사회학습을 통해 지속된다고 봄

(2) 인지행동모형 : 잘못된 믿음과 가정을 교정하려 함

2. 부부치료(marital therapy)

1) 용어

(1) 부부치료 : 부부간 상호작용을 심리적으로 조정하여 사회적, 정서적, 성적, 경제적 갈등을 해결하려는 정신치료의 하나

(2) 결혼 상담 : 주로 일과 관련된 특정한 갈등 하나만 다룸

2) 부부치료의 목표

정서적 고통과 장애를 완화시키고 두 사람이 개인 및 배우자로서 좀더 행복하게 하는 것

3. 가족치료와 부부치료의 적응증과 금기

적응증	금기
① 요청이 있을 때 ② 두 사람 이상의 가족원에게서 문제가 일어날 때 ③ 성 문제나 성적 불만이 있을 때 ④ 발달이행기나 위기가 가족 내 혼란을 일으킬 때 ⑤ 환자가 소아나 청소년일 때 ⑥ 심한 정신질환을 앓는 어른이 있을 때 ⑦ 가족구성원간의 불화와 관련하여 시작된 증상	① 가족원 중 심한 편집증, 조증, 정신병적 상태이거나 뚜렷이 공격적이고 흥분한 사람이 있을 때 ② 가족문제가 없다고 부정할 때 ③ 현재 문제가 가족체계와 무관할 때 ④ 부부문제가 자아동질적일 때 ⑤ 자기 문제에 대한 책임을 가족 문제 탓으로 돌리려고 가족치료를 받을 때 ⑥ 부모의 병리가 심하여 아동을 개인치료 할 때 ⑦ 자율성을 얻고자 애쓰는 한 가족원을 분화시키기 위해 별도의 치료가 필요할 때 ⑧ 다른 치료를 먼저해야할 때 ⑨ 환자가 혼자 치료받기를 원할 때 ⑩ 가족치료가 종료되었는데도 계속하기를 원할 때 ⑪ 결정적인 가족구성원이 참여할 수 없을 때

7.7 행동치료 및 인지치료(behavior therapy & cognitive therapy)

1. 행동치료(behavior therapy)

1) 개요

(1) 정신증상을 과거경험에서 학습된 것이라 보고 객관적으로 관찰할 수 있는 문제행동을 학습이론에 근거하여 분석하고 치료

(2) 행동치료의 특징

① '지금-현재' 중심으로 문제를 명료하게 파악하고 해결하는 것을 중시

② 관찰할 수 있는 구체적 행동에 대하여 현실적으로 성취할 수 있는 치료목표를 설정
③ 치료회기 사이에 환자가 할 수 있는 과제를 부여하고 증상을 주기적으로 정량평가 함
④ 치료자는 환자가 자기 행동을 효율적으로 바꿔나가는 것을 지속하도록 돕는 교사역할을 함

2) 고전적 조건화의 응용

희색 개에 물려 놀란 적이 있는 어린이가 점차 희색 고양이나 회색 자동차에 대해서도 공포를 느끼는 것이 고전적 조건화의 예

(1) 체계적 탈감작(systemic desensitization)

상반된 반응을 일으키는 자극을 동시에 제시하면 각각의 반응이 상쇄되는 현상(**상호억제, reciprocal inhibition**)을 이용한 치료프로그램

예) 고소공포증의 체계적 탈감작 : 고층건물 1층에서부터 옥상까지의 각층에서 내려다본 사진을 준비하고 근육이완 훈련을 시행 → 충분히 이완된 상태에서 가장 공포를 적게 일으키는 장면을 20~30초 보여줌 → 한 장면에 공포를 느끼지 않게 되면 좀 더 두려운 장면으로 넘어감

(2) 혐오요법(aversion therapy)

문제행동을 줄이기 위해 불쾌한 자극을 문제 행동에 짝짓는 것

예) 알코올 중독에서 disulfiram을 투여해 술 마시고 나서 심계항진과 구토를 경험하게 하는 것

3) 조작적 조건화의 응용

조작적 조건화는 어떤 행동과 그 결과의 연관성을 학습하는 것을 말함

(1) 긍정강화와 부정강화(reinforcement)

① 긍정강화 : 치료목표로 삼은 행동을 했을 때 보상을 주는 방법
② **부정강화 : 치료목표로 삼은 행동을 했을 때 환자가 겪고 있는 불편함이나 불쾌감을 덜어주는 방법**

(2) 소거(extinction) : 긍정강화로 증가되었던 행동이 보상을 철회하면 점차 감소하는 현상을 말함

(3) **처벌(punishment)**

① **문제 행동을 했을 경우 혐오자극을 주는 방법**
② 학습효과는 빠르나 환자가 이 치료법에 동의하지 않을 경우 적대감을 학습

하거나 발각되지 않는 상황에서 문제행동이 증가할 수 있어 신중하게 사용해야 함

예) 격리

↳ 처벌은 잘못된 행동과 시간적으로 밀접하게 연관되어 있을수록 이후의 행동을 줄일 수 있는 가능성이 높다. 법적 의미에서 처벌과는 그 의미가 다름

(4) 수반관계 관리(contingency management)
어떤 행동에 대하여 상을 주거나 벌을 주느냐 뿐만 아니라 이 상벌제도를 적용하는 경우와 적용하지 않는 경우를 정하고 관리하는 것
예) 수업 중 떠들면 격리시키지만 쉬는 시간에 떠드는 것은 허용

4) 노출치료

(1) 노출치료는 공포장애 환자가 스스로 공포 속에 오래(1~1.5시간) 머무르게 함으로써 공포 유발 자극에 둔감하게 만드는 치료법

(2) 홍수법(flooding) : 처음부터 가장 심한 공포를 유발하는 상황에 노출, 효과 빠르나 치료 탈락률 높다.

(3) **점진노출(graded exposure) : 중등도 공포를 느끼는 자극부터 강한 자극에 노출**
cf. 체계적 탈감작=단계적 노출+이완기법

(4) 반응차단(response prevention) : 환자가 불안이나 충동을 줄이기 위해 하는 행동을 못하게 함으로써 노출효과를 극대화 시키고 부정강화를 차단하는 기법
예) 오염을 두려워하는 강박장애 환자에게 쓰레기통을 만지고 나서 손을 못 씻게 함

5) 사회학습의 응용

(1) 모형화(modeling) : 다른 사람의 반응을 관찰하는 것만으로 그 반응을 학습하는 것

(2) 부족한 사회적 행동을 가르치는 기법
① 자기주장 훈련 : 솔직한 자기감정을 표현하고 자기 권리를 행사하는데 필요한 행동을 증가시키는 것을 목표
② 사회 기술 훈련 : 부족한 사회적 행동을 찾아 모형화와 강화를 이용하여 적절한 행동을 점진적으로 가르치는 훈련

6) 생체 되먹임(biofeedback)

환자가 관찰하기 어려운 생리적 상태를 전자장치를 이용하여 빛이나 소리 등 관찰

할 수 있는 신호로 바꾸어 환자에게 알려줌으로써, 자율신경계를 조작조건화하거나 환자로 하여금 이완 등의 방법으로 생리기능을 조절하게 하는 방법

2. 인지치료

1) 개요

(1) 환자의 감정과 행동 문제가 자신의 외부세계에 대한 비현실적 믿음과 비논리적 추론으로 상황을 곡해한데서 비롯한다고 가정하고 환자가 이런 오류를 스스로 발견하고 수정하도록 가르치고 돕는 치료법

(2) '지금－현재'의 구체적 문제를 위한 단기치료이며 기간은 3～6개월

(3) 치료 대상 질환 : 정신병적 증상이 없는 단극성 우울증, 여러 불안장애, 식상장애, 정신신체장애, 인격 장애, 물질남용

2) 정신병리의 인지론적 이해

(1) 핵심 믿음(core belief) : 자기에 대한 전반적이고 절대적인 해석

(2) 역기능적 핵심 믿음(dysfunctional core belief) : 기능 저하를 초래하는 핵심 믿음을 말함

예) 우울장애 : 현재의 자기, 과거 사건과 미래를 부정적으로 인식

(3) 역기능적 믿음은 평소에 잠재해 있다가 스트레스 상황에서 활성화됨 → 역기능적 심층인지구조가 정보처리과정을 장악하고 상황을 왜곡하여 해석함

(4) 인지왜곡에 관여하는 논리적 오류의 예

① 독단적 오류(arbitrary inference) : 근거없는 결론

② 선택적 추출(selective abstraction) : 나무만 보고 숲을 보지 못함

③ 과일반화(overgeneralization) : 하나를 보면 열을 안다.

④ 확대/축소평가(magnification/minimization)

⑤ 개인화(personalization) : 그가 고개를 돌린 것은 내 입 냄새 때문

⑥ 흑백논리(dichotomous thinking)

3) 인지치료기법

(1) 표층의 감정 변화로부터 자동사고를 찾아 수정하고 **반복되는 자동사고로부터 역기능적 특이 믿음을 찾아 교정**

(2) 자동사고의 식별

① 자동 사고는 어떤 상황에서 슬픔, 불안, 화 등의 감정을 느끼기 전에 아주 짧은 순간 떠올랐던 생각이나 장면을 말함

② 자동 사고는 역기능적 믿음을 반영하므로 이것을 식별하는 것이 중요

③ 자동 사고를 식별하는 훈련하기 위해 감정의 변화를 경험했을 때 사건－생각－감정을 기록하는 방법을 사용

예) 옆 차가 끼어들었다－나를 무시했다－화가 났다

(3) 자동 사고의 수정

① 자동사고가 발견되면 그것이 타당한가를 검토

② 사건－생각－감정에 합리적사고와 결과를 추가

예) 옆 차가 끼어들었다－나를 무시하나?－화가 나려고한다－정확한 이유는 모르지, 바빴을 수도－화 안내고 잘 넘겼다.

③ 자동 사고를 찾아내고 합리적 사고로 바꿈

(4) 심층인지구조의 식별과 수정

① 자동사고가 같은 양상으로 반복될 때 그 근저에는 심층인지구조가 있음.

② 심층인지구조를 수정하는 것은 자동 사고를 다루는 것보다 어렵다.

(5) 행동기법 : 대개의 인지치료는 대부분 행동기법을 포함

인지행동치료(cognitive-behavior therapy, CBT)

Psychiatry

8

약물치료

Psychopharmacology

- 정신과적 약물의 각 분류에 따른 간단한 작용기전
- 각 약물의 일차적 적응증
- 흔한 특징적 부작용/드물지만 위험한 부작용에 대해서도 알아두어야 한다.

8.1 정신약물학 개요

1. 약물치료의 일반지침

1) 진단을 명확히 함

↳ 진단보다는 증상에 맞추어 약물을 쓰는 면도 있지만, 이는 어떤 병에 어떤 약물 – 이런 식으로 일대일대응하지 않는다는 것이지 진단은 보지 않고 증상에 맞춘 약만 쓴다는 것은 아님. 예컨대 같은 우울증상에 대해 항우울제를 쓰더라도, 양극성 우울증이라면 기분조절제를 대신 쓰거나, 항우울제를 꼭 써야겠다면 적어도 기분조절제와 함께 쓰지 단독으로 항우울제만 투여하면 안 되며(각론 1장), 또한 같은 정신병적 증상이라도, 기간과 진단에 따라 항정신병약제 없이 벤조디아제핀만으로 치료하기도 한다(각론 15장).

2) 목표 증상(target symptom)과 사회적 기능을 평가

3) 환자/보호자의 선입견 파악 및 치료(목표, 예상되는 효과, 부작용)에 대한 설명

4) 약물선택시 고려사항

(1) 목표증상

(2) 과거 치료반응

↳ 가족력이 있다면 가족에 효과가 좋았던 약물이 치료효과를 보일 확률이 높음

(3) 예상되는 부작용, 약리학적 특성 및 비용 – 경제적 효과 등 판단

5) 치료실패, 변경 및 중단 : 적정 용량의 충분기간 사용이 우선, 금단증상 주의

2. 약동학 및 약역(력)학

1) pharmacokinetics(약동학) : what the body does to the drug

약물의 흡수/분포/대사/배출

(1) 대부분의 정신과 약물은 간 대사 과정을 거침

(2) phase Ⅰ(CYP450에 의한 산화, 환원, 가수분해)/phase Ⅱ(conjugation)

> ↳ 간기능 장애시 benzodiazepine을 투여할 때는 phase Ⅱ 대사만을 거치는 lorazepam이 Ⅰ, Ⅱ를 다 거치는 diazepam보다 유리함

2) pharmacodynamics(약역[력]학) : what the drug does to the body

수용체, 신호전달 및 유전자 수준에서의 직접적 약리작용

3. 약물 상호작용

1) 약력학 및 약동학 수준에서 일어남
2) 각 약물에서 언급되는 특징적인 주요상호작용 외에는 다 외워두기는 현실적으로 어렵고, 약물병합을 할 때마다 약전이나 표를 찾아보아야 함
3) therapeutic range가 좁은 항경련제끼리의 상호작용은 학생 때도 알아야 함

8.2 정형 항정신병약제(typical antipsychotics)

- 향정신성의약품 : 사람의 중추신경계에 작용하는 물질로 이를 오용 또는 남용할 경우 인체에 현저한 위해가 있다고 인정되는 것을 지칭(우리나라 관계법령에서는 마약류 중 마약과 대마를 제외한 나머지를 말함)
- 항정신병약제(antipsychotics) : 정신병적 증상(망상, 환청)을 줄이는 것을 일차 목표로 하는 약물
- 정형 항정신병약제=1세대 항정신병약제(FGA, 1st generation antipsychotics)=도파민 수용체 차단제(DRA, dopamine receptor antagonist)
- 비정형 항정신병약제(atypical antipsychotics, AAP)=2세대 항정신병약제(SGA, 2nd generation antipsychotics)=세로토닌-도파민 수용체 차단제(SDA, serotonin-dopamine receptor antagonist)

1. 개요

1) 처음 개발된 항정신병약제(chlorpromazine) 및 이와 유사한 약물들
2) 정신분열병의 일차치료제 역할은 비정형 항정신병약제가 상당부분 대체

↳ 비용/효율면에서 우수하고, 큰 부작용 없이 기왕에 효과적으로 투여하던 환자에서는 계속 사용
↳ 단기간의 사용(섬망 등)에도 효과적이어서 아직 꼭 필요한 약물

2. 작용

1) **dopamine D_2 receptor에 대한 high-affinity antagonism** KMLE

2) **각 도파민 pathway 차단과 관련된 효과/부작용** 의대시험 KMLE

차단되는 경로	효과/부작용
mesolimbic	치료효과에 기여
mesocortical	음성증상 악화/인지기능 장애
nigrostriatal	**EPS(추체외로증상)**
tuberoinfundibular	prolactin 증가

3) 고역가 vs. 저역가 약물

(1) 고역가 vs. 저역가 약물 : 고역가 약물은 효과가 좋다는 뜻이 아니고 효과를 내는 데 적은 mg수가 필요하다는 뜻

(2) 절대적이지는 않지만 대체로 고역가 약물에서 EPS가 상대적으로 많고, 저역가 약물에서 항콜린효과, 저혈압, sedation이 많은 경향

[참고] Low potency : Chlorpromazine 100mg 기준으로 등가 용량 40mg 이상, High potency는 5mg 이하. 그 사이는 intermediate potency. Chlorpromazine 100mg에 해당하는 용량은 haloperidol 2mg, pimozide 1.5mg 임

(3) 대표적 저역가 약물 : chlorpromazine(CPZ), thioridazine

(4) 대표적 고역가 약물 : haloperidol, pimozide

3. 효과 및 적응증

1) 효과

(1) 진정작용 : 1주 이내에 흥분, 초조, 불안, 불면 호전

[참고] 진정작용 때문에 예전에는 bezodiazepine 등의 항불안제를 minor tranquilizer, 정형 항정신병약제를 major tranquilizer라고 했던 적이 있으나, 진정이 핵심이 아니라 정신병적 증상의 호전이 핵심임을 반영하지 못하는 용어라서 이제는 잘 쓰지 않음

(2) 망상/환청 등의 정신병적 증상 : 2주부터 효과 시작, 4~6주에 상당한 효과

↳ 정신분열병에서는 증상의 관해 뒤에도 유지치료가 상당기간 필요(각론 14장 참조)

2) 적응증

(1) 정신분열병/분열정동장애의 급성기 치료 및 유지치료

(2) 망상장애

(3) 조증삽화, 정신병적 증상을 동반한 우울삽화의 급성기 치료

> ↳ 기분장애에 대해서 전형 항정신병약물로 장기유지치료를 하지는 않음(cf. 비전형의 경우에는 가능)

(4) 경계성 인격장애의 공격성이나 미세정신병적 증상

(5) 치매에서의 행동문제, 섬망

> ↳ 이들은 항콜린성 부작용에 특히 민감하기 때문에, 저역가 약물은 쓰지 않음

(6) 틱장애

(7) 전반적발달장애(PDD), 심한 정신지체에서의 공격적 행동

4. 용법 및 용량

1) 정신분열병

(1) 급성기에는 chlorpromazine 기준으로 300～600mg, haloperidol의 경우 5～15mg 정도

(2) 재발방지를 위한 유지치료 용량은 이보다 낮은 경우가 많음

(3) 근육주사 : 경구투약거부, 급한 행동조절 필요시 haloperidol 2.5～5mg 근육주사

(4) 장기지속형 근육주사(fluphenazine decanoate, haloperidol decanoate 등)
투약순응도가 떨어지는 환자의 유지치료에 적용 가능(급성기 치료로는 부적합)

2) 노인 환자, 기질성 뇌질환

1/2～1/4 용량(EPS 등의 부작용에 민감)

5. 부작용

► **항정신병약제의 신경학적 부작용**
- 급성 신경학적 부작용
  - EPS : 파킨슨증후군, dystonia, akathisia
  - NMS
- 만성 신경학적 부작용 : TD가 대표적

1) 급성 신경학적 부작용 의대시험 의대실습 KMLE 전문의

(1) 도파민 차단작용에 의해 발생함

> ↳ 주로 정형 항정신병약제에서 심하지만, 비정형 항정신병약제에서도 나타날 수 있다.
> ↳ 일반의도 잘 알아야 하기 때문에 시험에 많이 나오는 편

(2) 추체외로 증상(extrapyramidal symptoms, EPS) 의대시험 KMLE 전공의

종류	임상양상	치료
파킨슨 증후군	치료 10주 이내(대개 3~6주) 발생 3대 증상 : 진전, 경직, 서동 이외에 안면 무표정(masked face) 총총 걸음(festination) (파킨슨병과 증상 동일)	항파킨슨제 투여 1) 항콜린제(trihexyphenidyl, benztropine, procyclidine 등) 2) amantadine, bromocriptine도 사용
정좌불능증 (akathisia)	투여 수시간~수 일 째 긴장, 막연한 불안, 표현하기 어려운 근질근질하고 불편한 느낌으로 안절부절 못하는 motor restlessness	**베타차단제(propranolol)(TOC)** 벤조디아제핀(lorazepam 등) * 항콜린제, clonidine도 시도는 가능
급성 근긴장이상 (acute dystonia)	투여 수시간~수 일 째 근육긴장도의 갑작스러운 증가 예) torticollis(사경) oculogyric crisis(눈이 위로 치켜떠짐)	**(주사로) 벤조디아제핀 또는** **항히스타민제(diphenhydramine)** **항콜린제**

> ↳ acute dystonia의 경우 공포와 무서움이 심하며 laryngeal dystonia의 경우 기관삽관이 필요할 정도의 호흡곤란을 일으킬 수도 있어 빠른 증상 호전을 위한 주사제를 쓴다.

> ↳ akathisia("항정신병약물 투여 후 환청, 망상은 좋아졌으나 근질근질하고 안절부절 못 하는..")의 경우와 달리, psychotic agitation(환청 때문에 불안해서, 누군가가 나를 해칠까봐서) 때문에 초조해하는 경우에는 약을 줄이거나 beta blocker를 쓰는 게 아니라 오히려 항정신병약 용량을 늘려야 한다.

(3) **신경이완제 악성증후군(neuroleptic malignant syndrome, NMS)**

드물지만 치명적인 부작용

임상양상	치료 KMLE
고열 심한 근육강직 자율신경계 증상(혈압불안정, 발한, 빈맥) 함구증/초조/섬망/혼수상태 등 WBC ↑, CK ↑, rhabdomyolysis(myoglobin ↑, ARF) * 고용량, 고역가, 빠른 증량, 근육주사, 탈수 등이 위험인자	**투약중단** **보존적 치료** **(수액공급, 체온강하)** **dantrolene/bromocriptine**

2) 지연성 운동장애(tardive dyskinesia, TD) 의대시험 KMLE 전공의

(1) 장기투여시 정형항정신병약물의 20%에서까지 발생

(2) **반복적, 불수의적인 상동적 운동장애**

(3) **원인가설 : 도파민 수용체의 지나친 감수성 항진(supersensitivity)**

(4) **얼굴(m/c), 몸통 및 팔다리의 불수의적인 choreoathetoid movement**

(5) 일단 진행되면 비가역적인 경우도 많으므로 정기적으로 검진

(6) **약물교체 : 비정형 항정신병약물(clozapine이 가장 안전)** KMLE

3) 기타 부작용

(1) 진정(sedation) : 항히스타민작용 때문. 저역가에서 흔함(대개 쉽게 내성이 생겨 큰 문제되지 않음)

(2) 항콜린성 작용 : 저역가에서 흔함

① 시야흐림, 입마름, 변비, 요정체(urinary retention)

② 요정체 – bethanechol, 변비 – 완하제 사용

[참고] 녹내장시에는 항콜린작용 있는 약물은 금기

(3) prolactin 증가

① 유즙분비galactorrhea, 무월경, 성욕감퇴, 남성의 gynecomastia 등 발생가능

② 약물교체, bromocriptine 투여도 가능

[참고] chlorpromazine은 피부변색/색소침착, chloestatic jaundice 가능성도 드물게 있음

8.3 비정형 항정신병 약제(atypical antipsychotics)

1. 개요

1) 클로자핀(clozapine) 및 그 이후 개발된 항정신병약제

2) 대개 5-HT_{2A} 차단작용이 강하여 세로토닌 – 도파민 수용체 차단제(SDA, serotonin-dopamine receptor antagonist)라고 함

3) clozapine 이외에는 정신분열병 및 기타 정신병적 장애의 1차 치료 약제

↳ clozapine은 효과 면에서는 가장 강력한 약제이나 agranulocytosis의 위험 및 정기적 혈액검사의 필요성 때문에 1차 약제에서 효과가 없는 경우에만 사용함

2. 작용기전

1) 도파민 수용체 차단에 의한 항정신병 효과

2) **5-HT_{2A} 차단작용은 음성증상/인지증상 호전 및 EPS 감소에 도움** KMLE

3) aripiprazole은 도파민 부분효현제(partial dopamine agonist)

3. 효과 및 적응증

1) 효과

(1) 망상/환청 등의 정신병적 증상에 대한 효과는 정형 항정신병약제에 준함

(2) 음성증상, 인지증상도 다소간의 호전을 보임

> 비정형 약물이 망상/환각에 대한 효과가 더 뛰어난 것은 아니며, 다만 음성증상 측면, 그리고 부작용 측면에서 유리할 뿐이다. 단, clozapine은 다른 약물들에 비해 효과가 확실히 뛰어남

2) 적응증

(1) 정형 항정신병약제에 준함

(2) 양극성 장애 : 정형 항정신병약제와 달리 장기 유지치료에도 이용

> 기분조절제(mood stabilizer)라는 용어는 원래 lithium을 의미하다가 기분조절 효과가 있는 항경련제까지 의미가 확대되었다. 비정형 항정신병약제도 이제는 넓은 의미의 기분조절제에 포함된다.

4. 약제별 특징 및 용법/용량

1) 비전형 항정신병약제의 수용체 결합 및 권장용량

약물	시작용량 (mg)	유지용량 (mg)	수용체 결합도							
			D_1	D_2	D_3	D_4	5-HT_{2A}	α_1	H_1	M_1
risperidone	1~2	4~6	+	++++	++	−	++++	++++	−	−
olanzapine	5~10	10~20	++	+++	+	++	+++	++	+++	+++
quetiapine	50~100	400~500	−	+	−	−	+	+++	++	++
ziprasidone	40~80	120~160	+	+++	++	++	++++	++	−	−
aripiprazole	10~15	15~30	+	++++	++	+	++	−	−	−
amisulpride	50~100	400~800	−	++++	++	+	++	−	−	−
clozapine	25~50	400	+	++	+	++	+++	+++	+++	++++

D_1~D_4 : dopamine α_1 : α_1 adrenergic H_1 : histamine receptor M_1 : muscarinic receptor

> 수용체결합 양상은 약물마다 특징적 (신체)부작용을 이해하는 데는 유용하나, 작용기전상의 장단점을 설명하기에는 부족함

2) risperidone

(1) 비정형 약물 중 가장 정형에 가까운 약물

(2) 정형 약물보다는 덜하지만 비정형약제 중에선 EPS, prolactin 증가 위험이 큰 편 (6mg 이상에서는 EPS 가능성 증가)

(3) 항콜린 작용 없음

(4) 장기작용 제제(depot 제제)가 있어 약물 순응도가 떨어지는 환자에서 사용가능 첫 3주간은 경구제제를 함께 사용해야 함 전문의

[참고] paliperidone(9-OH-risperidone) : risperidone의 유도체이자 active metabolite. risperidone의 부작용을 일부 개선하였으며 간 대사를 거치지 않으므로 간기능장애가 있는 환자에서 용량조절없이 사용가능

3) olanzapine

(1) clozapine과 함께 체중증가와 대사증후군의 위험이 높음

[참고] 항우울제 중 하나인 mirtazapine(NaSSA)도 체중증가를 유의해야 한다.

(2) 근육주사제가 있어 빠른 행동조절 필요시 사용가능

4) quetiapine

(1) 비정형 약물 중에서도 EPS가능성이 매우 낮은 편

(2) 항콜린 작용 없음

(3) 어지럼증, 졸림, 기립성 저혈압이 가장 흔한 부작용

(4) 어느 정도의 체중증가 가능

↳ clozapine과 함께, 파킨슨병 환자의 섬망이나 행동문제에도 사용된다.

5) ziprasidone

(1) 체중증가가 거의 없음

(2) 소화기계 부작용(dyspepsia, nausea) 많은 편 : 식후가 아닌 식사 중에 복용하면 소화기 부작용을 줄이고 흡수율을 높임

(3) QTc 연장 위험성, EPS도 가능

6) aripiprazole

(1) 졸림, 체중증가/대사부작용 없음. 인지기능에도 좋은 효과

(2) akathisia 위험성은 높은 편

↳ ziprasidone이나 aripiprazole은 졸림이 없어 장기치료시 유리하나, 하지만 상대적으로 빠른 진정이 필요한 급성기에는 이 점이 불리하게 작용하기도 한다.

7) amisulpride

고용량에서는 D_2수용체에 길항제로 작용, 저용량에서는 시냅스 전 D_2 자가수용체에 항하여 도파민 분비를 증가시키는 이중 작용

8) clozapine

(1) 장점

① 가장 강력한 항정신병 약물이며 단독으로 자살위험 감소 효과

② **EPS 및 지연성운동장애(TD) 가능성이 가장 낮음**

(2) 적응증

① 다른 항정신병 약물에 효과가 없는 난치성 환자

② EPS, TD, 파킨슨병 등으로 다른 약물을 못 쓰는 환자의 정신병적 증상

③ 자살사고나 자살위험이 심할 때에 유리

(3) 부작용

① 항콜린 작용(변비, 배뇨장애 등. 단 입마름은 없음)이 강한 편

② **침흘림(sialorrhea)** : 클로자핀의 독특하고 흔한 부작용으로 불편 초래

③ **체중증가**, 당뇨 및 대사증후군, seizure 유발위험

④ **agranulocytosis(무과립구혈증) : 드물지만 심각하고 치명적인 부작용 정기적 CBC monitoring 필요** KMLE 전공의 의대시험

5. 부작용

1) 신경학적 부작용(정형 항정신병 약제에서보다는 적지만 무시할 수 없다.)

2) **체중증가, 당뇨병 및 대사 부작용 : 비정형 항정신병약제의 가장 심각한 부작용**
위험도 : clozapine, olanzapine > quetiapine, risperidone
(ziprasidone, aripiprazole은 체중증가 및 대사부작용이 없음)

3) 기타

(1) prolactin 증가 : risperidone, amisulpride에서 흔하고 문제가 됨

(2) 졸림(sedation) : clozapine, olanzapine 등은 저역가 정형 항정신병약제와 비슷

(3) 항콜린성 작용 : clozapine, olanzapine에서 심함(quetiapine에서는 심하지 않음)

↳ 정형 항정신병약제의 장기투여시 가장 문제가 되는 부작용 : 지연성 운동장애(TD)
↳ 비정형 항정신병약제의 장기투여시 가장 문제가 되는 부작용 : 대사증후군

8.4 리튬(lithium)

1. 개요

1) 최초의 기분조절제이자 기분조절제의 대명사
2) 양극성 장애의 전 단계에 쓰는 주요약제이자, 우울장애의 보조치료제

> ↳ 정신과 약물 중 간 대사를 전혀 거치지 않는 드문 약물

2. 작용기전

1) 아직 정확하게 밝혀져 있지 않음
2) phosphoinositide 대사의 여러 단계를 억제
3) G protein 및 protein kinase를 포함한 2nd, 3rd messenger system에 관여
4) 신경세포의 발생, 재생, 시냅스 형성을 촉진

3. 적응증 및 효과

1) 양극성 장애의 조증삽화 및 우울삽화의 치료 및 예방
   (1) 혼재성 삽화 및 급속순환형에서의 반응은 떨어짐(각론 1장 참조)
   (2) 진정효과는 없어 급성 조증에서는 단독으로 쓰기보다는 보통 벤조디아제핀이나 항정신병약제를 병용함
2) 재발성 우울장애에서 우울삽화의 방지 및 난치성 우울장애의 보조 요법
3) 일부 정신과 질환(정신지체, 충동조절장애) 등에서 공격적 문제행동의 감소

4. 용법 및 용량

1) 300mg 하루 2~3번으로 시작하여 900~1800mg까지 투여
2) 혈중 농도를 측정(급성기 : 1.0~1.5mEq/L, 유지기 : 0.6~1.2mEq/L에 맞춘다.)
   (1) 치료용량과 독성용량의 차이가 적은 약물들의 경우 약물농도를 측정한다.
   (2) 정신과에서 routine으로 약물농도를 측정하는 약은 lithium, valproate 및 carbamazepine 정도

5. 부작용

★(brain 외에) 리튬 부작용이 나타날 수 있는 organ : 심장, 신장, 갑상선(not 간)

• 전신상태에 대한 철저한 파악이 필요(리튬의 상대적 금기에 해당하는 경우 항경련제나 비정형 항정신병약물로 대체한다. 이마저 불가능할 경우 고용량 벤조디아제핀을 쓰며, 이마저 어려운 임산부의 1st trimester에는 ECT가 최적의 치료이다.)

1) 진전(tremor)
   (1) 8~12hz의 빠른 tremor, 손을 앞으로 뻗으면 잘 나타남(postural tremor)
   (2) propranolol 투여로 호전 가능
       cf. 파킨슨병이나, 항정신병약물 부작용인 EPS로 나타나는 tremor : 3~6hz의 느린 tremor, 가만있어도 나타남(resting tremor), 항파킨슨제로 호전
2) 신장 : 신성 요붕증(nephrogenic DI), 간질성 신염(interstitial nephritis), RTA
3) **내분비계 : 갑상선기능저하**, 부갑상선기능항진

> ↳ 리튬 투여중인 환자에서 우울증상 발생시의 감별진단 : 갑상선기능저하, 물질남용, noncompliance

4) 심장 : T wave flattening or reversal, sinus node dysfunction
5) 기타
   (1) 1st trimester시 태아의 심장기형(Ebstein's anomaly)을 유발할 수 있으므로 가임기 여성에서는 임신여부 확인 전까지는 투여해서는 안 됨
   (2) 체중증가 : 순응도 저하의 주요인. 여드름도 특히 젊은 여성에서 순응도 저하 요인
   (3) 구역/구토, 설사, 식욕부진 등 소화기 증상도 흔함
   (4) benign한 WBC 증가를 일으킬 수 있음
6) Lithium toxicity(리튬중독)
   (1) 자살목적의 과량복용 이외에 탈수, 염분섭취 부족, 신장기능장애 등으로도 발생가능. 특히 노인의 경우 위험

> ↳ 1.5mEq/L 이상이면 독성이 나타나기 시작함. 안전역이 좁기 때문에 특히 주의가 필요함

   (2) 영구적 신경손상을 일으킬 수 있는 내과적 응급 상황
   (3) 증상 KMLE

중증도	리튬 혈중농도 (mEq/L)	증상	
		위장관계	뇌신경계
mild-moderate	1.5~2.0	**구토, 복통,** 입마름	**실조(ataxia), 어지럼증, 구음장애, 안구진탕,** 무기력, 근위약
moderate-severe	2.0~2.5	식욕감퇴, 구역/구토지속	근연축(fasciculation), **DTR 증가, 섬망(delirium)**, coma
severe	>2.5	전신성근간대성경련(GTC), 신부전, 사망	

(4) 처치 : 위세척, hydration(경구/parenteral), 혈액투석

> ↳ Nontoxic range까지 농도가 줄고 독성증상이 전혀 없을 때까지 Toxicity를 6~10시간 간격으로 반복해야 하는데, 이는 투석 후에 리튬이 조직 및 뼈에서 혈액으로 redistribution 되면서 혈중 농도가 다시 증가될 수 있기 때문

8.5 항경련제(anticonvulsant)

1. 개요

1) 원래는 간질발작의 치료 및 예방에 사용되던 약제들

2) 양극성 장애에 효과적인 것이 알려지면서, 기분조절제 목적의 사용이 증가

> ↳ 기분조절제 효과가 뚜렷한 항경련제는 valproate, carbamazepine, lamotrigine(topiramate, gabapentin 등은 기분조절 효과는 없다)

2. Valproate

valproate, sodium valproate, divalproex Na 모두 BBB를 통과하고 나서의 작용은 동일하므로, 학생수준에서는 같은 약으로 간주하여도 된다.

1) 작용기전

GABA 작용의 촉진, voltage-sensitive Na channel에 작용, neurotrophic effect

2) 적응증 : 양극성 장애의 조증/혼합/우울삽화의 관해 및 예방

리튬, carbamazepine과 병용 가능

> ↳ 혼합삽화, 급속순환형에서는 리튬보다 효과가 좋음

3) 용법/용량

(1) 250mg 하루 3회로 시작하여 3일마다 250mg씩 증량하는 것이 일반적

(2) 대부분 일일 1250~2500mg

(3) 혈중 농도는 50~100(~125)mg/dL에 맞춤

(4) 정기적인 약물농도 검사 및 간기능 검사 필요

4) 부작용

(1) 구역, 구토

(2) 체중증가, 탈모

(3) **간독성** – 치명적인 간독성은 드물며 대부분 일시적인 간효소치 증가

(4) 임신초기 투여시 기형(neural tube defect) 위험 증가

5) 약물상호작용

(1) carbamazepine, lamotrigine에 의해 혈중농도가 감소됨

(2) carbamazepine, lamotrigine의 혈중농도를 증가시킴

3. Carbamazepine

1) 작용기전 : Voltage dependent Ca channel activity ↓

항경련 작용의 기전이며 기분조절의 기전은 아직 불분명. kindling 억제, 세포 내 cAMP 감소 등이 거론됨

2) 적응증 : 양극성 장애의 조증/혼합/우울삽화의 관해 및 예방

(1) 리튬, valproate와 병용 가능

(2) 난치성 우울증, 알코올 금단에도 사용

3) 용법/용량

(1) 200mg 하루 2회로 시작하여 혈중농도가 8～12ug/mL 도달시까지 3～5일 간격으로 200mg씩 증량, 통상 1200mg/day까지 증량함

(2) 일정 농도에 도달한 뒤에도 대사효소 유도로 인해 농도가 떨어지는 경향이 있으므로 용량 조절이 수주～수개월간 필요함

4) 부작용

(1) 흔한 부작용들 : 운동실조, 졸음, 소화기증상(오심, 구토, 설사), benign rash

(2) 드물지만 심각한 부작용 : 혈액학적 이상, 과민성 간염, 피부과민반응

> ↳ BM suppression에 의해 aplastic anemia, agranulocyosis, pancytopenia 등을 일으킬 가능성이 있으므로 정기적으로 CBC를 통해 감시해야 하며, 혈액학적 부작용의 부담이 큰 clozapine과 carbamazepine을 함께 쓰는 것은 절대 금기

[참고] carbamazepine을 즉시 중단하고 hematologist에 의뢰하는 기준 전문의

1. WBC < 3000/mm^3, neutrophil < 1500/mm^3
2. RBC < 4.0×10^6/mm^3, Hct < 32%, Hb < 11g/100ml
3. reticulocyte < 0.3%, serum Fe < 150mg/ml
4. platelet < 100K/mm^3

(3) 임신시는 쓰지 않음(craniofacial anomaly 및 spina bifida 위험성)
cf. 경구피임약의 농도/효과를 떨어뜨리므로 주의

5) 약물상호작용

(1) lamotrigine, valproate 및 대부분 정신과 약물의 혈중농도를 감소시킴
(2) lamotrigine, valproate에 의해 혈중농도가 증가함

[참고] CYP3A3/4에 의해 대사되면서 동시에 강력한 CYP3A3/4 유도체로, CYP3A3/4 억제제들에 의해 농도가 상승하며, 한편 CYP3A3/4에 의해 대사되는 다른 약물의 농도를 떨어뜨린다. 자기 자신의 농도도 떨어뜨린다(enzyme autoinduction). valproate와의 농도관계는 간효소 유도에 의한 것이 아니라 단백결합의 변화에 의한 것임

4. Lamotrigine

1) 작용기전

(1) Voltage dependent Na channel activity↓ 및 glutamate & aspartate 분비를 조절
(2) 혈중 세로토닌 농도를 증가시키며 5-HT_3 수용체를 약하게 억제

2) 적응증 : 양극성 장애의 우울/조증삽화의 예방 및 우울삽화의 관해

(1) 우울삽화 재발방지 효과>조증삽화 재발방지 효과>우울삽화 관해 효과
(2) 급속순환형 양극성장애의 안정화
(3) 조증삽화 관해에는 효과가 없음

3) 용법/용량

(1) 통상 첫 2주는 하루 25mg으로 시작하여 다음 2주는 하루 50mg, 이런 식으로 증량하여 100mg~200mg/day 까지 증량
(2) carbamazepine과 함께 쓸 때는 약 2배, valpraote와 함께 쓸 때는 약 반절 투여

↳ 권장용량보다 많이 투여하거나 빨리 투여하면 피부부작용 가능성이 증가하므로 천천히 증량

4) 부작용

(1) 흔한 부작용들 : 운동실조, 졸음, 어지럼증, benign rash(~10%)
(2) 드물지만 심각한 부작용 : life-threatening rash(~0.1%)
life-threatening rash : 다형홍반(erythema multiforme) 및 스티븐스-존슨 증후군. benign rash라도 life-threatening rash의 초기증상일 가능성을 배제하지 못하므로 lamotrigine 투여 환자에서 rash가 생기면 즉각 투여를 중단
(3) 임신 1기 노출시 태아의 oral cleft 위험 증가

5. 기타 항경련제의 정신과적 이용

기분조절 목적으로는 쓰지 않음

1) topiramate

(1) 체중감소 효과 및 폭식행동 감소

(2) 경계성 인격장애의 자해충동 감소

↳ carbonic anhydrase 효과가 있어 acetazolamide와의 병용은 금기

[참고] migraine 및 neuropathic pain에도 효과적

2) gabapentin

(1) 진정, 항불안 효과 및 알코올 craving 완화

(2) 리튬이나 항경련제에 보조요법으로 사용

[참고] postherpetic neuralgia, trigeminal neuralgia 등에도 효과적

8.6 삼환계 및 사환계 항우울제(tricyclics & tetracyclics)

1. 분류

1) 3차아민 삼환계 항우울제 : imipramine, amitriptyline, clomipramine

2) 2차아민 삼환계 항우울제 : desipramine, nortriptyline, protriptyline

3) 4환계 항우울제 : maprotiline, amoxapine

2. 작용기전

1) 항우울 효과 : 시냅스 전 신경말단에서 노르에피네프린/세로토닌 재흡수를 차단

2) 항히스타민/항콜린 작용이 많음

3. 적응증

1) SSRI와 대부분의 적응증이 겹침/SSRI의 부작용을 견디지 못할 때 좋은 대안

2) 과량복용시 치명적일 수 있어 자살위험이 있을 경우 1주일 치 이상을 처방해서는 안 됨

3) 주요우울장애의 치료 및 예방

4) 공황장애(imipramine), 범불안장애, 강박장애(clomipramine) 등

5) 식사장애, 정신신체장애, 유뇨증(imipramine)

4. 용법 및 용량

1) 금기(전립성 비대증, 협우각 녹내장, 심장질환)에 대한 screening
특히 노인과 소아에서 취약-투여시 정기적 심전도 감시 필요
2) 대부분 25mg부터 시작하여 150∼250(∼300)mg까지 증량
cf. nortriptyline(50∼150mg), protriptyline(15∼60mg)

5. 부작용

1) 항콜린성 부작용 : 입마름, 변비, 배뇨곤란, 시력장애
2) 심혈관계 부작용 : 기립성 저혈압, 과량복용시 부정맥(quinidine-like effect)
3) 진정작용 : 항히스타민 효과
4) 체중증가(cf. SSRI는 체중감소)
5) tremor : 베타차단제 투여로 완화 가능
6) 과량복용 : 내과적 응급
 (1) 반감기가 길어 3∼4일 동안은 위험. ICU care 필요
 (2) 항콜린 독성에 대해 physostigmine 투여
 (3) seizure 위험 : 예방적 phenytoin
 (4) ventricular arrhythmia : lidocaine 등으로 치료

8.7 단가아민산화효소억제제(monoamine oxidate inhibitor, MAOI)

1. 개요

1) 주요우울장애와 공황장애에 효과적인 항우울제
 (1) 특히 비전형 양상의 주요우울삽화에 유리
 (2) SSRI 이전에는 멜랑콜리아 양상일 경우 TCA, 비전형 양상은 MAOI가 공식처럼 되어 있었으나, SSRI 이후에는 비전형 양상에도 일차로 SSRI를 사용
2) 식이제한이 까다로워 일차 약제로는 쓰지 않으나, 난치성에는 여전히 유효

> ↳ tyramine 고함유 음식 : 치즈, 소시지, 맥주, red wine(white wine은 괜찮음)

2. 작용기전

단가아민산화효소(monoamine oxidase, MAO)의 억제제

1) 미토콘드리아 외막에 분포하는 단가아민(norepinephrine, serotonin 및 dopamine) 분

해효소의 억제로 단가아민 농도 상승

2) 가역적 억제(moclobemide) 또는 비가역적 억제(selegiline, phenelzine 등)
비가역적 MAOI를 투여하는 중 MAO에 의해 분해되는 tyramine 과량섭취시 hypertensive crisis 유발

3. 적응증 및 효과

1) 불안증상을 동반한 우울장애 및 비전형 양상의 우울장애
2) 공황장애, 사회공포증. PTSD에서도 사용(범불안장애는 아님!)

4. 용법 및 용량

1) moclobemide : 하루 100mg씩 3회로 시작, 150mg~200mg 3회까지 증량
2) 타 항우울제와 서로 교체시 2일 이상 간격 권장

[참고] 비가역적 MAOI를 투여받는 경우 타 항우울제 병용금기. 타 항우울제에서 MAOI, 또는 MAOI에서 타 항우울제로 교체시는 2주 이상 간격을 두고 사용. MAOI에서 fluoxetine으로 교체할 때는 2주 간격이지만, fluoxetine에서 MAOI로 교체할 때는 5주 이상 간격을 두어야 한다(fluoxetine이 반감기가 길기 때문). 사용이 워낙 까다로워서 비가역적 MAOI는 이제 거의 쓰지 않음

5. 부작용

1) 흔한 부작용 : 기립성 저혈압, 불면, 성기능장애, 체중증가
RIMA인 moclobemide의 경우 어지럼증, 구역, 불면 정도
2) tyramine 유발 고혈압 위기 : 가장 우려되는 부작용
(1) 위장관에서 tyramine을 분해하는 것도 MAO인데, MAO가 억제되면 tyramine이 그대로 혈중으로 유입되어 강력한 vasopressor로 작용하여 hypertensive crisis
(2) 내과적 응급으로 방치시 ICH로 진행 및 사망 가능

6. 약물상호작용

1) 세로토닌계 항우울제(SSRI, clomipramine) 병용 금기

[참고] RIMA와 SSRI의 병용은 절대금기가 아닌 상대금기 : 난치성 강박장애 등에서는 조심해서 사용해볼 수도 있다.

2) meperidine(demerol)과 병용 금기

[참고] transdermal selegiline : selegiline은 저농도에서는 MAO-B만을, 고농도에서는 MAO-A와 MAO-B를 다 억제함. 경구투여시에는 고농도에서만 항우울 효과를 보여 잘 쓰지 않았으나, 피부패치로 위장관에서 tyramine분해를 억제하지 않고, 부작용이 적으면서 항우울 효과를 보여 향후 각광받을 것으로 여겨짐

8.8 선택적 세로토닌 재흡수 억제제(SSRI)

1. 개요

1) 2세대 항우울제의 시초

↳ 부작용 부담이 많이 줄어들어 SSRI 개발 이후 항우울제 처방량이 많이 증가. 이전에는 약물투여하지 않던 경증의 우울증상에까지 항우울제 투여가 확장된 것도 이때부터임

2) 우울장애 뿐 아니라 다양한 불안장애, 식사장애, 월경전불쾌장애 등에 유효함

↳ SSRI는 TCA나 MAOI에 비해 효과를 개선한 것이 아니라 부작용을 줄인 약

2. 작용기전

↳ 이름(selective serotonin reuptake inhibitor)이 그대로 작용기전. SNRI, SARI, NDRI 등도 마찬가지

1) 시냅스 전 뉴런 말단에서의 세로토닌 재흡수 억제로 시냅스 내 농도 증가
2) 노르에피네프린, 도파민 재흡수에는 영향을 미치지 않음
3) 항콜린 작용, 항히스타민작용, 항아드레날린성 작용이 적어 이로 인한 부작용이 거의 없음－**심혈관 질환에서도 안전하게 사용**할 수 있으며 경련 위험을 높이지 않음
4) 과량 복용시에도 안전(cf. TCA)

3. 적응증

1) 경등도～중등도의 주요우울장애에서 일차 치료제
심장독성이 없어 심혈관계 질환이 있는 환자에서도 사용

↳ 중증에서는 SSRI 단독으로 부족한 경우도 종종 있다.

2) 공황장애, 강박장애, 사회공포증, 범불안장애, PTSD의 일차치료제

↳ 특정공포증의 일차치료는 약이 아닌 행동치료. 즉 약으로 치료되는 모든 불안장애의 일차치료제

3) 신경성 대식증(bulimia nervosa)
4) 월경전 불쾌장애 : 지속적 투여 혹은 luteal phase에만 투여
5) 조기사정(조루증), neuropathic pain

4. 용법, 용량 및 각 약물별 특징 전문의

SSRI 중 효과가 더 좋거나 나쁜 것은 없음(주로 부작용/반감기 등 고려하여 선택)

약물	시작용량(mg)	통상용량(mg)	장점	단점
fluoxetine	10~20	20~80	금단위험 없음 activation 효과	불안, 불면증상 심함
sertraline	50	50~200	상호작용 적음	소화기부작용 가장 심함
citalopram	10~20	20~40	상호작용 거의 없음	가격이 비쌈
escitalopram	10	10~20	상호작용 거의 없음	가격이 비쌈
fluvoxamine	50	50~300	인지기능에 유리(?)	금단위험 높음 상호작용 특히 많음
paroxetine	10~20	20~50	불면증상 적음	금단위험 높음 약간의 항콜린작용

1) 시작용량에서 효과를 보이는 경우도 많음
   cf. 강박장애/신경성 대식증에서는 통상용량의 상한선이나 그 이상이 필요 전문의
2) paroxetine의 경우 SSRI중에서는 상대적으로 TCA에 가까운 약임
3) fluoxetine은 보통 아침에, paroxetine은 보통 저녁에 복용함. 나머지는 아침 또는 저녁 아무 때나 복용하며 분복할 수도 있음

> ↳ fluoxetine은 잠을 방해하는, paroxetine은 졸리는 SSRI임. 나머지 약은 보통 수면에 큰 영향이 없지만 개인에 따라 불면 또는 졸림이 있을 수 있는데 이런 경우에는 개인의 반응에 따라 적절한 투약 시간으로 옮겨 준다.

4) 공황장애에서 투여시에는 시작용량을 반 정도로 낮춤

> ↳ 초기에는 activation과 함께 일시적인 불안/초조감의 증가가 나타날 수 있기 때문인데, 이 때문에 초기에는 benzodiazepine등의 타약제를 병용하는 경우가 많다.

5. 부작용

1) 성기능 장애(50% 이상) : 사정지연, 성욕감퇴

> ↳ 가역적이기는 하나 tolerance가 생기지 않는 부작용(즉 한번 생기면 투여하는 기간동안에는 잘 호전되지 않음) – mirtazapine이나 bupropion으로 교체

2) 소화기 부작용 : 구역/구토, 설사–위장관의 $5\text{-}HT_3$ 수용체에 작용

> ↳ paroxetine에서는 오히려 변비 발생(항콜린 작용)

3) 체중감소 : 초기 반 년 정도(이후에는 점차 원상복귀 됨)
4) 수면에 영향
   (1) 초기 불면 또는 불안 증가 : fluoxetine에서 제일 심함. benzodiazepine 병용
   (2) 졸림 : paroxetine에서 제일 심함. 저녁에 투약하고, 지속되면 약물 교체
5) 기타 : platelet 활성도 감소, SIADH 등

> ↳ warfarin 투여 환자에서는 fluvoxamine은 피하는 것이 좋음(warfarin 농도 증가 유발 및 자체적인 platelet activity 감소로 출혈 위험이 확 증가한다.)

6) **세로토닌 증후군 : SSRI의 가장 fatal한 부작용** 의대시험 KMLE 전공의

> ↳ SSRI에서 생명에 지장이 있을 만한 부작용은 세로토닌증후군만 있다고 생각해도 됨

   (1) risk factor : (단독투여시에도 나타날 수 있지만) 두 가지 이상의 세로토닌성 약물을 동시투여(SSRI + MAOI 등)했을 때 가장 흔하게 나타남. **SSRI + 리튬시에도 가능**
   (2) 증상 : 증상의 악화에 따라 다음과 같은 순서로 증상이 진행함
   설사 → 초조, 안절부절 못함 → 자율신경계 불안정 및 활력징후의 급변 → 발열, 경직, 경련 → 섬망, 간질중첩(status epilepticus), 혼수, 사망

> ↳ 설사 정도를 제외하면 NMS의 증상과 거의 중복되므로 감별점은 증상이 아니라, 투여한 약물 및 진단명 등 clinical setting이다.

   (3) 치료
      ① 투약중단, cyproheptadine(serotonin antagonist)
      ② 대증치료 : 기계환기, dantrolene, 항경련제, 체온강하

8.9 기타 항우울제

1. SNRI(serotonin-norepinephrine reuptake inhibitor)

1) venlafaxine, duloxetine, milnacipran
2) 세로토닌 재흡수억제와 노르에피네프린 재흡수억제의 dual action

> ↳ TCA에도 있어 새로운 작용기전은 아니며, adrenergic, histaminergic, muscarinic 수용체에 대한 작용이 없어 부작용을 줄인 것이 장점임

3) 적응증 : SSRI, TCA와 대동소이
   (1) duloxetine은 DM과 관련한 neuropathic pain에도 사용

(2) SSRI보다 좀더 효과적일 가능성(아직 확실히 입증되지는 않음)

4) 부작용

(1) 구역, 식욕부진, 땀흘림, 입마름, 불안감, 성기능장애 등

> ↳ 대체로 SSRI부작용과 일치

(2) 고용량에서는 고혈압 위험 – 혈압 감시 필요

2. SARI(serotonin antagonist-reuptake inhibitor) : trazodone, nefazodone

• nefazodone은 치명적인 간독성으로 인하여 거의 퇴출되었다.

1) 5-HT_{2A}, 5-HT_{2C} 수용체에 대한 antagonist + 약한 세로토닌 재흡수 억제
α_1, H_1 차단 효과도 있음. **항콜린 작용 없음**

2) 고용량(250~600mg)에서 항우울 효과도 있으나 이 용량까지 쓰게 되면 sedation이 너무 심해 임상에서는 잘 안 씀

3) 주로 우울장애에서 (특히 SSRI관련한) 불면이 있을 때 좋은 대안(25~100mg)

> ↳ benzodiazepine을 쓸 때의 의존성 문제 등으로부터 자유롭죠. 또, 항콜린 작용이 없기 때문에 인지기능 악화 부담 없이 치매 환자의 불면이나 행동문제에서도 써볼 수 있음

4) 부작용 : 기립성 저혈압/어지럼증, 지속발기증(priapism)

3. NDRI(norepinephrine-dopamine reuptake inhibitor) : bupropion

1) 도파민 및 노르에피네프린 재흡수억제 : 세로토닌에 작용하지 않는 유일한 항우울제로 **성기능 장애가 없는 것이 특징적**

2) 효과

(1) 항우울제 – 특히 비전형 양상에 유리. 계절성 정동장애에서도 사용

> ↳ 예전의 MAOI 역할을 많이 대체하였다. 또한 bipolar disorder에서 polarity change나 급속순환형 유도 가능성이 낮은 항우울제로, 리튬 및 항경련제, 항정신병약물에 반응하지 않는 양극성 우울증에 일차적으로 병용하여 써볼 수 있음

(2) **금연효과, 체중감소 보조 효과**

(3) ADHD, 코카인 의존, 성욕감퇴장애 등에서도 사용함

3) 부작용 : 두통, 구역, 불안/불면. 고용량시 seizure유발 가능성

4. NaSSA(norepinephrine and specific serotonin antagonist) : mirtazapine

새로운 항우울제중 TCA와 가장 비슷한 약물. 심한 졸림/체중증가가 장점이자 단점

★노인 환자, 신체질환 환자(특히 식욕부진과 nausea가 심한 암환자들)에서 많이 사용

1) 작용
   (1) 시냅스 전 α_2 수용체 길항으로 세로토닌/노르에피네프린 유리 증가
   (2) 5-HT_2, 5-HT_3 길항
2) 효과적인 항우울제
   SSRI나 SNRI의 효과를 증진시키고 부작용을 상쇄하기 위한 목적으로 병합도 많이 함(SSRI+NaSSA 또는 SNRI+NaSSA)
3) 장점 : 성기능장애 및 소화기계 부작용이 없음
4) 부작용 : 졸림, 체중증가, 대사이상(dyslipidemia : TG 및 총cholesterol 증가)

[참고] 대표적 기타 항우울제들의 시작용량 및 통상용량

약물	시작용량(mg)	통상용량(mg)
venlafaxine	37.5	75~225(~375)
bupropion	150	150~300
mirtazapine	15	15~45

8.10 벤조디아제핀

1. 개요

1) 작용 onset이 빠른 효과적 항불안/진정제 : 불면, 초조, 급성 불안에 유용
   주사제로 더욱 신속한 약리효과 유발 가능(근육주사 : lorazepam, midazolam)
2) 마취제, 항경련제 및 근이완제로도 사용
3) 심리적/신체적 의존성 때문에 주의 필요(각론 16장 참조)
4) 과량 복용시에도 상대적으로 안전(호흡억제가 barbiturate보다는 덜하고, 길항제인 flumazenil이 있기 때문)

2. 작용기전

1) GABA-벤조디아제핀 수용체 복합체에 결합하여 Cl-통로의 투과성 증가
2) 결과적으로 신경세포의 흥분성을 감소시키는 효과

3. 반감기에 따른 구별 및 장단점

1) short-acting : midazolam, triazolam, alprazolam
2) intermediate acting : lorazepam, oxazepam
3) long acting : diazepam, clonazepam, chlordiazepoxide

↳ 간기능 장애시 사용하는 benzodiazepine : lorazepam, oxazepam

	장점	단점
짧은 반감기	약물 축적이 없다. 낮에 졸리지 않는다.	**금단이 빠르고 심함** **rebound insomnia** 기억장애 유발
긴 반감기	가끔 주어도 된다. 금단증상이 적다.	약물축적 위험 낮에 졸리다.

4. 적응증 및 효과

1) 불안장애의 초기치료(장기치료에는 항우울제 및 buspirone 선호)
   (1) onset이 빠르기 때문에 초기에 투여하며, 점차 taper off한다.
   (2) 공황장애에서는 high potency인 alprazolam 및 clonazepam을 주로 이용
2) 알코올 금단 : TOC – 알코올과 교차내성이 있기 때문

[참고] 벤조디아제핀도 금단증상이 있지만, 벤조디아제핀 의존보다 술 의존이 훨씬 심각하고 해롭다.

3) 기분장애, 정신병적 장애에서 급성 초조에 사용

[참고] 고용량의 alprazolam은 항우울 효과, 고용량의 clonazepam은 기분조절 효과

4) 정좌불능증(akathisia) 에 베타차단제 대신 쓸 수도 있음
5) 불면증 – 수면제의 발달로 일차성 불면증에 대한 사용은 많이 대체됨

↳ 불안장애 등에 이차로 발생하는 불면에는 여전히 유효 : 수면제에는 항불안 효과는 없으므로

5. 흔히 쓰는 벤조디아제핀의 용량 및 특징

약물	등가용량*(mg)	성인통상용량(mg)**	특징
Diazepam	5	2.5~40	반감기는 길지만 효과는 빨리 떨어짐
Clonazepam	0.5	0.5~4	항경련, 기분안정 효과(+)
Alprazolam	0.25	0.5~6	항공황 효과 큼, 의존위험
Lorazepam	1	0.5~6	2상 간대사(−) 근육주사(+), 간질중첩시도 씀
Oxazepam	10	15~120	2상 간대사(−)
Chlordiazepoxide	15	10~100	알코올 의존에 많이 이용
Midazolam	0.25	1~50	마취보조제로 이용, 근육주사(+)
Triazolam	0.125	0.125~0.25	주로 수면제로 이용

* lorazepam 1mg에 해당하는 용량. 보통 lorazepam보다 등가용량이 작은 경우 고역가로 봄

** 훨씬 많은 양이 필요한 경우도 있음(eg. 심한 알코올 의존)

6. 부작용

1) daytime sedation-long acting에서 특히 문제. 운전/기계조작 금지
2) 다른 중추신경계 억제제(수면제, 알코올, barbiturate 등) 병용시 위험
3) anterograde amnesia(고역가, short acting에서 위험)
4) 호흡저하 : 특히 수면무호흡, COPD시는 상대적 금기
5) 임신 1기에서는 cleft lip 위험 증가, 임신 3기에서는 태아의 금단증후군
6) 탈억제(disinhibition) : 특히 노인, 뇌손상환자, 반사회성/경계성 인격장애
7) 남용/의존, 금단 문제(각론 16장)

8.11 수면제

1. 개요

1) 벤조디아제핀에서 수면유도 효과만 특성화시키고 의존성을 줄인 약
2) 벤조디아제핀에 비해 서파수면 억제 등 수면구조의 악화가 없다.
3) 항불안, 항경련 효과는 없음
4) zolpidem이 대표적, eszopiclone/zaleplon 등(소위 Z-drug)

↳ 수면장애가 다른 정신병리의 이차적 결과일 경우, 일률적인 수면제 처방은 효과를 보지 못할 가능성이 높음

2. 작용기전

GABA$_A$ 수용체의 ω subunit에 선택적으로 작용

3. 적응증 및 효과

수면제로만 이용

4. 용법 및 용량

1) zolpidem : 5～10mg(서방형 6.25～12.5mg) 자기 전 하루 1회
2) 표준용량보다 증량해도 이득은 없으며, 수면유도 효과에 tolerance는 생기지 않음
3) zaleplon : 10～20mg, eszopiclone : 1～3mg

5. 부작용 : 벤조디아제핀보다 전반적으로 덜한 편

1) 어지러움, 졸림, 설사
2) 의존성 : 벤조디아제핀보다는 덜하나 발생 가능성 있음
3) rebound insomnia나 수면 구조에의 영향은 덜함
4) 드물게 환각 및 돌발행동의 가능성 보고됨

8.12 기타 불안증상 조절 목적으로 쓰이는 약물

1. buspirone

↳ buspirone과 bupropion을 혼동하지 않도록 주의
↳ tandospirone 등 다른 azapirone도 유사함

1) 의존성 없는 항불안제로 범불안장애(GAD)에서는 일차치료제 중 하나
2) 작용기전 : azaspirone계 화합물로 5-HT$_{1A}$ receptor에 작용
GABA계통에 영향이 없어 benzodiazepine이나 alcohol과 교차내성이 없고, 이들의 금단증상에도 도움이 되지 않음 전문의
3) 장점 : 금단/의존성이 없고, 진정/수면유도/근이완 효과가 없음
4) 단점 : benzodiazepine보다 효과 발현이 느림(2～3주 정도 필요)
5) 용법/용량 : 15mg을 하루 2～3회 분복, 60mg까지 증량 가능
6) 부작용 : 두통, 오심, 어지러움

2. 베타차단제(propranolol)

1) 정신과 영역의 적응증 의대시험
   (1) **사회공포증(특히 수행불안)**
   (2) **리튬에 의한 체위성 진전(postural tremor)**
   (3) **항정신병약물에 의한 정좌불능증(akathisia)**
   (4) 기타 : 공격적 행동의 감소, 다른 불안장애(GAD, PTSD 등)
2) 부작용 : 저혈압/서맥
3) asthma, IDDM, CHF, angina, hyperthyroidism에서는 금기

3. clonidine

1) 시냅스 전 α_2 수용체 효현제
2) PTSD, ADHD, 물질금단, 뚜렛장애 등에서 이용

4. 기타

1) antihistamines : 수면/항불안 효과, acute dystonia 등에 이용
   (1) 의존성이 적음. 약국에서 수면유도제로 파는 일반의약품도 항히스타민제
   (2) 일시적으로 쓸 수 있지만, 장기적으로 투여할 때는 효과가 지속되지 않음
2) barbirurate : 정신과 영역에서는 거의 benzodiazepine으로 대체됨
   (1) sodium amytal을 이용한 마취하 면담도 이제는 benzodizepine으로 대체
   (2) barbiturate는 용량의존적으로 진정효과가 증가하는 반면, benzodiazepine은 어느 이상 되면 농도의 증가에 비해 효과 증가가 뚜렷하지 않음
   (3) 마취제, 항경련제, 신경과/신경외과에서의 WADA 검사 등에는 아직 사용

8.13 정신자극제(psychostimulant)

1. 개요

1) 자연의 sympathomimetic amines의 효과를 mimic함
   각성수준, 집중력, 자신감, 수행능력을 증가시키고 피로감을 줄여주는 효과
2) 의존성이 있으나, 적응증이 되는 환자에서의 의존 위험은 극히 낮음

> ↳ methylphenidate, modafinil의 의존성은 amphetamine보다 약함

3) ADHD, 기면병의 일차 치료제
4) 종류 : methylphenidate, dextroamphetamine/metamphetamine, modafinil

> ↳ pemoline은 onset도 느리지만, 치명적 간독성 때문에, 더 이상 일차 약제로는 쓰지 않고 다른 약물에 효과가 없을 경우에만 한정되어 사용한다.

2. 작용기전

1) methylphenidate, dextroamphetamine/metamphetamine : 시냅스 전 뉴런에서 dopamine 및 norepinephrine 방출을 촉진
2) α_1-adrenergic agonist 및 norepinephrine reuptake blocker

3. 적응증 및 효과

1) **ADHD, 기면병(narcolepsy) : 일차치료제**
2) 우울장애의 보조요법
3) 식욕억제제
4) modafinil : narcolepsy, depression에 주로 사용(ADHD에도 사용가능하긴 함)
5) atomoxetine(NRI, norepinephrine reuptake inhibitor) : 불안증상이나 부작용, 또는 tic 동반으로 stimulant를 쓰기 어려운 ADHD에 처방

4. 용법 및 용량

narcolepsy, depression에서도 용량은 ADHD에서와 비슷

1) methylphenidate : 지속기간이 짧아 자주 투여 or 서방형(slow release)제제 사용
   (1) IR methylphenidate : 8A－MD－4P
   (2) SR amphetamine, SR / 18mg ER methylphenidate : 8A에 한번
   (3) 용량 : methylphenidate : 2.5mg/d(IR)～20mg/d(SR) → 최대 80mg/d
   cf. 성인에서는 90mg으로 시작할 수도 있음
2) dextroamphetamine : 2.5～40mg/d → max 0.5mg/kg/d
3) pemoline : 18.75～112.5mg/d, 반드시 정기적으로 간기능 검사
4) modafinil
   (1) 시작 용량은 아침에 200mg, 간기능 장애가 있는 경우에는 100mg
   (2) 오후에 100～200mg 추가 투약하는 경우도 있음
   (3) 최고 용량은 400mg까지. 그 이상에선 부작용이 두드러짐
   cf. 600～1200mg까지 안전하게 사용한 보고도

5. 부작용

1) 복통, 불안, 짜증
2) 고혈압 및 심박수 증가, 부정맥 유발 가능
3) 식욕감소 : 대개 초기를 넘기면 적응되어 더 이상 없음
4) 의존성 : 적응증이 되는 환자에서 의존성은 드물며 이득이 훨씬 크다.

8.14 인지기능 개선제(cognitive enhancer)

1. 개요

1) 치매환자의 인지기능 저하를 늦추는 약물
2) 종류
   (1) 콜린에스테르화효소 억제제(cholinesterase inhibitor) : 경도－중등도 치매
      ① donepezil, galantamine, rivastigmine

> ↳ donepezil은 이제 중증 치매에도 사용함

      ② tacrine은 치명적 간독성으로 이제 거의 사용 안함
   (2) NMDA 수용체 억제제 (memantine) : 중등도－중증 치매

약물	경증치매	중등도치매	중증치매
donepezil	v	v	v
galantamine, rivastigmine	v	v	
memantine		v	v

[참고] 중등도 치매에서는 콜린에스터분해효소 억제제 OR memantine을 사용(콜린에스터분해효소 억제제+memantine이 memantine이나 콜린에스터분해효소 억제제보다 이득이 있다는 근거가 없음. 따라서 둘 중 하나만 쓴다.)

2. 적응증 및 효과

1) 알츠하이머 치매(가장 중요!)
2) 파킨슨병, 루이소체치매, 혈관성 치매에도 사용 가능
3) 치매 아닌 사람에게 인지기능 향상 효과는 없음

3. 약물별 용법, 용량, 특징 및 부작용

<table>
<tr><th>약물</th><th>초기용량(mg)</th><th>성인통상용량(mg)</th><th colspan="2">특징 및 부작용</th></tr>
<tr><td>donepezil</td><td>5</td><td>5~10</td><td>bradyarrhythmia</td><td rowspan="3">구역/구토/체중↓</td></tr>
<tr><td>rivastigmine</td><td>3(2회분복)</td><td>3~6(2회분복)</td><td rowspan="2">어지럼증</td></tr>
<tr><td>galantamine</td><td>8(2회분복)</td><td>16~32(2회분복)</td></tr>
<tr><td>memantine</td><td>5</td><td>5~5x2</td><td colspan="2">두통, 어지럼증, 신부전시는 금기</td></tr>
</table>

Psychiatry

9

기타 생물학적 치료

Other Biological Therapies

- 전기경련요법(ECT)이 보통 생각하는 것보다 안전하고 효과적인 치료라는 점을 숙지

9.1 전기경련요법(electroconvulsive therapy, ECT) 전기충격요법(electric shock therapy, EST)

1. 개념 및 작용기전

1) 개념 : 뇌 전체에 특정 기간 동안 seizure를 일으키기 위해 섬세하게 통제된 조건 하에서) 정상 신경세포에 외부에서 두피를 통하여 전류를 흘려보내어 인공적인 seizure를 유발하는 치료법

2) 작용기전

(1) 신경생화학적 기전

① 시냅스 후 β-adrenergic 수용체의 down regulation

↳ 항우울제 투여시에도 보이는 현상

② 이외에도 거의 모든 신경전달물질계통에 영향을 끼침

(2) 신호전달계에 영향 : 수용체에 대한 G-protein의 결합, adenyl cyclase와 phospholipase C의 활성도 조절에 영향을 끼침

2. 적응증 및 금기

1) 적응증 의대시험 KMLE

대부분 질환에서 급성기 질환에 효과가 좋음

(1) **주요우울장애(MDD) : 가장 대표적 적응증**(양극성장애의 우울삽화에도 적용)

↳ 현존하는 항우울제 중 주요우울장애에서 ECT보다 우월한 효과를 보이는 항우울제는 없음

① 빠른 호전이 요구되는 상황(자살위험, 탈진, 식사거부)
② 다른 약물치료에 효과가 잘 나타나지 않는 상황
③ 과거에 ECT로 효과적으로 치료된 경우
④ 멜랑콜리아 양상/정신병적 증상/정신운동성 초조가 심한 경우

(2) **조증삽화 : 급성기 적어도 리튬과 동등한 효과**
하지만 리튬 투여중인 환자에서 동시에 ECT를 시행하지는 않는다(lithium이 경련역치를 낮추어 prolonged seizure, status epilepticus 위험이 있음).

(3) **정신분열병 : 급성기(편집형, 긴장형)**
cf. 혼란형(disorganized type)이나 만성기, 잔류기 등에는 효과 없음

(4) 기타 : 긴장증(catatonia), **난치성 강박장애**, 섬망, 신경이완제 악성증후군(NMS) 등에서도 효과
cf. 신체화장애, 건강염려증에는 효과 없음

2) 금기

(1) 뇌종양, 뇌혈관장애

[참고] 뇌압상승 위험 때문에 절대금기로 알려졌으나 주의해서 시행시 성공사례도 다수 보고됨

(2) 심근경색, 관상동맥질환, 심부전, 고혈압 등 심혈관질환과 호흡기 질환시는 주의

(3) 기타 신체질병이나 임신은 금기가 아님
특히 임신시 가장 안전한 정신과 치료법

3. 기간 및 회수

1) 주 2~3회
2) 최대 치료효과 도달시(2회 연속 시행해서 추가효과가 없음) 중지
3) 통상 우울장애 6~12(~20)회, 조증삽화 8~20회, 정신분열병 15회 이상, 긴장증/섬망은 1~4회 시행함
4) 관해에는 유효하나 ECT가 종료된 뒤에는 재발방지 효과는 없어 유지치료 필요
통상 약물치료로 유지치료 : ECT 전에 효과 없던 약물이 ECT 후 효과를 보이는 경우도 많음
cf. 약물치료가 어려울 경우 간헐적 ECT로 유지치료하는 경우도 있음

4. 시행의 실제

1) 준비사항

(1) 전기경련요법의 과정에 대해 설명 후 환자에게 동의 받기

(2) 신체검진, 신경학적 검진 및 마취 전 기본검사

(3) 치과진찰, 척추 X-ray 및 brain CT 또는 MRI

(4) ECT시의 약물투여 전문의

① 항우울제, clozapine을 제외한 항정신병약물은 병용 가능

② benzodiazepine, 항경련제는 경련을 방해하므로 금기

③ lithium은 seizure를 연장시키고 섬망 위험을 높이므로 금기

2) 시행방법

★ 현재 classic ECT(근이완제와 마취 없이 하는 경우)는 거의 시행하지 않고 있으며 마취하에 시행하는 modified ECT가 표준이다.

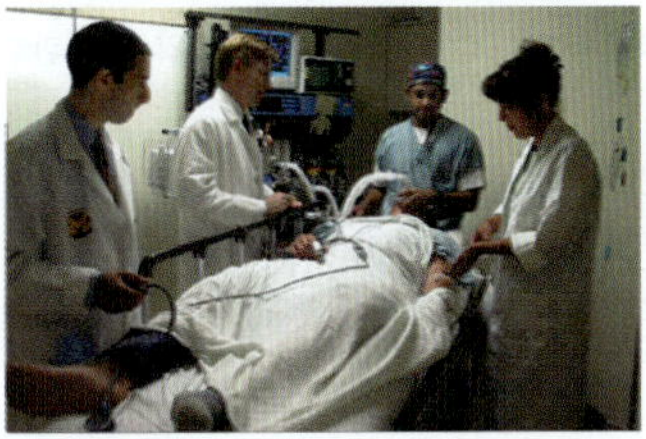

대부분의 ECT는 마취과의 도움을 받아 근이완 및 전신마취 하에 시행한다.

(1) 무스카린성 항콜린제(atropine 또는 glycopyrrolate) 전처치
분비물을 감소시키고 서맥을 예방

(2) 전신마취 : methohexital, ketamine, propofol 등을 이용

(3) 근이완제 : succinylcholine

① 전기경련요법 중 손상을 예방

② motor seizure 없이 brain에서만 seizure를 일으켜서 효과는 남기고 부작용은 최소화하기 위함

③ motor seizure를 관찰하기 위해 마취 후 근이완제 투여 전에 발목에 BP cuff를 감고 systolic BP 이상으로 inflation해 두기도 함(전신에 근이완제가 퍼져

도 발에는 가지 않기 때문에 발에서 motor seizure activity를 관찰하고 측정할 수 있음)

(4) 전극부착 : bilateral 또는 unilateral

[참고] bilateral vs. unilateral ECT 전문의
unilateral ECT : (비우성반구에 적용) 효과는 느리나 부작용 위험성이 적음. 조증 유발 위험
bilateral ECT : 효과는 빠르나 기억장애/인지장애 위험이 높음. unilateral에 효과가 없는 경우, 빠른 증상 호전이 필요한 경우, 조증삽화, 마취부작용 위험이 큰 환자에 적용

(5) 전기자극

① 개인별로 경련역치 차이가 많이 나며 반복 시행시 점차 역치가 증가함

② tonic phase+clonic phase 합쳐서 약 25초 이상 지속되어야 효과적임

5. 부작용 및 합병증

1) prolonged seizure(3분 이상)/status epilepticus(간질중첩상태)

(1) intubation(oral airway로 불충분)

(2) benzodiazepine/barbiturate 투여

2) 사망률은 전신마취보다 높지 않음
(주로 기왕의 심혈관 질환이 있는 환자에서 기왕증과 관련하여 발생)

3) 인지기능장애

(1) 일시적 두통 및 섬망

(2) 전향성/후향성 기억장애 : 6개월 이내 대부분 회복됨

[참고] 골절은 modified ECT에서는 거의 발생하지 않음. 드물게 부정맥이 있을 수 있음

9.2 기타 뇌자극 치료

1. 경두개자기자극술(transcranial magnetic stimulation, TMS)

[참고] 대개 반복하여 시행하므로 반복 경두개 자기자극(repeated TMS : rTMS)라고도 한다.

1) 자기장을 이용하여 대뇌피질의 신경세포를 자극하는 비침습적 치료기법
고주파수에서 뇌세포 자극 효과

2) 적응증 : 주요우울장애 치료에 대해 FDA 승인(OCD, PTSD에도 시도 중)

2. 미주신경자극(vagal nerve stimulation, VNS)

1) left cervical vagus nerve를 기계적으로 자극(cardiac pacemaker와 비슷)
2) 적응증 : 치료저항성 주요우울장애

9.3 정신외과수술

1. 정위 수술(stereotactic surgery)

[참고] 예전에 시행했던 lobectomy 등의 radical한 수술은 부작용 및 morbidity를 고려하여 더 이상 시행하지 않음. Moniz의 정신외과수술은 총론 1장 (정신의학의 개념 및 역사) 참고

1) 다른 비침습적 치료에 반응하지 않는 심한 정신질환 환자 대상
2) 난치성 만성 주요우울장애, 난치성 강박장애(정신분열병은 아님)

↳ 현재 사용되는 강박장애의 수술기법 : cingulotomy, subcaudate tractotomy(capsulotomy)

2. 심부뇌자극술(deep brain stimulation, DBS)

1) 두개골에 작은 구멍을 뚫고 특정 뇌부위에 fine wire를 도달시킨 뒤, 가슴벽의 피하에 이식한 pacemaker와 연결하여 wire 끝에 전기자극을 보냄
   정신외과 수술보다 덜 침습적이며, 부작용 없이 제거도 가능함
2) 적응증 : 강박장애(internal capsule에 시행)

9.4 수면박탈 및 광치료

1. 수면박탈(sleep deprivation)

1) 수면박탈은 일시적인 우울증상 호전을 가져옴(조증은 악화)
2) 우울장애의 단기요법, 항우울제의 보조요법, 월경전 불쾌장애 치료

2. 광치료(light therapy)

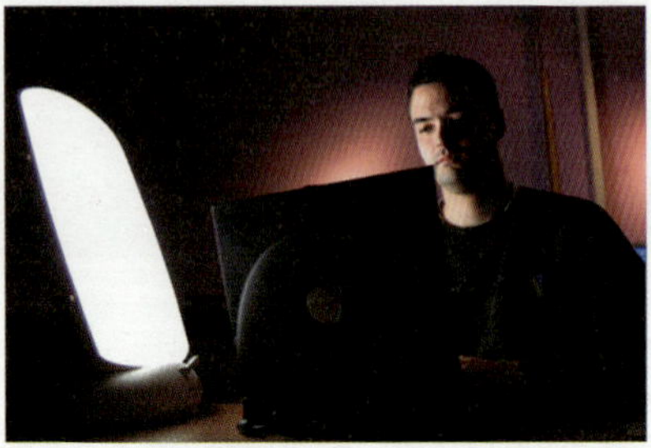

1) 1500～10000 lux의 강한 빛에 인공적으로 노출시킴
2) 계절성 정동장애에서 단독으로 또는 항우울제와 병용하여 적용
3) 불면증, 일주기 리듬 수면장애에서 적용

↳ 아침의 광치료는 수면/각성 주기를 앞당기고, 저녁의 광치료는 수면/각성 주기를 늦춘다(각론 10장 참조).

10

노인정신의학
Geriatric Psychiatry

- 노년기 정신질환을 이해하기 위한 노년기의 심리적 특성
- 노인들은 보통 여러 질환을 함께 가지고 있으며 신체건강과 정신건강의 관계가 더 밀접
- 노인에 대한 정신과적 치료에도 노년기의 신체적 특성에 대한 이해도 필수적임

10.1 인간의 노화(aging)

1. 유한한 생명을 가진 인간의 기능이 시간경과에 따라 비가역적으로 소진되어가는 과정
2. 생물학적, 정신적, 사회적 측면에서 이루어지며 각 측면의 노화속도는 일치하지 않을 수도 있음
3. 노인 : 노화과정이 상당히 진행된 사람(통상 65세 이상으로 정의)

[참고] young-old(65~75세), old-old(75세 이상), oldest-old(85세 이상)

10.2 노인의 신체

모든 장기에서 서서히 비가역적이고 유해한 변화

1. 신체 전반

1) 근골격계의 약화, 외모 손상
2) 심폐기능의 저하
3) **시력, 청력 등의 감각기능이 감퇴** : 50대 이후부터 점차
4) 점차적인 성기능의 감퇴

↳ 신체상 손상 : 나날이 늙어가는 외모 역시 노년기의 중요한 상실(loss)이며, 다양한 심리적 합병증을 일으킬 수 있음
↳ 성욕 자체는 줄어들지 않으나 성기능이 감퇴하기 때문에 이로 인한 심리적 위축이 있을 수 있음

3. 뇌

1) 뇌의 무게와 부피의 점차 감소
2) senile plaque, neurofibrillary tangle 등의 퇴행성 변화

10.3 노인의 심리

1. 노년기의 발달과제

1) 에릭슨 발달단계에서 노년기(8단계)의 과제

자아통합(integrity) 대 절망(despair)

(1) 자아통합 : 지나간 일생에 대해 대체로 만족하고 최선을 다해 노력했다고 생각함으로써 의미 있는 일생이었다는 느낌을 갖게 될 때, 달성하지 못한 일보다 이룩한 일과 행운에 대해 감사하는 자세를 가질 때 생기는 것
(2) 절망 : 인생이 무의미하게 흘러갔고, 성공할 기회를 놓쳤다는 생각과 다시 시작하기에는 너무 늦었다고 느낄 때에 절망감이 나타남

2) 노년기의 4단계(Bromley)

연령	명칭	특징
60~65세	은퇴전기(pre-retirement stage)	외모, 성기능, 민첩성 등의 감퇴 능률은 유지되며 지위도 높은 시기
65~70세	은퇴기(retirement stage)	생산에서 의타로 전환되는 시기 재적응 문제 발생
70세~	노년기(old age stage)	사회경제적 활동에서 완전히 벗어남 노화과정이 뚜렷해지며 질병의 위험 증가
임종준비기	종료기(terminal stage)	임종 준비 단계 질병, 죽음에 대처하는 강인한 자세와 사람들과의 화해

2. 심리적 특성 KMLE

1) 노인이 되었다는 자각
2) 우울해지는 경향 : 질병, 상실(loss : 사별 등), 빈곤, 소외, 후회 등 때문
cf. 죄책감은 적은 편임

★노년기의 전반적인 우울 경향과, 노년기 우울장애의 특징을 구별. 노년기 우울장애에는 신체 증상 호소가 많고 melancholic feature가 많은데, melancholic feature의 우울장애에는 부적절한 죄책감이 많은 편이다. 혼동하지 않도록 한다.

3) **내향성과 수동성이 커짐**

4) 남녀 역할의 변화

(1) 남자는 서로 보살피는 관계에 신경쓰고, 수동적, 위축되는 경향

(2) 여자는 의존심 적어지고, 능동적, 공격적, 권위적으로 변화하는 경향

5) **경직성, 독단성** : 익숙한 방식이나 고집대로 일을 처리하려 함

6) **친근한 사물에 대한 애착이 증가**

7) 조심성 : 시각, 청각, 기타 신체나 인지기능의 감퇴의 영향

8) **의존심이 커짐**

신체적, 경제적 능력 쇠퇴, 정서적, 사회적 고립이 원인

9) **자기애적 퇴행**

자기중심적으로 변화, 원시적 방어기제(부정, 투사) 동원

10) 먹는 것에서 즐거움을 찾음(일종의 퇴행)

11) 인색해지고 돈을 중시

12) 살다간 흔적을 남기려 애씀

3. 인지기능

1) 지능

(1) 동작성 지능 : 40대에 감퇴하기 시작하여 60대가 넘으면 감퇴속도 빨라짐

(2) 언어성 지능 : (치매에 걸리지 않은 정상노화에서는) 평생동안 유지됨

2) 주의력

주의력 자체는 크게 줄어들지 않으나, 동시에 많은 자극을 처리하는 능력, 주의력 배분하는 능력은 저하(이 역시 문제해결능력 자체가 없어지는 것은 아님)

4. 상실(loss)

1) 상실의 예

(1) 환경 요인 : 배우자나 친구의 죽음, 사회적 지위와 영향력 상실, 경제적 타격, 은퇴, 노인에 대한 경시와 편견

(2) 내적 요인 : 성격의 변화, 신체질환, 노화로 야기되는 자아상의 손상, 제반기능 저하로 인한 적응부전, 죽음에 대한 자각

2) 상실에 대한 반응

서러움, 불안, 공포, 분노, 우울, 죄책감 등을 느끼고 사회적으로 은둔상태로 빠져들기 쉬움

5. 적응과 대책

노년기의 다섯 가지 적응 양상(Reichard)

	유형	특징
적응적	성숙형	살아온 생애의 부정적 측면보다 긍정적 측면에 감사하며 늙어감을 수용
	은둔형	일과 인간관계의 부담에서 해방되어 조용하고 수동적인 여생을 보냄
	무장형	늙고 죽는다는 것을 덮어두고 계속하여 적극적인 삶을 유지
비적응적	분노형	과거의 불운을 과장해서 생각하고 주변이나 환경을 탓함
	자책형	인생의 부정적인 측면만을 생각하고 실패 원인을 자신에서 찾음

10.4 노인 환자의 진단시 고려할 점

1. 병력청취

1) 인지기능 감퇴 등의 이유로 환자한테 얻은 정보가 불충분해 보호자 면담이 필요한 경우가 많음
2) 연락처를 여러 곳 확보 : 환자에 대한 부족한 정보를 알기 위해 가족, 친지들의 연락처를 알아두는 것이 바람직
3) 약물 목록 확보(중복된 약물치료로 인한 부작용 방지)

2. 진찰

1) 정신상태진찰(MSE)
2) 신체검진 및 신경학적 진찰
3) 기능평가(functional exam)
   (1) 기본적 일상생활 동작 : 대소변가리기, 식사, 옷입기, 세면, 이부자리 개기, 화장실 사용, 보행, 목욕
   (2) 도구적 일상생활 : 작은 시장보기, 요리, 세탁, 전화걸기, 금전 취급

3. 각종 검사(실험실 검사, 뇌영상 검사, 신경인지기능 평가)의 필요성도 젊은 환자보다 증가함

10.5 노인 환자의 약물치료

1. 노인환자의 약동학적/약력학적 특성

↳ 약동학(pharmacokinetics) : what the body does to the drug(흡수, 분포, 대사, 배출)
↳ 약력학(pharmacodynamics) : what the drug does to the body(수용체 결합, 신호전달, 유전자 전사 변화 등)-총론 8장 참고
(신경정신의학 2판 pp.531~532에서 약력학과 약동학이 반대로 쓰여 있으니 주의)

1) 약동학적(pharmacokinetic) 특성

(1) 흡수 : 위 pH 감소, 위배출 속도 감소, 내장 혈류 감소, 약물 흡수 면적의 감소
(2) 분포 : 체내 수분의 감소, **혈장 내 알부민 감소, 체지방의 증가**
(3) 대사 : 간 크기 및 간 효소 활성 감소
(4) 배설 : GFR 감소, 세뇨관 기능 감소

2) 약력학적(pharmacodynamic) 특성 : 아직 밝혀지지 않은 것이 더 많음

(1) 노화 진행할수록 대뇌 피질에 수용체의 민감도 증가
(2) 도파민 수용체의 숫자 증가
(3) 아드레날린 수용체 결합도 증가

2. 노인의 정신과 약물치료시 부작용 위험이 높은 이유

1) 연령에 따른 약역학과 약동학의 변화
2) 공존 질병의 빈도가 높아 약역학이 복잡해지기 때문
3) polypharmacy
4) 인지기능 감퇴, 일상활동의 장애로 치료 순응도가 떨어질 가능성이 높기 때문

3. 노인환자의 정신과 약물치료 지침 KMLE

1) 대부분의 약물은 청장년 환자를 대상으로 효능과 안전성이 연구되었기 때문에 노인에서 사용시 주의가 필요
2) 약물 치료전 심전도, 전혈검사, 간기능검사 등을 철저히
3) 공존 질환, 현재 복용중인 약물 파악
4) **1일 용량을 3~4회 나누어 복용하는 것이 안전**
5) 복잡한 복용방법은 치료순응도를 낮출 수 있음
6) 소수의 약물을 최소용량으로 처방하는 것이 안전

7) **약물은 소량으로 시작해서 치료효과가 나타날 때까지 서서히 증량**
8) 항콜린성 작용 약물, 항히스타민제 약물 주의(섬망 위험)
9) **벤조디아제핀은 반감기 짧은 것(lorazepam, oxazepam)을 사용**

↳ 반감기가 짧으면 금단이나 rebound insomnia, 의존성 위험은 커지지만 약물축적에 의한 부작용 부담이 낮기 때문에 특히 노인에서는 짧은 반감기의 벤조디아제핀을 선호(총론 8장 참조)

10.6 노인 환자의 정신치료

1. 노년기 정신치료의 목표 : 상실이나 은퇴에 잘 적응하고 다가오는 죽음을 무리 없이 수용하도록 도와주는 것
2. 효과 : 대인관계호전, 자존심과 자신감 고양, 무력감/분노 감소, 삶의 질 향상
3. 회상요법(reminiscence therapy) : 노인들이 과거를 회상하고 자기들의 인생에서 의미를 추구, 과거 대인관계의 갈등이나 개인적인 갈등을 해소하려고 노력하는 것
4. 가족치료 : 가족에게 노인의 심리, 생리, 정신 장애의 특성을 교육하여 환자의 치료에 도움을 받기, 환자를 둘러싼 가족들의 갈등을 해결하고 가족을 지지, 치료적 염세주의를 타도

10.7 노인들에서 흔한 정신과적 문제들

1. 인지기능장애 : 치매 및 섬망(각론 17장)

2. 우울장애(각론 1장)

1) 노년기 우울장애의 특징 KMLE
   (1) **신체적 호소 많음**
   (2) **인지기능 감퇴가 빈번하고 심각**
   가성치매(pseudodementia), 우울치매 증후군(dementia syndrome of depression)
   (3) **멜랑콜리아 양상**(↔ 비전형 양상)
   거의 모든 활동에서 즐거움의 소실, 기분반응성의 소실. 체중, 식욕감소/아침에 일찍 깸, 현저한 정신운동지체 또는 정신운동초조, 지나친 죄책감, 아침에 심한 우울감

(4) **질병, 빈곤, 허무망상 등 정신병적 증상**

(5) **여성, 신체질병이 위험 인자**

(6) **자살위험성이 높고 재발이 많음**

신체질병(내과/신경과 질환)에 의한 우울이 많으며, 가족력은 덜 중요함

cf. 우울장애와 치매의 감별 : 각론 17장 참조

3. 정신병적 장애(각론 14~15장)

1) 40세 이후 발병하는 정신분열병은 여성에서 더 많음

2) 60세 이후 발병하는 정신분열병의 임상적 특징

(1) 사고 형태의 장애와 감정둔마가 드물고 환시가 빈번

(2) 병전 조건으로 청각장애와 사회적 고립이 특징

(3) 피해망상의 비중이 높음

(4) 상대적으로 저용량의 항정신병약물에 반응

4. 신체형 장애(각론 4장)

1) 노인에서는 신체형 장애가 흔함

40~50대 발생률 높은 건강염려증은 만성경과를 취해 노인에서 흔함

2) 신체증상이 주된 노년기 우울증도 신체형 장애와 비슷한 정신역동을 가짐

5. 수면장애(각론 10장)

1) 노년기 수면의 특징적 변화

(1) 서파 수면 현저히 감소

(2) 지속적 수면 유지가 어려움. 자주 깸

(3) 입면후 각성(wake after sleep onset)이 증가 → 낮에 졸음 증가

(4) 수면주기 전진(advanced sleep phase) → 초저녁잠 증가, 새벽에 일찍 깸

2) 일차성 불면증, PLMS, RLS, OSA 등의 수면 장애가 노인에서 흔함

6. 배우자 사별

1) 배우자 사별은 인간이 일상생활에서 경험하는 스트레스 중 가장 심각한 것

2) 청장년들보다는 배우자 사별에 따른 적응을 잘함

7. 노인 학대(elder abuse)

1) 홀대(mistreatment) : 신체적, 정신적, 물질적, 경제적 방임(neglect)을 포함
2) 노인 학대 : 노인의 건강이나 복지에 위해를 초래하거나 초래할 위험이 있는 행위를 하거나 반대로 해야 할 행위를 하지 않아서 노인의 건강이나 복지에 위해를 초래하는 것

8. 노인 자살 : 어느 연령층보다 자살의 위험이 높다

1) 노인이 자살을 생각하는 흔한 이유 : 고독, 재정적 문제, 건강, 우울증
2) 노인에서 자살 유발(trigger) 요인 : 상실, 신체적 질병
3) 자살 위험신호를 보이는 노인은 우울장애 여부, 자살사고를 철저히 평가

11

소아/청소년 정신의학

Child & Adolescent Psychiatry

- 정신과적 측면에서 중요한 소아기의 발달
- 소아 환자의 진단과 치료과정에서의 성인과의 차이점
- 성인기에 주로 나타나는 질환이 소아에게서 나타날 때의 특징

11.1 소아정신장애의 원인

1. 생물학적 요인

1) 대뇌 성숙지연, 뇌발달 이상, 뇌손상 등이 관여

2) 아이의 타고난 기질(temperanment)도 중요함

2. 심리적 요인

성적, 공격적 본능 욕구를 갖고 태어난 소아가 자신이 처한 환경과 상호 작용하여 점차 자아, 초자아를 형성. 이런 발달과정이 제대로 안 될 때 본능적 충동(이드), 자아, 초자아 사이에 갈등이 생기고 이 갈등이 적절히 방어되지 않을 때 정신장애가 발생

3. 사회환경적 요인

1) 성숙-기질 모델(maturational-temperamental model)

(1) 비정상적인 성숙과 특이한 기질이 정신과적 문제를 초래

(2) 아이의 성숙 수준이나 기질적 특성에 맞춘 올바른 양육태도가 강조됨

2) 사회학습모델(social learning model)

(1) 소아의 비정상적, 비적응적 행동은 부모와 주위환경에 의해 학습 되며 부모나 주위 환경이 비정상적 행동을 직접 혹은 간접적으로 장려하기 때문에 온다는 견해

(2) 행동치료의 근거가 되는 모델

3) 정신역동모델(psychodynamic model)

(1) 소아의 충족 욕구와 이에 대한 환경의 제약으로 인해 발생하는 심리적 갈등에 초점을 두고 특정한 행동문제를 심리적 갈등의 상징적 표현이나 이를 해소하려는 노력으로 보는 견해

(2) 정신분석에 기초를 둠

(3) 면담치료, 놀이치료의 근거가 되는 모델

4) 가족체계모델(family system model)

(1) 인간의 정신사회적 기본단위를 가정으로 보고, 한 개인의 특정한 행동은 그 가정의 문제점을 나타내주는 표시이며 가정 내의 긴장과 문제를 해소하려는 노력으로 보는 견해

(2) 가정 내 문제를 해결해주면 아이 문제는 저절로 나아진다는 모델

5) 발달 모델(develomental model)

발달단계마다의 특정한 발달과제에 있어 상호작용하는 생물학적 요소와 환경적 요소 중에 결핍 내지 이상이 있는 경우 그 단계의 발달과제를 이루지 못하여 발달이 고착(fixation), 지연(delay), 왜곡(deviation), 퇴행(regression) 되어 비정상 행동 유발

11.2 소아정신과적 진단

1. 임상적 면담

1) 취학적 아동과의 면담

(1) 6세 이전 소아는 부모와 함께 놀이실의 분위기 속에서 평가

(2) 놀이는 소아의 내면세계를 평가하는데 중요

2) 취학기 아동과의 면담

(1) 부모와의 상담 전에 아이와 먼저 상담하는 것이 좋다

(2) 개방성 질문이 좋다

(3) 소아는 정신과 면담을 부모로부터 배척당하는 것으로 생각하여 협조하지 않거나 사실을 감추려 할 수 있고, 자신이 한 말에 대한 비밀을 지켜주기를 원함

3) 청소년과의 면담

(1) 청소년은 면담자를 잘 믿지 않고 거친 태도를 보일 수 있음

(2) 공감하는 태도 필요. 청소년문화나 청소년들의 말씨에 대한 이해도 꼭 필요

(3) 부모로부터의 독립, 기존 가치관에 대한 도전, 학업성취, 열등감, 미래에 대한 기대, 친구 관계, 이성문제 등이 주요 질문 대상

(4) 자살의도, 약물 남용에 대해 구체적으로 직접 물어볼 것

(5) **환자부터 면담하는 것이 좋고, 환자와의 비밀 유지도 신경써야 함**

2. 진단도구 및 임상척도

1) 흔히 사용되는 진단도구

(1) kiddie schedule for affective disorders and schizophrenia for school-age children (K-SADS)

(2) child and adolescence psychiatric assessment(CPCA)

(3) National institute of for mental health interview schedule for children version Ⅳ (NIMH-Ⅳ)

(4) diagnostic interview for children and adolescents(DICA)

2) 임상척도

child behavior check list(CBCL)

3. 병력청취

1) 소아가 어릴수록 가족, 의뢰자에게 의존－이 경우 한 사람보다는 다수로부터의 정보 수집 필요

2) 아이의 타고난 기질, 발달력, 학교적응력, 학업 능력을 나이순으로 정리

3) 생후 초기의 양육자와의 애착관계 및 가족내 중요사건과 스트레스, 가족 구성원간의 갈등 파악

4) 보호자 자신이 생각하는 아이의 질병 원인도 참고

5) 3대에 걸친 정신질환에 대한 병력 조사

4. 심리검사

1) 지능 검사

(1) Wechsler intelligence scale for children, 3rd ed(WISC-Ⅲ) : 6~17세

↳ 총론 6장에서 본 WAIS(K-WAIS)의 소아 버전

(2) Wechsler preschool and primary scale for of intelligence(WPPSI) : 4~6세

(3) Kaufman assessment battery for children(K-ABC) : 2.5~12.5세

(4) 우리나라 지능 검사 : K-WISC, K-ABC

2) 발달능력 검사

(1) Gessel infant scale : 8주~3.5세

(2) Bayley scales of infant development : 8주~2.5세

(3) Denver developmental screening test : 8주~6세

3) 적응행동능력검사

Vineland adaptive bahavior(0~19세)

4) 투사적 검사

(1) Rorschach inkblots : 3세~성인

(2) thematic apperception test(TAT) : 6세~성인

(3) draw-a-person test(DAP) : 3세~성인

(4) kinetic family drawing(KFD) : 3세~성인

(5) incomplete sentences blank : 6세~성인

5) 인성검사

(1) MMPI : 16세~성인

(2) millon adolescent personality inventory : 13~18세

(3) children's personality questionnaire : 8~12세

6) 신경심리검사

(1) Developmental test of visuomotor integration(VMI) : 2~16세

(2) Reitan-Indiana neuropsychological test battery for children : 5~8세

(3) Luria-Nebraska neuropsychological battery : children's revision(LNNB-C, 8~12세)

11.3 소아정신과 치료의 원칙

1. 소아정신과 치료의 특수성

1) 환아와 보호자의 요구가 다를 수 있음
2) **가족이 치료자원으로 활용되어야 함**
3) **성인 정신과 치료보다 다학제적(multidisciplinary) 접근이 더 중요함**
성인에서 중요한 간호사, 임상심리사, 사회복지사, 작업치료사 외에도 교사/특수교육기관, 소아과의사, 특수교육/학습치료사, 언어치료사, 놀이치료사 등의 협동 필
4) 사회변동, 교육체제, 또래문화에 익숙해야 함

2. 소아의 약물치료

1) 예전에 비해 소아에서도 중요성이 증가하는 추세
2) 간 대사 활발하고 신 배설 많아 투여량 대비 낮은 혈중 농도 보임
3) 예기치 못한 약물 효과 및 부작용이 나타날 수 있음
(1) imipramine : 심혈관계 부작용 → 정기적 심전도 시행
(2) pemoline, valproate : 간독성 → 정규적 간기능 검사

↳ 소아기의 뇌나 신체에는 가소성과 적응력이 뛰어나기 때문에 막상 성인에 비해 부작용은 상대적으로 적은 편

3. 소아의 면담치료

1) 소아면담치료의 특수성

(1) 소아는 성인보다 단기간에 좋은 치료효과 가능
(2) 스스로 치료에 대한 동기를 갖도록 하는 것이 중요
(3) 신뢰하는 성인을 동일시, 자신을 변화시킴 : 치료자의 외모, 성별이 중요하기도
(4) 중립적 태도보다 적극적, 구체적, 솔직한 감정 반응을 보이는 지지적인 태도

2) 청소년 면담 치료의 특수성

(1) 치료에 대한 저항이 심하기 때문에 환자와의 치료적 관계 확립이 필수적
(2) 청소년을 대할 때 하나의 인격체로서 그들의 생각을 존중
(3) 청소년의 입장에서 이해하는 융통성과 인내심
(4) 직접적인 비판보다 가급적 암시(suggestion, 제안)를 통해 주변에서 벌어진 사건을 명료화하고 자신의 문제점에 직면하도록 함

3) 놀이치료

(1) 10세 미만 아동에서는 놀이치료가 유용
(2) 놀이치료를 통해 아이와의 치료적 관계 맺을 수 있음
(3) 놀이치료를 통해 아동의 지능, 인지발달 수준 평가 가능
(4) 놀이치료를 통해 아동들이 저항 없이 자연스럽게 자신의 생각, 경험, 감정, 갈등, 상상력을 표현하고 정화하므로 유용

4) 행동치료

(1) 공포장애, 분리불안 → 체계적 탈감작법, 긍정적 및 부정적 강화
(2) 사회기술 훈련, 모델링 : 다른 사람의 행동을 관찰하고 모방
(3) 인지행동치료 : 기분장애, 불안장애 아동에게 시행

5) 가족치료, 부모교육

(1) 소아환자에서 가족치료는 필수
(2) 가족 기능의 회복을 통해 궁극적으로 아이의 증상을 호전
(3) 부모가 자녀의 문제를 이해하게 하고, 대화법/양육법을 배울 수 있도록 함

6) 집단치료

(1) 유용성 : 치료자보다 또래에게 자신의 생각과 감정을 더 잘 표현
(2) 학령전기 아동 : 놀이, 예술활동 위주의 활동집단치료, 언어치료를 실시
(3) 학령기 아동
① 활동 집단치료, 의소소통기법 활용
② 집단 따돌림 당한 아이, 불안장애, 위축된 아이, 공격성이 강한 아이 치료에 효과적
(4) 청소년 : 행실장애, 적응장애, 약물남용 청소년 치료에 효과적

4. 입원치료, 거주 치료, 낮 병원

1) 입원치료

(1) 입원치료 필요한 경우
① 위기상황, 심한 장애, 심한 치료저항시
② 주변 환경으로부터 아이를 격리시킬 필요시
③ 평가 위주의 관찰 위해
(2) 입원치료시 치료 팀에 의한 조직적이고 계획적인 환경요법이 시행됨

2) 거주치료

(1) 병원보다 덜 의학적 형태의 장기 기숙, 수용 형태 치료
(2) 공격적 행동, 가출, 무단결석, 약물 남용, 심한 자해행동 등의 문제 가진 청소년

3) 낮병원, 부분입원

(1) 가정으로부터 격리시키지 않고 일정시간 병원에 와서 통합적 치료를 받는 것
(2) 장점 : 가족의 치료참여, 낮은 비용, 고립되지 않고서 풍부한 사회적 경험

11.4 성인기 정신장애의 소아기 발병 양상

1. 소아기 우울장애

소아기 우울장애 진단기준은 전체적으로 성인의 진단기준을 따름(주요우울장애, 기분부전장애 둘 다)

1) 성인과 구별되는 소아기 우울장애의 특징 KMLE

(1) 전형적 우울감, 죄책감 증상 이외에 **짜증, 분노발작, 신체증상 호소**가 흔함
(2) 청소년 : **부정적/반항적 태도, 가족과의 마찰, 무단결석, 약물남용, 가출, 비행 등의 행동문제, 또는 신체증상, 성적저하의 양상**으로 나타나기도 함

2) 원인

(1) 가족력상 기분장애가 있으면 위험 증가
(2) 부모 갈등, 이혼, 결손가정, 아동학대, 성폭력 등의 환경적 요인 관여
① 우울감 대신 짜증 형태로 나타날 수 있음
② 체중 감소의 항목 대신 예상되는 체중획득의 실패

3) 진단 및 감별진단

(1) 성인 진단 및 감별진단에 준함
cf. 소아/청소년에서는 우울감이나 흥미감소 없이 짜증(irritability)만 있어도 진단. 체중감소가 없어도 성장에 따른 예상되는 체중증가가 없으면 체중감소에 준함
(2) 행실(품행)장애와도 감별 필요

4) 치료

(1) 입원치료 : 가출, 등교거부, 자살, 약물남용 위험성이 있을 때

(2) 가족치료, 개인정신치료, 인지치료, 사회기술 훈련 등의 복합적 접근

(3) 약물치료 : 항우울제

5) 경과 및 예후

(1) 어린 나이 발병시 예후 나쁨

(2) 치료 안하면 학습장애, 자살, 약물남용, 비행, 행실장애 등의 합병증 발생

[참고] 소아에서의 항우울제 사용이 자살생각을 증가시킨다는 보고들이 있으나, 실제로 자살위험을 증가시킨다는 근거는 없다. 다만 성인에서 투여시보다 자살생각이 나타나는지 더 주의하여 보아야 한다.

2. 소아기 양극성장애

1) 사춘기 이전에는 매우 드물다.

2) 증상 : 과대망상, 환청, 피해망상, 사고의 비약, 현실감각 결여

3) 초기에는 ADHD, 비행청소년으로 오진하는 경우 많음

4) 우울장애이나 양극성 장애로 진단 바뀔 가능성 있는 경우

(1) 양극성 장애의 가족력

(2) 심한 정신병적 우울증상

(3) 과잉수면

(4) 정신운동지연

5) 치료 : 성인의 치료에 준함

3. 소아기 발병 정신분열병(childhood onset schizophrenia)

1) 성인보다 유병률은 드문 편이며 남>여

2) 임상양상

(1) 소아 : 괴이한 행동과 얼굴 표정, 언어 발달 장애, 환각, 심한 퇴행, 특별한 이유 없이 낄낄대며 웃거나 울기를 잘함. 연상 작용의 이완, 사고차단, 사고의 빈곤, 조리 없는 말함

(2) 환청이 흔하고 성인보다 흔히 환시가 보임

(3) 나이가 많을수록 체계적인 망상 증가하여 피해망상, 과대망상, 종교망상 보임

3) DSM-Ⅳ-TR 진단기준은 성인과 동일

cf. 전반적 발달장애(PDD)와 동반진단시에는 현저한 망상/환각이 있어야만 진단

cf. 소아기 특유의 공상을 망상, 환각으로 오인하지 않도록 주의

4) 치료

(1) 약물 치료 : 성인과 동일하나 성인보다 약물에 대한 반응이 떨어짐

> ↳ early onset은 정신분열병의 나쁜 예후 인자 중 하나(각론 14장 참조)

(2) 가족치료, 정신치료, 놀이치료, 특수교육

11.5 소아정신과적 응급

1. 소아청소년의 자살

10세 이전의 자살은 주로 사고일 가능성 높고 12세 이하의 경우 자살에 대한 현실적 계획을 세우고 시도할 만한 능력이 없어 성공적 자살은 드물다.

한국 10대에서는 교통사고에 이어 두 번째 사망 원인

> ↳ 20, 30대에서는 자살이 첫 번째 사망 원인
> ↳ 성인에서처럼 자살기도 : 여자>남자, 자살성공 : 남자>여자

1) 원인

(1) 생물학적 요인 : 성인과 유사

(2) 결손 가정, 가족 내 폭력으로 만성적 스트레스 상황에서 자살 빈번

(3) 흔한 자살심리

① 입시부담, 학내 폭력, 부모 처벌 공포 등의 어려운 상황을 피하기 위한 자살

② 부모, 선생님, 이성친구에 대한 강한 분노 감점으로 인한 보복심리

③ 못난 자신을 징벌하려는 심리

④ 죽은 친구나 부모를 저승에서 만나기 위한 재결합 심리

2) 청소년기 자살양상의 성인과의 차이

(1) 사전 계획 없이 충동적이고 자살을 미화하는 경향이 크다.

(2) 동반자살, 모방자살이 흔하다.

3) 치료

(1) 근본적 치료는 예방

(2) 자살 의도는 직접적으로 물어보는 것이 좋음

(3) 자살 위험이 높은 경우(입원 적응증)

① 우울, 공격성, 약물 남용 겹친 경우 자살 위험성 가장 높음

② 과거 자살시도력, 특히 치명적 방법을 이용한 경우

③ (소년에서) 공격적이고 약물남용 병력이 있는 경우

④ (소녀에서) 임신하였거나 음독 이외의 방법을 쓰는 경우

⑤ 지속적 자살 사고를 가지고 있는 경우

(4) 개인 면담 치료, 가족치료, 약물치료를 병행

2. 아동학대 및 방임(child abuse and neglect)

1) 개요

(1) 아동학대 : 양육자가 자녀에게 신체적 손상이나 성적 학대 가하는 것

(2) 아동방임 : 자녀를 제대로 돌보지 않고 육아를 게을리 하는 것

2) 역학

조숙아, 과잉행동아, 조산아, 의붓자식, 정신지체아, 언어장애아, 신경계 질환이 있는 소아에서 호발

3) 원인

(1) 가해자의 특징 : 어렸을 때 부모 사랑을 못 받았거나 학대를 받았던 경험 있음

(2) 부모가 사회경제적으로 고립, 실직 상태, 알코올 중독, 우울장애, 정신병 있는 경우가 흔함

4) 임상양상

(1) 가해 부모는 흔히 훈육을 위해 아이를 구타, 폭행했다고 주장

(2) 가해자 구성 : 부모 75%, 친척 15%, 친족 아닌 아이돌보는 사람 10%

(3) 타박상, 골절, 화상 등 신체적 손상 입고, 사망에 이르기도 함

5) 진단

(1) 학대를 비밀로하고 사실을 감추려는 경우 많아 진단과정에 어려움이 따름

(2) 광범위한 신체 외상, 보호자나 환아의 태도가 이상할 때 가정내 폭력 의심

6) 치료

(1) 소아 학대는 응급치료 필요
(2) 소아를 위험한 환경으로부터 격리
(3) 부모를 치료해야 함
① 양육자의 정신적인 문제 다루어줌
② 올바른 육아기술, 훈육 방법을 교육
(4) 아동구타협회, 소아 성폭행 신고 센터 등 사회단체와 연계를 통해 예방 사업 및 가족 전체의 위기와 법적 문제를 해결하는 방안 모색

11.6 청소년기 주체성 문제

1. 개요

장기목표, 직업선택, 친구관계, 성적 성향 및 성적 행동, 도덕적 판단, 가치관 설정, 집단 내 개인의 역할 같은 정체성의 혼돈으로 인해 일상생활에 문제가 발생하는 청소년 문제(DSM-IV)

2. 원인

불안정한 가정생활, 부모와 사회가 요구하는 가치관과의 갈등, 쾌락지향적 사회분위기, 성개방 등 다양한 사회 문화에 대한 가치 기준 혼돈이 장애의 원인

3. 임상증상

1) 흔히 불안과 우울 호소
2) 나는 누구인가라는 의문에 빠져 학업, 친구, 사회활동 등에 흥미를 잃음
3) 주변사람에게 공격적 행동, 무분별한 성적행동, 고립감, 공허감으로 인한 자살 시도, 비행, 약물남용 등도 발생

4. 감별진단

일시적인 사춘기 격변, 사춘기 위기, 경계성 인격장애, 분열형 인격장애, 정신분열병, 기분장애

5. 치료

1) 개인정신치료, 집단치료
2) 바람직한 동일시 모델(indentification model)이 제공되어야 함

6. 경과 및 예후

1) 후기 청소년기에 빈번하고
2) 경과는 짧아 20대 중반에 해소됨

12

지역사회 정신의학

Community Psychiatry

– 정신의학과 역학/공중보건/지역사회의학의 접점

12.1 지역사회 정신의학의 개념

- 개인, 가족을 넘어 특정한 공동체(지역사회, community)라는 집단에서의 정신질환의 예방/치료/재활을 목표로 하는 정신의학/정신의료의 한 분야
- ≒ 지역사회 정신보건(community mental health services)

1. 1차/2차/3차 예방

1) 일차 예방 : 정신장애 발생률을 감소시키기 위한 정신건강 증진
2) 이차 예방 : 정신장애 유병률을 감소시키기 위한 조기진단 및 조기치료
3) 삼차 예방 : 기능의 상실을 방지하기 위한 재활치료

12.2 지역사회 정신보건의 원칙(Richard Lamb)

1. 지역주민 전체의 정신보건에 대한 책임

건강강좌, 선별검사(screening)

2. 치료의 인접성

환자와 환자 가족에 가까운 곳에서 서비스를 제공

3. 다학제(multicidciplinary)적 접근

의사, 간호사, 사회복지사, 임상심리사, 작업치료사 등이 협력하여 서비스를 제공

4. 치료의 지속성

퇴원 후에도 가정방문 등을 통한 지속적인 관리 및 연계

5. 지역주민 참여

주민들의 요구에 부응하여 신뢰를 획득하고 사회의 정신질환에 대한 편견 해소

6. 보건의료와 사회복지서비스의 연계

사회복귀 및 사회에의 통합에 의료서비스 뿐 아니라 사회복지가 중요

12.3 지역사회 정신보건에서 정신과 의사가 가져야 할 능력과 역할

1. 폭넓은 임상진료능력
2. 역학연구에 대한 이해 : 보다 넓은 목표의식 획득
3. 가족에 대한 상담 및 관리능력
4. 타직종과의 조화로운 역할분담 및 협조 : 동반자적 태도와 리더십 함께 요구
5. 지역사회 자원의 가치와 활용에 익숙해져야 함 : 다양한 사회복지자원과 보건서비스를 유기적으로 연결

13

법정신의학
Psychiatry & the Law

- 민사/형사상 책임능력
- 정신과적 진료에 수반되는 법적인 쟁점들 및 현행 정신보건법의 중요 내용

13.1 비밀보장/비밀보호 특권

1. 비밀보장(confidentiality) : 의사의 의무

2. 비밀보호 특권(privilege)

1) 법정에 소환되었을 때(일부 특수한 예외를 제외하고) 환자의 비밀을 지켜줄 수 있는 특권(실질적으로는 의사의 특권이기 보다는 환자의 특권)

   cf. 비밀보장의 예외 전공의

   환자의 자살, 살인 위험, 생명을 다루는 책임자의 판단력이 문제될 때

   재판 등 사법기관의 요구가 있을 경우 꼭 필요한 정보는 제공 가능

2) 정신보건법 제 42조(비밀누설의 금지) 이 법에 의하여 정신질환자에 관련된 직무를 수행하였던 자 또는 수행하는 자는 이 법 또는 다른 법령에서 특히 규정된 경우를 제외하고는 그 직무의 수행과 관련하여 알게 된 타인의 비밀을 누설하거나 발표하여서는 아니 된다.

3) 형사소송법 제149조(업무상비밀과 증언거부) 변호사, 변리사, 공증인, 공인회계사, 세무사, 대서업자, 의사, 한의사, 치과의사, 약사, 약종상, 조산사, 간호사, 종교의 직에 있는 자 또는 이러한 직에 있던 자가 그 업무상 위탁을 받은 관계로 알게 된 사실로서 타인의 비밀에 관한 것은 증언을 거부할 수 있다. 단, 본인의 승낙이 있거나 중대한 공익상 필요 있는 때에는 예외로 한다.

13.2 민법/형법상 책임능력과 정신의학

1. 형법상 책임능력

1) 범죄의 성립요건 : 구성요건의 해당성, 위법성, 유책성

(1) 구성요건의 해당성 : 법률상 범죄가 성립하는 특정행위로 규정된 것이어야 함

(2) 위법성 : 구성요건의 해당성 뿐 아니라, 법률상 허용하는 예외(정당방위 등)가 아니어야 함

(3) 유책성 : 그 행위에 관하여 행위자를 비난할 수 있는 것이어야 함

2) 범의(범죄의도, mens rea) + 범행(범죄행위, actus reus) 필요

범죄행위가 있어도 정신병적 증상이나 정신병리현상에 의한 것은 범의가 없는 것으로 보아 무죄 성립(단 사회보호를 위해 치료감호를 선고)

> ↳ 치료감호는 자해/타해를 막기 위하여 시행하는 비자발입원과, 범죄에 대한 처벌과 교화를 위하여 시행하는 수감의 중간정도 개념. 금고형 이상의 범죄에 해당하는 행위이지만 형법상 범죄의도가 있다고 보기 어려운 정신질환이 있는 경우 의사 판단을 참고한 법률적 처분으로 강제치료명령을 내린다.

[참고] 치료감호법 제1조(목적) 이 법은 심신장애 상태, 마약류·알코올이나 그 밖의 약물중독 상태, 정신성적(정신성적) 장애가 있는 상태 등에서 범죄행위를 한 자로서 재범(재범)의 위험성이 있고 특수한 교육·개선 및 치료가 필요하다고 인정되는 자에 대하여 적절한 보호와 치료를 함으로써 재범을 방지하고 사회복귀를 촉진하는 것을 목적으로 한다.

[참고] 치료감호법 제2조(치료감호대상자) ① 이 법에서 "치료감호대상자"란 다음 각 호의 어느 하나에 해당하는 자로서 치료감호시설에서 치료를 받을 필요가 있고 재범의 위험성이 있는 자를 말한다.

1. 「형법」 제10조제1항에 따라 벌할 수 없거나 같은 조 제2항에 따라 형이 감경(감경)되는 심신장애자로서 금고 이상의 형에 해당하는 죄를 지은 자
2. 마약·향정신성의약품·대마, 그 밖에 남용되거나 해독(해독)을 끼칠 우려가 있는 물질이나 알코올을 식음(식음)·섭취·흡입·흡연 또는 주입 받는 습벽이 있거나 그에 중독된 자로서 금고 이상의 형에 해당하는 죄를 지은 자
3. 소아성기호증(소아성기호증), 성적가학증(성적가학증) 등 성적 성벽(성벽)이 있는 정신성적 장애자로서 금고 이상의 형에 해당하는 성폭력범죄를 지은 자

② (생략 : 그 밖에 남용되거나 해독(해독)을 끼칠 우려가 있는 물질에 대한 상세규정)

3) 심신장애/심신미약의 판단을 위해 정신감정 시행

형사상 감정 외에, 민사에서 주어진 행위를 수행할 수 있는 능력(한정치산/금치산 등)을 판단하기 위해서 정신감정을 시행하기도 함

cf. 형법 10조의 심신장애자(心神障碍者)의 정의 KMLE

> ↳ 心神을 心身으로 오해하지 않도록 한다. 어감에서 느껴지는 것과 달리 신체장애의 의미는 없다.

(1) **1항 : 심신장애로 인하여 사물을 변별할 능력이 없거나 의사를 결정할 능력이 없는 자의 행위는 벌하지 아니한다.**

(2) **2항 : 심신장애로 인하여 전항의 능력이 미약한 자의 행위는 형을 감경한다.**

(3) **3항 : 위험의 발생을 예견하고 자의로 심신장애를 야기한 자의 행위에는 전2항의 규정을 적용하지 아니한다.**

cf. **형법 제 470조** KMLE : **심신장애자가 징역, 금고, 구류 선고를 받았을 경우 의사능력이 없을 때에는 심신장애가 회복될 때까지 형의 집행을 정지**

[참고] 형법 제470조(자유형집행의 정지)

① 징역, 금고 또는 구류의 선고를 받은 자가 심신(心神)의 장애로 의사능력이 없는 상태에 있는 때에는 형을 선고한 법원에 대응한 검찰청검사 또는 형의 선고를 받은 자의 현재지를 관할하는 검찰청검사의 지휘에 의하여 심신장애가 회복될 때까지 형의 집행을 정지한다.

② 전항의 규정에 의하여 형의 집행을 정지한 경우에는 검사는 형의 선고를 받은 자를 감호의무자 또는 지방공공단체에 인도하여 병원 기타 적당한 장소에 수용하게 할 수 있다.

③ 형의 집행이 정지된 자는 전항의 처분이 있을 때까지 교도소 또는 구치소에 구치하고 그 기간을 형기에 산입한다.

[참고] 형사소송법 제169조(감정) 법원은 학식경험 있는 자에게 감정을 명할 수 있다.

[참고] 형사소송법 제221조(제3자의 출석요구 등)

① 검사 또는 사법경찰관은 수사에 필요한 때에는 피의자가 아닌 자의 출석을 요구하여 진술을 들을 수 있다. 이 경우 그의 동의를 받아 영상녹화 할 수 있다.

② 검사 또는 사법경찰관은 수사에 필요한 때에는 감정통역 또는 번역을 위촉할 수 있다.

[참고] 형사소송법 제171조(감정보고)

① 감정의 경과와 결과는 감정인으로 하여금 서면으로 제출하게 하여야 한다.

② 감정인이 수인인 때에는 각각 또는 공동으로 제출하게 할 수 있다.

③ 감정의 결과에는 그 판단의 이유를 명시하여야 한다.

④ 필요한 때에는 감정인에게 설명하게 할 수 있다.

[참고] 형사소송법 제172조(법원 외의 감정)

① 법원은 필요한 때에는 감정인으로 하여금 법원 외에서 감정하게 할 수 있다.

③ 피고인의 정신 또는 신체에 관한 감정에 필요한 때에는 법원은 기간을 정하여 병원 기타 적당한 장소에 피고인을 유치하게 할 수 있고 감정이 완료되면 즉시 유치를 해제하여야 한다.

⑤ 제3항의 유치를 함에 있어서 필요한 때에는 법원은 직권 또는 피고인을 수용할 병원 기타 장소의 관리자의 신청에 의하여 사법경찰관리에게 피고인의 간수를 명할 수 있다.

2. 민법상 책임능력

1) 민법에서는 특정 상태에서는 어떤 특정 행위를 수행하는 것을 제한할 수 있다는 일종의 사회적 합의를 반영(대표적으로 미성년자)

2) (금치산/한정치산에 해당하는) 심신상실, 심신박약상태에 대해서 배상책임 면제, 혼인취소/이혼, 계약/유언 제한 등의 민법 조항이 있음

↳ 치산(治産, management of property) : 재산을 관리하고 처분함

[참고] 민법 제9조(한정치산의 선고) 心神이 박약하거나 재산의 낭비로 자기나 가족의 생활을 궁박하게 할 염려가 있는 자에 대하여는 법원은 본인, 배우자, 4촌 이내의 친족, 후견인 또는 검사의 청구에 의하여 한정치산을 선고하여야 한다.

[참고] 민법 제10조(한정치산자의 능력) 제5조 내지 제8조의 규정은 한정치산자에 준용한다.
cf. 민법 제5조(미성년자의 능력) ① 미성년자가 법률행위를 함에는 법정대리인의 동의를 얻어야 한다. 그러나 권리만을 얻거나 의무만을 면하는 행위는 그러하지 아니하다. ② 전항의 규정에 위반한 행위는 취소할 수 있다.

[참고] 민법 제12조(금치산의 선고) 심신상실의 상태에 있는 자에 대하여는 법원은 제9조에 규정한 자의 청구에 의하여 금치산을 선고하여야 한다.

[참고] 민법 제13조(금치산자의 능력) 금치산자의 법률행위는 취소할 수 있다.

[참고] 민법 제754조(심신상실자의 책임능력) 심신상실 중에 타인에게 손해를 가한 자는 배상의 책임이 없다. 그러나 고의 또는 과실로 인하여 심신상실을 초래한 때에는 그러하지 아니하다.

[참고] 민법 제804조(약혼해제의 사유) 당사자의 일방에 다음 각호의 사유가 있는 때에는 상대방은 약혼을 해제할 수 있다.
1. 약혼 후 자격정지이상의 형의 선고를 받은 때
2. 약혼 후 금치산 또는 한정치산의 선고를 받은 때
3. 성병, 불치의 정신병 기타 불치의 악질이 있는 때
4. 약혼 후 타인과 약혼 또는 혼인을 한 때
5. 약혼 후 타인과 간음한 때
6. 약혼 후 1년 이상 그 생사가 불명한 때
7. 정당한 이유 없이 혼인을 거절하거나 그 시기를 지연하는 때
8. 기타 중대한 사유가 있는 때

[참고] 민법 제816조(혼인취소의 사유) 혼인은 다음 각 호의 어느 하나의 경우에는 법원에 그 취소를 청구할 수 있다.
1. (만 18세 미만, 미성년자나 금치산자에서 부모/후견인/친족회의 동의가 없을 경우, 근친혼, 중혼일 경우 취소 가능)
2. 혼인 당시 당사자일방에 부부생활을 계속할 수 없는 악질 기타 중대 사유 있음을 알지 못한 때
3. 사기 또는 강박으로 인하여 혼인의 의사표시를 한 때

[참고] 민법 제822조(악질 등 사유에 의한 혼인취소청구권의 소멸) 제816조제2호의 규정에 해당하는 사유 있는 혼인은 상대방이 그 사유 있음을 안 날로부터 6월을 경과한 때에는 그 취소를 청구하지 못한다.

13.3 환자의 입/퇴원 절차와 정신보건법

1. 정신보건법상 정신과 입원의 종류

1) 자의입원 : 환자 자신이 원하는 경우
2) 보호의무자에 의한 입원 : 보호자 동의+정신과 전문의 판단
3) 시장/군수/구청장에 의한 입원 : 시장/군수/구청장 동의+정신과 전문의 판단
4) **응급입원** : 2), 3)이 당장 어려운 상황에서 경찰관 동의+**의사** 판단

2. 입원의 요건 및 입원 기간

	입원결정	퇴원결정	입원기간
자의입원	환자신청시 즉시	환자신청시 즉시	1년 이내, 환자 원하면 연장
보호의무자에 의한 입원	정신과전문의 판단 +보호의무자 2인 동의	환자/보호자 신청(퇴원거부* 가능. 이때는 환자/보호자가 심사청구)	6개월 이내(연장시 심사**)
시장/군수/구청장에 의한 입원 (국공립병원이 원칙)	정신과의사/정신보건전문요원이 요청시 정신과전문의 판단+시장/군수/구청장 동의	환자의 퇴원심사청구	2주 이내(연장시 정신과전문의 2인의 판단)
응급입원	응급상황시 **의사 판단**+경찰관 동의	빠른 시간내 다른 입원으로 전환	72시간 이내

* 정신과 전문의
** 정신보건심의위원회에서 심사

> 보호의무자는 민법상 부양의무자를 말하며 1. 금치산자 및 한정치산자 2. 파산선고를 받고 복권되지 아니한 자 3. 당해 정신질환자를 상대로 한 소송이 계속 중인 자 또는 소송한 사실이 있었던 자와 그 배우자 4. 미성년자 5. 행방불명자는 보호의무자의 자격이 없다.

[참고] 정신보건법 제23조(자의입원)
① 정신질환자는 입원 또는 입소신청서를 제출하고 정신의료기관 등에 자의로 입원가능
② 환자로부터 퇴원신청이 있는 경우에는 기관장은 지체 없이 퇴원시켜야
③ 자의입원 시 1년에 1회 이상 퇴원 등을 할 의사가 있는지 여부를 파악하여 이를 진료기록부에 기재한 후 본인 확인

[참고] 정신보건법 제24조(보호의무자에 의한 입원)
① 보호의무자 2인의 동의(보호의무자가 1인인 경우에는 1인)가 있고 정신과전문의가 입원 등이 필요하다고 판단한 경우에 한하여 입원가능, 보호의무자로부터 보건복지가족부령으로 정하는 입원동의서 및 보호의무자 확인서류 받아야 함
② 정신과전문의는 동의서에 정신질환자가 다음 중 어느 하나에 해당한다는 의견을 기재한 입원권고서 첨부
1. 정신의료기관 등에서 입원 등 치료 또는 요양을 받을 만한 정도 또는 성질의 정신질환에 걸려 있는 경우
2. 환자 자신의 건강 또는 안전이나 타인의 안전을 위하여 입원할 필요가 있는 경우
③ 6개월 이내로 가능. 단 6개월 지난 뒤에도 계속입원 필요하다는 정신과전문의 진단과 보호의무자 동의 시 기관장은 6개월마다 시장군수구청장에게 심사청구
④ 제3항에 따른 심사결과에 따라 퇴원 등의 명령을 받은 때에는 즉시퇴원
⑤ 제1항 및 제3항에 따라 정신질환자를 입원시키거나 입원기간을 연장시킨 때에는 즉시 본인 및 동의서를 제출한 보호의무자에게 그 사유와 제29조에 따른 퇴원심사 등의 청구에 관한 사항을 서면 또는 전자문서로 통지
⑥ 환자 또는 보호의무자가 퇴원신청 시 지체 없이 퇴원. 단 정신과전문의가 정신질환자의 위험성을 고지한 경우에는 기관장이 퇴원거부 가능. 이 경우 환자 또는 보호의무자는 즉시 제27조에 따라 정신보건심의위원회에 이의신청 가능

⑦ 기관장이 퇴원거부 시에는 환자 및 보호의무자에게 거부사유 및 제29조에 따른 퇴원심사 등의 청구에 관한 사항을 서면 또는 전자문서로 통지
⑧ 이의신청 심사결과에 따라 퇴원 등의 명령을 받은 때에는 즉시퇴원
⑨ 제6항에 따라 환자를 퇴원시킨 때에는 보호의무자에게 그 사실을 서면 또는 전자문서로 통지

[참고] 정신보건법 제25조(시장군수구청장에 의한 입원)
① 정신질환으로 자/타해 위험 의심자를 발견한 정신과전문의/정신보건전문요원은 시장군수구청장에게 진단, 보호신청
② 1항을 신청 받은 시장군수구청장은 즉시 정신과전문의에게 이에 대한 진단을 의뢰
③ 정신과전문의가 제2항의 정신질환자로 의심되는 자에 대해 자/타해 위험으로 증상의 정확한 진단이 필요하다고 인정하면 시장군수구청장이 국가나 지방자치단체가 설치 또는 운영하는 정신의료기관/종합병원에 2주 이내로 입원시킴
④ 제3항의 규정에 의한 자신 또는 타인을 해할 위험의 기준은(보건복지부고시 제97~18호)
⑤ 입원시 시장·군수·구청장은 보호의무자 또는 보호를 하고 있는 자에게 입원사유입원기간 및 장소를 서면/전자문서 통지
⑥ 2주간 진단결과 계속입원이 필요하다는 2인 이상의 정신과전문의의 소견 일치시 국가나 지방자치단체가 설치 또는 운영하는 정신의료기관에 입원치료를 의뢰가능(관할구역에 없으면 그 외의 정신의료기관도 가능)
⑦ 삭제 〈2000.1.12〉
⑧ 시장·군수·구청장이 제6항의 규정에 의한 입원의뢰 시 당해 정신질환자 및 보호의무자 또는 보호를 하고 있는 자에게 계속입원의 필요사유 및 기간과 퇴원심사청구에 관한 사항을 지체 없이 서면 또는 전자문서로 통지

[참고] 정신보건법 제26조(응급입원)
① 정신질환자로 추정되는 자로서 자해/타해 위험이 큰 자에 대해 상황이 급박하여 23~25조에 의한 입원이 불가능시 의사와 경찰관의 동의로 응급입원 의뢰가능
② 이에 동의한 경찰관 또는 소방기본법 제35조의 규정에 따른 구급대원이 정신의료기관까지 당해인을 호송
③ 72시간의 범위 내에서 응급입원 가능
④ 계속입원이 필요하면 23~25조에 의한 입원
⑤ 정신과전문의의 진단결과 계속입원이 필요 없으면 즉시퇴원
⑥ 정신의료기관의 장은 제3항에 따른 응급입원을 시킨 때에는 보호의무자 또는 보호를 하고 있는 자에 대하여 입원사유기간 및 장소를 즉시 서면 또는 전자문서로 통지

13.4 기타 환자의 기본권 제약과 정신보건법

1. 행동제한

의료적으로 꼭 필요한 경우에 한하여 통신, 면회, 종교, 학문/예술 및 사생활을 제한 가능

[참고] 정신보건법 제45조(행동제한의 금지)
① 정신의료기관 등의 장은 정신질환자에 대하여 의료를 위하여 필요한 경우에 한하여 통신의 자유, 면회의 자유 기타 대통령령[시행령 20조]이 정하는 행동의 자유를 제한할 수 있다.
② 단, 최소한의 범위 안에서 이를 행하여야 하며 그 이유를 진료기록부에 기재
정신보건법 시행령 제20조(제한할 수 있는 기타 행동의 자유의 범위)
1. 종교행사의 자유, 종교적 집회·결사의 자유 및 선교의 자유

2. 학문·예술의 자유
3. 사생활의 자유를 제한 가능
단 진료행위에 지장이 없고 타인에게 해를 주지 않는 경우에는 불가능함

2. 격리, 강박

의료적으로 꼭 필요한 경우에 한하여 가능

[참고] 정신보건법 제46조(환자의 격리제한)

① 환자를 격리시키거나 묶는 등의 신체적 제한을 가하는 것은 환자의 증상으로 보아서 본인 또는 주변사람이 위험에 이를 가능성이 현저히 높고 신체적 제한 외의 방법으로 그 위험을 회피하는 것이 뚜렷하게 곤란하다고 판단되는 경우에 그 위험을 최소한으로 줄이고, 환자 본인의 치료 또는 보호를 도모하는 목적으로 행하여져야 한다. 이 경우 격리는 당해 시설 안에서 행하여져야 한다.

② 정신의료기관 등의 장이나 종사자가 제1항에 따라 환자를 격리시키거나 묶는 등의 신체적 제한을 가하는 경우에는 정신과전문의의 지시에 따라야 하며 이를 진료기록부에 기재하여야 한다.
정신보건법 시행령 제 11조의 3(기록의 작성, 보존) ① 5,6
(격리, 강박을 하는, 또는 통신, 면회를 제한하는)
1. 사유와 내용
2. 환자의 병명, 증상
3. 지시자 및 수행자
4. 개시, 종료시간

3. 기타 치료

1) 특수치료

전기경련요법 등의 일부 치료는 2인 이상의 전문의를 포함한 협의체에서 결정한 뒤 환자/보호자 동의하에 시행

[참고] 정신보건법 제44조(특수치료의 제한)

① 정신질환자에 대한 전기충격요법, 인슐린혼수요법, 마취하최면요법, 정신외과요법, 기타 대통령령 [시행령 19조 : 신체일부절제술, 혐오자극법]이 정하는 특수치료행위는 당해 정신의료기관이 구성하는 협의체에서 결정하되 본인 또는 보호의무자에게의 정보제공 및 그 동의가 필요

② 제1항의 협의체는 2인 이상의 정신과전문의와 대통령령[시행령 19조]이 정하는 정신보건에 관한 전문지식과 경험을 가진 자로 구성

2) 작업요법

치료적 목적으로 제한되며 노동력 착취가 되지 않도록 하고, 작업으로 인해 발생한 수익은 환자에게 지급하여야 함

[참고] 정신보건법 제46조의2(입원환자 등에 대한 작업요법)

① 정신의료기관 등의 장은 입원환자의 치료 또는 입소자의 사회복귀 등에 도움이 된다고 판단되는 경우에는 입원환자나 입소자의 건강상태와 위험성을 고려하여 입원환자나 입소자의 건강을 해치지 아니하는 범위 내에서 공예품 만들기 등의 단순 작업을 시킬 수 있다.

② 제1항의 작업은 대상자 본인의 신청이 있거나 동의가 있는 경우에 한하여 실시하여야 하고, 정신과전문의가 지시하는 방법에 따라 실시하여야 한다. 다만, 정신요양시설의 경우에는 정신과전문의의 지도를 받아 정신보건전문요원이 작업의 구체적인 방법을 지시할 수 있다.

③ 진료기록부 또는 작업치료일지에 그 내용을 기록

④ 구체적인 사항은 다음 시행규칙(보건복지가족부령)에 따름

[참고] 정신보건법 시행규칙 제23조의2(입원환자에 대한 작업요법)

① 일 6시간, 주 30시간(외부작업 시 일 8시간, 주 40시간)이내, 필요한 시설을 갖춘 장소에서

② 본인의 신청 또는 동의를 받아 정신과전문의의 지도에 따라, 전문요원 또는 작업치료사를 두고, 안전한 환경에서, 가위/칼 등의 위험물품은 주의해 관리

③ 수입은 원자재 구입비용 등 작업에 든 실비를 제외한 금액을 해당 입원환자에게 각 개인별 예금 계좌를 통하여 지급

각론

PACIFIC

PSYCHIATRY

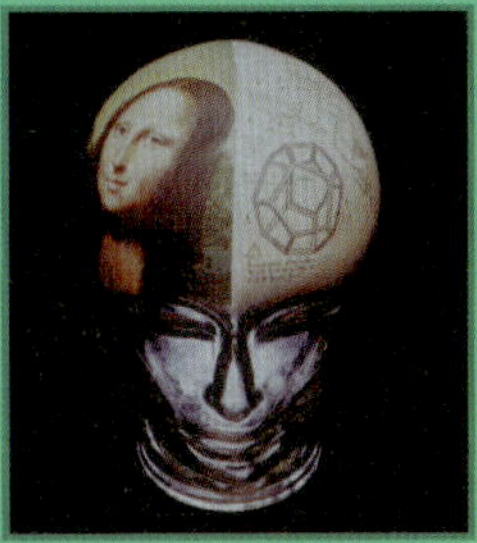

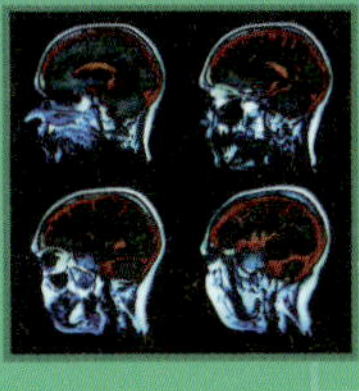

PACIFIC BOOKS

Psychiatry

1 기분장애

Mood Disorders

- 정상적인 기분변화와 병적인 기분변화, 삽화와 장애의 차이, 각 기분장애의 구별의 숙지
- 각 기분장애별 진단, 치료, 예후의 차이점을 숙지

1.1 개념 및 용어 의대실습 의대시험

1. 기분(Mood)

1) 사람이 **내적으로 경험하는** 전반적이고 지속적인 감정의 톤(pervasive and sustained feeling tone)

   cf. 정동(Affect) : **외적으로 관찰되는** 기분의 표현

2) 정상인의 경우 다양한 범위의 기분을 경험하고 표현하나 대체로 이를 통제 가능
3) 비정상적 기분 : 특별히 즐거워하거나 슬퍼해야 할 일이 없는데도 장시간 자신의 생활에 지장을 줄 만큼 부적절하게 기분이 들떠있거나, 우울해 있는 경우

> ↳ 임의적인 진단의 남발을 막기 위해 DSM-IV-TR에서는 각 기분삽화를 진단하는 데 최소한의 기간을 명시함

2. 기분장애

> ↳ DSM-IV부터 정동장애(Affective disorder)에서 기분장애로 명칭이 바뀜. ICD-10에서는 Mood [Affective] disorder(기분[정동]장애)로 두 용어를 병기

1) 정상적으로 기분을 경험하거나 표현하지 못하는 상태가 문제의 핵심인 질환
2) 주요우울장애(Major depressive disorder), 양극성 장애(Bipolar disorder) 등이 대표적

3. 기분삽화(mood episode)

특정 기간 동안에 국한되어 나타나는, 기분변화의 주도하에 나타나는 전반적인 정신기능의 변화

1) 삽화라는 용어는 다음과 같은 의미가 내포되어 있음

(1) 증상이 나타날 때와 나타나지 않을 때가 뚜렷하게 구분

(2) 자연적인 증상 소멸이 가능

(3) 삽화기간 중에는 증상이 거의 매일, 거의 하루 종일 나타남(병적인 상태와 정상을 구별짓는 중요한 특징)

★삽화적(episodic)이라는 용어를 쓰는 경우도 종종 있는데, '삽화적' 역시 질병의 경과 중 증상이 있는 시기와 없는 시기가 비교적 뚜렷한 경우 사용하는 용어임. Dysthymia는 약간 예외이지만 이외의 대부분의 기분장애는 이런 면에서 episodic nature를 갖는다.

2) DSM-IV-TR에서의 기분 삽화 종류

(1) 주요우울삽화(major depressive episode)

(2) 조증 삽화(manic episode)

(3) 혼재성 삽화(혼합 삽화, mixed episode)

(4) 경조증 삽화(hypomanic episode)

↳ 경조증 삽화처럼, major depressive episode보다 가벼운 우울삽화를 경도 우울 삽화(minor depressive episode)라고 부르는 일이 있으나 공식 명칭은 아님

4. 기분장애에 대한 DSM-IV 분류 체계

우울 장애(Depressive disorders)	양극성 장애(Bipolar disorders)
주요우울장애(Major depressive disorder) 기분부전장애(Dysthymic disorder	양극성 장애 Ⅰ형(Bipolar Ⅰ disorder)) 양극성 장애 Ⅱ형(Bipolar Ⅱ disorder) 기분순환장애(Cyclothymia)

기분 장애의 분류는 우울 및 조증 삽화의 조합에 근거함

(1) 주요우울 장애 : 조증, 경조증, 혹은 혼재성 삽화 없이 주요 우울 삽화만 나타나는 경우

(2) 기분부전장애 : 경미한 우울증상이 지속되는 경우

(3) 양극성 장애 Ⅰ형 : 일생동안 한번이라도 조증 삽화를 경험하게 되는 경우

(4) 양극성 장애 Ⅱ형 : 주요우울삽화와 경조증이 나타나는 경우

(5) 기분순환장애 : 경조증과 경미한 우울증상이 반복되는 경우
이외에도 기분장애의 감별진단시 일반신체질환에 의한 기분장애(각론 18장), 물질관련 기분장애(각론 16장)를 염두에 두어야 함

삽화 \ 장애		우울성 장애		양극성장애		
		주요 우울장애	기분 저하증	양극성장애 Ⅰ형	양극성장애 Ⅱ형	순환성 기분장애
우울	주요 우울삽화	○	×	±	○	×
	주요우울삽화에 못 미치는 우울 증상	±	○		±	○
조증	조증삽화 또는 혼합삽화	×		○	×	×
	경조증삽화			±	○	○

1.2 주요우울장애(Major depressive disorder)

1. 개념

조증, 경조증, 혹은 혼재성 삽화 없이 주요 우울 삽화만 일회 혹은 반복적으로 나타나는 기분장애

▶ **공식적인 분류에는 사용되고 있지 않지만 기분장애의 개념이 발전해 오면서 등장하여 아직 임상에서 통용되는 우울증 관련 용어들**

1) 주요우울증(major depression) : 우울증이 상대적으로 심하게 나타나는 경우
   경도우울증(minor depression) : 우울증이 상대적으로 경미한 경우
2) 내인성 우울증(endogenous depression) : 외부요인 혹은 스트레스 없이 발생한 경우
   반응성 우울증(reactive depression) : 심리사회적 스트레스로 우울증이 유발된 것
3) 정신병적 우울증(psychotic depression) : 현실검증력이 와해될 정도로 심한 증상, 또는 환각, 망상 동반 ↔ 신경증적 우울증(neurotic depression)
4) 이차성 우울증(secondary depression) : 신체질환이나 다른 정신장애에 의하여 발생한 경우(DSM-IV-TR의 mood disorder d/t general medical condition, substance induced mood disorder) ↔ 일차성 우울증(primary depression)
5) 계절성 우울증(seasonal depression) : 특정계절에 발생하고 특정 계절에 호전되는 경우
6) 갱년기 우울증(involutional depression) : 초조, 불면, 절망, 후회를 주로 보이며 갱년기에 초발 : DSM-IV-TR에서는 주요우울장애로 봄

2. 역학

1) 평생 유병률

(1) 미국 : 여자 10～25%, 남자 5～10%

(2) 한국 : 3～5%

2) 여자가 남자보다 2배 정도 많이 발생

3. 원인

1) 유전

우울장애 자체보다는 우울한 경향(predisposition)이나 취약성(susceptibility)이 유전되는 것으로 봄

(1) 일란성 쌍둥이의 주요우울장애 일치율 : 50%

(2) 이란성 쌍둥이의 주요우울장애 일치율 : 10~20%

↳ 일란성 쌍둥이에서의 일치율 : 양극성 장애 > 주요우울장애 및 정신분열병

[참고] 특정 단일 염색체 또는 유전자 이상이 우울장애의 원인이라고 보기는 어렵다.

2) 신경생화학적 : **노르에피네프린과 세로토닌**의 두 가지 단가아민이 중요

(1) 노르에피네프린계 활성의 저하 및 조절이상이 우울증상과 연관

(2) 세로토닌계 활성의 저하를 일으키면 우울증상 유발, 대부분의 항우울제가 최종적으로 뇌내 세로토닌 농도를 증가시킴

[참고] 세로토닌의 전구물질인 트립토판의 섭취량이 세로토닌 대사에서 rate-limiting function을 하므로, 식사에서 트립토판을 제거하면 짜증과 배고픔을 느낄 수 있음

3) 내분비 이상

(1) 시상하부-뇌하수체-부신피질 축(hypothalamic-pituitary-adrenal axis)

① HPA 축의 활성도 증가로 cortisol의 분비가 증가

[참고] HPA축의 활성화는 포유동물의 스트레스에 대한 반응의 전형이며, 만성 스트레스와 우울장애의 연관성을 시사함. 우울장애 외래환자의 20~40%, 입원환자의 40~60%에서 HPA 활성도의 증가를 보이는 것으로 알려져 있음

② **Dexamethasone nonsuppression** : Dexamethasone을 투여하면 정상인에서는 cortisol 분비가 억제되는데 이러한 현상이 우울증 환자에서는 관찰되지 않는다.

(2) 갑상선 기능 : 우울장애 환자 1/3에서 **TRH에 대한 TSH의 반응이 저하됨**
갑상선 기능 저하시 항우울제에 의한 치료 효과도 제한적

(3) 성장호르몬 : 수면에 의한 성장 호르몬 분비 증가가 안 보이는 경우가 있음

4) 수면 및 생체 리듬 장애

(1) **수면다원검사상 우울장애의 특징적 소견** KMLE 전문의

① **총수면시간 ↓**

② **서파수면 ↓**

③ **REM 잠복기(잠들기 시작하여 첫 REM 수면이 나타날 때까지의 시간) ↓**

④ **REM수면 증가**

[참고] REM 수면을 억제하는 데 raphe nuclei에서 기시하는 세로토닌성 뉴런이 관여하기 때문임

(2) 수면박탈이 일시적으로 우울증상을 호전, 일부 환자에서 광치료가 효과적

(3) 위상전진(phase advance)[또는 seasonal affective disorder에서는 위상지연(phase advance)]과의 연관성

5) 신경해부학적 이상과 뇌영상학적 소견

변연계(libmbic system), 기저핵(basal ganglia), 시상하부(hypothalamus) 등을 연결하는 회로의 이상과 관련될 것으로 생각

▶ **우울장애에서 구조적/기능적 뇌영상 소견** 전문의

1) 가장 일관된 구조적 이상 : MRI상 periventricular region, 기저핵 및 시상의 비정상적인 hyperintensity

2) 가장 일관된 기능적 이상 : PET상 전두엽 대사의 저하(특히 좌측 전두엽)

3) 항우울제 치료시 기능적 이상소견이 일부 정상화됨

6) 사회심리학적 요인

(1) 스트레스

① 특히 첫 번째 삽화의 경우 이전의 삽화보다 스트레스 요인과의 연관성이 큼

② 11세 이전의 부모 사망, 배우자의 사망, 실직 등에 의해 우울장애 risk 증가

(2) 정신역동

① Karl Abraham : 자기 자신을 향한 분노와 공격성

② Melanie Klein : 사랑하는 사람에 대한 분노와 공격성

③ Heinz Kohut : 성장기에 자존심과 자기긍정성이 충족되지 못한 결과

④ John Bowlby : 영유아기 애착형성에 문제가 있거나 부모와의 분리(separation)로 상처를 받았을 때, 나중에 상실을 경험할 경우 우울장애가 발생

(3) 성격 특성

강박성/완벽주의적, 히스테리성, 경계성 성격이 취약

[참고] 자기애성 성격에서도 우울장애가 흔한 편임

cf. 투사(projection) 등의 외향화 방어기제를 쓰는 반사회성, 편집성 성격의 경우 상대적으로 우울장애 위험이 낮음

★하지만 정신분열병 환자들도 회복기에 우울삽화를 겪는 경우가 꽤 있는데(postpsychotic depressive disorder of schizophrenia) 이때는 자살위험이 높으므로 특히 주의해야 함

(4) 인지이론(cognitive theory) – 아론 벡(Aaron Beck)

① cognitive triad : 자신, 세상, 미래에 대한 인지적인 믿음

② 우울장애의 cognitive triad = 우울유발도식(depressongenic scheme) 의대시험

- **자신에 대한 비관**
- **세상을 자신을 못살게 굴거나 요구만 하는 대상으로 부정적으로 인식**
- **미래가 고통과 실패뿐일 것이라고 생각**
- 인지치료는 이러한 우울유발도식을 체계적인 방법으로 교정하는 기법

(5) 행동이론(behavioral theory)

학습된 무력감(learned helplessness) : 실험동물이 회피할 수 없는 환경을 만들고 혐오자극을 가하면 처음에는 그 자극에서 벗어나려 하다 시간이 지나면 상황에서 벗어나려는 노력을 포기하게 되는 것. 사람의 우울증 형성도 비슷하다고 설명

4. 우울삽화의 임상양상 및 진찰소견(정신상태검사)

1) 기분 : 대부분 스스로 우울하다고 표현

(1) 대신 매사에 재미, 흥미, 관심, 의욕, 동기를 잃었다고 표현하기도 함

(2) 아침 눈 뜨고나서 심하고 오후로 갈수록 덜함(특히 멜랑콜리아 양상에서)

2) 사고내용

(1) 비망상적 반추사고(nondelusional rumination) : 우울한 내용

① 과거의 안 좋은 일에 대해 반복적으로 떠올리며 후회, 자책 또는 원망

② 자신감이 없어지고 자신이 쓸모없는 인간이라고 생각

③ 미래에 대한 비관 또는 지나친 걱정

(2) 자살사고

우울장애 환자의 2/3에서 자살사고 존재, 10～15%는 실제로 자살을 시도

(3) 망상 : 우울한 내용이 많지만 그렇지 않은 경우도 있을 수 있음

① 피해망상 : 주변사람들이 비웃거나 놀린다고 생각

② 건강염려증 : 자신이 몹쓸 병에 걸렸다고 생각

③ 신체망상 : 신체적 이상이 있다고 생각

④ 빈곤망상 : 사실과는 다르게 가진 것이 없고 곧 망할 것이라고 믿음

⑤ 허무망상 : 이 세상에 가치 있는 것은 아무것도 없다고 생각

▶ 정신병적 양상(psychotic feature)을 동반한 우울장애와 그렇지 않은 우울장애

정신병적 양상은 보다 넓은 의미로 중대한 현실검증력의 장애를 보이는 경우, 좁은 의미로는 망상이나 환각의 특정 정신병적 증상을 보이는 경우로 쓰이는데, DSM-IV-TR에 따라 진단할 때 MDD, single episode, severe with psychotic features로 진단할 때는 망상이나 환각을 동반한다는 좁은 의미로 쓰임

[참고] 두드러진 망상이나 환각 없이도, 지나치게 퇴행된 경우, 예를 들어 전혀 씻지 않고, 함구증(mutism)을 보이며 심지어 대소변을 자리에 누워서 보고도 가만히 있는 경우 psychotic depression이라고 기술하는 경우가 있을 수 있는데, 이런 경우에는 psychotic features보다는 현행 진단체계 내에서는 catatonic feature로 기술하는 것이 보다 바람직함

3) 언어 및 사고형태/사고과정

(1) 목소리가 작고 말의 속도가 느림. 질문에 한참 있다가 대답, 단답형 대답

(2) 사고의 속도가 느려지고 머리 회전이 제대로 되지 않음

(3) 일부에서 사고두절(thought blocking) 및 사고내용 부족(poverty of content)

4) 인지기능

(1) 기억력, 집중력, 이해력의 저하

(2) **특히 노인환자의 경우 치매 등의 인지기능장애와의 감별 필요**

5) 지각장애

(1) 이인증(depersonalization) 혹은 비현실감(derealization)이 흔함

(2) 착각(illusion), 환각(hallucination)도 있을 수 있음

6) 신체증상

(1) 몸에 기운이 없고 **항상 피곤함**

(2) 팔다리가 납처럼 무겁고 움직이기 어려움(leaden paralysis) : 주로 비전형적 양상

(3) 자율신경계 증상, 두통, **소화불량**, 관절통 등을 호소

7) 수면과 식욕, 성욕 KMLE

(1) **수면**

① **잠들기 힘들며(initial insomnia), 중간에 자주 깨고(middle insomnia), 새벽에 일찍 깨어 다시 잠들지 못하는(terminal insomnia) 양상 모두가 가능**

② **terminal insomnia가 대표적**(특히 melancholic feature)

③ atypical feature에서는 수면과다(hypersomnia)를 보임

★ insomnia와 hypersomnia 둘 다 나타날 수 있음. 뒤의 특정 양상에 다시 나오지만 멜랑콜리아 양상과 비전형 양상의 차이인데 두 양상에는 다소 병태생리의 차이가 있으리라 추정됨. 공통적으로 피로감 및 기력의 감소를 보임(약 97%)
★ 조증이나 경조증 삽화에서도 수면량의 감소를 볼 수 있지만 이들의 수면 욕구는 감소되어 있음(decreased sleep need). 못 자도 괴로운 insomnia와 구별지어 안 자도 불편하지 않은 수면량 감소는 hyposomnia라고도 함

(2) 식욕

① 식욕 감퇴, 식사량 감소 및 체중 감소(특히 melancholic feature)

↳ anorexia nervosa 등의 식사장애와 우울장애를 감별해야 할 때가 있는데, 식사장애에서는 신체상의 왜곡(자신이 말랐음에도 불구하고 뚱뚱하다고 느낌)이 특징적이며, 식욕은 유지되는데도 식사를 거부하는 것이 특징적

② atypical feature에서는 식욕 및 체중의 증가를 보임

(3) 성욕

성욕감퇴, 성생활 회피, 성기능 장애, 성교통

▶ **생장 증상(vegetative symptom)**

수면 및 식욕, 성욕 등의 증상을 통틀어 vegetative symptom이라고 함. 생장증상들, 특히 수면의 경우 객관적으로 관찰이 가능하고, 정량이 가능하며, 또한 증상 호전시 가장 빨리 호전되기 때문에 경과 평가에 있어서 중요한 marker가 된다. 참고로 비전형 양상의 우울삽화에서 수면이나 식욕이 증가되는 양상은 reversed vegetative symptom이라 표현

8) 행동, 태도 및 외양

(1) 재미, 흥미, 관심, 의욕, 동기의 저하

(2) 정신운동지체 또는 정신운동초조

↳ 정신운동지체가 심하면 우울성 혼미(depressive stupor) 또는 긴장형 양상(catatonic feature)로 나타남

9) 멜랑콜리아 양상 vs. 비전형 양상

	멜랑콜리아 양상 (melancholic feature)	비전형 양상 KMLE (atypical feature)
특징적 양상	거의 모든 활동에서 즐거움의 소실 기분반응성의 소실	기분반응성의 유지
부가적 양상	**체중, 식욕감소/아침에 일찍 깸** **현저한 정신운동지체 또는 정신운동초조** **지나친 죄책감, 아침에 심한 우울감**	**체중, 식욕증가/수면과다** 팔다리가 납처럼 무거움(leaden paralysis) **타인의 비판이나 거부에 심하게 민감**
의의	내인성 우울증에서 흔함 내분비, 자율신경계 이상 동반	계절성, 양극성 우울증에서 흔함 불안장애, 신체화장애, 물질남용 동반

↳ 기분반응성(mood reactivity) : 우울삽화 중에라도 즐겁거나 좋은 일이 있을 때 잠깐이라도 기분이 밝아졌다가 다시 우울해지면 기분반응성이 있다고 본다.
↳ 비전형 양상은 기분부전장애에서도 나타날 수 있지만, 멜랑콜리아 양상은 주요우울장애에서만 보임

5. 진단

주요우울장애의 DSM-IV-TR 진단기준(요약)

	단일 삽화 주요우울장애	재발성 주요우울장애
A.	1회의 주요우울삽화	2회 이상의 주요우울삽화 (2개월 이상의 간격으로 구별되는)
B.	분열정동장애, 정신분열병/정신분열형장애, 망상장애, 기타 정신병적 장애 배제	
C.	조증/경조증 삽화 및 혼재성 삽화를 겪은 적이 없어야 함	

* 2년 이상 지속되는 주요우울장애를 "만성 주요우울장애"라고 함

주요우울삽화의 DSM-IV-TR 진단기준(요약)

A.	(1)~(9) 중 5가지 이상이 2주 이상 거의 매일 지속되는 평상시와 확연히 다른 상태. (1), (2) 중 한 가지는 반드시 있어야 함 (1) 하루의 대부분동안 우울한 기분(소아/청소년에서는 짜증) (2) 대부분의 활동에서 흥미/쾌감의 저하 (3) 현저한 체중의 감소나 증가, 또는 식욕의 감소나 증가 (4) 불면 또는 수면과다 (5) 정신운동성 초조 또는 지체 (6) 피로/기력저하 (7) 무가치감 또는 지나친 죄책감 (8) 사고력, 집중력 저하 또는 우유부단함 (9) 반복적 자살사고, 자살계획 또는 자살시도
C.	현저한 기능장해 또는 고통
B./D./E.	배제진단 - B : 혼재성 삽화, D : 물질/신체질환, E : 사별

6. 감별진단

▶ 주요우울장애를 진단하기 전에 확인해야 할 것들
1) 주요우울삽화에 합당한 증상을 보이는가?
2) 뇌신경계 또는 전신의 기질성 질환에 의한 우울삽화는 아닌가?
3) 약물에 의해 유발된 우울삽화는 아닌가?
4) 우울삽화를 보일 수 있는 주요우울장애 외의 다른 정신질환 / 사회심리적 상황은 아닌가?
5) 우울증상을 부차적으로 가지는 타 정신장애는 아닌가?

1) 뇌신경계 질환

(1) **알츠하이머병에 의한 치매**

↳ 우울장애의 인지기능저하와 치매의 인지기능저하의 자세한 감별점은 각론 17장을 참고

(2) **파킨슨병**
(3) 측두엽 간질(특히 우측 병변)
(4) 뇌혈관 질환 및 뇌종양 등

2) 전신질환

(1) 내분비계 : 특히 갑상선 및 부신질환
(2) 감염질환 : AIDS, infectious mononucleosis, viral pneumonia 등

3) 우울증상을 유발할 수 있는 약물

↳ "항우울제 빼고 모든 약"이 우울증상을 유발할 가능성이 있다고 기억해 둔다.

(1) 정신과 약물 : 항정신병약물, 인지기능개선제, 진정/수면제 등
(2) 기타 : 항암제, 항생제, 소염진통제, 호르몬제, 심혈관계 제제 등

4) 정상애도 반응(uncomplicated bereavement)

(1) 통상 사별 2개월 이내의 우울증상만으로는 주요우울장애를 진단하지 않음
(2) 정상애도반응보다 주요우울장애를 시사하는 소견(DSM-IV-TR) KMLE

① **과도한 죄책감**
② **심한 자살사고**
③ **무가치감에 대한 집착**
④ **심한 정신운동지체**
⑤ **심한 사회적, 직업적 기능저하**
⑥ **망상, 환각 등의 정신병적 증상**

↳ 한편 ① 자신이 무엇인가를 하거나 하지 않아서 망자가 죽은 것만 같다는 죄책감 ② 적극적 자살의사가 아닌, 망자 없이 사느니 차라리 따라 죽는 게 나을 뻔 했겠다는 생각 ⑥ 망자의 모습이나 목소리를 보고 듣는 일시적 환각이나 착각은 정상애도반응의 범주로 취급

5) 다른 정신과적 질환

(1) 양극성 장애 1형/2형 : 과거력상 경조증/조증/혼합삽화가 존재

(2) 정신분열병 및 분열정동장애 : 우울삽화의 기간 이외에도 정신병적 증상이 존재

> ↳ 이상의 질환들은 정의상 주요우울삽화를 동반할 수 있고, 단면적(cross-sectional)한 임상양상으로는 주요우울장애와 구별이 불가능하며 경과를 종합적으로 파악해야만 감별 가능함

(3) 불안장애, 신체형장애, 식사장애 등과도 감별

7. 치료

> ↳ 치료의 목표 : 환자의 안전, 증상 경감, 향후 재발 방지

1) 입원치료 vs. 외래치료

입원치료	외래치료
자살기도/높은 자살위험(가장 명확한 적응증) 병식/판단력 부족, 치료 거부, 정신병적 증상 신체증상(불면, 체중감소 등)이 심할 때	이러한 양상이 없거나 미미할 때
돌볼 사람이나 지지체계의 부족	지지체계가 충분하고 자주 방문 가능시

* 약물 조절이 까다롭거나 신체질환 동반시도 입원 고려 가능

2) 약물치료

(1) 우울장애 약물치료의 일반적 원칙

대상	주요우울장애의 경우 대부분이 약물치료의 대상임 신체질환/약물에 의한 우울증상, 양극성 장애* 감별 필요	* 양극성장애 치료원칙 참고
주 치료제	항우울제	효과는 대체로 비슷 대개 부작용에 따라 선택
보조치료제	항정신병약물	정신병적 양상
	항불안제 및 수면제	초기부작용시 또는 빠른 효과 목표시
	갑상선호르몬, 리튬 등	항우울제 단독으로 효과 부족시
투여목표	증상의 단순한 감소(reduction)가 아닌 관해(remission)를 목표로 충분 용량, 충분 기간 투여	불만족스러운 치료효과의 가장 주된 요인은 기간/용량 부족
효과	충분용량/기간 투여시 환자의 2/3에서 최초 약물로 효과 2~3주부터 효과 시작, 4~6주 이후 최대 효과 도달	
유지치료	통상 최소한 6개월 이상	만성, 재발성 : 수년 이상 장기치료 고려
치료효과가 없을 때	순응도(compliance)확인 및 가능할 경우 혈중약물농도 측정 항우울제 교체/증량/병합 또는 보조치료제 추가 고려	

(2) 항우울제의 계열별 비교

계열	약물	장점	부작용 및 단점
SSRI	fluoxetine, paroxetine, sertraline, fluvoxamine, citalopram, es-citalopram	효과도 떨어지지 않으면서 대체로 안전	불면, 초조, 초기체중감소(장기복용시는 증가) 소화기계 불편감, 성기능 장애
SNRI	venlafaxine, milnacipran	대체로 안전 SSRI보다 다소 강력	SSRI와 유사한 부작용 고용량에서 고혈압 위험
SARI	trazodone, nefazodone	수면촉진 및 수면구조 개선	sedation, 지속발기증
NDRI	bupropion	성기능장애, 조증유발 없음	식욕부진, 불면
NaSSA	mirtazapine	성기능장애 없음 진정 및 수면촉진	항콜린성 부작용, sedation, 체중증가
TCA	phenelzine, isocarboxazid	항우울효과 우수	항콜린성 부작용 심장독성, 기립성 저혈압
MAOI	moclobemide	항우울효과 우수	Tyramine관련 고혈압 위기
기타 : NRI(reboxetine), SRE(tianeptine) 등			

* 구형 약물(TCA, MAOI)과 신형 약물(나머지 모두)을 비교해 보았을 때 신형 약물의 장점은 효과의 개선이 아닌 부작용의 개선

(3) 환자 및 보호자 교육

① 우울증의 생물학적 요인과 약물치료의 효과에 대해 충분히 설명

② 항우울제에는 의존성이 없으며 장기복용시 위험도 거의 없음을 설명

③ 효과가 나타나는 데 수주의 시간이 필요

④ 효과가 나타나기 전에도 부작용이 나올 수 있음

- 흔한 부작용 및 대처법 설명
- 대개의 초기부작용은 곧 적응되어 호전됨도 설명

3) 기타 생물학적 치료

(1) **전기경련요법(electroconvulsive therapy, ECT)**

① 장점 : 빠르고(수일~1, 2주) 강력한(어떤 약물치료보다 동등하거나 그 이상) 효과

② 단점 : 전신마취 부담, 심리적 거부감

③ 적응증

- 높은 자살위험
- 신체쇠약 심할 때
- 빠른 효과가 필요할 때

- 약물 사용이 어려운 경우 예) 1st trimester

↳ 절대적 금기는 없음

(2) 광치료 : 특히 계절성 우울증에서 효과적(중증일 경우 약물치료 병행)

4) 심리사회적 치료

우울장애에서 약물치료와 심리사회적 치료의 개략적 효과

(1) 경증 또는 회복기 : 심리치료+약물치료>약물치료≥심리치료

(2) 중증 또는 급성기 : 심리치료+약물치료≥약물치료>>심리치료

	역동정신치료 psychodynamic psychotherapy	인지치료/행동치료 cognitive/behavioral therapy	대인관계치료 interpersonal therapy
초점	소아기 상실 경험 만성적 공허감/자존심저하	명백한 인지왜곡/문제행동	의사소통 및 사회성
전제조건	병식 필요	정상적 인지기능, 논리적 사고	역할갈등이나 역할변화
한계	장기치료 필요 정량적 효과 검증 어려움 일시적 증상악화 가능	증상 및 갈등의 개인차 미반영 특정 주제에 치우침 환자의 역할이 수동적	결혼, 가족문제 등 특정 주제에 치우침 의존성 강화 위험
효과	경도 내지 중등도의 우울증에서는 대체로 약물치료와 비슷한 정도의 효과		

8. 경과 및 예후

1) 경과

(1) 재발률 : 80~90%

(2) 평균 재발횟수 : 5~6회

(3) **치료하지 않은 우울삽화의 지속기간 : 6~12개월(치료시 평균 3개월)**

↳ 이 때문에 최소 약물치료를 6개월 이상 지속하는 것이 원칙. 발병 3개월 이내에 약물투여를 중단하였을 경우 거의 100%에서 증상이 재발한다.

(4) 양극성 장애로 이행 : 5~10%

2) 예후

(1) 대부분의 우울삽화는 완전 회복
일부는 경도의 우울 증상이 남아 만성화되거나 반복적 재발

(2) 나쁜 예후

① early onset

② 기분부전장애 동반(double depression)

③ 다른 정신 장애 공존

④ 많은 재발횟수

⑤ 남성

(3) 10~15%가 자살 시도(특히 **회복기에 위험**)

↳ 증상이 가장 심할 때보다 회복기에 자살 위험성이 증가하는데 이는 우울증상 중 무기력이 먼저 좋아지고 우울한 기분 및 우울한 내용의 사고는 나중에 좋아지는 경향 때문

1.3 기분부전장애(기분저하증, dysthymia)

1. 개념 : 만성적으로 경도의 우울 증상이 지속되는 상태

↳ "기억할 수 있는 한 어린 시절부터 항상 우울한 아이였다"는 것이 전형적 증례

2. 역학

1) 인구의 5% 전후

2) 여성, 젊은 연령, 미혼, 낮은 수입시 호발

3) 흔한 공존질환

주요우울장애(=double depression), 공황장애, 물질의존, 경계성 인격장애

4) 주요우울장애 환자의 일차친족에서 호발

3. 원인

1) 생물학적 요인

주요우울장애에서 발견되는 생물학적 이상(REM pressure, DST 이상소견)들을 보이나 상대적으로 비율은 낮음

2) 심리사회적 요인

낮은 자존감, 내향적 성격, 무쾌감증 등 주요방어기제는 반동형성(reaction formation)

4. 진단

기분부전장애의 DSM-IV-TR 진단기준(요약)

A.	2년 이상 거의 항상 우울(소아는 1년)
C.	2년 중 증상이 없었던 것은 2개월 미만
B.	우울한 기간 중 다음 중 2가지 이상 (1) 식욕부진이나 과식 (2) 불면이나 수면과다 (3) 기력저하나 피로 (4) 자존심 저하 (5) 집중력 감소, 우유부단 (6) 절망감
H.	현저한 기능장해 또는 고통
D.~G.	배제진단－E : 다른 기분장애, F : 정신병적 장애, G : 물질/신체질환

* B항목을 주요우울삽화 A항목의 (3)~(9)와 비교하여 알아둔다.
주요우울삽화 중 정신운동지체/초조, 자살, 죄의식 관련 항목(멜랑콜리아 양상에 해당하며, 보다 심각한 우울삽화를 시사하는 소견임. 정상애도와 주요우울삽화를 감별할 때도 사용함)이 빠져 있고 대신 낮은 자존감, 절망감 등 인지적인 증상들이 추가되어 있다.

5. 치료

1) 역동적 정신치료가 전통적으로 treatment of choice
2) 주요우울장애에서 효과적인 항우울제, 인지/행동치료도 모두 효과적

↳ 입원이 필요한 경우는 흔하지 않음

6. 경과 및 예후

1) 20대 이전에 발병, 대개 발병 후 10여년이 지나 치료 시작
2) 약 20%는 주요우울장애로, 20%는 양극성장애로 진단이 바뀜(특히 조기발병시)
3) 비교적 치료에 잘 반응하며 예후도 좋은 것으로 생각

1.4 양극성 장애 I형(bipolar I disorder)/II형(bipolar II disorder)

1. 양극성 장애의 개념(DSM-IV-TR)

1) 질병 경과 중 조증, 경조증 또는 혼합삽화를 포함하는 기분장애
2) (넓은 의미의) "양극성 장애"는 양극성 장애 1형/2형뿐 아니라 기분순환장애와 달리 분류되지 않는 양극성 장애까지를 다 포함

2. 역학

1) 민족이나 사회에 무관하게 대체로 발병빈도가 일정
2) 평생 유병률
   (1) 양극성 장애 Ⅰ형 : 약 1%, M=F
   (2) 양극성 장애 Ⅱ형 : 약 0.5%
       cf. 기분순환 장애 : 0.4∼1.0%
3) **연령** : **평균 30세(cf. 주요우울장애는 평균 40세)**
4) 결혼 상태 : **이혼한 남성과 독신 남성에서 많이 발생(양극성 장애 Ⅰ형)**

3. 원인

1) 유전적 요인 : **주요우울장애보다 양극성 장애 Ⅰ형에서 더 중요한 역할**

(1) 가족연구
   ① 양극성 장애Ⅰ형 가족력 있을 경우 양극성 장애Ⅰ형 발병빈도 8∼18배
   ② MDD 가족력 있을 경우 양극성 장애Ⅰ형 발병빈도 1.5∼2.5배
   ③ 양극성 장애Ⅰ형 환자의 약 50%는 적어도 부모 중 한 명이 기분 장애 환자
(2) 쌍생아 연구
   ① 양극성 장애Ⅰ형의 일란성 쌍생아의 일치율 : 33∼90%(평균 70%)
   ② 양극성 장애Ⅰ형의 이란성 쌍생아의 일치율 : 10∼20%

2) 기타 생물학적 요인

(1) norepinephrine과 dopamine 활성 변화
(2) CSF 내에 somatostatin 증가
(3) 뇌실(cerebral ventricle) 확장
(4) brain MRI에서 백질 영상 신호증가(white matter hyperintensity)

3) 심리사회적 요인

(1) 첫 번째 삽화 때 동반된 스트레스가 뇌의 생물학적 변화를 유발
(2) 기분부전장애/기분 순환장애가 MDD나 양극성 장애 Ⅰ형으로 이행 가능성
(3) 정신역동 : 저변의 우울에 대한 일종의 방어 현상(manic defense)으로 이해

4. 조증삽화의 임상양상 및 정신상태검사

1) 기분 및 정동

(1) **유쾌하고(euphoric) 들뜨고 과대한 기분**

(2) **과민한(짜증스러운, irritable) 기분**

(3) 불안정한 정동(labile affect) : 심한 감정기복

2) 외양 및 행동

(1) 부적절한 옷차림 및 치장

(2) 충동적, 일탈적 행동

★ 상황에 맞지 않은 화려한 옷차림이나 장신구 등이 특징적임. 여자 환자들의 경우 평상시 습관과 전혀 맞지 않는 과감한 화장이나 노출을 시도하기도 하며, 마치 취중처럼 자제력이 없어지기 때문에 고성방가, 노상방뇨, 행패, 욕설 등의 행동을 거리낌 없이 하기도 한다.

(3) 목적지향 행동의 증가

★ 정신분열병의 mannerism이나 stereotypy와 달리, 무엇인가 생산적이고 의미가 있는 활동을 하는 것(밤새워서 전화를 걸고 편지를 쓰거나, 감당하지 못할 사업계획과 일정을 구상하기도 한다.)

(4) 수면욕구의 감소(decreased need for sleep, hyposomnia)

3) 사고내용

(1) **과대사고 및 과대망상**

(2) 기타 망상

4) 사고과정 및 언어

(1) 사고과정 : **사고비약(flight of ideas)**, 주의산만, 사고일탈

(2) 언어 : 큰 목소리, 빠르고 말이 많으며, 과장/강조 표현이 심함
심한 경우 말비빔(word salad), 신어조작(neologism)을 보일 수도 있음

▶ **사고비약과 연상이완**

정의상 사고비약은 사고의 진행이 빠르지만 논리적인 연결성을 유지하고 있는 경우, 연상이완은 논리적 연결성 자체를 상실한 경우를 말함. 사고비약은 조증 삽화, 연상이완은 정신분열병에서 비교적 특징적이지만, 심한 조증상태에서의 사고비약은 현실적으로 연상이완과 구별하기 어려운 경우도 많다.

5) 지각 및 인지기능

(1) 환각이 있을 수 있음

(2) 대체로 지남력, 기억력 정상. 특정 내용에 대해 **기억과다(hypermnesia)** 가능

(3) 세부사항에 대한 부주의

예) 전화에 정신이 팔려 전화를 끊고 수화기를 내려놓지 않음

6) 충동조절, 판단 및 병식

(1) 공격적이거나 위협적(특히 irritable한 경우)

(2) 무절제(사업, 쇼핑, 도벽, 도박, 성행위)

(3) 대개 병식이 없음

▶ **청소년기의 조증** KMLE

청소년기 조증에서는 알코올 남용, 물질 남용, 자살 시도, 학업 문제, 철학적 주제에 대한 집착, 강박 증상, 다양한 신체적 증상, 현저한 과민함으로 인한 싸움, 반사회적 행동 등을 보일 수 있으며 특히 반사회적 행동의 경우 적대성 반항장애, 주의력결핍과잉행동장애 등과 세심한 감별이 필요

5. 경조증 및 혼재성 삽화

1) 경조증 삽화(hypomanic episode)

조증삽화와 유사한 양상을 보이는 평상시와 확연히 다른 상태이지만, 사회/직업적 기능에 문제를 보이거나 입원을 필요로 하지는 않음. 정의상 경조증 삽화에서는 정신병적 양상은 없어야 함

2) 혼재성 삽화(mixed episode)

1주일 이상 매일 조증삽화/주요우울삽화의 기준을 동시 만족

6. 조증 삽화, 혼재성 삽화 및 주요우울 삽화의 특정 양상

1) 경증, 중등도, 정신병적 양상이 없는 중증, 정신병적 양상이 있는 중증

(1) 경증 : 진단기준을 간신히 만족

(2) 중증 : 진단기준 전체를 대부분 다 가지고 있음

(3) 중등도 : 경증과 중증의 중간

2) 긴장증적 양상(catatonic features)

긴장증적 양상의 DSM-IV-TR 진단기준(요약)

①~⑤ 중 2가지 이상의 양상을 보이는 상태
① 강경증(catalepsy)-납굴증(waxy flexibility)포함-또는 혼미(stupor)
② 목적이 없는 과도한 motor activity
③ 극도의 거부증 또는 함구증
④ 괴이한 자세, 반복행동 또는 상동행동
⑤ 반향언어(echolalia) 또는 반향행동(echopraxia)

* 제 1형 양극성 장애의 주요우울삽화, 조증삽화, 혼재성 삽화에서 기술 가능
* 제 2형 양극성 장애나 주요우울장애의 주요우울삽화에서 기술 가능

[참고] 긴장증적 양상을 보일 수 있는 정신과 질환 x 4 전문의
① 주요우울장애
② 양극성 장애
③ 정신분열병(긴장형 아형)
④ 전신질환에 의한 긴장증성 장애(catatonic disorder due to a general medical condition)

3) 산욕기 발병(with postpartum onset)

산후 4주 이내 발병

7. 진단

1) 조증, 경조증 및 혼합삽화의 진단

(주요우울삽화는 주요우울장애의 해당부분 참조)

조증삽화의 DSM-IV-TR 진단기준(요약)

A.	들뜨거나 과대하거나 짜증스런 기분 1주일 이상 기간동안 지속(혹은 입원이 필요할 정도로 심함)
B.	A의 기간동안 다음 중 3가지 이상(짜증스러운 기분만 있을 때는 4가지) (1) 자신감 충만 또는 과대사고 (2) 수면 욕구 감소 (3) 평상시보다 말을 못 참고 말이 많아짐 (4) 사고비약 (5) 주의산만 (6) 목적지향적 활동(일, 공부, 사교) 증가 또는 정신운동성 초조 (7) 뒷감당이 안 되는 활동을 저지름(묻지마 투자, 묻지마 쇼핑, 성적 문란)
D.	현저한 기능장해 또는 고통, 또는 입원치료 필요, 또는 정신병적 증상
C./E.	배제진단-C : 혼재성 삽화, E : 물질/신체질환

경조증 삽화의 DSM-IV-TR 진단기준(요약)

A.	들뜨거나 과대하거나 짜증스런 기분, 4일 이상동안 지속
B.	(조증삽화의 B.항목과 동일)
C./D.	평상시와 확연히 다른 양상으로 남들이 보기에도 눈에 뜨이는 변화
E.	현저한 기능장해 또는 고통, 정신병적 증상 없고 입원치료 불필요
F.	물질/신체질환 배제

혼재성 삽화의 DSM-IV-TR 진단기준(요약)

A.	1주일 이상 거의 매일 주요우울삽화(기간제외)와 조증삽화 기준을 동시만족
B.	현저한 기능장해 또는 고통, 또는 입원치료 필요, 또는 정신병적 증상
C.	물질/신체질환 배제

* 항우울제 유발 조증/경조증/혼재성 삽화는 정의상 기분삽화가 아닌 물질에 의한 기분장애로 분류함

2) 양극성 장애의 진단

양극성 장애 1형의 DSM-IV-TR 진단기준(요약)

양극성 장애 1형 단일 조증 삽화	양극성 장애 1형 최근(조증/혼재성) 삽화	양극성 장애 1형 최근(주요우울/경조증) 삽화
1회의 조증(또는 혼재성) 삽화	현재 또는 가장 최근의 기분삽화가 (조증/혼재성) 삽화	현재 또는 가장 최근의 기분삽화가 경조증 삽화
	적어도 조증/혼재성/주요우울삽화 중 하나를 이전에 경험	적어도 조증/혼재성 삽화 중 하나를 이전에 경험
분열정동장애, 정신분열병/정신분열형장애, 망상장애, 기타 정신병적 장애 배제		

양극성 장애 II형의 DSM-IV-TR 진단기준(요약)

A./B.	1회 이상의 주요우울삽화 AND 1회 이상의 경조증 삽화
C.	조증/혼재성 삽화를 겪은 적이 없어야 함
D.	분열정동장애, 정신분열병/정신분열형장애, 망상장애, 기타 정신병적 장애 배제
E.	현저한 기능장해 또는 고통

3) 양극성 장애의 삽화 재발 양상에 대한 특정 양상

	급속순환형(with rapid cycling)	계절성 양상(with seasonal pattern)
해당질환	양극성 장애 1형 또는 2형	재발성 주요우울장애 양극성 장애 1형 또는 2형(우울삽화에만 해당)
양상	1년 사이에 4회 이상의 기분삽화(별개의 기분삽화로 취급하기 위해서는 polarity가 바뀌었거나 2개월 이상의 관해기간을 사이에 둔 삽화여야 함)	특정 계절마다 우울삽화 발생 특정 계절마다 우울삽화 호전 최근 2년간 해당 계절에만 우울삽화, 대부분의 우울삽화가 해당 계절에 발생

↳ 계절성 양상의 주요우울장애는 양극성 장애로의 진행 가능성을 시사

8. 양극성 장애의 감별진단

↳ 현재 삽화가 우울삽화인 경우 감별진단은 주요우울장애와 동일함
↳ 현재 삽화가 조증/경조증삽화인 경우, 뇌신경계 질환/전신질환/약물 이외에도 정신분열병, 인격장애 등을 감별해야 함

1) 뇌신경계 질환

간질, 외상성 뇌손상, 뇌혈관 질환, 다발성 경화증 등

2) 전신질환

내분비 질환, 감염질환, paraneoplastic syndrome 등

3) 조증/경조증 증상을 유발할 수 있는 약물

↳ 우울증 치료에 사용하는 약물, 물질남용의 대상이 되는 약물이나 치료약제 중 흥분성 약물 등

(1) 정신과 약물 및 치료 : 항우울제, 정신자극제(methylphenidate, amphetamine), 광치료, 전기경련요법 등
(2) 기타 : 항파킨슨제, 호르몬제, 항결핵제, theophylline 등

4) 다른 정신과적 질환

(1) 정신분열병 및 분열정동장애 : 기분삽화의 기간 이외에도 정신병적 증상이 존재
(2) 인격장애 : 특히 B군 인격장애(반사회성, 경계성, 히스테리성, 자기애성)
(3) 충동조절장애 및 불안장애
(4) 소아의 경우 파탄성 행동장애 및 주의력결핍 과잉행동장애와도 감별 필요

▶ 정신분열병보다는 조증삽화를 시사하는 소견
1) 기분의 전염성(infectivity of mood)
2) 급작스러운 발병 및 진행
3) 기분장애(우울장애 포함)의 가족력

9. 주요우울장애에서 양극성 장애의 가능성을 의심해야 하는 경우 KMLE

정의상 "아직" 양극성 장애가 아니지만, 향후 양극성 장애로 이행할 risk가 높다고 생각되는 경우로서 조증/경조증 증상의 발생 여부에 대해 유의한다.

역학적 특성	이른 발병 양극성장애 가족력 다수 기분장애 가족력
성격 및 기질	활달하고 외향적인(hyperthymic) 기질* 기분변동성(trait mood lability)**
증상 내용	25세 이전의 정신병적 양상 비전형적 양상(과수면 및 식욕증가) 현저한 정신운동 지체 혼재성 양상의 우울상태***
삽화 발생 양상	3개월 이내의 짧은 우울삽화가 급격히 발생/호전 5회 이상의 재발성 우울삽화 산후 발병(특히 정신병적 양상) 계절성
치료에 대한 반응	항우울제로 경조증 유발 wear-off 현상(효과가 잠시 나타나다 곧 없어짐)

* 예컨대 영업사원이나 연예인처럼 활동적이고 외향적인 직업을 가진 경우
** Cluster B의 인격장애와 동반된 우울장애의 경우에도 양극성 장애의 가능성을 염두에 두어야 함
*** 혼재성 양상의 우울상태(depressive mixed state)는 혼재성 삽화의 기준을 만족시킬 정도는 아니지만, 우울삽화 중 생각이 많아진다거나, 성적 흥분이 있다거나, 적대적이고 과민한 모습을 보인다거나 하는, 조증의 일부 특성을 보이는 상태를 말함

10. 치료

↳ 치료의 목표 : 환자의 안전, 증상 경감, 향후 재발 방지

1) 입원치료 vs. 외래치료

(1) 주요우울삽화 : 주요우울장애의 입원/외래치료 기준에 준함

(2) 조증 또는 혼합삽화

① 주요우울장애의 입원기준에 준함

② 자살/타살 위험, 증상의 악화 속도가 빠른 경우

③ 정신병적 증상/긴장증적 양상

④ 투자/사업에 의한 패가망신, 금전낭비 등의 위험시

(3) 경조증 삽화－대개 외래에서 가능

2) 약물치료 및 전기경련요법

(1) 양극성장애 약물치료의 일반적 원칙

↳ 양극성장애 약물치료는 조증/혼재성 삽화, 우울삽화, 무증상기의 재발방지 유지치료로 구분함. 치료 방침이 계속 update되고 있는 분야 중 하나로, guideline마다 치료방침이 약간씩 다를 수 있음

대상	양극성 장애는 단기/장기치료 모두 약물치료가 핵심	정신치료는 보조 효과
주 치료제	Li(리튬)	전기간(초기 치료효과는 약간 느린 편)
	Valproate, Carbamazepine, Lamogrigine등 항경련제	전기간, 특히 **혼재성/급속순환형** Lamotrigine은 우울삽화에 유리
	비정형 항정신병약물	전기간(약물별로 차이) 정신병적 양상시 유리
보조치료제	정형 항정신병약물	급성기 정신병적 양상
	항불안제	초조 또는 심한 급성기 증상
	항우울제	난치성 우울삽화시 병합(단독투여 금기)
투여목표	증상관해 및 재발방지	
급성기 치료	조증삽화는 1~2주면 효과 시작 혼재성/우울삽화는 치료효과가 상대적으로 느림	
유지치료	삽화의 재발회수 및 재발간격 감소 최소 수년, 재발시 평생 유지치료도 고려	부작용이 없으면 약물을 그대로 유지하는 것이 유리
치료효과가 없을 때	약물증량 우선 약물교체보다는 약물추가가 원칙	난치성인 경우 clozapine, 전기경련요법 시도 가능

(2) 시기별 약물치료

시기	1차 치료	2차 치료	비고
급성기 조증/혼재성 삽화	Li, Valproate Carbamazepine 비정형 항정신병약제	1차치료의 combination Clozapine 전기경련요법	유쾌성 조증 : Li 불쾌/혼재성 : 항경련제 정신병적양상/심한 초조시 : 항정신병약제 병합 고려
급성기 우울삽화	Li, Lamotrigine Valproate Carbamazepine 비정형 항정신병약제	1차치료의 combination Clozapine 전기경련요법 1차치료+항우울제*	*항우울제 단독치료는 금기 정신병적 양상 : 항정신병약제 (정형보다 비정형이 유리)
유지치료	최근 급성기 치료 유지	유지치료 중 삽화발생 (=breakthrough episode) : 약물용량 조절 후 2차 치료에 준함	장기부작용여부 정기점검 정신병적 양상 target의 항정신병약제는 중단

▶ 양극성 장애의 우울삽화에 항우울제를 단독으로 쓰면 안 되는 이유

양극성장애 우울삽화의 항우울치료는 주요우울장애 때에 비해 효과도 덜하고 일시적일 뿐 아니라, 약물유발성 조증 및 급속순환형으로의 전환을 유발할 위험성이 있어 항우울제 단독치료는 금기이다. 단 우울증상이 심할 경우, 자살위험이 높은 경우 등에서는 이차치료로 기분조절제나 비전형 항정신병약제와 함께 항우울제의 병합을 고려할 수 있다.

(3) Lithium 및 항경련제의 비교

		장점	부작용 및 단점
Lithium		전기간에 효과적 50~60%에서 장기관해	항조증효과가 상대적으로 느림 신장/갑상선 부작용
항경련제	Valproate	빠른 항조증 효과	**간 부작용**
	Carbamazepine	빠른 항조증 효과	**간 부작용, 혈액학적 부작용**
	Lamotrigine	우울삽화의 관해 및 재발방지에 유리	치명적 피부부작용 가능성 빠른 증량이 어려워 급성기 사용 제한

*gabapentin, topiramate, zonisamide, levetiracetam, tiagabine 등은 양극성 장애 치료효과 근거 부족

(4) 전기경련요법 : 난치성의 급성조증삽화, 긴장형 양상, 자살위험이나 초조가 심한 우울삽화, 임신시의 급성 기분 삽화 등에서 적용 가능

[참고] 양극성 장애 때는 Unilateral ECT와 bilateral ECT 중 bilateral ECT를 사용해야 함. unilateral ECT는 항우울제와 마찬가지로 조증삽화의 유발 및 급속순환형 유도의 위험이 있음

3) 정신치료

(1) 기본은 약물치료, 정신치료는 보조적 역할

(2) 증상 악화나 재발과 관련된 심리, 사회적 스트레스인자의 관리 차원

(3) 인지행동치료, 인지치료, 가족치료를 약물에 부가하였을 때 약물치료 단독보다 효과도 좋고 재발률도 감소

11. 경과 및 예후

1) 양극성 장애 I형 경과

(1) 70%는 우울증으로 시작, 재발을 잘함

(2) 10~20%환자는 조증삽화만 경험

(3) MDD에서 5~10%가 6~10년 사이에 조증삽화 나타냄. 평균적으로 2~4회의 우울삽화를 경험하고 평균 32세에 전환

(4) 조증삽화의 지속기간 : 치료 안 받을시 3개월 지속

(5) 2~30회 정도의 조증삽화 나타냄(평균 9회)

(6) 5~15%는 1년에 4회 이상의 삽화를 갖는 급속 순환형

2) 양극성 장애 I형의 예후

(1) 주요우울장애 환자보다 예후가 나쁨

(2) Lithium 투여시 5개월 내 반수 재발
Lithium 투여해도 2년 이내에 40~50% 재발

(3) 장기적 예후

① 관해 15%

② 관해 상태보이나 재발 잦은 경우 45%

③ 부분적 관해 30%

④ 만성 이환 10%

(4) 예후 인자

좋은 예후	나쁜 예후
Late onset 자살사고 없음 짧은 조증삽화 다른 정신과/내과문제(−)	Early onset 남자 알코올 의존 병전 직업상태가 poor

3) 양극성 장애 Ⅱ형

(1) 양극성 장애 Ⅰ형보다 발병이 빠름

(2) 양극성 장애 Ⅰ형이나 주요우울장애보다 자살 기도 및 자살 위험이 더 높음

1.5 기분순환장애(순환성 장애, cyclothymia)

1. 개념

1) 증상학적으로 양극성장애 Ⅱ형의 가벼운 형태

2) 경조증 삽화와 (주요우울삽화에 미치지 않는) 가벼운 우울삽화가 반복

2. 역학

1) 정신과 외래 환자의 3~5%

2) 평생 유병률 1%로 추정(병식 부족으로 인한 저평가 가능성)

3) 50~75%는 15~25세 사이에 발병

4) 기분순환장애 환자의 가족에서 종종 물질 관련 장애 진단

3. 원인

1) 양극성 장애와의 생물학적 유사성

(1) 30%에서 양극성장애 I형 가족력, 양극성 장애 가계에서 일반인구보다 호발

(2) 기분순환장애의 1/3에서 주요 기분장애로 진행

(3) 항우울제로 경조증이 잘 유발되고 리튬에 반응

2) 심리사회적 요인

정신역동이론상 구강기 동안의 외상이나 고착이 원인

4. 진단

기분순환장애의 DSM-IV-TR 진단기준(요약)

A.	2년 이상 경조증 삽화와 가벼운 우울증상 반복(소아는 1년)
B.	2년간 증상이 없었던 것은 2개월 미만
F.	현저한 기능장해 또는 고통
C.~E.	배제진단 - C : 다른 기분장애, D : 정신병적 장애, E : 물질/신체질환

5. 임상양상

1) 양극성장애 Ⅱ형과 비슷하지만 기분삽화가 가볍고 짧음
2) 기분의 변화는 불규칙적이고 갑작스러우면 수시간 내에 나타남
   기분 변화를 예측할 수 없어 환자는 심한 스트레스
3) 친구, 가족, 직장 동료와 이유없는 논쟁
4) 경조증 상태에서 자가 처방의 일종으로 알코올, 벤조디아제핀, 대마초의 물질을 남용(5~10%에서 물질의존 동반)

6. 감별진단 및 치료

양극성 장애에 준함

7. 경과 및 예후

1) 10~20대에 발병 : 이 때 학교성적이나 교우관계의 문제가 발생
2) 경과는 매우 다양 : 적응이 뛰어난 환자들의 경우 좋은 경과 보임
3) 1/3에서 주요 기분장애(특히 양극성 장애 Ⅱ형)로 진행

1.6 기타 기분장애

1. 달리 분류되지 않는 우울장애

1) 월경전 불쾌장애(premenstrual dysphoric disorder)
2) 경도 우울장애(minor depressive disorder)
3) 재발성 단기우울장애(recurrent brief depressive disorder)
4) 정신분열병 후 우울장애(postpsychotic depressive disorder of schizophrenia)
5) 기타
   (1) 망상장애나 기타 정신병적 장애에 동반된 주요우울삽화
   (2) 우울장애가 있는 것은 확실한데 약물이나 전신질환에 의한 것인지 여부를 구별하기 불가능한 경우

2. 달리 분류되지 않는 양극성 장애

1) 조증삽화와 우울삽화의 기준은 만족하나 기간이 부족한 기분삽화의 반복
2) 우울증상이 없는 경조증삽화의 반복
3) 기분순환장애의 증상을 보이나 증상의 빈도가 부족한 경우
4) 기타
   (1) 망상장애나 기타 정신병적 장애에 동반된 조증삽화/혼재성삽화
   (2) 양극성장애가 있는 것은 확실한데 약물이나 전신질환에 의한 것인지 여부를 구별하기 불가능한 경우
   (3) 전신질환에 의한 기분장애(mood disorder due to a general medical condition)
   (4) 약물유발성 기분장애(substance-induced mood disorder)
   (5) 달리 분류되지 않는 기분장애

Psychiatry

2

불안장애
Anxiety Disorders

- 단면적 증상 외에도 경과나 증상의 원인이 각 불안장애를 감별하는 데 중요함
- 공통된 치료법도 많지만 특정 질환에만 주로 사용되는 치료법에 유의
- 외상후스트레스 장애와 공황장애의 경우는 감별진단이나 치료원칙도 잘 알아둘 것

2.1 불안장애 개요

1. 불안(anxiety)의 개념

뚜렷한 원인 없이 생기는 불쾌하고 모호한 두려움과 이와 더불어 각종 자율신경계통의 과민증상들(두통, 발한, 심계항진, 가슴 답답함, 위장관 장애 등)이 동반되는 감정상태

▶ **불안** 발생할 것이 예상되는 부정적 상황에 대한 감정

▶ **우울** 이미 발생한 부정적 상황에 대한 감정

▶ **불안과 공포**

불안과 공포를 혼용해서 쓰기도 하나 엄격히 따지면 불안(anxiety)은 불특정 상황 또는 마음속의 대상에 대한 두려움(~할 까봐 무섭다), 공포(fear, phobia)는 위험이나 위협으로 느껴지는 특정 상황이나 사물에 대한 두려움(~가 무섭다)을 뜻함. 이런 맥락에서 특정공포, 사회공포(개나 고양이가, 남들 앞에 나서기가)와 범불안, 이별불안(뭔가 잘못될까봐, 엄마가 없어질까봐)을 구분할 수 있음

2. 불안장애

병적 불안을 주증상으로 하는 정신과적 질환의 총칭

▶ **병적 불안**

어느 정도의 불안은 통증과 마찬가지로 위험을 회피할 수 있도록 하는 순기능이 있으나,

1) 마땅한 이유 없이 발생하는 심한 불안(공황장애) 또는 지속적인 불안(범불안장애)
2) 정상인에게도 있을 수 있는 불안이지만 정상 생활에 지장을 줄 정도로 심한 경우(사회공포증, 특정공포증 등) 등은 병으로 취급한다.

3. 분류

불안장애의 진단 분류(DSM-Ⅳ-TR)

공황장애 panic disorder 광장공포증을 동반한 경우 with agoraphobia 광장공포증을 동반하지 않는 경우 without agoraphobia 공황장애의 병력이 없는 광장공포증 agoraphobia without history of panic disorder
범불안장애 generalized anxiety disorder
광장공포증 agoraphobia
사회공포증 social phobia/social anxiety disorder
특정공포증 specific phobia
강박장애 obscessive compulsive disorder
외상후스트레스장애 posttraumatic stress disorder
급성 스트레스 장애 acute stress disorder
일반적 의학적 상태 때문에 발생하는 불안장애 anxiety disorder due to general medical condition
물질 유발성 불안장애 substance-induced anxiety disorder
기타 불안장애 anxiety disorder not otherwise specified

▶ "불안감"을 주된 증상 또는 주호소로 하는 환자를 불안장애로 진단하기 전에

1) 신체질환 또는 약물에 의한 불안증상은 아닌가(신체질환이나 약물에 의해 이차적으로 강박증상, 특정공포증상, 범불안증상 및 공황발작 유발 가능)?
2) 불안감을 유발하는 더 주된 정신병리(정신병적 증상, 기분삽화)가 있는 것은 아닌가?
3) 만성적 불안감을 동반하는 인격장애(경계성 인격장애 및 C군 인격장애)는 아닌가?
4) 명백하지만 누구나 겪을 수 있는 스트레스 요인에 대한 반응(적응장애)은 아닌가?
5) 불안감으로 인하여 고통을 받고 생활에 중대한 지장이 있는 정도인가?

▶ 어떤 종류의(일차성) 불안장애인지 확인하기 위해

1) 죽거나 불구가 될 뻔할 만큼 끔찍한 일을 최근에 겪었는가? – 외상후스트레스장애
2) 불안감을 유발하는 지나친 생각(오염, 불균형, 의심 등)을 떨치기 위해 어떤 행동, 생각(세척, 정돈, 확인)이 필요한가? – 강박장애
3) 불안의 특정한 대상이 되는 사물, 상황 또는 주제가 있는가?
   동물이나 사물(뱀, 주사기, 피 등), 장소(높거나 갇힌 공간) – 특정공포증
   남들 앞에 나서야 하는 행동이나 대화 – 사회공포증
4) 1)~3)의 특정 유발요인이 의심되지 않는 경우
   이유를 모르는 반복되는 심한 불안발작 – 공황장애
   매사에 대한 걱정과 신체증상을 동반한 만성적 불안 – 범불안장애

2.2 공황장애(panic disorder) 및 광장공포증(agoraphobia)

1. 개념

1) 공황장애

심한 불안발작과 이에 동반하는 다양한 신체증상들이 아무런 예고 없이 갑작스럽게 발생하는 불안장애

2) 공황발작(panic attacks)

(1) 주로 공황장애에서 발생하는 죽을 것 같은 공포심을 유발하는 심한 불안발작

(2) 다양한 종류의 신체증상으로 인해 심근경색, 간질 등으로 오인하고 응급실에 방문하나, 응급실 검사소견상 이상은 없음

3) 광장공포증(agoraphobia)

공황발작이 일어나면 곤란한(도움을 받을 수 없거나 민망한) 상황에 처할 때 불안감이 발생

4) 질환명 분류

(1) 광장공포증이 동반된 공황장애

(2) 광장공포증을 동반하지 않는 공황장애

(3) 공황장애 없는 광장공포증(상대적으로 드문 편)

2. 역학

1) 평생유병률

(1) 공황장애 : 3.5%(미국), 1.7%(한국)

(2) 광장공포증 : 0.6~6%(외국), 0.3%(한국)

2) **여성 : 남성 = 2~3 : 1**

3) **20~30대 사이의 연령층에서 가장 흔히 발생**. 모든 연령에서 발병 가능

4) **대부분의 경우에서 다른 정신과 질병을 동반**

(1) **우울장애**

(2) 범불안장애나 사회공포증 같은 다른 불안장애

(3) 인격장애, 신체형장애, 물질관련장애 등

3. 원인

1) 신경생물학적 원인론

(1) 공황유발물질(panic-inducing substances, panicogens) 가설

	신경화학적 공황유발물질	호흡관련 공황유발물질
종류	yohimbine, **caffeine**, flumazenil, m-chlorophenylpiperazine, cholecystokinin, isoproterenol	sodium lactate, **bicarbonate**, carbon dioxide
기전	노르에피네프린, 세로토닌, GABA계통에 직접 작용	호흡성 알칼리증 및 과호흡 유발 false suffocation alarm theory

↳ 고전적으로는 **종이봉지를 이용한 재호흡**이 도움이 되는 경우도 있다고 되어 있음(응급의학쪽의 최근 연구는 다소 다른 결과를 보이기도 해서 논란의 소지는 있어요.)

(2) CRF(corticotrophin releasing factor), 편도핵(amygdala) 관련 가설

2) 유전적 원인론

(1) 공황장애 가족력이 있는 경우 발병 위험 약 10배 증가

(2) 쌍둥이에서의 발병률 MZT > DZT

3) 심리사회적 원인론

(1) 정신분석이론

① **어릴 때의 부모 상실 또는 분리불안 경험**

② 억압된 심리적 갈등이 터져나오려 할 때 불안발작 발생

(2) 학습이론

불안은 부모의 행동을 학습한 결과 또는 조건화된 반응

예) 사람이 붐비는 지하철에서 처음으로 공황 발작을 경험한 환자는 그 다음부터 지하철만 타면 이전에 겪었던 공황발작을 떠올려 쉽게 불안해짐

4. 공황발작 및 광장공포증의 임상양상

1) 공황발작 KMLE 전공의

공황발작의 DSM-IV-TR 진단기준(요약)

다음 13가지 증상 중 4가지 이상이 갑자기 발생하여 10분 내에 최고조에 도달함			
① 심계항진	② 땀흘림	③ 떨리거나 후들거림	⑧ 현기증
④ 숨찬 느낌	⑤ 질식감	⑥ 흉통, 흉부 불쾌감	⑦ 오심, 복부 불쾌감
⑩ 통제를 잃거나 미칠 것 같은 공포		⑪ 죽을 것 같은 공포	⑨ 비현실감/이인증
⑫ 이상감각(감각이 둔해지거나 따끔거리는 느낌)		⑬ 오한이나 열감	

★ 저혈당이나 갑상선기능항진증 등의 신체질환, 암페타민 등의 약물중독시, 특정공포증(고소공포증 환자가 높은 곳에 올라갔을 때), 외상후스트레스장애(사고현장 재방문 때) 등에서 나타나는 위와 같은 양상도 공황발작이라고 하는데 이 경우에는 공황발작이 있어도 공황장애는 아니다.
★ 주요우울삽화 1회로도 주요우울장애를 진단할 수 있다. 하지만, 공황발작 1회로는 공황장애를 진단하지 않는다.

(1) 대개 유발요인이 없이 시작(특히 첫 번째 발작)
cf. 과로, 감정적 스트레스, 강한 조명 등의 유발요인이 있기도 함

(2) 10분 내에 최고조에 달하며, 대개 20~30분 정도 지속되다가 저절로 사라짐
cf. 한 시간 이상 지속되는 경우는 극히 드묾

2) 광장공포증

광장공포증의 DSM-IV-TR 진단기준(요약)

A.	공황발작(또는 공황발작 유사증상)이 발생했을 때 그곳을 벗어나거나 도움을 받기 어려운 장소 및 상황에 처하는 것에 대한 전반적인 불안감. 예) 혼자 외출, 군중 속에 있기, 줄서기, 다리건너기, 교통수단 타기
B.	위의 상황을 고통스러워하면서 간신히 견디거나, 아예 피하거나, 옆에 누군가를 필요로 함
C.	배제진단(특정공포증, 사회공포증, 분리불안장애, 강박장애, 외상후스트레스장애)

* **광장공포증은 단독으로 쓸 수 있는 진단명이 아님**. "광장공포증을 동반한 공황장애" 또는 "공황장애 병력이 없는 광장공포증"으로 진단할 것

↳ 광장공포증은 A의 예에 나온 상황들을 뭉뚱그려(characteristic clusters of situations) 겁내는 것으로, '광장'에 대한 공포가 아님에 유의하도록 한다. 이들 중 특정한 한 가지만 두려워한다면, 예를 들어 교통수단은 괜찮은데 광장에만 나가면 겁난다면 특정 공포증을(이때는 광장공포증이 아니라 "특정공포증, 상황형"이 된다), 군중 앞에서 민망한 상황만을 두려워하고 혼자 야외로 나가는 건 겁내지 않는다면 사회공포증 쪽을 시사함

5. 공황장애의 진단

1) 공황장애의 진단

공황장애의 DSM-IV-TR 진단기준(요약)

	광장공포증을 동반한 공황장애	광장공포증을 동반하지 않은 공황장애
A.	(1) 예기치 않은 공황발작이 반복됨 (2) 적어도 1개월 이상은 다음 중 하나가 있어야 함 a. 공황발작이 다시 올까봐 지속해서 걱정 b. 공황발작의 결과(통제력을 잃음, 심장마비, 미치는 것)에 대해 걱정 c. 공황발작과 관련된 뚜렷한 행동 변화	
B.	광장공포증이 있음	광장공포증이 없음
C.~D.	배제진단 – C : 물질/신체질환, D : 다른 정신장애(주로 다른 불안장애)	

2) 공황장애의 병력이 없는 광장공포증의 진단

공황장애의 병력이 없는 광장공포증의 DSM-IV-TR 진단기준(요약)

A.	공황발작 유사증상(예. 현기증) 발생과 연관된 광장공포
B.	공황장애 기준을 만족하지 않음
C.~D.	배제진단 - C : 물질/신체질환 D : 신체질환이 있어도 그 질환에 비해 과도한 광장공포증세 있으면 진단

6. 감별진단 KMLE

1) 신체질환

(1) 심혈관계 : **심근경색**, 협심증, 심실상성 빈맥 등 : EKG로 감별

(2) 호흡기계 : 천식발작, 폐색전증, 긴장성 기흉 등

(3) 내분비계 : **갑상선 기능항진증, 저혈당, 갈색세포종** 등

(4) 신경계 : 간질, 편두통, 메니에르병 등

★고혈압, sinus tachycardia, ABGA상 가벼운 호흡성 알칼리증 정도는 공황장애에서도 있을 수 있다.

★"죽을 병에 걸린 것 같다", "내가 미친 것 같다"라는 주호소로 응급실에 찾아오는 경우, 건강염려증이나 정신분열병보다는 공황장애일 가능성이 높다.

2) 약물

(1) 약물중독 : 암페타민, 코카인, 대마초, 카페인, theophylline 등

(2) 약물 금단 : 알코올, 아편계 진통제 등

★음주력 및 흡연력은 모든 의학적 병력청취에서 기본이지만, 특히 불안을 주증상으로 하는 환자에서 절대 음주력을 빠뜨려서는 안된다. 알코올 금단으로 불안증상을 보이는 경우가 적지 않고, 불안장애의 자가치료에 의한 알코올 의존이 있을 수도 있다.

3) 정신질환

(1) 불안장애 이외의 정신장애 : 주요우울증, 정신분열병, 경계성 인격장애 등

↳ 정신분열병 등의 정신병적 장애에서 나타나는 불안증상을 "정신병적 불안"(psychotic anxiety)라고 함. 갑자기 귀신이나 외계인의 목소리가 들려온다거나, 길 가는 사람들이 다 내가 생각하고 있는 것을 말로 이야기한다거나 하면 여러분도 죽을 만큼 무섭겠죠?

(2) 범불안장애, 사회공포증, 강박장애, 외상후스트레스장애 등의 불안장애
① 공황발작 : 발생 수분 내에 불안감이 고조되어 극에 달함
② 범불안장애 : 불안증상이 공황발작에 비해 insidious하게 발생/호전

7. 치료

1) 약물치료 KMLE

(1) **SSRI : 1차 치료제**
① 부작용 적고 항공황효과 우수
② 효과의 onset은 2~3주로 benzodiazepine 계열보다 느림

(2) **TCA**, MAOI
① SSRI 전에는 1차 치료제
② SSRI가 안 들을 때 2차로 시도

(3) **Benzodiazepines**(alprazolam, clonazepam)
① 항공황효과의 onset이 SSRI보다 빨라 초기 관해 목적으로 이용
② 증상 관해 이후에는 Benzodiazepine계열은 감량하여 중단하는 것이 원칙 (장기사용시 인지기능 저하 등의 부작용 및 금단/의존증상 위험)

(4) 약물 치료 원칙
① **재발 방지 위해 적어도 8~12개월 유지**
② 수개월에 걸쳐 감량하며 12~18개월에 완전히 중단(증상 개인차 고려)
③ 약물 유지하다가 중단시 50%에서 재발, 유지 요법 길수록 재발률 낮아짐

[참고] 난치성 공황장애의 약물치료
1) venlafaxine, lithium, anticonvulsant, calcium channel blocker
2) 이상 언급된 약물들의 병합요법. buspirone도 병합시 도움(단독으로는 항공황효과 없음)
3) 공황장애가 맞는지 다시 evaluation

2) 인지행동치료 : **공황장애 치료에 효과적**, 약물 병행시 더욱 효과적 KMLE

(1) 공황발작에 대한 그릇된 믿음과 정보를 교정하는 교육을 시행

> ↳ 쉽게 말하자면 **"이 병으로는 죽거나 미치지 않는다"**는 것을 반복적으로 교육하고 세뇌하는 것

(2) 이완훈련, 호흡훈련
(3) 노출치료 : 공포 대상(예, tachypnea)에 노출
(4) 치료 초기 70~80%에서 반응, 50%정도에서 공황발작 완전히 없어짐

3) 기타

(1) **통찰정신치료** : 불안의 무의식적인 의미 및 증상으로 인한 이차이득을 깨닫도록

> ↳ 일차이득과 이차이득에 대해서는 각론 4장의 신체형 장애 중 '전환장애' 부분 참고

(2) 가족치료

8. 경과 및 예후

1) 경과 및 예후

(1) **만성질환으로 자연회복은 드물다.**

(2) 적절한 치료시 30~40% 완전관해, 50% 가벼운 잔류증상, 10~20% 난치성

① 좋은 예후 인자 : 짧은 발병기간, 좋은 병전기능

② 광장공포는 공황장애가 치료되면서 같이 호전되나, 공황장애 과거력 없는 광장공포증은 예후가 좋지 않으며 만성화하는 경우 많음

2) 공존질환

(1) **50% 정도에서 우울장애 병발, 일반인보다 자살위험 높음**

(2) 20% 정도에서 알코올의존 병발

2.3 범불안장애(generalized anxiety disorder, GAD)

1. 개요

1) 매사에 걱정과 불안이 지나친 것이 주증상인 불안장애

cf. 공황장애는 단시간의 발작적 불안증상

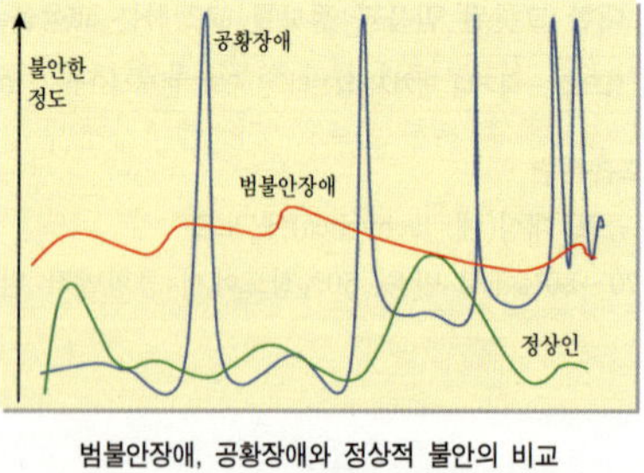

범불안장애, 공황장애와 정상적 불안의 비교

2) **6개월 이상** 지속되는 만성 경과

3) 각종 신체증상을 동반(근육긴장, 피로, 두통, 수면장애 등)

[참고] 범불안장애는 불안장애 중에서 신체화장애 쪽에 가장 근접해 있는 질환이며 만성피로증후군(chronic fatigue syndrome) 및 신경쇠약(neurasthenia)도 범불안장애와 증상이 많이 중복된다(둘 다 DSM진단명은 아니며 DSM에서는 달리 분류되지 않는 신체화장애 정도로 본다). 넓게 보아 불안장애, 신체화장애, 해리장애 등을 통틀어 신경증적 장애라고 총칭하기도 함(학생수준에서는 DSM진단명만 정확하게 알아도 된다.)

2. 역학

1) 평생유병률 5% 전후, M : F = 1 : 2

2) 후기 청소년기~초기 성인기에 주로 발병

3) 만성 경과(평균이환기간 약 33개월, 일부는 평생 가기도)

4) 30% 이상에서 우울장애 동반, 반 이상에서 적어도 하나 이상의 공존질환

5) 심혈관계 질환 및 자살위험 ↑

3. 원인

↳ 세로토닌계에 작용하는 항우울제가 항불안효과도 있고 대다수 불안장애에 유용하게 쓰인다.

1) 생물학적 요인

(1) 유전적 요인 : 가족력시 위험↑, 쌍둥이 연구에서 MZT(50%) > DZT(15%)

(2) 신경생화학적 요인 : 세로토닌, GABA, 글루타메이트, 콜레시스토키닌 가설

(3) 신경해부학적 요인 : 기저핵의 대사 저하

[참고] 이외에도 수면뇌파상 REM수면이 감소되는 양상이 독특함(cf. 우울장애에서는 증가). 불안장애와 우울장애의 감별이 너무 어려울 때 참고할 수도 있지만, 그렇다고 감별진단을 위해 routine으로 수면다원검사를 시행하지는 않음

2) 사회심리학적 요인

(1) 인지이론 : 주변의 위협에 대한 과대평가 및 자신의 대처능력 과소평가

(2) 정신분석이론 : 무의식적 갈등의 표현

4. 진단 및 임상양상

1) 지나치고, 통제 불가능한 불안(vs. 정상적 불안)

2) 만성적이고 지속적(vs. 공황장애)

3) 마땅한 이유나 불안의 대상이 없음(vs. 외상후스트레스장애, 강박장애, 특정공포증/사회공포증)

범불안장애의 DSM-IV-TR 진단기준(요약)

A.	6개월 이상 기간 중 대부분동안 지속되는 매사(예, 공부, 직장생활)에 대한 지나친 불안과 걱정
B.	걱정을 주체할 수 없음
C.	다음 6가지 증상 중 3가지 이상(소아에서는 1가지) (1) 초조 및 예민 (2) 피로감 (3) 집중력 저하/머릿속이 하얘지는 느낌 (4) 짜증 (5) 근육 긴장 (6) 수면장애
E.	이로 인한 심한 고통, 또는 사회/직업 기능의 장애
D./F.	배제진단 - D : 다른 불안장애, F : 물질/신체질환, 정신병적 장애, 전반적발달장애

5. 감별진단

1) 신체질환

공황장애의 감별진단에 준함

2) 정신질환

(1) 다른 불안장애

(2) 정신분열병, 우울장애 등

6. 치료

대개 약물치료와 정신치료를 병행, 6개월 이상의 장기적 치료 필요

1) 약물치료

계열	약물	장점	부작용 및 단점
SSRI	paroxetine, sertraline, escitalopram 등	항불안+항우울 효과 동반	치료효과의 onset이 느림 (TCA는 부작용 많음)
SNRI	venlafaxine 등		
TCA	imipramine 등		
azaspirone	buspirone	불안의 인지증상에 효과	
BDZ	alprazolam, lorazepam 등	불안의 신체증상에 효과	onset 빠름 장기투여시 의존위험
항히스타민	hydroxyzine 등	의존위험 없음	주간졸림증
베타차단제	propranolol 등	말초 신체증상에 효과	단독으로는 효과 없음

> ↳ 일차치료제로 MAOI를 쓰는 불안장애는 panic과 social phobia임
> ↳ SSRI 중 fluoxetine을 잘 쓰지 않는데 paroxetine 등에 비해 진정작용이 적고 투여초기 불면, 초조 발생 위험이 상대적으로 높기 때문임
> ↳ buspirone은 benzodiazepine과 교차내성이 없어 benzodiazepine 금단시 도움이 되지 않는다.

2) 정신치료

(1) 인지행동치료 : 단기 및 장기 치료효과 우수

① 인지기법 : 인지적 왜곡의 교정

② 행동치료기법(근육이완법, **바이오피드백**) : 신체증상이 대상

(2) 기타

① 지지정신치료 : 약물치료와 병행, 현실적 문제 논의

② 통찰정신치료 : 불안의 무의식적 원인 탐구

7. 경과 및 예후

동반질환의 영향도 있어 개인차가 크나 대체로 만성 경과

2.4 사회공포증(social phobia = 사회불안장애 social anxiety disorder)

> ↳ 사회공포증의 "사회"는 "사회정의, 사회복지"에서의 사회가 아닌, "인간은 사회적(사교적) 동물"에서의 사회적(사교적)의 의미임. 즉 다른 사람들과 만나고, 대화하고, 상호작용하는 상황(장면, scene)에서 극도의 불안을 보이거나 아니면 아예 그러한 상황 자체를 피한다. 뜻. 대인공포증으로 번역할 수 있지만 대인공포는 주로 일본/한국 문화권에서의 특수한 형태의 사회공포를 지칭하는 경우가 많아 social phobia의 번역으로는 잘 쓰지 않는다.

1. 개념

특정한 사회적 상황 또는 활동에 처했을 때 지속적으로 회피하거나 즉각적으로 극도의 불안반응을 보이는 불안장애

2. 역학

1) 평생유병률 : 3∼13% 사이로 다양

2) **10대에 가장 호발함**

3. 원인

1) 태생적 취약성(행동위축)+스트레스로 인한 유발(부모의 사망, 부모와의 이별, 학대, 가정폭력 등)
2) **부모의 양육태도** : 거부적이거나 **지나치게 과잉보호적**

4. 진단 및 임상양상

1) 진단기준

사회공포증의 DSM-IV-TR 진단기준(요약)

A.	낯선 사람을 만나거나 남의 시선을 받는 상황(들)에 대한 지속적인 심한 공포로
B.	그 두려워하는 상황에 처하면 거의 항상 불안증상(공황발작까지도 가능)이 발생
D.	그래서 그런 상황을 견디기가 힘들거나 아예 피해버림
C.	이것이 지나치거나 비합리하다는 것을 인식
E.	현저한 기능장해 또는 고통
소아	사회적 관계를 맺을 만한 잠재적 능력은 있어야 함(vs. 전반적발달장애) B의 증상이 울고, 떼쓰고, 얼어붙고, 움츠러드는 양상일 수 있음 C가 소아에서는 없을 수 있음 F : 18세 이하에서는 6개월 이상 지속되어야만 진단 가능
G./H.	배제진단 – G : 물질/신체질환/정신질환(공황장애, 신체추형장애, 전반적발달장애 등) H : 특정질환의 증상에 국한된 사회불안 증상 배제(식사장애시 비정상식이행동을 남들 앞에 보이기 싫어하는 경우 식사장애만 진단)

* 몇 가지의 상황이 아니라 거의 모든 사회적 상황일 경우에는 회피성 인격장애 진단 고려

2) 임상양상

(1) 타인의 시선을 지나치게 의식. 진찰시 눈맞춤 잘 안될 수 있음
(2) **자신의 얼굴 붉어짐**, 몸 또는 목소리 떨림, **땀흘림**, 얼굴 굳어짐과 같은 신체증상을 타인이 볼까 두려워함
(3) 흔히 두려워하는 상황 : **연설**, 타인 앞에서 글쓰기, 식사, **공중변소 사용 등**

★공중화장실의 소변기에서 소변을 볼 때 누가 뚫어지게 쳐다보거나 친구가 뒤에서 놀래키는 장난이라도 하면 소변이 잘 안 나올 수 있는데, 이 때문에 공중변소를 사용할 수 없을 정도로 문제가 되면 이것도 사회공포증의 일종으로 본다(shy bladder, "노출소변장애").

5. 감별진단

1) 기타 불안장애 : 공황장애/광장공포증, 범불안장애, 특정공포증
2) 소아의 경우 전반적 발달장애, 분리불안장애
3) 정신분열병(자신의 불안이 비합리적이라는 것을 모름)
4) 인격장애(분열성, 회피성), 특히 회피성 인격장애와는 감별이 어려움
   (1) 대인관계에 대한 욕구가 없어서 집 밖에 안 나가면 분열성 인격장애
   (2) 대인관계에 대한 욕구는 있으나 수줍어서 집 밖에 못 나가면 사회공포증이나 회피성 인격장애

6. 치료

약물치료와 인지행동치료가 효과적

1) 약물치료

(1) **SSRIs** : 1차 치료제
(2) Benzodiazepine(alprazolam, clonazepam)도 효과적일 수 있음
(3) 베타차단제(propranolol, atenolol)
   ① 무대 공포증에 사용
   ② 수행 한 시간 전 복용
(4) **MAOI**(phenelzine, moclobemide), venlafaxine, mirtazapine 등도 효과적

> ↳ MAOI가 효과적인 불안장애 : 공황장애, 사회공포증
> ↳ 사회공포증은 약물치료가 효과적. 반면 특정공포증에 약물치료 단독은 큰 효과가 없다.

2) 인지행동치료

(1) 인지치료 : 왜곡된 인지를 교정
(2) 노출치료 : 실제노출과 상황노출을 통해 인지적 재구성을 확인
(3) 집단인지행동치료가 더 효과적

7. 예후 및 경과

1) 치료받지 않으면 평생 지속되는 경우가 대부분
2) 성인기에 그 정도가 다소 완화되기도 하지만 증상은 대개 일생동안 계속됨

2.5 특정공포증(specific phobia)

1. 개요

특정한 사물, 환경, 또는 상황에 대하여 지나치게 두려워하고 회피하는 불안장애

2. 역학

1) 유병률 5~10%로 흔한 편
2) F : M=2 : 1, 흔한 발병 시기는 10대

3. 원인

1) 유전-체질 이론

(1) 행동위축(Behavioral Inhibition)과 같은 공포증의 소인을 갖고 태어난 사람이 지속적인 환경적 스트레스에 노출되어 공포증이 발병한다고 봄
(2) 유전적으로 강력한 Vasovagal reflex를 갖고 있다고 보고됨

↳ 특히 혈액-주사-손상형의 특정공포증의 경우 vasovagal syncope(혈관미주신경성 실신)에 취약

2) 정신분석

감당하기 어려운 무의식적 갈등에 대한 경고

3) 학습이론

다른 사람을 보고 배우거나 부모가 위험하다고 경고한 것을 학습

4. 진단 및 임상양상

1) 진단기준

특정공포증의 DSM-IV-TR 진단기준(요약)

A.	**특정 사물이나 상황을 접하거나 상상하면 발생**하는 지속적인 심한 공포로
B.	그 두려워하는 자극에 노출되면 거의 항상 불안증상(공황발작까지도 가능)이 발생
D.	그래서 그런 자극을 견디기가 힘들거나 아예 피해버림
C.	이것이 지나치거나 비합리하다는 것을 인식
E.	현저한 기능장해 또는 고통
소아	B의 증상이 울고, 떼쓰고, 얼어붙고, 움츠러드는 양상일 수 있음 C가 소아에서는 없을 수 있음 F : 18세 이하에서는 6개월 이상 지속되어야만 진단 가능
G.	배제진단

> ↳ 공포의 대상을 제외하면 사회공포증과 진단기준은 거의 비슷함
> ↳ 해당 사물을 피해도 사는 데 지장이 없다면(예, 악어) (의학적 의미의) 특정공포증으로 진단하지 않는다. 강아지, 고층 건물, 병원, 엘리베이터 등 피하고서는 정상생활이 어려운 경우만 진단

2) 아형 분류 : 공포반응을 유발하는 대상에 따라

(1) **동물형 : 개(cynophobia), 고양이(aliurophobia) 등**

(2) 자연 환경형 : 폭풍, 높은 곳(=고소공포증 acrophobia), 물가 등

(3) 혈액-주사-손상형 : 피, 주사맞기, 의학적 처치

(4) 상황형 : 엘리베이터, 비행기, 운전, 좁은 공간(=폐소공포증 claustrophobia)

(5) 기타 : 질식, 구토, 특정질병의 이환

> ↳ 동물형은 아동기에 흔히 시작, 상황형은 아동기와 20대 2번의 peak onset이 있음
> ↳ 혈액-주사-손상형은 미주신경성 실신이 흔하며, 빈맥 이후 서맥이 잘 동반됨(다른 아형에서는 빈맥만 보임)

5. 감별진단

1) 정신과 질환

(1) 다른 불안장애

사회공포증, 공황장애 ± 광장공포증, 외상후스트레스장애, 강박장애 등

(2) 건강염려증, 식사장애, 정신분열병 등

① 어떤 병에 걸리게 될까봐 걱정 및 회피(예, 성병이 두려워 평생 성관계를 하지 않음)한다면 특정공포증. 신체증상을 오인하여 어떤 병이 든 것이 아닌가 걱정(예, 감기증상과 피로는 에이즈에 걸렸기 때문이라 걱정하며 혈액검사의 반복적인 음성 결과를 믿지 못함)하면 건강염려증

② 식사장애에서는 특정 음식보다는 살이 찌는 것에 대한 공포와 자신의 체형에 대한 왜곡된 생각

③ 정신분열병에서 특정한 사물이나 상황과 관계된 망상(예, 뾰족한 물체는 모두 안테나로 사용되어 자신의 생각을 정보기관에서 빼내가는 데 사용된다)에 의해 불안감이 유발될 수도 있음

2) 신체질환(종양, 뇌혈관 질환), 약물(환각제, 교감신경 흥분제) 등

6. 치료

↳ 불안장애들 중 유일하게, 약물치료가 표준치료가 아닌 질환-특정공포증!!
↳ 체계적 탈감작=단계적 노출+이완기법

1) 행동치료(treatment of choice)

(1) 단계적 노출(graded exposure) : 가장 덜 무서운 것부터 가장 무서운 것까지 차례대로 실제 공포대상에 노출

예) 1층부터 차례차례 창밖을 내다보아 옥상까지

(2) 홍수법(flooding, implosion) : 힘든 자극에 한 번에 노출

예) 한 번에 번지점프

↳ 갑작스러운 교감신경계 항진이 해로울 수 있는 환자에게는 홍수법은 금기(예, unstable angina)

(3) **체계적 탈감작(systemic desensitization) : 가장 흔히 사용**

단계적 노출+이완기법(심호흡, 근육이완기법, 최면, 항불안제 등)

↳ 체계적 탈감작에서의 단계적 노출은 상상노출 또는 실제노출이 가능함. 고양이를 무서워하는 경우 멀리서 고양이 사진을 보는 상상을 하는 것부터 시작해서 고양이를 끌어안고 쓰다듬는 단계까지 수십 단계로 세분화해서 노출함. 노출로 인해 발생하는 불안감을 각종 이완기법으로 상쇄하는 것을 상호억제(reciprocal inhibition)라고 한다.

2) 기타 치료

(1) 인지치료 : 대상이나 상황의 위험성을 과대평가하는 인지왜곡을 교정

(2) 통찰정신치료 : 공포의 근원, 이차적 이득, 저항의 의미, 건강한 대처법 이해

(3) 약물치료(benzodiazepine) : 행동치료의 보조수단(이완기법)으로 사용

↳ 통찰정신치료는 특정공포증의 단독치료로 보기는 어려우며, 치료자가 중립성을 지키는 엄격한 통찰정신치료는 효과가 없다. 약물치료도 단독으로는 별 효과가 없는 것도 알아둔다.

7. 예후 및 경과

대개 만성적이나 중년 이후에는 약화된다는 보고

cf. 아동기의 특정공포증은 저절로 소실되기도 함

2.6 외상후스트레스장애(Posttraumatic Stress Disorder, PTSD)

> ↳ Triad : 재경험(Reexperience) + 회피(Avoidance) + 과각성(Hyperarousal)
> ↳ 성인 정신과 질환 중에서는 PTSD(와 ASD)만이 진단기준에서 외부 발병원인을 명시함

[참고] 소아정신과 질환에서는 RAD(반응성애착장애)에서 외부 발병원인을 명시

1. 개념

(심리적) 외상에 의해 발생하는 공포, 경악 및 절망을 동반한 불안장애

1) 여기서의 외상(트라우마, trauma)은 **사망이나 중상의 직접적인 위협**을 느낄 정도로 심한 것(직접적인 신체손상은 있을 수도 있고 없을 수도 있음)

[참고] DSM-III에서는 "거의 대부분의 사람에게 심각한 고통을 줄 만한 스트레스 요인"이었다가 DSM-IV이후 현재의 "죽음 및 심한 부상 등 신체적 온전성에 대한 위협의 경험/목격/직면"으로 정립됨

2) **재경험(Reexperience) + 회피(Avoidance) + 과각성(Hyperarousal)**의 특징적 임상상

2. 역학

1) 평생유병률 : 여성(약 10% 전후) > 남성(약 5% 전후)
2) 위험집단(참전군인, 사고, 범죄 피해자) : 최대 75%까지
3) 베트남 참전용사의 약 30%가 경험(25%에서는 진단기준 못 미치는 유사증상)

> ↳ 극심한 외상을 겪은 사람 모두가 이환되는 것은 아님. 즉 외상후스트레스장애라고 해도 개인의 취약성이 관여함

3. 원인

1) 사건 자체

(1) 외상경험 자체의 심각도, 지속시간 및 근접성
(2) 환자의 의미부여도 중요하게 작용(예, survivor guilt)

> ↳ survivor guilt : 자신만 살아남은 것에 대한 죄책감

2) 개인의 취약성(같은 사건에 노출되어도 PTSD 위험이 높음)

(1) **어릴 때의 외상경험**
(2) 인격장애 : 경계형, 편집형, 의존형, 반사회성

> ↳ 특히 인격장애가 있을 경우 외상경험에 노출될 위험이 높아지는 면도 있음

(3) 사회적 지지망의 부족
(4) **유전－기질적 취약성**
(5) **최근의 스트레스성 생활변화**
(6) 인재(人災)보다는 천재(天災)라고 느끼는 경우
(7) 최근 다량의 음주
(8) 여성

3) 심리적 요인

(1) 정신역동 : 이전의 해결되지 못했던 심리적 갈등이 외상에 의하여 재활성화
(2) 학습이론 : 고전적 조건화, 외상적 사건을 처리하거나 합리화하는데 실패

4) 생물학적 요인

(1) HPA axis, 노르아드레날린 및 opioid계의 과활성, 자율신경계 항진
(2) 우울장애 및 공황장애와의 생물학적 유사성

4. 진단기준 및 임상양상

1) 진단기준

외상후스트레스장애의 DSM-IV-TR 진단기준(요약)

A.	(1) 사망할 뻔하거나, 심한 부상을 당(할 뻔)한 위협적 사건의 경험/목격 후 (2) 극심한 공포, 무력감, 고통과 함께 B+C+D 모두를	
E.	1개월 이상 지속해서 경험(3개월 이상시 만성, 6개월 이후 발생시 지연발병)	
B. (사건관련)재경험×≥ 1	C. (사건관련)회피 또는 (사건전 없던) 둔화(numbing)×≥3	D. (사건전 없던) 과각성×≥2
(1) 사건관련 원치않는 회상 (2) 사건관련 악몽 (3) flashback (4) cue 노출시 심적 고통 (5) cue 노출시 생리적 반응	회피 (1) 생각, 느낌, 대화 회피 (2) 장소, 행동, 사람 회피 (3) 사건관련 기억상실 둔화 (4) 흥미 저하 (5) 남들과 동떨어진 느낌 (6) 감정범위의 제한 (7) 미래 비관	(1) 불면 (2) 예민 또는 분노 (3) 집중력 저하 (4) 경계태도(hypervigilance) (5) 경악반응(startle response)
F.	현저한 기능장해 또는 고통	

* flashback : 마치 사건을 생생하게 다시 겪고 있는 듯한 느낌
* cue : 사건이 떠오르게 하는 단서(예, 비행기 추락사고 후 비행기 모형)

↳ "외상 후 발생", "외상 관련"이 명시되어 있기 때문에 PTSD에서는 따로 배제진단 기준이 없다.

5. 감별진단

1) 적응장애

(1) PTSD의 외상 : 전쟁, 강간, 대형화재, 대형교통사고, 포로수용, 고문, 극심한 폭행, 강력강도, 흉기를 든 협박 등(사망자가 충분히 발생할 만한 상황에서 살아남은 경우라고 생각하면 됨)

예) 소방훈련체험 중 자신의 눈앞에서 크레인 줄이 끊어져 자기 어머니가 추락사하는 장면을 목격한 뒤~

(2) 통상 PTSD를 일으킬 수 있는 외상으로 보기 어려운 경우 적응장애 의심 : 폭언, 성희롱, 말다툼 및 멱살잡이, 부상자 없는 접촉사고, 일시적인 놀림 및 따돌림, 좀도둑에 의한 절도 등

예) 주차 문제로 이웃과 삿대질하며 크게 싸우다 모욕적 언사를 듣고서 심하게 충격을 받고 난 뒤~

2) 우울장애 및 다른 불안장애

(1) 우울장애 : 흥미저하, 비관적 사고 이외에 현저한 자살사고나 수면/식사관련증상, 죄책감이 동반되면 우울장애를 같이 진단하는 것도 고려

(2) 다른 불안장애 : 과각성 및 회피증상은 강박장애나 특정공포증, 공황장애 둔화증상은 주요우울장애, 과각성증상은 범불안장애처럼 보일 수 있음

① 강박장애 : PTSD에 준하는 사건 이후 발생한 침투적 생각만 있다면 강박장애를 따로 진단하지는 않음

② 특정공포증 : 사건 직접관련 자극에만 공포/고통을 느끼고 회피한다면 특정공포증을 따로 진단하지 않음

③ 범불안장애 : 그리고, 사건 이후 발생한 과각성만 있다면 범불안장애를 따로 진단하지 않음

★ 오히려, impression이 특정공포증, 범불안장애 또는 공황장애일 때, PTSD를 일으킬 만한 사건을 겪었는지 꼭 확인해봐야 된다.

3) 기질적 정신장애(특히 뇌진탕 등 뇌손상이 의심될 때)

4) 인위성장애(sick role의 목적) 및 꾀병(보상금 등 이차이득이 명확)

(1) PTSD는 다른 정신과질환과 달리 가해자가 명시된 질환이라 산업재해, 교통사고 피해자가 PTSD를 진단해달라고 요구하는 경우가 많음 : 진짜 PTSD환자까지 남

들이 색안경을 끼고 보게 하지 않기 위해서라도(예전에는 PTSD를 compensation neurosis 즉 보상신경증이라고 부르기도) 기준에 해당하지 않는 환자들에게는 PTSD 진단을 남발하지 않도록 함

(2) 접촉사고 이후 뒷목을 잡고 불면과 악몽, 기억상실을 호소하며 정신과에 입원하였다면 PTSD보다는 적응장애를 시사, 여기에 더불어 치료방침에 협조도가 떨어진다면(예를 들어 의사의 처방에 협조하지 않고 무조건 외출이나 외박을 요구) 꾀병을 강력하게 시사

5) 경계성 인격장애, 해리장애, 정신분열병 등

6. 치료

1) 치료원칙

↳ 목표는 조기개입과 적극적 일상생활 복귀임
↳ 가해자 처벌이나 보상금, 합의금보다는 피해자의 남은 인생을 최대한 사건 전으로 회복하는 것에 목표를 두어야 함. 강간피해자의 경우 세상 모든 남자를 피하도록 수녀원으로 보내는 것이 치료가 아니라 사건을 극복하고 시집가서 아이 낳고 잘 살 수 있게 도와주는 것이 치료

(1) 경증 : 외래에서 적극적 약물치료+단기정신치료와 함께 **빨리 이전생활로 복귀**

(2) 중증

① 입원하여 정신치료 및 사회복귀를 목표로 한 재활훈련

② 외래치료가 원칙

③ 입원 적응증 : 높은 자살위험, 중증 증상

2) 약물치료 : 최소 8주, 효과적이면 1년 이상 지속투여가 원칙

(1) 주치료 : **SSRI(효과적 일차치료제), TCA(imipramine**, amitriptyline)

(2) 보조치료 : clonidine, propranolol(말초증상) 항정신병약물(극심한 초조시 단기)

[참고] 외상노출 직후부터 PTSD 예방목적의 propranolol 투여시도가 각광받는 중이나 아직 근거는 부족

3) 정신치료

(1) **정신역동적 정신치료 : 효과적**

제반응(abreaction), 카타르시스를 통하여 외상적 사건을 재구성함

(2) **위기개입(crisis intervention) 기법 : 단기간 시행되기도 함**

(3) 행동치료 : 노출기법(체계적 탈감작법/홍수법 등) 사용

★ 방법과 목표는 특정공포증에서와 같으며, 주로 재경험이나 회피를 유발하는 cue에 대한 두려움을 없애주는 것이 목표(예, 대형교통사고의 생존자가 다시 운전을 할 수 있도록 하기 위해서 자동차 사진을 보는 것부터 실제 도로에 혼자 나가서 운전하는 것까지를 수십 단계의 과제로 나누어 이완기법과 함께 차례로 진행)

(4) EMDR(eye Movement Desensitization and Reprocessing)

4) 집단치료, 가족치료

7. 예후 및 경과

1) 치료받지 않은 경우

(1) 30%에서 완전히 회복

(2) 40%는 가벼운 증상을 지속

(3) 10%는 증상 호전 안 됨

2) 예후에 영향 주는 요인

(1) 사건의 심각도

(2) 증상의 발병시 양상

(3) 증상의 기간

(4) 병전의 기능수준

(5) 사회적 지지체계

(6) 다른 정신적, 신체적, 물질 관련 질환의 유무

2.7 급성스트레스 장애(Acute Stress Disorder)

1. 개요

1) PTSD에 준하는 극심한 외상에 노출된 후 발생하여 1개월 내 회복되는 불안장애

2) PTSD에 비해서 해리증상이 특징적

2. 진단기준

급성스트레스장애의 DSM-IV-TR 진단기준(요약)

A.	(PTSD와 동일한 사건 경험 후) B+C+D+E 모두를 경험		
G.	사고 1개월 내 발생하여 2일~1개월 간 지속		
B. 사건중/사건후 해리증상 ×≥3	C. (사건관련)재경험 ×≥1	D. (사건관련)회피 ×≥1	E. (사건전 없던)과각성 ×≥1
(1) 감정둔화 (2) 멍함 (3) 비현실감 (4) 이인증 (5) 해리성 기억상실	(PTSD와 동일)	생각, 느낌, 대화, 장소, 행동, 사람 둔화 없음	(PTSD와 동일)
F.	현저한 기능장해 또는 고통		
H.	배제진단－전신질환, 물질, 이전 정신질환의 악화, 단기반응성 정신병(단기정신병적 장애)		

*B의 (1) (2) (5)는 PTSD에서는 회피/둔화증상으로 보지만 acute stress disorder에서는 해리증상으로 본다. 이인증과 비현실감은 해리장애 이외에서도 급성스트레스장애 및 공황장애에서 보일 수 있지만 PTSD에서는 특징적 증상으로 보기는 어렵다.

3. 특징

감별진단, 치료는 대체로 PTSD에 준하며 (정의상) PTSD보다 예후는 좋음

2.8 기타 불안장애

1. 전신질환에 의한 불안장애(anxiety disorder due to a general medical condition)

2. 약물유발성 불안장애(substance-induced anxiety disorder)

3. 달리 분류되지 않는 불안장애

1) 혼재성 불안－우울장애(mixed anxiety-depressive disorder)
2) 정신/신체질환의 증상과 관련한 사회공포 증상
3) 심각한 불안증상이 있으나 각 불안장애의 진단기준에 약간 못 미치는 경우
4) 불안장애가 있는 것은 확실한데 약물이나 전신질환에 의한 것인지 여부를 구별하기 불가능한 경우

3 강박장애
Obsessive-Compulsive Disorder(OCD)

- 불안장애의 일종으로 분류되어 있으나 다른 불안장애와는 다른 독특한 측면이 많음
- 특징적 행동치료 기법(노출 및 반응방지)과, 특징적 약물치료(serotonin계 약물)를 숙지

3.1 개요

1. 강박장애(obsessive-compulsive disorder, OCD)

자기도 원하지 않는 특정한 생각이나 행동을 반복하는 질환. 강박사고/강박행동 둘 다 있는 경우가 대부분(75% 이상)이나 하나만 두드러지기도 함

2. 강박사고(obsession)

자신이 원하지 않는 생각이 침투(침습, intrusion)하는 것

> ↳ 침투란, 자신이 원치 않는 생각이 뇌리를 파고드는 것을 의미함. 하지만, 원치 않는 생각이 떠오르는 것이면서도 외부에서 주어지는 것이 아니라 자신의 생각이기는 하다는 점에서 정신분열병의 사고주입(thought insertion)과는 다르다. 강박사고는 대개"~한(~하지 않은) 것 같아서 찜찜하다.", "~할까봐 찜찜하다"(그래서 왠지 ~하지 않으면 안 될 것 같다)의 형태를 띠는 경우가 많다. (예, 아침에 집 문을 잠그고 나오지 않은 것만 같아서 찜찜하다. / 보도블록의 금을 밟으면 불길한 일이 일어날 것만 같아서 찜찜하다.)

3. 강박행동(compulsion)

1) 강박사고로 인한 불안을 줄이기 위한 행동
2) 불안감의 감소는 일시적(언 발에 오줌 누기)
3) 강박행동(compulsion)은 대개 그 자체로는 사는 데 필요한 행동이지만(예컨대 손씻기, 정리정돈, 검토나 확인 등) 불안감을 떨쳐버리기 위해 어쩔 수 없이 스스로 괴로울 만큼 하게 되는 것임

cf. 충동적 행동(impulsive behavior)은 적어도 그 당시에는 즐거움을 주지만 결과적으로

는 자신이나 타인에게 괴로움을 주는 행동(예컨대 도박, 도둑질, 방화, 화풀이)을 지칭함

[참고] 한 가지 질환이 강박적 측면과 충동적 측면을 둘 다 가지고 있는 경우가 있는데, 식욕을 참지 못하고 폭식(충동적)하는 행동과 살찔 것 같은 불안감에 구토 및 다이어트(강박적)를 하는 신경성 대식증이 그 예가 될 수 있음

4. 강박증상(강박사고, 강박행동)

자아이질적(ego-alien; ego-dystonic)으로 느껴짐

cf. 강박성 인격장애에서는 자아동조적(ego-dystonic)

3.2 역학

1. 인구학적 특징

1) 평생유병률 : 약 2~3%로 비교적 흔한 질환, M=F
2) 평균 20세 전후 발병, 남자가 조금 더 일찍 발병하는 편임

2. 공존 정신장애

1) **주요우울장애(67%)**, 사회공포증 25%
2) 뚜렛장애 등의 틱장애(20~30%에서 틱 병력)

3. 기타 불안장애, 식사장애, 알코올 남용, 인격장애, 정신분열병 등

3.3 원인

1. 생물학적 요인

1) 신경전달물질

(1) 세로토닌 부족, 조절 이상설

∵ clomipramine과 SSRI가 강박장애의 가장 중요한 치료제

(2) 도파민도 관련

∵ 항정신병약물도 치료효과, 도파민 이상에 의한 뚜렛장애에서 강박증상 합병

2) 신경해부학 및 뇌영상 : Fronto-striatal-thalamo-frontal loop의 이상

(1) **전두엽, 기저핵(특히 미상핵 caudate), 대상회(cingulum)**의 기능 이상

(2) 구조적 뇌영상연구 : 미상핵(caudate)의 크기가 감소

3) 기타 생물학적 요인

(1) 유전적 요인 : 가족력시 위험 증가, 쌍둥이 연구(MZT > DZT)

(2) 우울장애와의 유사성 : 수면뇌파에서 REM잠복기 감소, DST nonsuppression

2. 사회심리적 요인

1) 행동이론

(1) 강박사고 : 중립적인 강박사고가 불안을 유발하는 비조건화 자극과 짝지워짐

(2) 강박행동 또는 회피 : 일시적인 불안감소 작용 때문에 강화되고 학습됨

2) 정신역동 측면

(1) 공격성, 청결 등과 관련한 내용－항문기 발달장애의 가능성

(2) 방어기제 : **고립(isolation), 취소(undoing), 반동형성(reaction formation)**

↳ 고(립) 취(소) 반(동형성)으로도, URI(Undoing, Reaction formation, Isolation)으로 암기하기도 함

3.4 진단기준 및 임상양상

1. 진단기준

강박장애의 DSM-IV-TR 진단기준(요약)

<table>
<tr><td rowspan="2">A.</td><td colspan="2">강박사고 또는 강박행동이 있음</td></tr>
<tr><td>강박사고
(2) (현실에 대한 단순한 걱정이 아닌)
(1) 뇌리를 파고들어 불안감을 유발하는 반복적/지속적인 생각, 심상, 충동
(4) 환자는 이것이 자신의 마음의 산물이라는 걸 알고(vs. 사고주입) 이를
(3) 상쇄(＝강박행동)또는 억제하려 애씀</td><td>강박행동
(1) 강박사고 때문에, 혹은 규칙에 맞추어 반복할 수밖에 없다고 느끼는 행동(세척, 확인) 또는 정신활동(기도하기)
(2) 이는 원치 않는 결과를 막기 위한 행동이지만 정도가 지나치거나 현실적 연관성이 없음</td></tr>
<tr><td>B.</td><td colspan="2">어느 시점에는 강박사고나 강박행동이 지나치다는 것을 안다(소아는 모를 수 있음)</td></tr>
<tr><td>C.</td><td colspan="2">현저한 기능장해, 고통 또는 시간소모(하루 1시간 이상)</td></tr>
<tr><td>D.~E.</td><td colspan="2">배제진단－D : 강박증상을 보일 수 있는 다른 정신장애(식사장애, 신체화장애, 성도착)
E : 물질/신체질환</td></tr>
</table>

↳ 도가 지나친 미신이나 징크스도 대표적인 강박증상이며 이로 인해 인생에 손해를 본다면 강박장애를 진단할 수 있음
↳ 강박사고를 억제하려 하되 상쇄하려고 강박행동을 하지는 않는 경우(예, 누구를 죽이는 상상이 자꾸 들어서 찜찜하지만 참는 경우)와 특별한 강박사고가 발견되지 않는 강박행동(예, 자신도 특별한 이유를 모르는 과도한 규칙적 습관이나 의례)도 있을 수 있지만 최소 75% 이상(아마 거의 대부분의 경우)에서는 강박사고와 강박행동이 함께 나타난다.

2. 4 가지의 흔한 유형

강박사고 유형	연관 강박행동	예
오염(m/c)	세척 또는 회피	하루의 깨어 있는 시간내내를 목욕과 방 청소에 보내며 항상 장갑을 끼고 생활하고, 자신의 방 바깥으로는 지저분해서 나오지 못함
병적 의심 (pathological doubt)	확인	문을 잠그지 않아서 도둑이 들까봐, 가스불을 켜놓고 나와서 불이 날까봐 걱정이 되어 출근하다가도 수십번씩 집으로 되돌아가느라 매번 결근하다가 직장에서 해고
침습적 사고만 있는 경우	–	낯모르는 아이를 자신이 목졸라 죽이는 상상이나 길가는 여성을 강간하는 상상 등이 자꾸 떠올라 괴로움(기도, 주문외우기, 숫자세기 등이 동반될 수도 있음)
대칭 및 정확성	강박적 지연 (slowness)	하루종일 빨래를 모서리가 정확하게 맞게 개어 크기별, 색깔별로 정리하느라 청소도 요리도 아이돌보기도 전혀 하지 않는 가정주부 병사들의 오와 열을 정확히 맞추는 데만 골몰하느라 작전을 수행하지 못해 막상 전투에는 지는 장교
기타 : 종교적 강박사고/행동, 저장강박(물건이 언젠가 쓸모가 있으리라는 생각에 버리지 못하고 쌓아 둠)		

↳ 침습적 사고 말고는 자체로는 적절한(깔끔하고, 신중하고, 체계적이며 질서있는) 행동이지만 도가 지나쳐서 문제가 된다.

3.5 감별진단

1) 신경과 질환 : 측두엽 간질, 뇌외상 또는 뇌염의 합병증
2) 뚜렛장애 등의 틱장애(동반진단 가능)
뚜렛장애의 90%에서 강박적 행동(+), 2/3은 강박장애 진단 기준 충족
3) 강박장애와 구별하여야 하는 정신과적 장애

감별진단	유사성	감별점
정신분열병	심한 강박증상과 망상이 구별 안 되는 경우가 있음	정신분열병에는 와해(혼란)증상, 음성증상, 환각 등이 같이 있고 증상이 더 괴이함
강박성 인격장애	정리정돈, 정확성, 청결, 대칭	증상은 자아동질적, 집착 자체보다는 융통성 부족, 인색함 때문에 문제를 초래함
우울장애	죄책감에 대한 집착	우울증에는 다른 내용의 강박증상은 없음
공포장애	회피행동	회피행동이 강박사고가 아닌 해당 사물 및 상황 자체에 대한 두려움 때문임
충동조절장애(절도, 도박)	반복행동	행동 자체는 괴로움보다는 쾌감을 줌
기타 건강염려증, 신체이형장애, 식사장애 등 : 해당 질환에 해당하는 강박사고 및 행동에 국한됨		

▶ **강박장애(OCD)와 강박성 인격장애(OCPD)**
"OCD 환자에서 OCPD가 동반되는 경우가 꽤 있다"(○) (15~35%, obsessive-compulsive trait까지 포함하면 72%까지도 보고)
"OCPD는 OCD의 주요 원인이며, OCPD가 OCD로 진행하는 경우가 많다."(×)
"OCPD와 OCD는 임상양상과 정신병리가 다른 별개의 질환이다"(○)

3.6 치료

약물치료+행동치료(TOC), 약물치료, 행동치료 모두 효과적

1. 생물학적 치료

1) SSRI

(1) **1차 약물**, 우울증보다 더 많은 양을 더 오랜 기간 투여해야 효과
(2) 증상 소실되더라도 재발 쉬워 장기투여 필요

2) Clomipramine(가장 세로토닌계에 특이적인 TCA)

3) 일차 치료 실패시 병합 가능 약물

(1) 항정신병약물(risperidone 등), 특히 틱동반시 유리
(2) lithium 및 항경련제(발프로에이트, 카바마제핀)
(3) MAOI(phenelzine), buspirone, clonazepam 등

4) 비약물적 치료(난치성일 때)

(1) 전기경련요법 : 정신외과수술보다 효과 떨어지나 비침습적이라 수술적 시도

(2) 정신외과수술(cingulotomy) : 치료저항성 강박장애 30~40%가 효과

2. 행동치료 : 강박행동에 효과적

약물치료에서보다 환자 본인의 협조와 의지가 더 중요

1) 노출과 반응방지 요법(ERP : exposure and response prevention)

(1) **강박사고를 유발하는 상황에 노출시키고 이에 수반되던 강박행동을 막음**

예) **자주 손을 씻는 환자에게 더러운 물건을 만지게 한 후 손을 씻지 못하게 하는 것**

(2) 노출시키는 방법 : 상상노출, 체계적 탈감작화, **홍수법**

① 공포장애 : 노출요법

② 강박장애 : 노출 및 반응방지 요법

> ↳ 공포장애에서는 회피만 있기 때문에 노출요법으로 치료하지만, 강박장애는 강박사고와 더불어 강박행동까지 문제가 되므로 둘 다를 차단하기 위해 노출 및 반응방지를 시행함

2) 사고 중지법 : 강박적 사고가 주증상인 환자에게 적용

3. 기타 정신치료

1) **통찰적 정신치료** : 기간과 경비 많이 듦

2) **지지적 정신치료** : **강박장애 치료에 필수적**

3) 집단 치료

4) **가족 치료** : **가족들에 대한 지지**

3.7 예후 및 경과(불안장애중 가장 나쁜 예후)

1. 반 이상이 급성 발병

2. 경과 : 다양하지만 대부분 만성 경과

1) 자연경과 : 관해 10%, 관해~악화 반복 30%, 지속 및 악화 60%
2) 적극치료시 : 현저히 호전 30%, 부분적 호전 50%, 지속 및 악화 20%

3. 예후 인자

좋은 예후	불량한 예후
스트레스 요인 이후 발병 삽화적(episodic) 양상 병전 사회/직업적응 좋음	소아기 발병 괴이한 강박행동 망상에 가까운 강박사고 강박행동을 참지 않음 동반질환(주요우울장애, 인격장애)

Psychiatry

4

신체형 장애 및 가장성 장애
Somatoform Disorders & Factitious Disorders

- 신체형 장애 : 신체화 장애, 전환장애, 통증장애, 건강염려증, 신체이형장애 등
- 각 신체형 장애의 공통되는 치료원칙을 숙지
- 신체형 장애 각각의 종류별로 임상특징의 사이를 숙지
- 가장성 장애, 꾀병, 신체형 장애와 정신신체장애, 기질성 정신장애 등을 구별할 수 있도록

4.1 신체형 장애(somatoform disorder) 개요

1. 개념

1) 마치 신체질환처럼 보이는 정신질환군
2) 무의식의 심리적 갈등이 신경증적 방어기제의 일종인 신체화(somatization)나 전환(conversion)을 통하여 신체증상으로 대신 표현되는 것이 특징적
   (1) 전환(Conversion) : 의식수준에서 거부된 정신내용이 상징적 내용의 신체현상으로 변화되는 방어기제
      예) 시어머니에게 야단을 맞은 오른손잡이 며느리가 부엌에서 식칼로 음식을 썰다가 오른손에 마비 증상
   (2) 신체화(Somatization) : 표현하기 어려운 심리적 어려움이 신체증상으로 대신 나타나는 방어기제
      예) 사촌이 논을 사면 배가 아프다(상징적 의미는 찾기 어려움)
3) 생물학적(생리학적, 면역학적, 생화학적) 요인은(정신병적 장애, 불안장애나 기분장애에 비해서도) 아직 잘 모름

2. 임상양상

1) 정신과 의사보다는 내과, 가정의학과, 일반의, 한의원 등을 전전함(정신과는 동반장애가 있거나 만성화되어 심각한 상태가 된 뒤 오게 됨)

2) 의사가 정상소견이라 해도 믿지 않고 doctor shopping
3) 심리적 요인을 찾고자 하면 피하거나 화냄
4) 증상은 의식적으로 조절하거나 꾸며내는 것이 아니며, 실제로 아픈 것임

↳ 반면 가장성 장애와 꾀병에서는 증상을 조절하거나 꾸며낸다.

5) 내과적 치료로 낫지 않으며 정신과적 치료가 필요

3. 신체형 장애의 빈도

한국인 0.5%(M 0.2%, F 0.8%)

[참고] 이탈리아 : 신체화 장애 0.7%, 전환장애 0.3%, 건강염려증 4.5%, 신체이형 장애 0.7%, 미분화 신체형 장애 13.8%

4. 신체형 장애에 대한 DSM-IV-TR 분류 체계

신체형 장애(Somatoform disorders)
신체화 장애 Somatization disorder
전환장애 Conversion disorder
건강염려증 Hypochondriasis
신체이형(추형)장애 Body dysmorphic disorder
통증장애 Pain disorder
미분화형 신체형 장애 Undifferentiated somatoform disorder
달리 분류되지 않는 신체형 장애 Somatoform disorder NOS

[참고] 미분화형 신체형 장애 : 신체화 장애에 비해 증상 개수가 모자람
신체화 증상이 있지만 기간이 6개월 미만이면 달리 분류되지 않는 신체형 장애
ICD-10에서 전환장애는 신체형장애가 아닌 해리장애로 분류되어 있음

▶ **각 신체형 장애의 특징적 사례**

1) 신체화 장애 : 여러 장기계통에 걸친 다양한 신체화 증상을 호소
예) 만성 소화불량과 전신 통증으로 십수년간 전국 병원, 한의원 전전
2) 전환장애 : 주로 신경계의 상징적 의미를 가진 단일한 전환증상을 호소
예) 부부싸움 후 뒷목의 저림을 호소하며 쓰러져 응급실에 내원, 뇌 MRI와 뇌파 정상
3) 건강염려증 : 신체증상을 오인하여 심각한 병에 걸렸다고 걱정
예) 자기 변비가 대장암 때문이라고 믿으며 대장내시경 정상소견 때마다 재검사 요구
4) 신체이형장애 : 신체 특정부위가 이상하게 생겼다고 생각
예) 코 성형수술만 3년동안 10군데 병원에서 20번째
5) 통증장애 : 의학적으로 설명되지 않거나 과도한 신체 특정부위의 통증
예) MRI, myelogram 및 근전도는 정상인데 진통제와 물리치료가 듣지 않는 만성 요통

↳ 정신신체 장애(각론 18장 참조)와 신체형 장애
신체형 장애 : 무의식적인 정신적 원인에 의해 발생하고 신체증상이 주증상인 정신질환
(해당 신체증상을 설명할 수 있는 신체질환이 없음)
정신신체 장애 : 정신적 원인이 신체질환의 발병 및 경과에 중요한 영향을 끼치는 상태
(신체질환이 있고, 그 신체질환의 치료에 정신적 요인이 중요함)

5. 신체형장애들의 일반적 치료 원칙

1) 증상에 대해 냉정하고 차분한 대처

(1) 환자가 검사, 수술, 약물 처방 요구시 휩쓸리지 말 것

(2) 불필요한 정신과 약물(특히 benzodiazepine) 사용 자제

2) 의사-환자 관계 유지

(1) 한 명의 일차진료 의사가 전담하는 것이 원칙

(2) 규칙적으로 방문할 수 있도록 해주고, 짧게 자주 볼 것

(3) 증상을 악화시키는 스트레스 및 심리적 요인에 관심을 갖도록 유도

↳ 규칙적으로 방문할 수 있도록, 자주 보도록 약속을 잡는 것은(무의식적으로) 관심을 받기 위해서 새로운 증상이 나타나는 것을 막고, 새로운 증상이 출현하지 않아도 의사가 환자를 버리지 않고 관심을 가져 주겠다는 메시지를 전달하는 효과가 있어 환자의 안정에 도움이 된다.

4.2 신체화 장애(somatization disorder)

1. 개념

신체진찰이나 검사소견으로 설명되지 않는, 여러 장기계통에 걸친 신체증상을 호소하는 대표적인 신체형 장애

↳ 전환장애처럼 직접적이고 극적이지는 않지만, 신체화장애의 증상도 정신사회적 스트레스 또는 갈등과 관련됨

1) 신체화

(1) 정신적 갈등이 신체증상으로 나타나는 방어기제의 명칭

(2) 신체화장에 말고도 다른 신체형 장애들에서나 우울장애, 불안장애 등에서 나타날 수 있음

2) 신체화장애

장기간에 걸친 전신의 다양한 부위에 신체화에 의한 증상을 호소하는 질환명

[참고] 고대에는 Hysteria라 불리기도 하였다. 피암시성이나 극적인 측면이 히스테리성 인격장애(Hystrionic PD)와 공통되고, 히스테리성 성격일 경우 신체화장애를 앓을 가능성이 높기는 하지만, 현재는 히스테리성 인격장애와 신체화장애를 구별한다.

2. 역학

1) **F : M = 5～20 : 1**(F 0.2～2%, M 0.2%)

2) 하층민, 저학력자에 많음

3. 원인

1) 생물학적 요인

비우성반구 및 전두엽의 대사저하, 유전적 요인도 기여

[참고] 신체화장애 여자 환자의 남자 친족에서 물질관련장애 및 반사회성인격장애 위험이 높음

2) 심리적 가설

(1) 정신역동

① 억압된 본능적 충동을 신체증상으로 대체, 또는 내적 갈등을 타인에게 알리기 위한 방식으로 이해

② 자기감정을 말로 잘 표현 못하는 Alexithymia에서 신체화장애가 호발

(2) 행동이론 : 양육시 신체증상에 집착하는 습관, 혹은 남을 보고 학습

4. 진단 및 임상양상

1) 진단기준

신체화장애의 DSM-IV-TR 진단기준(요약)

A.	30세 이전 발생하여 수년간 지속되는 다수의 신체증상 이로 인해 치료를 받으러 다니거나 사회/직업기능에 지장
B.	유병기간 중 (1)～(4)의 증상을 모두 경험(꼭 동시에 겪지 않아도 됨) (1) 통증 ≥ 4가지 부위(두통, 흉통, 복통, 요통, 관절통, 흉통, 배변/배뇨통, 생리통, 성교통) (2) 복부증상 ≥ 2가지(소화불량, 구토, 설사, 편식) cf. 입덧은(3) (3) 생식계 증상 ≥ 1가지(성욕감퇴, 발기/사정장애, 불규칙/과다월경, 지속적 입덧) (4) 가성신경학적(pseudoneurologic) 증상 ≥ 1가지 : 전환증상(운동실조, 편마비, 연하장애, 실성증aphonia, 배뇨곤란, 환각, 감각소실, 복시diplopia, 난청, 경련) or 해리성기억상실
C./D.	배제진단－B증상은 C나 D에 의한 것이 아님 C : 물질/신체질환(즉 충분한 의학적 평가를 거쳐도 원인이 없음) D : 가장성장애나 꾀병(즉 의도적인 증상이 아님)

2) 임상양상

(1) **증상 표현은 애매하고 극적(dramatic)이고 과장됨**

(2) 대인관계 장애, 불안, 우울을 흔히 동반, 약 50% 이상에서 다른 정신장애 동반

5. 감별진단

1) 신체질환, 특히 여러 장기계통의 애매한 증상을 유발하는 만성질환

MS, SLE, AIP, MG, AIDS, thyroid/parathyroid disease 등

↳ 자가면역/류마티스 질환, 만성 감염질환, 내분비/대사 질환과 일부 신경과적 질환에 주의해야 함

2) 정신질환

(1) 다른 신체형장애(전환장애 및 건강염려증)

① 전환장애 : 급성발병, 단일 또는 소수증상, 명백한 선행 스트레스 요인 존재

② 건강염려증 : 증상보다는 증상의 오인으로 인한 특정진단에 대해 걱정

(2) **우울장애**/불안장애 : 우울증상/불안증상이 있을 때만 신체증상이 나타남

[참고] 범불안장애의 경우 신체화장애와 구별이 애매할 수 있음(각론 2장 참고)
범불안장애보다 신체화장애를 시사하는 소견 : 히스테리성 성격, 성기능 증상, 가성신경학적 증상, 낮은 사회경제수준

(3) 신체망상을 동반한 정신병적 장애(망상장애나 정신분열병 등)

6. 치료

1) 의사-환자 관계

(1) 한 사람의 의사가 전담하며 일관성 유지, 정기적 상담, 짧게 자주 진찰

(2) rapport를 유지하여 불필요한 치료/검사 차단

[참고] 불필요한 입원을 반복하며 상당한 의료비를 지출. 정신과 치료는 의료비 지출을 반 이하로 줄이는 효과

2) 신체증상에 대한 접근 원칙

(1) 처음에 철저하게 진찰 및 검사 시행

(2) 새로운 증상이 생기면 최소한의 꼭 필요한 검진/검사만 시행

(3) 치료자는 신체증상이 환자의 갈등의 표현이라는 것을 이해

(4) 궁극적으로 환자 스스로 증상의 원인이 심리적이라는 것을 점차 깨닫도록

3) 구체적 치료기법

(1) 정신치료 : 지지적(not 분석적)

(2) 집단치료, 암시(suggestion), 최면치료 등도 효과

(3) 약물치료 : 우울장애, 불안장애 동반시에는 효과적

7. 예후 및 경과

1) 호전, 악화를 반복하는 **만성 재발성 경과**로 완전관해는 드물다.
(80% 이상에서 5년 이상 지속)

2) 건강한 일반 인구에 비해 신체질환 발생 위험이 높지는 않음

[참고] 20년 추적관찰하여도 일반인구에 비해 유의하게 많이 발생하는 신체질환은 없었음
cf. 전환장애로 진단된 경우에는 추적관찰상 많으면 반 정도까지 내과적 원인 발견

4.3 전환장애(conversion disorder)

↳ conversion(전환) : 심리적인 갈등의 에너지가 신체증상으로 표현되는 현상
↳ convulsion(경련) : 근육의 불수의적 수축으로 인한 이상운동

1. 개념

심리적 갈등이나 스트레스가 원인이 되어 신경계 증상, 즉 감각기관(실명, 감각소실)이나 수의운동기관의 증상(마비) 등으로 나타나는 신체형 장애의 일종

↳ 의학적으로 이러한 증상을 설명할 수 있는 신체질환의 증거를 찾을 수 없으며
↳ 의도적인 증상이 아니고 환자가 증상을 실제로 느끼는 점은 전환장애와 신체화장애에서 공통

2. 역학

1) 평생유병률 약 0.2～0.3% 종합병원 정신과 자문에서는 약 10%로 흔함

2) 주로 10～35세 사이, F : M = 2～10 : 1
cf. 사춘기에서는 여성 비율이 더 높음
남자는 직업/군대문제나 반사회성 인격과 관계 성인초기에 발병

3) 저학력, low IQ, 시골, 후진국, 낮은 사회경제수준, 전쟁시 군인 등에 호발

↳ 선진국에서는 많이 줄어들었으며 우리나라에서도 예전보다는 점차 줄고 있다고 함

3. 원인

1) 증상의 형성

(1) 주된 방어기제 : 억압 및 전환

① **본능적인 공격적/성적 욕구(이드)** ↔ 이를 옳지 않다고 느끼는 죄책감(초자아) 사이에서 무의식적 갈등이 발생

② 이 갈등이 보다 성숙한 방식(예, 유머, 승화, 억제)으로 표출되지 못하고 억눌려(＝억압) 쌓여 있다가 그 에너지가 상징적인 내용의 신체증상으로 표출(＝전환. 여기서의 전환은 일종의 전치 또는 상징화라고 볼 수 있음)

예1) 며느리랑 말다툼하다가 아들이 며느리 편을 들자 눈을 부릅뜨던 시어머니가 갑자기 한쪽 팔의 힘이 빠지는 것을 호소하여 응급실에 내원
머느리의 머리채를 잡고 빰을 휘갈기고자 하는 공격본능(id)이 어른으로서의 체통을 유지하고자 하는 내면화된 규범(superego)과의 갈등 때문에 억압되어 있다가 해당 신체부위의 편마비 증상으로 대신 표현됨

예2) 외모를 꾸미지도, 남학생 근처에도 가지 못하도록 야단치는 엄한 부모를 둔 여고생이 짝사랑하는 남선생님 수업시간 중에 거품을 물면서 쓰러져 후궁반장(opisthotonus)과 골반 앞뒤운동(pelvic thrust)을 주증상으로 하는 가성경련발작을 일으킴
선생님을 성적으로 유혹하여 관심을 끌고 싶은 성적 본능(id)이 착한 딸, 순진한 여학생으로서 얌전하게 있어야 한다는 규범(superego) 사이의 갈등 때문에 억압되어 있다가 성행위를 상징하는 양상의 이상운동으로 대신 표현됨

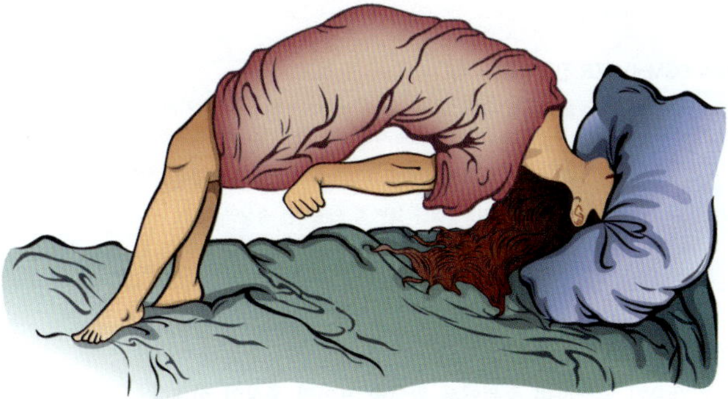

히스테리성 경련의 고전적 증상인 후궁반장(opisthotonus)

(2) 동일시 : 주변의 주요인물의 병을 동일시하는 경우가 있음
예) 어머니가 후두암 말기 진단을 받은 뒤 딸에게 갑자기 발생한 실성증(aphonia)

(3) 연극적, 의존적, 자기중심적 성격과 강한 피암시성, 성적 미숙이 관여

2) 일차/이차 이득 및 기분 좋은 무관심

(1) 일차이득(primary gain) : 욕구의 억압으로 인한 긴장이 해소됨

(2) 이차이득(secondary gain) : 증상으로 인한 관심, 보상 및 책임 회피, 타인 조종

(3) 기분 좋은 무관심(**la belle indifférence**)
자신의 증상에 대해 별로 걱정하지 않는 무심한 태도(일부 전환장애 환자에서 보임)

3) 생물학적 가설

(1) 지나친 대뇌피질 각성 및 대뇌 피질과 망사체사이의 정보 feedback상의 이상

(2) 뇌대사 : 우성반구 대사저하, 비우성반구 대사증가(신체화장애와 반대)

(3) 양 반구 간 정보교통 장애

[참고] 전환장애 환자와 마비증상을 일부러 연기(=꾀병)하는 일반인 사이에는 뇌영상 소견에 차이가 있다. 한쪽 팔의 감각소실을 겪는 전환장애 환자의 경우 감각이 정상인 팔을 건드렸을 때에는 fMRI에서 somatosensory cortex의 활성화가 나타나는데 감각소실이 있는 쪽의 팔을 건드렸을 때에는 전전두엽의 활성화만 증가하고 해당 somatosensory cortex는 활성화가 일어나지 않는다. 즉 전환장애에선 경색이나 출혈 없이 무의식적인 강한 자기최면만으로도 감각피질이 실제로 일시적 마비를 보이는 반면, 꾀병에서는 감각소실을 주장하는 팔을 건드리더라도 fMRI에서 somatosensory cortex의 활성화는 정상이다.

4. 진단 및 임상양상

1) 진단

전환장애의 DSM-IV-TR 진단기준(요약)

A. E.	신경과질환 또는 다른 신체질환을 시사하는 수의운동/감각기능의 이상이나 결손 이로 인하여 고통, 사회/직업적 기능장애 또는 의료기관 이용이 발생
B.	심리적 요인이 연관(갈등 등의 스트레스 요인 이후 발생하거나 악화됨)
C./D./F.	배제진단 – C : 가장성장애나 꾀병(즉 의도적인 증상이 아님) D : 물질/신체질환 또는 문화적으로 적절한 반응 F : 성장애, 통증장애, 신체화장애 등의 다른 정신장애

2) 임상양상

(1) 갑자기 발생하며 **주위에서 관심을 보이면 증상이 심해짐**

(2) 운동증상 : 보행장애, 무력증, 마비, 떨림, 운동 이상증(dyskinesia), 틱, 실성증

(aphonia), 불수의적 횡격막 수축, 실신(syncope)

(3) 감각 증상

① 팔다리 감각소실이나 감각이상(paresthesia) : dermatome과 불일치

② **실명** : **보이지 않는다고 하지만 몸을 부딪친다거나 손상을 입지 않음**

③ 난청, 시야 협착

(4) 경련발작 : 혀깨물기, 신체 외상, **요실금은 rare**, 구역반사/**동공반사 정상**. prolactin 상승(－)

5. 감별진단

1) 신체질환 : MS, MG, 주기성 마비, 길랑－바레 증후군, 시신경염, SLE 등
전환장애로 진단받은 환자의 25～50%에서 추후 원인 신체질환 발견

> 전형적인 다양한 증상과 함께 만성, 장기경과를 밟는 신체화장애는 나중에 신체질환의 발생 위험이 건강한 일반 인구와 비슷함. 반면 전환장애는 비교적 급성이고 응급실에서 만나게 되기 때문에 신체질환을 놓칠 확률이 높으므로 주의해야 한다.

2) 다른 신체형 장애

(1) 전환증상과 더불어 통증증상, 소화기증상 및 생식기증상을 호소한 병력이 길면 신체화장애

(2) 통증에만 국한되면 통증장애, 사소한 주관적 증상으로 특정 질환을 염려하면 건강염려증

3) 꾀병(malingering) 및 가장성 장애(factitious disorder)

6. 치료

1) 급성의 경우 대부분 증상은 자연소실

2) 치료가 장기화되지 않도록 하는 것이 원칙(퇴행 위험)

3) 정신사회적 치료 : 지지치료, 행동치료＞정신분석적 정신치료

(1) 암시, 최면, 이완요법, 약물이용 면담(amobarbital, lorazepam)도 도움

(2) 정신치료가 "스트레스 대처"를 위한 목적이라고 하면 거부감을 줄일 수 있음

(3) 증상이 심인성임을 직면시키면 증상이 악화됨

4) 일부에서 항불안제가 도움이 되기도

7. 예후 및 경과

1) 95% 이상은 2주 이내에서 증상 소실(20～25%에서는 1년 이내 재발)

2) 6개월 이상 지속될 경우 관해 가능성은 50% 미만

3) 좋은 예후 : 급성 발병, 스트레스요인 뚜렷, 빨리 치료, 정상지능, 마비/실명증상
4) 나쁜 예후 : 만성화, 내과질환/다른 정신질환 동반, 법적 문제, 진전/경련증상

4.4 통증장애(pain disorder)

1. 개요

1) 의학적, 신경학적 상태로 완전히 설명되지 않는 한 군데 이상의 신체 통증
2) 원인이 되는 신체질환이 없거나, 신체질환이 해부/생리학적으로 증상 설명 불
3) **심리적 요인이 통증 형성, 악화 유지에 중요한 역할**

2. 역학

1) F : M = 2 : 1, 30~40대에 peak
2) 평생유병률 12%로 흔함
3) 급성의 경우 불안장애, 만성의 경우 우울장애의 동반이 흔함

> ↳ 만성통증의 경우 우울장애가 함께 있는 경우도 많고, 항우울제에 대한 반응도 좋다

3. 원인

1) 심리적 요인

(1) 역동이론

① **전환장애와 유사한 심적 갈등의 상징적 표현**(∴ alexithymia에서 호발)
② 주요 방어기제 : 억압, 대치, 전치, 상징화(일부에서 동일시)

> ↳ 방어기제는 전환장애와 같음

(2) 학습이론

① **통증 행동은 보상이나 관심에 의해 강화되고 처벌 또는 무시에 의해 억제**
② 대인관계 측면에서의 이차 이득(가족의 관심 등)도 흔함

2) 생물학적 요인

(1) 구심성 통증섬유의 기능을 억제하는 대뇌 피질의 serotonin의 감소
(2) 외부 감각 자극을 억제하는 엔돌핀의 감소
(3) 유전적 요인 관련 가능성(∵ 가족력)

4. 진단 및 임상양상

1) 진단기준

통증장애의 DSM-IV-TR 진단기준(요약)

A. B.	한 가지 이상의 해부학적 부위의 통증이 주호소 또는 주요증상 이로 인하여 고통, 사회/직업적 기능장애 또는 의료기관 이용이 발생
C.	심리적 요인이 연관(갈등 등의 스트레스 요인 이후 발생하거나 악화됨)
D./E.	배제진단 – D : 가장성장애나 꾀병(즉 의도적인 증상이 아님) E : 기분장애, 불안장애, 정신병적 장애, 성교통, 신체화장애

* 급성통증장애 : 6개월 미만
* 만성통증장애 : 6개월 이상
* 심리적 요인에 의한 통증장애/심리적 요인과 신체질환 둘 다에 의한 통증장애(이때는 Axis III에 관련 신체질환을 함께 진단)로 구별

↳ 증상이 기능이상이나 기능마비가 아닌 통증으로 온다는 것을 빼면 전환장애와 같은 기준 또한, 통증이 신체질환에 의한 것으로 생각되더라도 그 정도가 심하면 진단할 수 있다는 것도 독특한데, 이는 통상의 내/외과적 질환이 있어도 전문적인 통증관리(예컨대 마취통증의학과의 nerve block, 정신과의 정신치료, biofeedback 및 정신과적 약물치료)가 필요할 수 있어서 이들을 놓치지 않고 정신과적 질환으로 진단하기 위함. 각론 7장의 통증 부분도 같이 보세요.

↳ 신체화장애가 있으면 통증장애는 진단하지 않지만, 통증장애 + 건강염려증은 있기도 함

2) 임상양상

(1) 요통(m/c), 두통, 비특이적 안면통, 흉부통, 만성 골반통, 관절통 등

(2) Doctor shopping, 약물남용 등이 흔함

5. 감별진단

어디까지가 기질성이고 심인성인지의 실질적 구별은 난해함

1) 통증을 일으킬 수 있는 모든 신체질환

신체 통증도 감정, 인지, 상황변화에 따라 intensity에 변화가 있음

↳ 아무리 신체질환에 의한 심한 통증이라도(예컨대 심지어 암성 통증이라도) 진통제, 암시, 위약(placebo), 주의전환(distraction)등에 의해 일시적으로는 호전이나 적어도 완화는 된다. 이러한 시도에도 "하나도 좋아지지 않는다", "24시간 똑같이 계속 아프다"고 하는 환자가 있으면 오히려 심인성 통증이거나 적어도 심리적 요인이 더 중요한 통증이라고 봐도 된다.

2) 다른 정신장애

정신분열병, 우울장애, 가장성장애/꾀병, 정신신체장애

6. 치료

1) 통증에 대한 접근 원칙

(1) 치료자는 통증이 꾸며낸 것이 아니라는 점을 이해
무턱대고 통증이 심인성이라고 직면시키면 치료적 관계가 깨짐

(2) 통증에 정서적 측면이 영향을 끼치는 것을 환자가 점차 깨닫도록

(3) 통증 자체보다는 재활(즉 통증으로 인한 기능 상실의 회복)에 초점

2) 구체적 치료기법

(1) 정신치료 및 인지치료

(2) 집단치료, 암시(suggestion), 최면치료 등도 효과

(3) 약물치료 : TCA, SSRI, 소량의 향정신병 약물(항불안제, 수면제는 도움 ×)

8. 예후 및 경과

1) 보통 급성으로 발병하여 수개월간 지속되면서 만성화

2) 심리적 유발인자 해결 되면 호전되기도 함

3) 나쁜 예후인자 : 만성 경과, 법적문제, 보상문제, 약물남용

4) 좋은 예후인자 : 통증에도 불구하고 일상생활을 지속하려는 의지가 있을 때

4.5 건강염려증(hypochondriasis)

1. 개념

신체증상이나 감각을 오해하여 심각한 병에 걸렸다는 집착 및 공포를 주된 양상으로 하는 신체형장애의 일종

- "진단중독증"이라는 별명도 있으며 일부에서는 health anxiety disorder(건강불안장애) 즉 신체화장애보다는 불안장애의 일종으로 보아야 한다는 주장도 있음. 증상이 심하면 신체망상을 보이는 망상장애와 구별이 어려울 때가 있다.
- 건강염려증 : 선생님은 내시경이 깨끗하다고 하셨지만 그래도 찜찜해요... 네이버 지식인에 나오는 위암 증상이 한 가지도 빼놓지 않고 다 있어요. 내시경 카메라에 이상이 있는 건 혹시 아닌가요? 이런 말씀 드려서 정말 죄송하지만 선생님도 오진하실 확률이 0%는 아니잖아요. 내시경을 한 지 1주일이나 지났는데, 그 사이에 암세포가 자라서 이번에 내시경을 하면 암이 보일 가능성은 정말 하나도 없는 거 맞나요?
- 질병망상 : 저는 틀림없이 위암에 걸린 게 맞는데 왜 저한테 거짓말을 하세요? 저한테 이야기하지 말라고 자식들이랑 남편이 선생님께 따로 부탁한 거죠? 선생님도 저희 식구들이랑 짜고 그러시는 거 맞죠?

2. 역학

1) 일반의사가 보는 환자의 약 5~20%
2) M=F, 20~30대에 Peak

3. 원인

1) 신체증상에 대한 오해(misinterpretation)
2) 사회적 학습 : 병자 역할(sick role)
3) 우울장애/불안장애의 변형된 형태라는 주장
4) 정신역동
   (1) 공격성, 적대감이(억압 및 전치를 통해) 신체증상으로 전환
   (2) 죄책감에 대한 방어로서의 자기징벌(방어기제 : 취소undoing)

4. 진단 및 임상양상

1) 진단기준

건강염려증의 DSM-IV-TR 진단기준(요약)

A.	신체증상의 오해에 기반하여 심각한 병에 걸렸다는 생각 또는 걸릴 것이라는 공포에 집착
B.	집착은 적절한 검사와 진찰 및 의사의 설명에도 불구하고
E.	6개월 이상 지속되어
D.	이로 인한 고통, 사회/직업적 기능장애
C./F.	배제진단 - C : 망상장애(집착이 망상 수준)/신체이형장애(신체 변형에 국한됨) F : 기분장애, 불안장애, 정신병적 장애, 다른 신체형장애

2) 임상양상

(1) 질병을 주장하며 다양한 증세를 의학용어를 사용하며 상세히 설명
(2) 특정한 신체 기관의 질병에 계속 집착하거나, 또는 대상 질환이 바뀌기도 함
(3) 우울/불안증상을 흔히 동반하며 우울/불안장애의 동반도 심함

[참고] 진단기준에 6개월이 있으며 6개월 미만의 일시적인 건강염려증상은 달리 분류되지 않는 신체형 장애(somatoform disorder NOS)로 진단하는데 상당히 흔하지만 상대적으로 쉽게 좋아지는 편

5. 감별진단

1) **신체질환** : 신체화장애의 감별진단과 유사
   (1) 애매한 증상으로 천천히 진행하는 모든 질환
   (2) 특히 신경계의 퇴행성 질환과 초기 암에 주의

2) 정신질환

(1) 다른 신체화 장애(신체형 장애, 전환장애, 신체이형장애 등)

① 신체형 장애 : 건강염려증보다 증상수가 많고 진단명보다 증상의 불편에 집착

② 전환장애

- 급성 발병
- 기분좋은 무관심(la belle indifference)의 유무로는 감별 불가능

③ 신체이형장애

- 정상으로 보이고 싶은데 남들이 비정상으로 본다고 생각
- 반면 건강염려증에서는 자신의 '질병'에 남들이 관심을 가져주기를 바람

(2) 우울장애 및 불안장애

① 우울삽화 중이나 불안증상이 심한 시기에만 국한되는 건강염려 증상은 건강염려증 아님

② 우울장애나 불안장애 진단기준을 만족해도, 우울/불안증상이 적은 시기에도 건강염려증상이 지속되면 두 가지를 다 진단할 수 있음

(3) 정신분열병 및 망상장애

① 건강염려증에서 질병에 대한 집착은 잘 설득되지 않지만 망상 수준의 고착은 아님

② 정신분열병의 망상은 보다 괴이하고 괴상하며 문화적 환경과도 맞지 않음

(4) 인위성 장애 및 꾀병 : 증상을 의도적으로 꾸며냄(건강염려증도 다른 신체화 장애들처럼 증상은 환자가 진짜로 경험하는 것)

6. 치료

1) 신체증상에 대한 접근

(1) 반복적이고 규칙적인 신체검진은 시행(의사가 환자를 버렸다는 생각이 들지 않도록)

(2) 침습적 검사나 시술은 객관적 소견에 의해 적응증이 될 때에만 시행

2) 정신과적 치료

(1) 대부분 환자는 정신과적 치료에 거부적
Medical setting에서 스트레스 감소 및 만성질환 대처법에 초점시 일부 협조

(2) 집단치료, 역동적 정신치료, 인지행동치료, 최면도 유용한 경우 있음

(3) **약물치료는 우울, 불안 등이 동반된 경우에만 효과**

(4) 스트레스에 대한 일시적 반응일 때는 sick role을 차단, 스트레스 대처법 교육

7. 예후 및 경과

1) 경과

(1) 보통 스트레스 요인 이후 episodic하게 나타나 회복했다 재발을 반복

(2) 1/3～1/2 결국 회복, 2/3 fluctuation하며 만성화

2) 예후

(1) 좋은 예후 : 급성 발병, 높은 사회경제수준, 치료에 반응하는 우울/불안 증상

(2) 나쁜 예후 : 기질성의 신체질환이 동반되어 있을 때, 인격장애

4.6 신체이형장애(신체추형장애, body dysmorphic disorder)

↳ "Imagined ugliness", "성형수술 중독" 등의 별명이 있지요.

1. 개념

신체 특정부위가 못생기거나 이상하게 생겼다고 병적으로 집착하는 신체형 장애의 일종(실제로는 정상범위이거나 사소한 문제)

2. 역학

대학생의 1/2은 신체 특정부위에 집착, 이들 중 1/2은 이 때문에 사는 데 지장. 즉 밝혀지지 않았지만 상당히 많을 것으로 추정

1) onset : 15～30세

2) F>M, 미혼>기혼. 즉 미혼여성에서 호발

↳ 여성에게 많지만, 남성도 음경의 크기나 근육질 몸매에 대한 집착 등으로 나타날 수 있음

3) 다른 정신질환 동반 흔함

우울장애(90%, m/c), 불안장애(70%), 정신병적 장애(30%)

4) 강박성, 자기애성, 분열성 인격장애에서 흔함

3. 원인 : 아직 잘 모름

1) serotonin계 문제

우울장애 동반, 강박장애/기분장애 가족력, SSRI에 효과(강박장애의 한 변형이라는 설도 있음)

2) 정신역동

성적, 감정적 갈등이 신체부위로 대치되어 나타남. 즉 자신의 이성문제나 인생이 안 풀리는 것의 진짜 이유는 심리적으로 감당하기 불편해서, 외모 문제가 해결이 되면 인생이 다 해결될 것이라고 대신 생각하는 것

3) 특정한 미의 기준을 강요하는 사회 및 문화의 영향

식사장애와 함께 미디어의 영향을 많이 받는 사회/문화 영향이 큰 질환

4. 진단 및 임상양상

1) 진단

신체이형장애의 DSM-IV-TR 진단기준(요약)

A.	실제는 없거나 미미한 외모상의 결함에 집착 및
B.	이로 인한 고통, 사회/직업적 기능장애
C.	배제진단(식사장애에서의 body image 왜곡 등)

A. 신체이형장애에서는 실제로는 외모상의 결함이 없거나 미미함. 또, 남들이 보기에는 말짱하거나 그 정도는 괜찮아 보이는데 본인은 자신의 신체 어느 부위가 추하다고 생각함(실제로 객관적으로도 외모가 추한 상황에서는 적응장애나 우울장애를 먼저 생각한다.)

B. 남들은 괜찮다고 하는 자신의 외모에 대해 열등감이나 걱정을 갖는다고 다 신체이형장애라고 볼 수 없고, 막상 외모는 인생에 지장을 주지 않고 있는데 자신이 못생겼다는 착각이 인생에 지장을 주고 있는 경우에 진단

C. 실제로는 정상체중이거나 말랐는데 자신이 뚱뚱하다고 생각하여 다이어트에 집착하는 식사장애(각론 9장)도 신체이형장애와 유사하지만, 먹는 것과 관련한 독특한 행동양상 및 임상상 때문에 따로 구분해두고 있음. 또한, 자신의 유방이나 음경이 못생겼거나 너무 크다/작다고 착각하는 것은 신체이형장애이지만, 없어야 할 유방이나 음경이 달려 있다고 생각한다면 성주체성 장애(각론 8장)로 보아야 한다.

2) 임상양상

(1) 외모에 대한 집착(평균 4가지 부위)
얼굴(m/c), 머리털 및 체모, 가슴, 생식기 등
(2) 지나치게 거울을 보거나 거울을 피함, 옷과 화장품에 집착
(3) 관계사고 동반 흔하며, 남들을 의식해 집 밖에 나가지 못하기도
(4) 약 20%에서 자살 시도
(5) 반복해서 거울 보며 신체 이상 확인
(6) 결함을 옷이나 화장으로 감추려함
(7) 불필요한 수술

3) 타과 의사가 만나게 되는 신체이형 장애

(1) 성형외과 외래 환자의 약 2%

(2) 성형외과 외에도 피부과(점, 여드름, 제모) 비뇨기과 및 산부인과 등 (음순성형이나 음경확대를 원하는 환자의 상당수는 신체이형장애)

(3) 미용시술을 원하는 정상적인 일반인구와의 차이

① 처음부터 기대치가 비현실적으로 높음

② 외모만 문제가 해결된다고 인생이 다 풀리는 게 아님을 깨닫지 못함

③ 시술에 문제가 없어도 결과에 만족하지 않으며 재수술 요구

④ 의료소송 등으로 의사에게 화풀이

5. 감별진단

1) 망상장애의 신체형 : 신체 결손에 대한 믿음이 망상적

2) 식사장애, 성주체성 장애

3) 주요우울증, 자기애성 인격장애, 강박장애, 정신분열병 등

6. 치료

1) (정의상) 성형수술이나 미용시술로 절대 호전되지 않음에도, 대개 정신과 치료에는 거부적

2) 약물치료

(1) SSRI(TOC, 50% 이상에서 효과)

(2) 다른 항우울제, 항정신병약물(pimozide)

(3) TCA, MAOI

3) 인지행동 치료 및 지지적 정신치료도 도움이 될 수 있음

7. 예후 및 경과

1) 대개 사춘기에 시작하여 악화와 완화를 반복하다 만성화

2) 신체형장애 중 가장 나쁜 예후

> ↳ 3/4은 평생 미혼, 1/4은 결혼하지만 대다수가 이혼하고 재혼을 못한다고 함

4.7 기타 신체형 장애

1. 미분화형 신체형 장애(Undifferentiated somatoform disorder)

향후 증상이 추가되어 신체형장애로 진행하거나 다른 신체화장애로 변화할 수 있다는 뜻

1) 개요

(1) 한국인 신체형 장애 중 가장 많다.

(2) 신체화 증상이 6개월 이상 지속되나 신체화 장애의 진단기준에 합당한 증상의 수에 미치지 못한 것

2) 증상 : 자율신경계 증상 위주와 피로 위주가 있다.

(1) 자율신경계 증상 위주 : 연하곤란, 심계항진, 발한, 화끈거림, 떨림, 작열감, 몸이 붓거나 팽창감, 딸꾹질, 과호흡, 과민성 설사, 배뇨장애 등

(2) 피로 위주(neurasthenia) : 피곤과 무력감

↳ (2)는 만성 피로 증후군(chronic fatigue syndrome)과 겹침

2. 달리 분류되지 않는 신체형 장애(Somatoform disorder not otherwise specified)

1) 상상임신(pseudocyesis) : 주관적으로 태동을 느끼고, 무월경, 유즙분비도 가능

2) 6개월 이내의 건강염려증상 또는 의학적으로 설명되지 않는 신체증상

3) 종류 : 심인성 사경(torticollis), 심인성 가려움증, 불감증, 이갈이, 히스테리 구(globus hystericus)

↳ 히스테리 구(globus hystericus) : 목에 무언가 걸려 있는 느낌을 호소하나 검진상 이상소견을 찾기 어려운 경우. 지금은 기능성 소화장애의 하나로도 생각함

4.8 가장성 장애(인위성 장애, 인공 장애, factitious disorder)

1. 개요

1) 고의로 신체질환(드물게 다른 정신질환)을 꾸며내는 정신장애

2) 꾀병(malingering)과 달리 실질적인 이득(금전적 보상이나 임무 기피) 없음

★따라서 "가성꾀병(pseudomalingering)"이라고도 함

2. 역학

1) 종합병원 정신과 자문환자의 약 1% 정도
2) 20~30대에 보통 시작, F : M = 3 : 1 만성화되는 경우는 남자가 많음
3) 기분장애, 경계성/반사회성 인격장애, 물질관련장애 합병이 흔함
4) 어릴 때 큰 병을 앓았거나, 의사 이외의 직종으로 병원에서 일한 적이 있었거나, 의사와 과거에 중요한 관계가 있었거나, 의사에게 개인적 원한이 있는 경우에 흔함

3. 원인

1) 무관심한 부모로부터 정서 박탈을 경험하고, 병을 만들어 내어 의료진으로부터 사랑과 보살핌을 받으려는 무의식적인 동기
2) 방어기제 : 억압, 상징화, 동일시, 퇴행

> ↳ 전환장애에 없는 퇴행은, 환자 역할을 구실삼아 의존적인 상태로 퇴행함으로써, 어린 시절의 해결되지 못했던 정서박탈을 해소한다는 측면에서 추가된다.

4. 진단 및 임상양상

1) 진단기준

가장성장애의 DSM-IV-TR 진단기준(요약)

A.	(신체형장애들과 달리) 의도적으로 증상이 있는 척하거나 꾸며냄
B. C.	(꾀병과 달리) 그 동기는 환자 노릇이며 (꾀병같은) 외적 이득은 없음

2) 진단시 병력의 진위를 주의하여 판단, 과거 의무기록과의 대조가 중요
3) 병의 가짜 증거를 만들어내는 것을 확인
4) 정신증상(예, 환청) 등을 호소하여 정신질환을 가장하기도 함
5) Munchausen 증후군 : 만성화된 신체증상 위주의 심한 가장성 장애를 지칭
   (1) "전문적 환자(professional patient) 증후군", "수술중독(polysurgical addiction)"이라고도 함
   (2) 여러 병원을 전전하며 들킬 것 같으면 퇴원하거나 도주하여 다른 병원 입원, 소위 blacklist에 올라가는 경우가 많음

5. 치료

1) 놓치지 않고 진단하는 것이 중요
2) 치료보다는 추가적인 해로운 시도를 차단하는 데에 주력

3) 법적, 윤리적 문제에 주의 : 환자의 체면을 유지해 주는 것도 중요하나, 경우에 따라 사기죄로 고발하겠다는 경고가 필요하기도 함

4) 다른 정신과적 동반질환에 대한 효과를 제외하면 약물치료 효과는 제한적

6. 예후 : 매우 나쁨

1) 반복적인 장기입원으로 직업, 대인관계가 어려움

2) 불필요한 시술이나 치료 부작용으로 사망하는 경우도 상당수로 추정됨

4.9 꾀병(malingering)

1. 개요

1) 이득을 얻기 위하여 허위질환을 고의적으로 가장하는 상태

★꾀병은 가장성 장애나 신체형 장애와 감별해야 할 대상이 되는 상황(condition)이지만, 정의상 정신질환이라고 보지 않는다.

2) 진단은 쉽지 않으며 유일한 gold standard는 환자의 자백

2. 역학

군인의 5%, 범죄자의 10~20%, 품행장애 환아의 약 50%

3. 임상양상

1) 꾀병을 의심해 보아야 하는 상황

(1) 법적 이유로 의사의 평가가 요구될 때
   예) 범죄자가 면책 목적의 정신질환 진단 요구

(2) 주관적 소견과 객관적 소견의 차이가 현격할 때

(3) 진단과 치료과정에 환자가 비협조적일 때

(4) 반사회성 인격장애가 의심되는 환자일 때

2) 꾀병의 목적이 되는 흔한 이득

(1) 위험하고 싫은 의무로부터의 도피 예) 군복무

(2) 법적 책임, 재판 및 처벌의 모면

(3) 금전적 이득
(4) 직장에서의 임무나 사회적 책임 회피
(5) 보호감호 또는 병원 입원
(6) 약물 투여(특히 마약류 또는 향정신성)

4. 감별진단

1) 가장성 장애 및 전환장애(주관적 소견과 객관적 소견 불일치는 공통)

[참고] 전환장애와 꾀병의 구별

	전환장애	꾀병
환자의 태도	협조적이고 의존적이고 징징거림 침습적 검사, 치료에 협조적 증상과 관계없는 업무나 책임은 적극적	비협조적, 비판적이며 의심스러워하는 태도 침습적 검사, 치료에 거부적 증상과 관계없는 업무나 책임에도 회피적
병력	애매하며 앞뒤가 안 맞는 호소	특정 진단명에 짜맞춘 듯한 빈틈없는 병력

↳ 예컨대 군에서 전환장애로 다리 힘이 빠진 환자라면, 앉아서 팔만으로 할 수 있지만 더 힘든 임무를 주면 적극적으로 함. 꾀병 환자라면 팔로만 하는 임무를 맡는 순간 다리 힘이 돌아오거나, 아니면 아예 팔 힘까지 빠지거나 심하면 의식을 잃고 기절하기도 한다.

2) 꾀병이 있다고 해서 다른 신체/정신질환이 없는 것이 아님
성인에서 각종 인격장애, 소아에서 품행장애/불안장애 동반 흔함

5. 평가 및 치료

1) 철저한 평가가 먼저(동반된 다른 정신장애 포함)
2) 원하는 이득을 얻을 때까지, 꾀병은 지속됨(군이나 교도소 등에서는 꾀병으로 원하는 이득을 얻을 수 없다는 것을 확실히 해 주면 증상이 멎는 경우가 많음)
3) 꾀병이 확실하다고 판단되면 환자에게 조심스럽게 알려주되, 체면을 유지할 수 있는 방법을 강구하고, 보다 건설적인 방안을 논의
4) 진단적/치료적 접근을 포기하지 말 것(예외 : 반사회성 인격장애 등으로 조종[manipulation] 이외의 의사소통은 전적으로 거부할 때)

신체증상을 주호소로 하면서 객관적 증상과 환자의 주관적 호소가 불일치하는 환자의 감별진단

진단명		증상과 징후	특징	치료전략
신체형 장애	신체화장애	다양한 신체증상	대개 여자 가족력(+) 일차 진료 환자의 5~10% 여러 의사 방문	치료동맹 규칙적 외래방문 위기개입
	전환장애	한두 개의 신경학적 증상 급성 신체질환 비슷	대개 여자 해부학적 분포와 불일치 젊은 나이, 하층민	암시, 설득
	건강 염려증	증상 자체가 아닌 환자 자신이 어떤 특별한 질병을 보유했다는 믿음에 중점	중 노년 남녀 발병 비슷 병확신은 증상강화 강박성격	정신치료
	신체이형장애	신체모습이 변했다	청소년, 장년 우울, 불안 동반 성형수술 요구	치료동맹 형성 스트레스 조절 항우울제
	통증 장애	심리적 요인에 의해 심해지거나 오직 심리적 요인에 의한 통증	중노년층 통증 장애의 40% 신체기전과 불일치	치료동맹 형성 항우울제
가장성 장애		이차이득 없이 병의 증상을 꾸밈	환자 역할이 목적 의료기관 종사경력 의사에게 원한	해로운 침습적 검사 및 시술 차단
꾀병		이차이득 목적으로 병의 증상을 꾸밈	군대, 교도소, 보상 연관 책임 회피나 금전적 이득	이차 이득 차단

5

해리장애

Dissociative disorder

- 해리 및 해리장애의 개념을 파악
- 각 해리장애의 특징적 양상을 구별
- 해리현상이 치료적으로 활용(최면치료)되는 경우도 있음

5.1 개요

1. 해리(dissociation)

1) 사고, 행동 등의 정신활동 중 일부가 나머지와 분리되는 현상
2) 해리장애에서 특징적이나, 전환장애, (급성/외상후) 스트레스장애, 공황장애, 경계성 인격장애 등에서 나타날 수 있음

↳ 해리 현상은 외상 경험(traumatic experience)에 대한 방어기제라고 생각된다.

[참고] 해리 vs 억압

억압은 외상경험을 종적으로 분리, 해리는 횡적으로 분리한다고도 설명함. 하나의 통합된(integrity) 인격을 유지하고 있기 위해서는 의식이 온전한 상태를 유지해야 하는데 억압은 의식에서 감당하기 어려운 감당할 수 없는 감정을 수반하는 내용(수치, 죄의식, 분노, 절망 등)을 무의식 속에 가둬 놓음으로써 의식을 온전하게 보존하는 반면, 해리는 의식 내에 다른 칸을 만들어 놓고 외상경험을 분리해 두기 때문에, 이로 인하여 정체성 혼란, 기억장애, 이인감 등을 경험하게 된다.

2. 해리장애(dissociative disorder)

해리현상을 주증상으로 하는 정신질환으로서, 정체성(identity), 기억, 의식 및 지각 등의 정상적 통합 기능에 장해와 변화를 보임

3. 분류

해리장애의 진단 분류(DSM-IV-TR)

해리장애 (dissociative disorders)	해리성 주체장애(dissociative identity disorder)
	해리성 둔주(dissociative fugue)
	해리성 기억장애(dissociative amnesia)
	이인화 장애(depersonalization disorder)
	달리 분류되지 않는 해리 장애(dissociative disorder not otherwise specfied)

↳ 이중 위쪽에 있는 질환이 있으면 그보다 아래쪽에 있는 질환의 증상을 다 나타낼 수 있고, 따라서 아래쪽의 질환은 따로 진단하지 않는다. 지속기간은 주체장애 > 둔주 > 기억장애 순으로 길고, 예후는 주체장애 < 둔주 < 기억장애 순으로 좋다. 역학상은 해리성 기억장애가 제일 흔하다.

▶ **해리장애의 구분**

신체질환(eg. 간질) 또는 물질의 영향에 의한 것이 아닌

1) 완전히 다른 두 가지 이상의 인격(신원)으로의 분리 – 해리성 주체장애
2) [1) 없이] 신원에 대한 혼동과 더불어 갑작스런 여행(도피) – 해리성 둔주
3) [1), 2), ASD/PTSD없이] 개인정보와 관련된 광범위 기억장애 – 해리성 기억장애
4) [1)~3), ASD, 공황장애 없이] 현실감 유지한 상태에서의 이인감 – 이인화 장애

5.2 해리성 주체 장애(해리성 정체성 장애, dissociative identity disorder)

구, 다중인격 장애(multiple identity disorder)

[참고] personality와 identity 둘 다를 인격으로 번역해서 혼동될 때가 있는데, personality로서의 인격은 그 사람이 어떤 사람인가(성격character, 기질temperament)의 측면을, identity로서의 인격은 그 사람이 누구인가(정체성/주체성/신원, individuality/selfhood)의 측면을 말한다.

1. 개요

1) 둘 이상의 각기 구별되는 주체성, 인격이 존재
   예) '반지의 제왕'에서의 골룸, 아수라 백작, 야누스
2) 각 인격은 교대로 환자의 행동을 통제하며 통상의 건망증을 넘어서는 자기 신원에 대한 기억장애를 동반

2. 역학

10대 말~20대, F : M=5~9 : 1

3. 원인(아직 잘 모름)

1) 어린 시절의 성적/신체적 학대(90% 정도)
   (1) 일종의 자기유도최면(self-induced hypnosis) 가능성
   (2) 외상후스트레스장애의 한 변형이라는 설
2) 가족력(유전적 영향 vs 학대 경험의 대물림?)

4. 진단 및 임상양상

1) 진단기준

해리성 주체장애의 DSM-IV-TR 진단기준(요약)

A./B.	2가지 이상의 뚜렷이 구분되는 주체성/인격이 환자를 교대로 통제하며
C.	주요개인정보 관련한 광범위 기억장애
D.	배제진단 - 물질/신체질환

2) 임상양상

(1) 기억장애 : 광범위하며 자전적(autobiographical)기억에 중간중간 gap이 있음
(2) 주체성/인격
   ① 자신을 복수(우리), 이름 또는 3인칭으로 표현하기도 함

[참고] 자폐장애에서도 보이는 소견임

   ② 인격 사이의 전환은 대개 급격하고 극적
   ③ 다른 인격이 지배적일 때 생긴 일에 대해서는 대개 기억하지 못함
(3) 기타
   ① 기분변화, 짜증, 자해, 충동성, 불안증상 동반이 흔함
   ② 가성환각(pseudohallucination)을 경험하기도

5. 감별진단

1) 간질 등의 기질성 정신장애
2) 가장성 장애 및 꾀병 : 진짜 해리장애 환자처럼 혼란스럽고 괴로워 보이지 않음
3) 신체화장애, 기분장애(특히 우울장애), 급성/외상후스트레스장애, 경계성인격장애를 함께 가지고 있는 경우 많음

6. 치료

1) 최면, 약물이용면담
2) 궁극적으로는 통찰정신치료(인격들간의 대화를 통한 재통합) 필요
3) 약물치료효과는 동반된 기분/불안 증상에만 효과

7. 예후 및 경과 : 치료가 쉽지 않으며 해리장애 중 가장 나쁜 예후

1) 대개 아동기 발병으로 만성 경과
2) 자살 및 충동적 행동으로 인한 급성 스트레스 장애의 병발이 흔함
3) 나쁜 예후인자 : 이른 발병 공존질환(물질남용, 신체질환), 반사회성 인격, 현재까지 지속되는 학대 등

5.3 해리성 둔주(dissociative fugue)

전형적인 증례를 보고 진단할 수 있으면 된다.

1. 개요

자신의 과거, 이름, 자기 신분이나 직업 등 정체성에 대한 기억을 상실하여 가정 및 직업을 떠나 방황하거나 예정에 없던 여행을 하는 해리장애

★"부모 이혼과 어머니 재혼 후 의붓아버지에게 지속적으로 강간을 당해오던 소녀가 부모가 이혼 전 살던 동네에서 쓰러져 발견되었다. 경찰이 물었을 때는 자신의 신원에 대해서 부모 이혼 전의 나이와 주소, 학교, 학년 및 가족사항으로 진술하였다"의 증례처럼, "(충격적 사건 경험 이후) 집에서 멀리 떨어진 곳에서 발견되었고, 자신의 신원에 대해 기억하지 못하는 모습을 보였다"가 전형적인 증례

2. 역학

전쟁, 자연재해, 학대 등과 관련하여 드물게 발생

3. 원인

고통스러운 감정적 경험으로부터 떠나고 싶은 강력한 동기

4. 진단 및 임상양상

1) 진단기준

해리성 둔주의 DSM-IV-TR 진단기준(요약)

A. B.	과거에 대한 기억장애와 함께 집이나 주활동지에서 갑자기 여행 주체성 혼란 또는 새로운 주체성(인격) 형성
D.	현저한 기능장해 또는 고통
C.	배제진단 – 물질/신체질환, 해리성 주체장애

2) 임상양상 KMLE

(1) 도망가고자 하는 절실한 심정과 함께 집이나 주활동지에서 의도적으로 떠남

(2) **둔주시기 중에는 기억장애에 대한 병식 없음**(해리성 기억장애와의 감별점)

(3) 새로운 이름, 주소, 직장 등 신분을 가지기도 함

(4) 둔주가 끝나면서 혼란과 함께 기분변화, 우울증상, 전환증상을 보이기도

5. 감별진단

1) 다른 해리장애

(1) 해리성 주체장애가 있으면 해리성 둔주는 진단하지 않음

(2) 해리성 둔주가 반복재발하면 해리성 주체장애 의심

(3) 해리성 기억장애시에 혼란 중의 방황은 있을 수 있지만 의도적 여행은 없음

2) 복합부분간질발작(complex partial seizure)

3) 조증삽화, 정신분열병, 알코올에 의한 단기기억장애("필름 끊김")

4) 꾀병

6. 치료

1) 해리성 주체장애의 치료에 준함

2) 둔주 시기 중에는 보호(거처 및 의식주)가 필요할 수 있음

7. 경과 및 예후

1) 짧게는 수분~수시간, 길게는 수년간 나타남

2) 대개 자연적으로 빠르게 회복하나 일부에서는 지속 또는 재발하기도 함

5.4 해리성 기억장애(해리성 기억상실, dissociative amnesia)

구, 심인성 기억장애(psychogenic amnesia)

1. 개요

심리적 요인으로 인한, 스트레스나 충격과 관련된 기억장애가 주증상인 해리장애
→ 대개 전향성(anterograde)보다는 후향성(retrograde) 기억장애

2. 역학

1) **가장 흔한 해리장애(일반인구의 약 6%에서 경험)**
2) 사춘기~청년기, 군인에게서 호발

3. 원인

1) 상태의존적 학습 : 특정 심리상태에 있을 때 학습된 내용은 그러한 상태에서 잘 기억난다. 즉 평상시 경험하지 않는 극심한 감정상태에서 겪은 일은 나중에 잘 기억나지 않음
2) 방어기제로서의 해리(이차방어기제는 억압과 부정)
3) 일차/이차 이득 존재

> ↳ 일차/이차 이득은 각론 4장 참고

4. 진단 및 임상양상

1) 진단기준

해리성 기억장애의 DSM-IV-TR 진단기준(요약)

A.	주요개인정보 관련한 광범위 기억장애
C.	현저한 기능장해 또는 고통
B.	배제진단 - 해리성 주체장애, 해리성 둔주 외상후스트레스장애/급성스트레스장애, 신체화장애, 물질/신체질환

2) 임상양상

(1) 갑자기 증상이 생기고, 환자는 자신의 기억장애를 안다
(2) 이미 기억에 저장되어 있는 중요한 정보에 대한 갑작스런 회상(recall)의 장애
(3) 새로운 지식을 습득하는 능력은 유지(no anterograde amnesia)

(4) 다른 기능은 대부분 정상(vs. 치매)

(5) 불편해 할 수도 있고 무관심할 수도(=la belle indifference) 있다.

5. 감별진단

1) 다른 해리장애의 증상으로 기억장애가 있을 경우 진단하지 않음
2) 급성 스트레스장애, 외상후스트레스장애의 외상관련 기억장애
3) 신체화장애의 가성신경학적 증상
4) 기억장애의 기질적 요인(뇌외상 등의 신체질환, 물질의 영향) 배제 필요

> ▶ **TGA(transient global amnesia)**
> 스트레스 요인이 선행할 수 있어 해리성 기억장애로 오인될 수 있으나, TGA에서는 대개 자신의 identity와 관련한 기억은 보존되어 있으며 뇌혈관 질환의 위험인자를 가진 50세 이후 환자에서 많다.

6. 치료

1) **최면요법** 또는 약물이용면담을 이용한 빠른 기억회복이 예후에 중요
2) 정신치료-기억회복 후 연관된 감정 문제 해결

7. 경과

급성 발병과 급격한 회복이 특징(재발은 드묾)

5.5 이인화 장애(이인성 장애, depersonalization disorder)

주로 정체성 및 기억이 해리되는 것이 앞의 주체장애/둔주/기억장애였다면, 이인화장애는 지각(perception)이 분리되는 경험을 하게 된다. 한편, 현실검증력이 없어질 정도의 지각 이상(perceptual disturbance), 즉 환각(hallucination)이 있으면 진단은 정신분열병 등의 정신병적 장애가 된다.

1. 개요

1) 자신이 자신이 아닌 것 같이 느끼는 경험이 주증상인 해리장애
2) 마치 공중에서 자기 자신을 쳐다보는 듯한 느낌, 꿈을 꾸고 있는 것 같은 느낌을 호소하는 경우가 흔하다. 자신의 혼이 자기 몸을 떠났다가 되돌아왔다, 천국을 보고 왔다는 경험(임사체험) 등도 해리현상의 일종으로서 이인화장애로 볼 수 있다.

2. 역학

1) 일시적인 이인화/비현실감은 일반인구에도(특히 스트레스, 피로시) 흔함
이로 인해 현저한 기능장애를 일으킬 때에만 진단함

2) F : M = 2 ~ 4 : 1, 사춘기에 호발, 재해, 사고 등 생명위협시 흔함

3. 원인

1) 정신역동 : 부정(denial)을 통하여 고통스런 경험, 감당하기 어려운 감정을 처리

2) 생물학적 요인 : 측두엽 간질, 뇌종양, 뇌졸중, 뇌염, 편두통에서 이인증이 호발

4. 진단 및 임상양상

1) 진단기준

이인화 장애의 DSM-IV-TR 진단기준(요약)

A. B.	마치 외부관찰자인 것처럼 정신활동 또는 신체로부터 분리되는 경험 현실검증력은 정상
C.	현저한 기능장해 또는 고통
D.	배제진단 – 정신분열병, 공황장애, 급성스트레스장애, 다른 해리장애 약물(예, LSD), 신체질환(예, TLE)

2) 임상양상

(1) 환자 자신도 자신의 증상을 말로 잘 표현하지 못하는 경우가 많음

(2) 자기 자신이 꿈속에 있거나, 혹은 **자신의 육체와 동떨어져 있는 느낌과 함께, 비현실감(다른 사람이나 사물이 낯설거나 다른 모양으로 보임)**

[참고] 이인감 없이 비현실감만 있으면 "달리 분류되지 않는 해리장애"

(3) 대개 급격히 첫 증상을 보이며 불안을 동반하나 그렇지 않을 수도

5. 감별진단

1) 정신분열병 등의 지각이상과 감별 필요

2) 간질, 뇌진탕, 편두통 등의 신경과 질환 및 약물중독

3) 공황장애, 급성/외상후스트레스장애

6. 치료

1) 약물치료 : SSRI 시도 가능

2) 정신치료 및 인지행동 치료

7. 예후 및 경과

다양, 만성화할 경우 예후 나쁨

5.6 기타 해리장애

1) 해리성 주체장애의 증상을 보이지만 인격의 분열이 뚜렷하지 않거나 기억장애가 없는 경우
2) 이인감이 동반되지 않은 비현실감
3) 고문이나 세뇌로 인한 해리상태
4) 해리성 황홀경 장애(dissociative trance disorder)
   (1) 황홀경 또는 빙의(기억장애를 동반할 수 있음)
      ① 황홀경 : 의식의 분리가 있거나 상동행동을 보이지만, 다른 인격주체를 느끼지 않음
      ② 빙의(posession) : 의식의 분리를 해리성 주체장애에서처럼 다른 인격 때문이 아니라, 신/귀신에게 사로잡힌 것으로 느끼는 경우
      예) 분신사마 놀이
   (2) 동양문화권 또는 개발도상국에 많음
5) 신체질환에 의하지 않은 의식소실, 혼미 또는 혼수
6) 갠서 증후군(Ganser syndrome) : 질문에 대해 유사한 대답(eg. 한국의 수도는－부산. 3+3=7 등)
   교도소 재소자에 많으며 꾀병, 가장성 장애와 감별 필요

Psychiatry

6

적응장애

Adjustment Disorder

- 일시적이고 흔한 장애이지만 당사자에게는 상당한 고통과 어려움을 수반할 수 있음
- 특징적 증상, 경과에 대한 개념과 치료원칙은 알아두어야 하며, 유사한 증상을 보이는 다른 주요정신장애와의 구별도 중요

1. 개념

1) 생활 중의 외부 스트레스 요인에 대한 반응으로 나타나는 정신장애
2) 스트레스의 크기에 비해 사회적, 직업적으로 지나친 정도의 기능이상
3) 우울감, 불안감, 행동문제 등으로 나타남
4) DSM-IV-TR의 정의상 스트레스 요인 시작 3개월 내에 시작하여, 스트레스 요인 종료 6개월 이내 사라짐

> ↳ 반면 PTSD의 경우에는 스트레스 요인 한참 뒤에도 발생할 수 있다.
> ↳ 스트레스 요인 종료 후 6개월이 지났는데도 증상이 좋아지지 않는다면 다른 질환을 고려하여야 함. 단, 스트레스 요인이 장기간 지속되는 경우에는 적응장애도 만성화될 수 있음

2. 역학

1) 정신과 내원환자의 약 5~10%로 추정
2) F : M=2 : 1, 청소년, 미혼
3) 내/외과 입원환자의 정신장애 중 가장 흔함(암환자의 약 70%)

> ↳ '질병'도 흔한 스트레스 요인이지만 누구나 겪을 수 있는 일

3. 원인

1) 다음과 같은 스트레스가 유발 요인(precipitant)으로 작용

(1) 청소년기 : 학업, 부모의 배척, 부모의 이혼, 친구문제, 이성문제 등
(2) 성인 : 부부갈등, 이혼, 이사, 이직, 실직 등
(3) 정상발달단계 : 입학, 독립, 결혼, 출산, 취직, 은퇴, 자녀독립

(4) 기타 : 신체적 만성 질환, 이웃과의 불화, 천재지변, 인종적/사회적/종교적 박해

2) 스트레스에 취약한 조건 : 같은 스트레스라도 개인의 반응은 천차만별

(1) 불쾌한 아동기 경험

(2) 개인의 내재적 체질, 성격구조, 기질

↳ 스트레스 자체 말고도 그 스트레스가 개인에게 주는 의식적/무의식적 의미도 중요

4. 진단 및 임상양상

1) 진단

적응장애의 DSM-IV-TR 진단기준(요약)

A. E.	스트레스요인 시작 3개월 이내 감정/행동증상 발생 스트레스요인 해소 6개월 이내에 증상 해소
B.	(1) 스트레스 요인의 강도에 비해 과도한 반응, 또는 (2) 사회, 직업, 학습기능의 현저한 지장
C.~D.	배제진단 - C : 다른 1축 진단, 또는 기왕의 1축/2축 진단의 악화 D : 애도반응(bereavement)

* 급성(6개월 이내 지속) 만성(6개월 이상 지속)

* 유발 스트레스 요인은 Ⅳ축에 명시

2) 구분 및 임상양상

↳ 성인은 주로 감정문제(우울/불안), 청소년은 주로 행동문제를 많이 보임

(1) 우울감을 동반한 적응장애(adjustment disorder with depressed mood)

(2) 불안감을 동반한 적응장애(~with anxiety)

(3) 우울감과 불안감을 동반한 적응장애(~with mixed anxiety and depressed mood)

(4) 행동문제를 동반한 적응장애(~with disturbance of conduct)
일시적인 반항, 과음, 시비 등(행실장애 및 반사회성 인격장애 감별 필요)

(5) 감정문제 및 행동문제를 함께 동반한 적응장애(~with mixed disturbance of emotions and conduct)

(6) 기타 적응장애(adjustment diorder, unspecified)
지나친 부정(denial), 치료 비협조(noncompliance) 등이 주증상인 경우

5. 감별진단

> ↳ 장애가 있는 것은 분명하나 외적 요인이 분명하고 더 심각한 다른 질환이 아니라고 판단될 때 적응장애를 진단한다. 기존에 있던 질환이 나빠진 것만으로는 진단하지 않는다. 감별진단은 우울감, 불안감 또는 행동문제를 일으킬 수 있는 모든 정신과 진단이 된다.

1) 사별 반응(적응장애와 같은 양상 보일 수 있으나 편의상 따로 분류함)
2) 기분장애, 불안장애, 신체화장애, 인격장애(소아의 경우 행실장애, 학습장애도 감별)

> ↳ 외상후스트레스장애/급성 스트레스 장애는 생명이나 신체에 중대한 위협을 느끼는 극심한 외상적 사건이라는 점이 다름

3) 단기정신병적 장애(각론 15장 참조)

> ↳ 환청, 망상 또는 현실검증력 저하를 보일 경우에는 스트레스 요인이 명백하더라도 적응장애가 아닌 단기정신병적 장애로 진단한다. (이때는 단기반응성정신병이라고도 함)

6. 치료

1) **정신치료 : TOC** KMLE

> ↳ 정신치료가 약물치료에 우선하는 일차치료인 경우는 적응장애와 인격장애가 대표적

(1) 위기개입(crisis intervention) : 지지, 암시, 안심시킴, 환경변화 등
(2) 충격적 사건이 개인에게 어떤 의미인지 이해할 수 있도록 도와줌

> ↳ 일시적으로 더 힘들 수도 있으나 결과적으로는 나중의 적응장애를 예방해주는 효과

2) 집단치료 : 같은 경험한 사람끼리 같이 치료받는 것도 효과적
3) 약물요법 : 증상에 따라 보조적으로 사용

7. 예후 및 경과

1) 대부분 시간이 지나면 해소되는 양호한 예후
2) 대부분 3개월 이내에 완전 회복(증상 지속시 다른 질환 감별)

> ↳ 정신과 질환 중 가장 self-limiting한 course

3) 청소년은 성인보다 상대적으로 회복이 늦으며 다른 질환으로 진행도 많음
4) 만성적인 경과는 17% 이내(이 경우는 예후 나쁨)

Psychiatry

7 정신신체의학과 스트레스

Psychosomatic medicine

- 정신신체장애의 개념을 알아둔다.
- 정신신체장애와, 신체증상을 잘 보이는 정신장애(신체화장애가 대표적) 신체질환이 원인이 되어 발생하는 정신장애와의 차이점도 알아둔다.

7.1 정신신체의학 개론

1. 개요

1) **정신신체의학(psychosomatic medicine)적 관점** : **신체질환의 발병, 진행, 악화, 완화, 재발하는데 사회심리적인 요소가 중요하게 관여** KMLE
2) '정신신체적(psychosomatic)' 용어는 마음에 병이 들었다는 psychogenic의 의미보다 신체에 끼치는 정신적 영향과 정신에 끼치는 신체의 영향을 모두 고려하는 전일(全一)적(holistic)이라는 의미

★ 실제로는 DSM-IV-TR에서는 질환의 병태생리 외에 정신적 요인이 중요한 영향을 미치는 신체질환만을 정신신체장애로 취급하고 있음. 반면, 신체질환의 병태생리에 의해 발생하는 정신증상은 신체질환으로 인한 정신장애(Mental disorder due to a general medical condition)로 본다.

★ 신체질환에 대한 심리적 반응으로 정신증상이 발생하는 정신질환은 적응장애(일부 우울/불안장애), 신체증상을 증상의 일부로서 수반하는 정신질환은 일부 우울/불안장애, 신체증상이 주증상인 정신질환은 신체화장애 및 가장성장애가 있다.

2. 개념

1) 특이성 가설(specificity hypothesis) : 알렉산더(F. Alexander)

(1) 특정 무의식적 갈등이 특정 정신신체질환을 일으킨다는 주장 KMLE

예) **소화성 궤양 - 구강기 의존욕구 좌절**

기관지 천식 - 분리불안(separation anxiety)

본태성 고혈압 - 공격적 본능에 대한 죄책감 등

(2) 7가지의 고전적 정신신체질환 주장 : 소화성 궤양, 기관지 천식, 류마티스 관절염, 궤양성 대장염, 신경피부염, 본태성 고혈압, 갑상선기능항진증

> ↳ 현재의 정신신체의학 관점에서는 곧이곧대로 받아들이기 다소 어려운 측면이 있다.

2) 싸움 또는 도망(fight or flight) 반응(급성 스트레스 이론) : 캐넌(W. Cannon)

(1) 스트레스원(stressor)에 의하여 교감신경계의 항진 유발

혈압, 맥박수, 호흡수 증가. 혈액은 피부에서 근육으로 이동. 혈당과 지방 대사

(2) 문명사회의 인간은 싸우거나 도망갈 수 없어 이로 인해 질병이 발생한다고 주장

3) 만성 스트레스 이론 : 셀리(H. Seyle) - 스트레스 의학의 창시자

(1) 만성적인 스트레스가 정신신체질환을 일으킨다고 주장

→ 무의식적 갈등이 정신신체질환을 일으킨다는 specific theory를 부정

(2) 일반적응증후군(general adaptation syndrome) : 만성 스트레스 모델의 3단계

놀람반응(alarm reaction) - 저항과 적응(resistance and adaptation) - 소진(exhaustion)

① 놀람반응(alarm reaction) : 감염, 외상 등 스트레스에 대한 비특이적 방어

② 저항과 적응(resistance and adaptation) : 스트레스에 적응한 상태

③ 소진(exhaustion) : 스트레스에 장기간 노출되어 더 이상 유지될 수 없는 상태

4) 생활사(life events)의 영향

(1) 부정적인 사건 뿐 아니라 긍정적인 사건도 인체의 항상성에 변화 및 위협

(2) 홈즈와 래히(Holmes and Rahe) : 사회재적응 평가척도(social readjustment rating scale)를 고안하여 생활사건(life event)의 심각도와 빈도를 측정

① 배우자 사별 100점, 이혼 70점, 결혼 50점, 임신 40점 등

② 1년 내에 200점 이상 누적되면 정신신체질환의 발병확률이 급증

5) 성격 양상의 영향

(1) 던바(Dunbar) : 정신신체질환 발병에 갈등보다 성격양상이 더 중요하다고 주장

(2) 프리드만과 로젠만(Friedman & Rosenman) : **Type A personality(A형 성격)**

① **Type A personality(≒ coronary personality) : 경쟁적, 야망, 공격성, 조급**

② **Type B personality : 차분하고 안정적**

③ A형 성격이 심혈관계 질환 발생에 취약

(3) 시프네오스, 네마이어(Sifneos, Nemiah) : **alexithymia(감정표현불능증)** KMLE
스스로의 감정을 이해하지 못하기 때문에 감정으로 표현되지 못한 갈등이 신체 증상 및 신체질환으로 발병

[참고] 리포우스키(Lipowski) : 정신신체장애에 대한 총체적 접근을 강조
엥겔(Engel) : 정신신체장애의 생물정신사회적(biopsychsocial) 접근 방법을 주창

6) 스트레스가 신체에 미치는 생물학적 영향

(1) 신경생화학적 변화

① 노르아드레날린 : 혈압상승, 혈관수축, 심박동수 증가

② 세로토닌, 도파민, GABA, 글루타메이트 계통에도 영향

(2) 신경내분비학적 변화

① HPA axis 활성화(카테콜아민에 의해 직접 ACTH 분비 촉진도)

② 에너지소모 및 심혈관계 활성화, 생식/면역/성장기능은 억제

(3) 신경면역학적 변화

① HPA axis를 통한 NK cell 활동 감소 및 immunoglobulin 생성 억제

② IL-1, IL-6 등의 분비는 증가하나 결과적으로는 feedback으로 CRF를 더욱 활성화

3. 진단

"신체질환에 영향을 주는 심리적 요인"의 DSM-IV-TR 진단기준(요약)

A.	신체질환이 존재하고(Ⅲ축에 기술)
B.	다음 중 한 형태로 심리적 요인이 이 신체질환에 영향을 주고 있을 때 진단 (1) 발병, 악화, 회복지연 등과 밀접한 시간적 선후관계 (2) 치료를 방해 (3) 건강에 추가적인 위협 (4) 스트레스관련 생리반응이 질환의 증상을 유도/악화

심리적 요인의 특성에 따라 구분

진단		예
[신체질환명]에 영향을 주는 (예, 대장암에 영향을 주는)	정신질환	주요우울장애로 인한 심근경색 회복지연
	심리증상	불안감에 의한 천식증상의 악화
	성격경향 및 대처유형	급한 성격에 의한 고혈압의 악화 부정(denial)로 인한 조기위암 수술거부
	부적응적 건강행동	운동부족으로 인한 고지혈증의 악화
	스트레스연관 생리반응	실직 후 발생한 소화성 궤양
	기타 심리적 요인	대인관계, 문화, 종교적 요소 등

7.2 대표적 정신신체질환들

> ↳ 정신적 요인으로 인해 신체질환의 병태생리가 유발/악화되는 대표적 상황들
> ↳ 신체질환으로 인한 정신증상(예, SLE에서의 정신증적 증상, 갑상선기능저하에서의 우울 등)은 각론 18장에서 다룬다.

1. 심혈관계 질환

1) 관상동맥질환

(1) A형 성격(**경쟁적, 야망, 공격성, 조급**)과의 연관성

(2) 우울, 만성 불안시 심근경색 위험이 2~4배 증가

2) 부정맥 : 심리적 스트레스에 의해 부정맥 역치가 감소

> ↳ 신체적, 심리적 스트레스가 부정맥을 trigger할 수 있다는 이야기는 내과학 교과서에도 언급됨

3) 본태성고혈압(essential hypertension)

(1) 분노, 적개심을 드러내지 못하고 억압하는 것과 연관

(2) 바이오피드백, 이완요법 등이 보조적 효과

> ↳ 초기고혈압환자의 15~20%는 병원이 아닌 집에서 혈압을 재면 정상혈압임(white-coat hypertension). 하지만 이들도 정상인구보다는 target organ damage비율이 높고, 향후 true hypertension으로 진행할 위험도 높다고 한다.

4) 혈관미주신경성 실신(vasovagal syncope) : 급성 스트레스에 의해 유발 가능

↳ 특정공포증 중 혈액-주사-손상형의 경우 vasovagal syncope의 위험이 증가한다.

2. 위장관계 질환

1) 급성의 심리적 스트레스시 위장관의 반응(기능성 소화불량 및 과민성 대장)

(1) 식도 : 상부/하부 수축 ↑

(2) 위 : antral motor activity ↓

(3) 소장 : migrating motility complex ↓

(4) 대장 : motility ↑

2) 소화성 궤양

(1) 스트레스, 불안, 우울이 궤양의 회복을 방해할 수 있음

(2) 스트레스, 불안이 위장운동항진과 pepsin 등 위액분비를 증가

[참고] 구강적 의존 욕구의 좌절로 인한 무의식적인 배고픔과 분노(F. Alexander)

3) 궤양성 대장염(Ulcerative colitis)

심리적 요인이 궤양성 대장염의 증상을 유발 또는 악화시킬 수 있음

[참고] 핵심의존대상에 대한 의무를 수행할 능력이 없는 것(F. Alexander)
환자는 지적이지만 감정반응이 미숙, 양가적인 대인관계, 억압된 적개심
구순기, 항문기 고착 및 강박적 성격과 연관

4) 식도 운동장애(esophageal dysmotility)

주요우울증, 범불안장애, 신체화장애, 물질관련장애 등이 흔히 병발됨

3. 근골격계 및 류마티스 질환

1) 요통

(1) 해부학적으로 설명되지 않는 요통의 경우 심리적 요인이 관여 가능

(2) 스트레스로 인해 근육/힘줄/신경으로 가는 혈관이 수축되어 통증 유발됨

2) 섬유근육통(fibromyalgia)

항우울제 투여, 스트레스 관리, 바이오피드백 등이 치료의 근간

↳ NSAID는 효과가 없다.

3) 류마티스 관절염

20%에서 우울증 동반. 우울증을 동반한 경우 기능장애, 통증, 병원방문 ↑

[참고] 류마티스 질환 중 SLE에서도 섬망, 인지기능장애 등이 잘 오는데 이는 질환의 결과로 본다.

4. 내분비계질환

1) 당뇨병

(1) 불안, 우울증상 흔히 동반

(2) 스트레스 상태가 신체의 혈당조절기능 악화

(3) 우울증상으로 인해 질병관리에 해로운 행동 가능(예, 과식, 과음)

2) 갑상선 기능 항진증(hyperthyroidism)

부정적 스트레스가 갑상선 기능항진증 발생의 위험요소일 가능성

5. 호흡기계 질환

1) 기관지천식

(1) 주요우울증, 공황발작, 공포증이 있을 경우 천식증상 악화

(2) 천식은 우울 및 불안을 흔히 동반

cf. 공황발작과 천식발작을 구별하기 어려울 때도 있음

[참고] 역동적 해석 : 과도한 의존욕구 및 분리불안

2) 만성폐쇄성 폐질환

(1) 우울, 불안이 흡연 및 증상악화에 영향

(2) 공황장애 병발도 흔함(cf. 항우울제 우선, benzodiazepine은 피함)

3) 과호흡증후군(hyperventilation syndrome)

> ↳ 1회성으로 끝나기도 하지만 반복되는 경우도 많고, 공황장애 등의 불안장애나 기분장애 및 다른 정신질환의 증상으로 나타나는 경우도 있으므로 반복될 경우에는 정신과적 평가가 필요하다.

(1) 개념 : 급성스트레스, 불안, 공포, 통증 등으로 인해 스스로 수분 동안 빠르고 깊은 호흡을 함으로써 호흡곤란, 어지러움, 사지의 감각 이상, 실신이 나타나는 질환

(2) 기전 : 과호흡 → 호흡성 알칼리증 및 저탄산혈증 → 대뇌혈관수축으로 인한 신체증상 → 불안감으로 인한 과호흡 악화

(3) 치료 : 교육 및 안심시키기, 종이봉투 속 공기로 호흡 또는 최대한 숨 참기

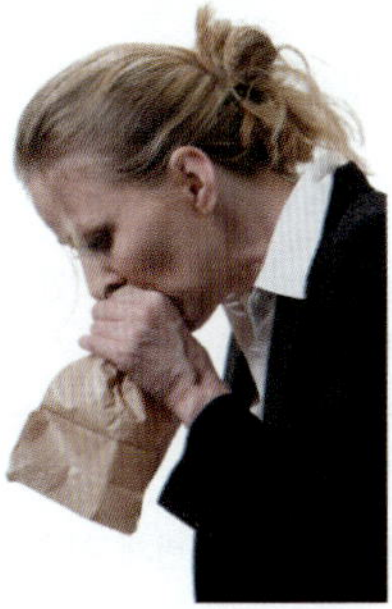

6. 피부질환

1) 다한증(hyperhidrosis)

두려움, 분노, 불안감에 의한 유발 또는 악화

2) 심인성 소양증(psychogenic pruritus)

(1) 가렵다는 주관적 지각이 주증상으로 흥분, 불안시 증가하고 이완시 감소

(2) 무의식적 갈등이 해당 부위의 가려움 ↑(예, pruritus ani/pruritus vulvae)

(3) 우울시 소양증 악화

(4) 심인성 찰과상(psychogenic excoriation) : 심인성 소양증의 결과
긴장 완화 위한 강박적 증상으로 억압된 분노, 불안이 숨어있음

3) 아토피 피부염

불안, 우울증상을 유발하고 불안, 우울증상이 가려움을 악화

7. 통증

↳ 각론 4장의 통증장애도 참고

1) 급성통증

(1) 적극적 치료, 중독 걱정은 적은 편

(2) 적극적 재활치료가 만성 통증으로 진행을 예방(예, 대상포진)

2) 암성통증

말기환자의 경우 의존성/내성을 신경쓰지 말고 opioid를 포함하여 적극적으로 진통

3) 만성통증

(1) 동반 정신질환 흔함(우울장애, 불안장애, 인격장애, 물질남용장애)

(2) 마약성 진통제 피함(의존성 위험)

(3) 치료 목표 : 통증 완화가 아니라 기능의 회복

(4) 치료방법

① 항우울제, 항정신병 약물, 항경련제 사용

↳ 항우울제는 항우울효과와 별개로 통증 완화에 효과

② 정신치료, 인지행동치료, 집단치료, 스트레스관리, 바이오피드백, 이완치료, 최면치료, 입원 치료 등 고려

8. 두통

- 두통은 기질적 원인보다 불안이나 우울로 인해 오는 경우가 더 흔함
- 만성적인 아침 두통시 우울장애나 불면증 감별 필요

1) 긴장성두통(tension type headache)

(1) 개념 : 두부와 경부의 근육이 불안이나 우울 같은 스트레스 반응해 지속적으로 수축되면 혈관이 눌리면서 허혈이 생기고 이로 인해 두통 발생

(2) 임상양상 : **띠를 두른 듯, 오후에 심함, 양측성**

(3) 쉽게 **긴장하고 경쟁적인 성격에서 흔히 나타남**

(4) 치료

① 초기 : **항불안제**, 근육이완제, **두경부 마사지**

② 우울증 있을시 항우울제 사용

③ **정신치료, 바이오피드백(근전도 이용)**, 이완요법, 최면 등도 효과

2) 편두통(migraine)

(1) 임상양상 : 편측성, 발작적 두통, 오심, 구토, 광선공포증(photophobia) 동반

(2) **완벽주의**, 분노 억제 못하는 성격과 연관

(3) 치료

↳ 전구기, 단기 abortion, 장기 예방치료를 구별해 알아두어야 함

① 전구기(prodromal phase) : 진통제, ergot derivatives(고혈압시 금기)
② 예방 치료 : propranolol, verapamil, SSRI
③ 단기 치료 : sumatriptan
④ 정신치료, 바이오피드백도 효과적

7.3 정신신체장애의 치료

1. 폭넓은 치료법을 환자의 특성에 따라 잘 절충해 활용(Combined treatment)

1) 정신과 의사는 정신과적 문제를 다루고
2) 전문 분야 의사(specialist)들은 신체적 문제를 다룸

2. 급성기 치료

1) 내과적 치료 : primary role
2) 정신과적 치료 : reassurance & support

3. 만성기 치료

1) 만성기 치료에는 정신과 치료가 우선
2) 내과 치료에 반응 없거나, 병이 만성적이면 정신과적 개입
3) 정신과 약물치료, 스트레스 관리, 지지정신치료, 심층정신치료, 인지행동치료, 이완요법, 바이오피드백, 최면요법, 가족치료, 집단치료 등을 사용

4. 정신신체장애 치료의 목표(Goal of combined treatment)

1) 병의 진행 방지
2) 합병증 방지
3) 이차적 이득의 차단
4) 적응능력 증진
5) 신체적 지적 기능 향상
6) 병의 근치

7.4 자문조정 정신의학(consulation-liaison psychiatry)

정신과의 특수성상, "비정신과 환자의 정신과적 질환" 외에도 신체증상/신체질환과 정신증상/정신질환의 경계가 모호한 상황에서 자문요청이 이루어지는 경우가 많다. 신체증상/신체질환은 타과 의사가, 정신증상/정신질환은 정신과 의사가 맡는 식으로 딱 잘라 접근하면 잘 해결이 되지 않아 주치의와 자문의가 머리를 맞대고 고민해야 할 상황이 자주 발생한다.

1. 개요

1) 자문조정정신의학의 범위

(1) 타과 환자가 이미 갖고 있었던 정신과적 질환/문제 및 그 악화

(2) 타과 질환 또는 치료의 생물학적 영향에 의한 정신증상(섬망, 약인성 우울 등)

(3) 타과질환의 심리적 영향 및 행동문제(수술 전 불안, 암환자의 비순응 문제 등)

(4) 정신과 질환이나 심리적 요소의 영향을 크게 받는 타과질환(=정신신체장애)

(5) 신체증상을 보이지만 사실은 정신과적 문제(신체화장애, 가장성장애, 꾀병)

2. 정신과 자문의의 역할

1) 정신치료 및 약물치료(상호작용 주의)

2) 주치의 및 의료진, 환자, 보호자 간의 의사소통에도 조력

3. 흔한 자문 상황

1) 치료거부

치료거부의 흔한 원인은 환자의 의사에 대한 부정적 전이(transference)이지만, 다양한 심리적인 요인이 관여할 수 있고, 인지기능이나 사고에 문제가 있는 경우도 있을 수 있으므로 정신과적 평가가 꼭 필요함

2) 자살시도/자살위협

3) 공격성, 충동성

4) 섬망

5) 불면증상

6) 우울, 불안, 초조증상

> ↳ 본 7장의 앞쪽 내용 이외에, 2), 3)은 각론 13장, 4)는 각론 17장, 5)는 각론 10장, 6)은 각론 1~3장과 18장을 참고.

4. 특정 상황에서의 자문

1) 중환자실

(1) 의료진의 스트레스↑

(2) 자극박탈과 자극과잉으로 인하여 환자의 섬망 위험↑

2) 투석

(1) 우울장애 흔함(만성신부전 환자의 m/c 정신장애)

(2) 주 3회 수시간씩 병원에 의지해야 하는 심리적 문제

(3) uremic encephalopathy도 고려

3) 화상환자

(1) body image의 손상으로 충격이 크며 치료 순응도도 떨어질 수 있음

(2) 화상 초기

화상의 범위를 알고 충격을 받는 시기. 통증관리, 공포, 불면, 악몽에 대한 적극적 치료 필요

(3) 재활 시기

신체상과 기능 장애에 대한 갈등이 증폭되며 신체추형에 대한 심리적 반응, 우울, 사회적 위축, 공격적 행동

4) 수술환자

(1) 수술전 수술에 대한 자세한 설명 필요

(2) 수술 후 섬망 : 3~10일째 흔함

5) 신경계 질환 환자

↳ 각론 18장도 참고.

(1) 의사소통, 운동능력, 욕구자제능력, 판단력장애로 자신감 상실

(2) 불안, 우울 흔히 동반

6) 산부인과 질환 환자

(1) 불임 : 만성 스트레스로 작용, 다양한 정서문제 수반

(2) 폐경 : 신체증상 이외에도 다양한 정신증상 수반

(3) 산후정신병(postpartum psychosis) 및 산후우울증

↳ 이외에 상상임신(일종의 신체화장애), 월경전불쾌장애(premenstrual dysphoric disorder) 등도 산부인과 영역에서 흔하게 나타나는 정신과적 문제임
↳ 한편, 월경전 불쾌장애나 산후우울증의 경우 향후 양극성 장애로 진행할 가능성을 염두에 두어야 함
↳ 젊고 마른 여성의 amenorrhea에서는 감별진단에 anorexia nervosa를 빠뜨려서는 안된다.

7) 장기이식

(1) 이식환자의 적응장애, 기분장애, 불안장애 흔함

(2) 이식공여자의 자발적 의사 확인, 강요 유무 평가

(3) 가족 간 이식의 경우 가족내 긴장감 및 죄책감 등 고려

8) 암환자(정신종양학)

(1) 암환자에게 정신과적 주의가 필요한 이유

① 종양의 발병, 경과, 재발, 악화에서 심리/행동/사회적 요소가 큰 역할

② 진단과 치료과정의 순응도가 환자나 보호자의 심리상태와 밀접

[참고] 정신과적 개입이 암환자의 삶의 질 뿐 아니라 생존도 연장시킨다는 보고도 있다.

(2) 암 진단시의 심리적 적응

① 부정기(denial phase) – 급성기(turmoil phase) – 적응기를 거침

cf. 말기 암 혹은 임종심리의 5단계 : 부정 – 분노 – 타협 – 우울 – 수용

② 암의 심리적 의미 : 6D's

Death(죽음), Discomfort(고통), Disfiguration(신체변형), Disability(장애), Disruption(대인관계 붕괴), Dependency(경제적 의존)

(3) 암환자의 불안의 원인

① 상황 불안 : 심리적 자극에 의한 것

② 질병 관련 불안 : 통증 조절 실패로 인한 것

③ 치료 관련 불안 : 불안을 유발하는 약물 반응

④ 기존의 불안장애 악화

(4) 암환자에 흔한 정신장애 : 적응장애 68%, 주요우울장애 13%, 섬망 8%

(5) 정신사회적 치료가 부가적인 도움

9) 임종환자

(1) 죽음에 대한 적응 단계(Elizabeth Kübler-Ross) KMLE

단계	명칭	내용
1	**충격과 부정(shock and denial)**	**충격을 받고 믿으려 하지 않음** 오진이라고 생각하거나 무언가 잘못됐다고 생각
2	분노(anger)	죽음 확인하고 분노, 좌절함 신과 운명 저주, 가족/친구/의사/병원에 대해 화를 냄
3	**타협(bargaining)**	**의사/가족/신과 타협** **교회나 절에 헌금, 마음속으로 약속하며 낫게 해주기 바람**
4	우울(depression)	결국 절망, 우울해짐 위축, 정신운동 감퇴, 자살 고려
5	용납, 받아들임(acceptance)	죽음을 피할 수 없을 알고 받아들임 용기있게 죽음과 사후에 대한 대비 이 시기에 종교, 신앙이 도움이 됨

(2) 임종환자 관리

① 관심, 지지, 정기적 방문

② 마주보고, 환자에 말 귀 기울이고 피부를 접촉

③ 정직한 태도

④ 말기 암환자의 경우 적극적 통증 관리

(3) 호스피스

죽음을 앞둔 환자를 신체적, 심리적으로 편안하게 하고 죽음을 위엄 있게 맞도록 함

Psychiatry

8

성 및 성장애

Sex & Sexual disorder

- 정상 성반응과 성기능을 숙지
- 성반응의 단계에 따라 성기능 장애의 종류를 구별
- 성기능 장애와 성도착, 성주체성 문제를 구별하고 주요 용어와 개념 숙지

8.1 개요

1. 인간의 성(性)

1) 1차 성기관(생식기)의 결합보다는 보다 폭넓은 개념이며, 꼭 생식기관을 이용하지 않더라도 쾌락(pleasure)을 얻기 위한 인간 행동의 상당부분은 성적인 현상이거나 적어도 성적인 의미를 가짐(예, kiss)

2) 자손번식 이외에도, 자신과 상대방에게 쾌감과 함께 만족감, 친밀감을 주며 고립감을 극복하며 자아의식을 확대하고 자신감을 갖게 하는 역할을 함

2. 정상적인 성

1) 정신의학적 관점에서의 건강한 성

(1) 자신 및 상대방에게 기쁨을 주며, 고통을 유발하지 않음

(2) 성기 자극을 포함

(3) 부적절한 죄책감이나 불안감을 동반하지 않음

(4) 강박적이지 않음

> ↳ "강박적"은 각론 3장에서 보았듯이, '자신도 원하지 않는 특정한 생각이나 행동을 반복하게 되는' 현상. 자위행위 자체를 비정상으로 간주하지는 않으나 자신이 자위행위를 통제할 수 없고 일상생활이 불가능할 정도로 반복한다거나 배우자가 성관계를 원해도 자위만을 선호하며 성관계를 거부한다면 문제로 본다.

2) 문화적 맥락에 따라 정상 성행위의 범주로 볼 수 있는 경우

(1) 자위행위

(2) 성기 이외의 신체 부위에 대한 성적인 목적의 애무

(3) recreational sex(인간관계의 친밀감 목적이 아닌 쾌락 목적의 성행위)

(4) 동성애(1973년 이후 DSM에서 제외)

> ↳ 풍속이나 문화에 따라 윤리/종교/도덕적인 제재가 가해지고 있거나 가해진 적 있는 사항들이나, 문화적/도덕적 입장이 아닌 의학적 측면에서 보편타당하게 병적이라 보기는 어렵다.

3. 정신성적 요소(psychosocial factors)

인간의 성별 및 성적인 행동과 관련된 현상은 다음 요소들이 복합적으로 작용함

1) 성 정체성(sexual identity)

(1) 생물학적 성적 특성

(2) 염색체, 내/외부 성기, 성호르몬 및 2차 성징에 따른 성별의 구별

2) (정신)성적 정체성(gender identity)

(1) 사회적, 심리적 측면

(2) 통상의 남성다움(maleness, masculinity) 및 여성다움(femaleness, femininity)을 받아들여 자아정체성의 성적 측면 및 성 역할을 형성함

(3) 2~3세부터 시작

> ↳ sexual identity와 gender identity가 다른 현상이 gender identity disorder

3) 성적 지향(성적 지남/취향, sexual orientation)

성적인 욕구를 느끼는 대상의 성별(예, 이성애, 동성애, 양성애)

4) 성적 행동(sexual behavior)

(1) 성 정체성 : 신체적으로(생식기, 체형) 남자 신체인가? 여자 신체인가?

(2) 정신성적 주체성 : 당사자가 스스로를 남자로 생각하는가? 여자로 생각하는가?

(3) 성적 지향 : 성적인 매력과 관심을 느끼는 대상이 자신과 다른 성별인가? 같은 성별인가?

> ↳ **정신성적 주체성과 성적 지향이 별개**임을 구별할 수 있어야 한다.

8.2 성기능 장애(sexual dysfunction)

1. 정상 성반응 주기(DSM-Ⅳ-TR) KMLE

	특성
욕구기 desire phases	1) 성적 공상하거나 성행위를 하고 싶은 욕구 2) 동기(motivation), 욕동(drives), 인격을 반영하는 단계 3) 생리적인 변화는 없음
흥분기 excitement phases (Masters/Johnson의 흥분기와 고조기를 모두 포함)	1) 신체적 자극(e.g. 키스) 심리적 자극(e.g. 공상)에 의해 성적 흥분이 야기되는 단계 2) **주관적 성적 쾌감 및 연관된 생리반응이 일어남** 3) 남성 : 음경발기, 고환이 커짐, 음낭 상승 4) 여성 : 윤활-팽창 반응, 질입구의 확대, 질의 길이 길어짐, 소음순·대음순 팽창, 음핵 팽창 5) 맥박, 혈압, 호흡 증가, 팔, 다리, 복부 근육긴장, **성홍조** ***국소 울혈은 고조기에 최고조**
절정기 orgasm phases	1) **성적 긴장 해소**와 함께(남성에서는) 정액 배출 2) **회음부 근육과 골반내 기관 수축** 3) 극치감 : 여성의 경우 **질과 음핵에 동시** 존재
해소기 resolution phases	1) 신체가 성적 자극이 없던 원상태로 돌아가는 시기, 15~40분 2) 절정감 이후의 주관적인 만족감, 근육이완 3) 원했던 성적 절정감을 못 수릴 경우 해소기가 지연, 고환과 전립선의 불편감, 정서적 불안감보이며 **해소기가 2~6시간 걸림** 4) 남성의 경우 성적 자극을 받아도 절정기로 발전되지 않는 수분~수일간의 불응기(refractory period) 존재(나이들면서 길어짐) 5) **여성은 연속적인 절정감 가능**

2. 성기능 장애의 분류 KMLE

	장애
Sexual desire disorders 성적 욕구 장애	1) **성욕감퇴장애(hypoactive sexual desire)** 2) **성욕혐오장애**(Sexual aversion disorder)
Sexual arousal disorders 성적 흥분 장애	1) 여성성적흥분장애(female sexual arousal disorder) 2) **남성발기장애(Male erectile disorder)**
Orgasmic Disorders 극치감 장애	1) 여성극치감장애(Female orgasmic disorder) 2) **남성극치감장애 = 사정지연(Male orgasmic disorder)** 3) **조루증**(Premature ejaculation)
해소기	1) 성교후 불쾌감 2) **성교후 두통**
Sexual Pain Disorders 성적 통증장애	1) **질경련**(Vagismus) 2) 성교통(Dyspareunia)
Sexual dysfunction due to General Medical Condition	1) Female hypoactive sexual desire disorder d/t GMC 2) Male hypoactive sexual desire disorder d/t GMC 3) Male erectile disorder d/t GMC 4) Female dyspareunia d/t GMC 5) Male dyspareunia d/t GMC 6) Other female sexual dysfunction d/t GMC 7) Other male sexual dysfunction d/t GMC

3. 원인

1) 정신적 원인

(1) 직접적 원인 : 성과 성생리에 대한 무지, 혐오, 기피, 의사소통 실패

(2) 정신적 내적 갈등 : 오이디푸스 콤플렉스(oedipus complex)

(3) 상호 관계의 문제 : 상대방에 대한 거부, 증오, 무관심, 결혼생활의 불화 등

2) 신체적 원인

(1) 영양 장애, 신체 질병, 호르몬 장애, 약물에 의해 성기능 장애 발생가능

> ↳ 특히 남성발기장애의 경우 동맥경화나 당뇨병의 microvascular complication의 첫 증상으로 나타나는 경우가 많으므로 유의

(2) 정신과 약물과 성기능의 관련성

① SSRI 등의 항우울제가 사정지연을 일으킴

② 정신과 약물이 지속발기증(priapism)을 유발하는 경우가 있다(trazodone).

③ 항정신병약물 중 일부는 prolactin을 상승시켜 성욕감퇴 유발 가능

4. 각 성기능 장애별 특징

1) 성적 욕구 장애(Sexual desire disorders)

(1) 역학

① 여성 > 남성, 성욕감퇴장애 > 성적혐오장애

② 성욕감퇴장애는 인구의 10~20%까지 경험, 여성 성장애 중 m/c

(2) 원인

[참고] 정상적인 성욕의 전제 조건
① 생리적인 욕구, ② 적절한 자신감, ③ 스스로를 성인으로 받아들임, ④ 이전의 적절한 성경험, ⑤ 마땅한 상대방이 있음, ⑥ 상대방과의 양호한 대인관계

① 발달과정에서의 영향으로 인한 성에 대한 무의식적 공포

② 부부간의 갈등 및 적개심의 표현

③ 과로, 스트레스, 적절한 상대가 없을 때, 지속된 금욕, 지나친 종교적 억제

④ 약물 및 전신질환에 의해 성욕감퇴가 있을 수 있음

(3) 진단기준 및 임상양상

① 성욕감퇴장애(Hypoactive sexual desire disorder)

성욕감퇴장애의 DSM-IV-TR 진단기준(요약)

A.	성적 환상과 성행위에 대한 욕구가 없는 현상이 지속 또는 반복(연령 및 상황을 감안)
B.	현저한 기능장해 또는 대인관계 문제
C.	배제진단(다른 1축 진단, 약물, 신체질환)

↳ 우울장애나 불안장애의 증상으로 나타나는 성욕감퇴도 구별해야 한다.

② 성적혐오장애(Sexual aversion disorder)

성적혐오장애의 DSM-IV-TR 진단기준(요약)

A.	성 상대자와의 성기 접촉에 대한 극도의 혐오감 및 회피가 지속 또는 반복
B.	현저한 기능장해 또는 대인관계 문제
C.	배제진단(다른 1축 진단)

[참고] 지나치게 오랜 금욕은 성적 욕구 장애를 유발하기도 하지만 조루증의 원인이 되기도 함

(4) 치료 : dual-sex therapy, 정신역동적 성치료 등

2) 성적 흥분 장애(Sexual arousal disorders)

(1) **남성발기장애(Male erectile disorder)(=발기부전 impotence, erectile dysfunction)**

① 진단

남성발기장애의 DSM-IV-TR 진단기준(요약)

A.	성행위에 필요한 정도의 발기 또는 발기상태 유지가 안 되는 현상이 지속 또는 반복
B.	현저한 기능장해 또는 대인관계 문제
C.	배제진단(다른 1축 진단, 약물, 신체질환)

↳ 심인성이고 일시적일 경우 정신과적 치료 및 약물치료, 심각할수록 보다 침습적인 비뇨기과적 치료(주사제 또는 보형물)가 필요함

② 구분

- 일차성(primary, lifelong) 발기부전 : 남성의 1%, 충분한 발기가 되어본 적 없음
- 이차성(secondary, acquired) : 약 10~20%, 과거에 충분한 발기 경험이 있음
- 남성발기장애는 치료를 받으러 오는 가장 흔한 남성 성기능 장애

③ 젊은 연령에서는 심인성 요인이 주됨

특히 조조발기, 자위 또는 외도시에는 발기가 가능하다면 기질성 요인 배제 가능

④ 기질성 원인

- 유전질환, 감염, 당뇨, 영양장애, 알코올이나 약물 남용
- 음경혈관계 질환, 비뇨기계 질환
- 뇌종양, 파킨슨병, 다발성 경화증, 척수 손상, 성호르몬 부족 등

⑤ 기질적 요인 배제 위한 검사 KMLE

- REM 수면시 음경팽창 측정, doppler US를 통한 혈류 측정
- 음부 신경의 latency time 측정
- **glucose tolerance test, 혈장 호르몬 분석, LFT, TFT**, prolactin과 FSH측정 등

⑥ 치료

- 자위 : 완전한 발기, 사정 가능함을 확인
- 약물치료
  - 경구 : PDE-5 inhibitor-sildenafil(비아그라), vardenafil, tadalafil
  - alprostadil-주사 또는 요도삽입 가능

[참고] phentolamine과 apomorphine도 발기 유발(흔하게 사용하지는 않음)

↳ 약물치료는 신경계, 혈관계 등의 전신적 요인 이외에도 심인성 남성발기장애에도 효과를 보임

- 기계적 방법 : 진공펌프장치
- 수술적 방법 : 음경 보철물 삽입(penile prosthesis), 혈관폐색시 동맥우회술

(2) 여성성적흥분장애(female sexual arousal disorder)

여성흥분장애의 DSM-IV-TR 진단기준(요약)

A.	성행위에 필요한 정도의 윤활-팽창반응의 발생 또는 유지가 안 되는 현상이 지속 또는 반복
B.	현저한 기능장해 또는 대인관계 문제
C.	배제진단(다른 1축 진단, 약물, 신체질환)

↳ 윤활-팽창반응 : 음순, 음핵 및 질 주변부 해면체 조직의 팽창으로 인하여 질 입구 1/3이 탄탄하고 좁아지면서 질내에 윤활액(transudate)이 분비되는 현상으로 남성의 발기에 해당하는 여성 흥분기의 생리 반응

↳ 여성이 함께 흥분하면 윤활팽창반응으로 인해 자연스럽게 남성의 음경을 강력하게 조이게 된다. 반면 vulvoplasty나 vaginoplasty는 시각적 효과 말고는 상대적으로 성행위시 상대 남성의 쾌감에는 별 도움이 안 된다.

① 원인

- 심리적 요인 : 대부분 성교통, 성욕장애를 동반
- 호르몬 불균형, 항히스타민/항콜린성 약물

② 치료 : dual-sex therapy, 정신역동적 성치료 등

[참고] 젊은 여성에서는 무턱대고 윤활제를 사용하는 것보다 여성의 흥분을 막는 심리적 요인을 해결하는 것이 우선임. 한편 폐경기 이후에는 윤활–팽창이 다소 늦어지는데, 이 경우에는 윤활제를 사용하는 것도 도움이 된다.

3) 극치감 장애(Orgasmic Disorders)

★남성의 경우에는 극치감에 도달하지 못하는 것(소위 "지루증")과 너무 빨리 도달해 버리는 것("조루증")이 둘 다 문제가 된다. 반면 여성의 경우에는 극치감에 도달하지 못하는 것만 병으로 본다. 남성이 먼저 극치감에 도달해 버리면 여성은 만족할 수가 없어 문제가 되지만 여성의 경우 연속적인 극치감이 가능하고 남성에 있는 불응기(refractory period)가 여성에서는 없어 문제고 빨리 극치감에 도달한다고 해도 남성을 만족시키는 데 문제가 없기 때문이다.

여성/남성 극치감 장애의 DSM-IV-TR 진단기준(요약)

A.	정상 흥분기에 이른 뒤 극치감에 이르지 못하거나 시간이 지나치게 오래 걸림
B.	현저한 기능장해 또는 대인관계 문제
C.	배제진단(다른 1축 진단, 약물, 신체질환)

(1) 여성 극치감 장애(Female orgasmic disorder)

① 유병률 : 약 30%

② 35세 이후 정신적 억압 감소 및 성경험 증가로 자연치유되는 경우가 많음

③ 심리적 요인 : 임신 및 성기손상에 대한 공포, 남성에 대한 적개심이나 부부 갈등, 문화/종교적 제약 또는 죄책감

④ 치료 : 자위 권장. vibrator 사용

(2) 남성 극치감 장애(Male orgasmic disorder) = 사정지연, "지루증"

① 유병률 약 5%(조루증이나 발기부전보다는 드묾)

② 치료 : 성교전에 질외사정을 연습한 후 사정 직전 삽입을 시도

(3) **조루증(조기 사정, Premature ejaculation)**

조루증의 DSM-IV-TR 진단기준(요약)

A.	삽입전 혹은 삽입직후 본인이 원하기 전 사정하는 현상 반복(임상상황 고려)
B.	현저한 기능장해 또는 대인관계 문제
C.	배제진단 : 약물의 영향(예, 아편계 금단증상)

↳ 반복/지속적이어야 진단함. 즉, 첫 성경험시 또는 오랜 금욕후, 과로나 심한 스트레스 상황 등에서 일시적으로 발생하는 조루현상은 병적으로 보지 않는다. 절대적 시간기준보다는 본인과 상대방이 만족할 수 있는지 여부가 판단기준이다.

① **남성 성기능 장애 중 가장 흔함**. 유병률 : 35~40%
- 일반 남성인구에서 가장 흔한 성기능 장애 : 조루증
- 치료를 받으러 오는 가장 흔한 남성 성기능 장애 : 발기부전

② 생물학적 **원인** : 짧은 신경 잠재 기간(Nerve latecy time)

③ 심리적 원인 : **수행불안**, 질에 대한 무의식적 공포, 문화적 영향, 상대방의 재촉, 당황스러운 상황에서 성행위, 결혼생활 스트레스 등

↳ 불안감에 의한 교감신경계의 활성은 발기를 방해하지만 사정은 촉진시킨다. 즉 불안도가 높으면 발기부전의 위험 외에 조루증의 위험도 증가한다.

④ 치료
- **squeeze technique** KMLE : 사정직전 귀두를 손으로 조여 사정 멈추도록
- stop-start technique : 사정전 자극을 그만두는 기법
- SSRI의 사정지연 부작용을 치료적으로 활용

↳ 최근에는 아예 조루증 치료 목적의 SSRI도 개발되어 작용시간이 짧아 항우울제로서는 폐기되었던 다폭세틴(프릴리지)이 조루증치료목적으로 허가를 받아 사용된다.

4) 성적 통증장애(Sexual Pain Disorders)

(1) 질경련(Vagismus)

① 여성의 질 아래쪽 1/3부분의 근육층에 반복적, 지속적 불수의성 경련이 일어나 성행위가 곤란한 경우. 경련 심하면 음경의 삽입이 불가능

② 치료 : 손가락이나 확장기(dilator)로 질구를 점차 확대시킴

(2) 성교통(Dyspareunia)

① 성행위 직전, 도중, 직후에 다양한 통증을 반복적, 지속적으로 느끼는 장애

② (남성에서도 진단은 가능하나) 거의 대부분 여성

[참고] 남성의 경우에는 심리적 요인에 의한 성교통은 매우 드물며 성교통은 대부분 기질적 요인

5) 신체질환에 의한 성기능 장애(Sexual dysfunction due to GMC)

질환		비고
신체질환에 의한 남성발기장애		발기 장애 환자의 20~50% 차지
신체질환에 의한 성교통	남성	Peyronie 병 등. 흔하지 않음
	여성	잔여처녀막의 염증, 외음절개술 반흔, bartholine gland 염증, 질염, 경부염, 자궁내막염, 폐경기후 질위축 등이 원인
신체질환에 의한 성욕장애	남성	신체형태의 중대한 변형(mastectomy, ileostomy 등) 관련
	여성	
신체질환에 의한 기타 성기능 장애	남성	남성 절정감 장애 : 전립선 절제술, 파킨슨병 등
	여성	여성 절정감 장애 : 당뇨, 갑상선기능저하 등

6) 약물에 의한 성기능 장애(Substance-induced sexual dysfunction)

[참고] 아편 등의 의존성 약물과 의학적 목적의 치료약물 모두를 포함함

(1) 알코올, 암페타민/코카인, 아편계, 항불안제

↳ 알코올/암페타민/코카인의 경우 성욕은 증가시키나 성행위를 위한 신체기능은 저하시킴
↳ 항불안제의 경우, 불안증상이 성기능장애의 주원인인 경우 오히려 성기능을 향상시킴

[참고] 남성의 만성 알코올의존의 경우, 간의 estrogen 대사능력을 저하시켜 성기능장애와 함께 gynecomastia 및 testicular atrophy 등의 여성화 현상을 유발

(2) 일부 항정신병약제/항우울제 : 사정지연 유발(SSRI가 대표적)
cf. phenothiazine계통 항정신병약물에 의한 역행성 사정 감별 필요

[참고] 성기능 장애를 유발하지 않는 항우울제 : bupropion(NDRI), mirtazapine(NaSSA)

5. 치료

[참고] 각 질환의 세부치료 내용은 앞에서 일부 다루었고, 아래의 치료법들은 심리적 요소가 일부라도 관여하는 대부분의 성기능장애에 공통적으로 적용된다.

1) dual-sex therapy

(1) Masters와 Johnson이 행동치료이론에 기초해 고안

(2) 80%의 치료 성공률

(3) 방법의 특징

① 부부를 대상으로 함

② 남녀치료자가 부부를 치료 : 남녀치료자는 환자 부부에게 건강한 모델 제공

③ 신체적 검사와 정신사회적 평가 함께 시행

④ 2주간 매일 면담 : 짧고 적극적으로 치료

⑤ 행동주의 이론에 기초하여 치료 : 특정 연습을 처방하고 시행. 수행공포와 무지의 극복을 중시

(4) 감각 집중 훈련 : 성치료의 기본 필수 과제. 조용한 분위기에서 부부에게 배우자의 신체부위를 각자 애무토록 함

2) 정신역동적 성치료(kaplan 기법)

(1) Masters와 Johnson의 성치료기법에 정신분석적 치료개념을 통합

(2) 방법의 특징

① 부부를 대상으로 함

② 치료자가 한 사람

③ 일주일에 1~2회

④ 모든 사람에게 신체적 검사 하지 않고 필요한 경우에만 시행

⑤ 필요한 환자에게 필요한 과제만 처방(dual-sex therapy는 연속적 성적 과제 요구)

3) 기타 정신 치료적 기법

(1) 최면요법과 이완요법 : 불안 해소, 성에 대한 병적 태도를 교정

(2) 행동치료 : 공포증을 치료하듯 성에 대한 병적 감정, 병적 행동반응을 치료 체계적 탈감작, 자기주장훈련(assertiveness training)

(3) 집단치료 : 토론 통해 정보 교환, 교육 및 잘못된 개념의 교정

(4) 역할 연습, psychodrama 등

8.3 성도착증(이상성욕증, paraphilia, sexual deviation)

비의학적 용어로는 "변태(성욕)"라고 하는 질환군. 성기능의 문제가 아닌, 성적 욕망의 종류나 방식이 지속되어 문제를 일으키는 때문에 문제가 되는 정신질환들로서, 성욕을 정신질환으로 진단할 때는 막연한 거부감에 의한 기준이 아닌, 개인의 선택권보다 더 기본적인 타인의 권익(안전이나 생명)을 침해하거나 스스로를 고통스럽게 하는 경우로 엄격히 제한한다.

1. 성도착증에 대한 DSM-Ⅳ-TR 분류 체계 및 진단기준

성도착증(Paraphilias)

<table>
<tr><td>소아성애증(Pedophilia)</td><td>13세 이하, 사춘기 이전 소아를 대상으로 한 성적 행위
(환자는 16세 이상, 나이차 5년 이상)
(1) 여아/남아/남아-여아 모두로 구별
(2) 근친상간에만 국한된 경우도 있음
(3) 성인에게도 성욕을 느끼는 경우와 그렇지 못한 경우로 구별</td><td rowspan="5">욕구로 인해 고통 또는 생활에 지장을 받거나(동의하지 않는 상대를 대상으로) 행동으로 옮길 때 진단</td></tr>
<tr><td>노출증(Exhibitionism)</td><td>낯선 남에게 자신의 성기를 노출</td></tr>
<tr><td>관음증(Voyeurism)</td><td>남의 벗은 몸 또는 옷 벗는 과정, 성행위를 몰래 쳐다봄</td></tr>
<tr><td>접촉도착증(Frotteurism)</td><td>동의하지 않는 상대를 만지거나 부빔</td></tr>
<tr><td>성적 가학증(Sexual sadism)</td><td>상대방에게 신체적/심리적으로 고통을 가하는 데에 집착</td></tr>
<tr><td>성적 피학증
(Sexual masochism)</td><td>모욕, 구타, 결박 등 고통을 주기 위한 행위를 당하는 데에 집착</td><td rowspan="3">욕구 또는 행동으로 인해 고통 또는 생활에 지장을 받을 때만 진단</td></tr>
<tr><td>절편음란증(Fetishism)</td><td>여성 속옷 등의 물건에 집착</td></tr>
<tr><td>이성복장 착용증
(Transvestic fetishism)</td><td>이성애자 남자가 여장하는 데에 집착</td></tr>
<tr><td colspan="3">기타 : zoophilia(동물기호증 ; 수간), necrophilia(사체기호증 ; 시간), telephone scatologia(전화음란증 ; 폰섹스), partialism(편애증 ; 특정 신체부위에만 집착), coprophilia/urophilia/klismaphilia(대변/소변/관장기호증) 등</td></tr>
</table>

* 해당 성적 행동, 또는 이에 대한 성욕 또는 공상이 6개월 이상 반복/지속될 때 진단함

↳ 노출증/관음증, 가학증/피학증, 절편음란/이성복장착용을 쌍으로 알아둔다.
↳ 소아성애(동의가 불가능), 노출/관음, 접촉도착, 가학증의 경우 본인이 불편하지 않더라도(동의하지 않은 상대에게) 행동으로 옮기면 남에게 명백한 피해가 가기 때문에 정신과적 문제로 본다.
↳ 초등학생들끼리 합의하에 성관계를 가졌을 경우는 품행장애로 볼 수는 있으나 소아성애로 보지는 않는다.
↳ 반면, 피학증, 절편음란증, 이성복장 착용증 등 행동으로 옮겼다고 하더라도 상대에게 피해가 가지 않는 경우는 본인이 편하다면 굳이 정신과적 문제로 보지 않는다.
↳ 또 위의 다양한 성적 행동에 대해 공상하고 이를 통해 성욕을 느끼더라도, 공상에 그치고 이에 따라 행동하거나, 행동을 참느라 고통스러운 것만 아니라면 정신과적 문제로 보지 않는다.

2. 역학

1) 남성 > 여성
2) 18세 이전에 발병, 15~25세에 절정 cf. 50세 이후에는 드물다.
3) **법적으로 문제가 된 성도착증 환자 중 소아성애증(pedophilia)이 가장 많음**
4) 공존질환 많음 : 물질남용, 기분장애, 인격장애

3. 원인

1) 정신역동적 설명 : 구강기나 항문기 고착, 오이디푸스 갈등과 연관성
2) 어머니와 이별, 어린 시절의 성폭행 경험
3) 학습이론 : 어릴 때의 도착적 환상이 억제되지 않고, 계속 발전
4) 대뇌 장애, 염색체 이상, 호르몬 장애 등의 기질적 원인

4. 유형별 임상양상 및 특징

1) Pedophilia(소아성애증)

↳ DSM-IV-TR의 8가지 성도착증 중, 어떤 성상대자를 택하느냐가 문제가 되는 유일한 성도착. 소아의 10~20%가 피해 경험을 겪는다.

(1) 남자 환자의 경우 여아 대상 : 남아 대상=2 : 1, 8~10세 소녀가 주 선호 대상
(2) 중년기에 가장 높은 발병률. 50%는 술취한 상태에서 행함

↳ 이외에 성상대자를 동물(zoophilia)이나 시체(necrophilia)로 하는 경우에도 "기타 성도착증"으로 진단 가능함. 성상대자 선택과 관련한 장애는 기본적으로는 1) 상대방이 동의할 수 있느냐 2) 당사자들이 건강하고 행복하게 살 수 있느냐를 기준으로 판단하면 된다. 소아는 원칙적으로 동의가 불가능한 것으로 보고, 동물기호나 시체기호는 동의가 불가능할 뿐 아니라 각각 동물학대와 사체모독

[참고] 동성애는 상대방과의 동의하에 이루어지는 경우라면 적어도 의학적으로는 성도착이라 보기는 어려우나, 동성애 자체가 다른 정신질환의 증상(정신분열병에서의 망상, 조증에서의 성적 무분별, 경계성 인격장애나 해리장애에서의 정체성 혼란 등)으로 나타나는 경우도 적지 않은데 이럴 때는 동성애를 유발한 원인질환이 치료대상이 될 수 있다. 또, 다른 정신질환의 증상으로서 나타나는 동성애가 아니라 하더라도 가족/사회와의 갈등으로 인하여 나타나는 우울장애, 적응장애, 자살 위험 등을 확인하고 도와주어야 한다.

2) Exhibitionism(노출증)

(1) 100% 남자, 사춘기 이전에서 중년 사이에 발병(**중년 이후 발생시 치매 감별**)

(2) 피해자의 경악, 공포, 혐오 반응을 즐김

(3) 상대와 성행위를 요구하지 않으며, 절정감은 자위를 통해 경험

3) Voyeurism(관음증 = scopophilia 절시증)

(1) 남자에게 많으며 대개 아동기부터 시작

(2) 상대와 성행위를 요구하지 않으며, 절정감은 자위를 통해 경험

4) Frotteurism(접촉도착증)

(1) 혼잡한 버스나 지하철 안에서 자신의 음경이나 손을 옷 입은 여성의 엉덩이나 다른 신체 부위에 마찰

(2) 소극적이고 고립되어 지내며 이것이 유일한 성적 만족의 방법

★강간의 경우에는 단독으로 문제가 되는 성적 기호의 장애라기보다는 타인의 기본권을 침해하는 것에 대해 죄의식이 없는 문제이다. 성인 남성의 과반수 이상이 강간에 대한 공상을 경험하지만 대다수는 이를 행동으로 옮기지 않고 자제하므로 따로 정신질환으로 진단하지 않는다. 다만, 타인에 성적 행위를 강제하거나 타인을 성적으로 착취한다면 이는 반사회성 인격장애나 소아의 품행장애를 시사하는 근거가 되므로, 이들 장애의 진단기준에 세부항목으로 포함되어 있다.

5) Sexual sadism(가학성애)

(1) 상대가 동의하지 않거나, 동의하더라도 신체손상을 주는 가학을 즐기거나 다른 방법으로는 성적으로 만족할 수 없으면 진단

(2) 강간, 난폭한 성행동, 성적 살인(성관계 후 살인) 등의 위험

6) Sexual masochism(피학성애)

(1) 남자 > 여자, 성인초기에 시작하여 만성 경과

(2) 30%에서는 가학증 동반

★가학증은 반드시 상대가 필요하기 때문에, 원하지 않는 상대 대상으로 행동으로 옮긴다면 문제가 되지만, 피학증은 상대 없이도 행동이 가능하기 때문에, 스스로 고통스러울 때에만 진단한다.

7) Fetishism(절편음란증, 여성물건애)

(1) 남자에서만 발생, 사춘기에 시작하여 만성화

(2) **여성의 물건(속옷, 스타킹 등), 신체의 일부(머리카락, 손톱, 음모)를 수집하고 성적 공상, 자위에 이용**

[참고] 특정 신체부위에 대한 집착은 fetishism이 아닌 partialism이라고 한다.

8) Transvestic fetishism(의상도착증, 이성복장 착용증)

(1) 거의 남자, 성적 정체성과 별개로 여장에 집착하며 이것이 성적 만족의 수단(직업이나 체형은 오히려 과도하게 남성적인 경우도 많음)

(2) 혼자서 비밀스럽게 추구하는 경우부터 동호회 활동까지 다양

9) 기타 성도착증

(1) Zoophilia(동물기호증) : 애완동물이나 가축을 강제하거나 훈련시켜서 성관계

(2) Necrophilia(시체기호증) : 시체와의 성관계

↳ 시체기호증 환자의 경우 영안실을 주로 이용하지만, 성행위를 할 시체를 구하기 위해 무덤을 파헤치거나 심지어 살인을 하는 경우도 있어서 문제가 된다.

(3) Partialism(편애증)

oralism : 성기 또는 항문과 구강의 접촉. 정상적인 전희수단이며 성기 사용을 거부하고 구강 이용만을 원할 경우에만 병적

[참고] fellatio(구강－남성성기) cunnilingus(구강－여성성기) anilingus(구강－항문)

(4) Telephone/Computer Scatologia(전화/컴퓨터 외설증)

① 소위 phone sex/cybersex(메일, 채팅 등)

② cybersex를 통해 이성인 것처럼 행동하며 성전환적 공상을 만족시키기도

③ 소아성애나 강간, 살인의 경로로 이용될 수 있는 위험

(5) Klismaphilia(관장애호증) : 관장을 통해 성적 흥분

(6) Coprophilia(대변기호증, 분변애호증)/Urophilia(소변애호증)

① 상대방에게 대소변을 누거나 상대방이 자신에게 대소변을 누거나 대소변을 먹음

② 혹은 성적 자극을 위해 요도에 물체를 주입

5. 경과 및 예후

1) 나쁜 예후 : 이른 발병, 행위가 빈번, 수치나 죄책감 없을 때, 알코올/물질남용
2) 좋은 예후 : 정상적 성행위의 과거력, 높은 치료 욕구 높을 때

6. 치료

1) 치료를 원하지 않고 어려운 경우도 많음
2) 환자가 원할 때 다음 치료방법이 가능
   (1) 정신분석적 치료, 통찰 정신치료
   (2) 집단치료
   (3) 혐오요법, 행동치료 : 해당 성적 자극과 함께 나쁜 냄새나 전기자극을 가함
   (4) 약물 치료(cyproterone acetate, medroxyprogesterone) : 성욕의 억제

8.4 성(적)주체성장애(성정체성장애, Gender Identity Disorder)

gender identity(성[적] 주체성)와 sexual identity(생물학적 성별) 사이의 불일치. 한글용어의 번역이 일관되지 못하므로 영어로 정확히 알아둡시다.

1. 개요

1) 자신의 생물학적 성이나 성적 역할에 대하여 지속적인 불편과 부적당하다는 느낌 또는 성전환 수술을 받고 반대의 성으로 살고 싶다는 욕망이 지속되는 것
2) 대개 수술이나 호르몬 치료

2. 역학

1) **M>F**(성전환수술 받은 환자 수 : 남 1/30,000 여 1/100,000)
2) 대개 소아기에 시작

3. 원인

1) **생물학적 가설** : **testosterone이 관련 될 것으로 생각되나 명확치 않음**
2) 정신 사회적 원인
   (1) **양육시 성이 중요** : 출생 후 2년까지의 모자 관계가 관련
   (2) **이성 부모를 과도하게 동일시**
   (3) **소아기 성적 학대** : **다른 성이였다면 괜찮지 않았을까하는 심리**

4. 진단 및 감별진단

1) 진단기준

성주체성 장애의 DSM-IV-TR 진단기준(요약)

A.	강하고 지속적으로 스스로를 반대 성별로 여김(반대 성의 유리함을 부러워하는 정도를 넘어섬)	
	[소아] 다음 중 4가지 이상 (1) 반대성별이라는(였으면 좋겠다는) 주장 (2) 이성복장의 선호 및 고집 (3) 놀이나 상상에서 반대성별 역할 (4) 반대성별의 전형적 놀이/취미 (5) 반대성별의 놀이친구를 선호	**[청소년 및 성인]** (1) 반대성별이고자 하는 욕구 (2) 반대성별인척 하고 삼 (3) 반대성별로 취급받기 원함
B.	자신의 성별이나 성역할에 불편을 느낌	
	[소아] (1) 남아 : 음경/고환 혐오, 거친 놀이/전형적 남아 놀이 거부 (2) 여아 : 앉아서 배뇨 거부, 유방/월경 거부, 음경 선망, 여성복장 거부	**[청소년 및 성인]** (1) 잘못된 성으로 태어났다고 믿음 (2) 일차/이차 성징 제거 요구/시도(호르몬, 수술 등)
C.	신체적으로 intersex condition 이 아님	
D.	유의한 고통 또는 사회/직업/기타기능의 장해	

* 성적으로 누구에게 끌리는지(남성/여성/둘다/없음) 표시

2) 감별진단

(1) 단순한 말괄량이 여아(실용적이고 편한 옷을 원하지 남자 옷만 고집하지 않음) 또는 단순히 거친 활동만을 싫어하는 남아는 정상으로 봄

(2) 생물학적 간성(intersex)

(3) 성인의 경우 정신분열병, 경계성 인격장애, 이성복장착용증(이때는 여성 옷을 입어서 성적 흥분을 느끼지만 자신은 남성이라고 생각함)

5. 소아기 성 정체성 장애

> ↳ 소아기 : 일시적, 비교적 가역적
> ↳ 청소년기 이후 : 비교적 영구적, 고정적, 성전환수술/호르몬치료 고려가능

1) 임상 양상

소아는 어디까지를 병적으로 보아야 하는지 불분명한 점이 있음

(1) 자라서 (여아의 경우) 남자가, (남아의 경우) 여자가 될 것이라고 단언

① 여아 : 말괄량이, 소꿉장난에서 남자 역할, 앉아서 소변보기 거부

② 남아 : **소녀들과 어울리고 인형을 좋아함**

(2) 남아 > 여아(6~30배), 남아가 일찍 발병

↳ 여아의 남성적 행동보다 남아의 여성적 행동이 놀림이나 따돌림의 대상이 되는 경우가 많아 병원에 많이 올 뿐이라는 견해도 있음

2) 경과

(1) 남아는 대개 4세 이전 발병해 친구와 갈등이 7~8세경 시작

(2) 일부는 성장과정에서 자연 호전

(3) 1/3~2/3정도에서는 청소년기 이후 동성애로 이행

★생물학적 성 기준에서 동성애라도 당사자는 이성애라고 믿고 있음. 반대로, 생물학적 성 기준에서 이성애인 경우 당사자는 자신이 동성애자라고 믿는다. 따라서, DSM-IV-TR에서는 용어의 혼돈을 피하기 위해 동성애/이성애/양성애 대신 "남성에게 끌림", "여성에게 끌림", "양성 모두에게 끌림"으로 표현함

(4) 10%정도에서 성전환 수술이 필요한 정도의 심한 성주체성 장애로 진행

3) 치료

(1) Role model 방법을 통한 행동 수정 기법(behavior modification) : 아동에서 어른, 친구들 통해 성역할을 배움

(2) 부모상담 : 무의식적으로 아이 증상을 장려하고 있는 것은 아닌지 점검

① 소아의 경우 자기 성별에 해당하는 성역할과 사회기술을 가르쳐주고, 자신의 생물학적 성을 편안하게 받아들일 수 있도록 도와주면 도움이 된다.

② 호르몬 및 약물, 수술치료의 대상은 되지 않음(단, 생물학적 간성일 때 한쪽 성으로 지정해주는 것은 필요)

6. 청소년 및 성인기 성주체성 장애

1) 임상양상

(1) 청소년기 : 정상적인 주체성 혼란과 겹쳐 acting out이 흔함
사춘기의 경계하는 태도 때문에 진단이 어려울 수 있음

(2) 성인기 : 호르몬 사용하거나 성전환수술을 요구함
사회, 직업적 기능장애가 심하며 우울증/자살기도, 생식기 절단 등

2) 경과

(1) 생물학적 남성의 경우 남성에게 이끌릴 때는 동성애자 집단으로 편입되기를 원하나 자신의 생물학적 성에 대한 거부감을 극복하지 못하여 이조차도 어려움
(2) 여성에게 이끌리는 생물학적 남성은 더 지속적인 경과
(3) 생물학적 여성의 경우 처음에는 자신이 레즈비언이라고 생각하다가 스스로를 남자로 여기고 있는 경우를 발견하는 경우가 많음
(4) 수술통해 성전환 못 하면 우울증 흔히 동반

3) 치료

(1) 정신치료 : 동반된 우울, 불안 증세 경감
(2) 호르몬 치료 : 수술대용으로 남자에게 estrogen, 여자에게 testosterone 투여
(3) 성전환수술(sex-rearrangement surgery) : 최소 3개월 반대 성으로 생활해 보도록 하고 호르몬 치료를 통해 자신의 변화를 경험하는 사전과정을 거쳐 실시

> ↳ 유예기간이 필요한 이유는, 일단 성전환 수술을 시행하면 비가역적이고, 성급하게 수술을 시행하였다가 후회하는 경우도 일부 있을 수 있기 때문임

Psychiatry

9

식사 장애

Eating Disorders

- 자신의 신체상(body image)과 관련한 심리적/뇌신경학적 병태생리에 의해 식사행동의 변화가 발생하는 정신질환
- 2대 식사장애인 신경성 식욕부진증/신경성 대식증과 그 subtype을 구별해 알아둘 것
- 내과적 합병증이 종종 발생하고, 정신과보다 다른 과에 먼저 가게 되는 일도 잦기 때문에 타과 의사에게도 중요한 질환

9.1 개요

1. 식사장애 : 체중 및 체형에 대한 생각과 식사행동에 이상을 보이는 질환

1) 생각 : 체중과 체형에 집착하여 살이 찌는 것을 병적으로 두려워함
2) 행동 : 굶기, 지나친 운동, 폭식, 다양한 제거 행동(purging) (예, 구토, 하제) 등
3) 결과 : 신체적, 정신적 건강의 손상

적절한 운동과 건강한 식사를 통한 건강한 체형과 체중의 유지, 즉 "다이어트"는 건강한 행동이지만, 다이어트가 신체건강이나 직업/학업/대인관계/일상생활을 해칠 정도로 인생을 지배하거나, 음식/체중이 다른 정신적 문제를 표현하거나 해결하는 유일한 수단으로 사용될 때는 식사장애를 진단한다.

2. 종류 및 개념

식사 장애(Eating disorders)

분류	아형
신경성 식욕부진증(Anorexia nervosa, AN)	제한형(Restricting type)
	폭식-제거형(Binge eating-purging type)
신경성 대식증(Bulimia nervos, BN)	제거형(Purging type)
	비제거형(Nonpurging type)
달리 분류되지 않는 식사 장애(Eating disorders, NOS)	폭식장애(Binge eating disorder)

> ↳ 체중과 체형에 집착하며 식사와 관련한 행동문제를 보이는 것은 공통적
> ↳ BN은 심리/행동 문제와 더불어 제거행동에 의한 내과적 문제
> ↳ AN은 저체중과 영양결핍에 의한 내과적 문제까지 추가, 보다 내과적인 응급, 나쁜 예후

[참고] 영아기 및 소아기의 식이/식사장애 : 1) 이식증(pica), 2) 반추장애(rumination disorder), 3) 유아기 및 조기 소아기의 섭식장애(feeding disorder of infancy and early childhood). 성인의 식사장애에서처럼 body image와 관련되지 않음

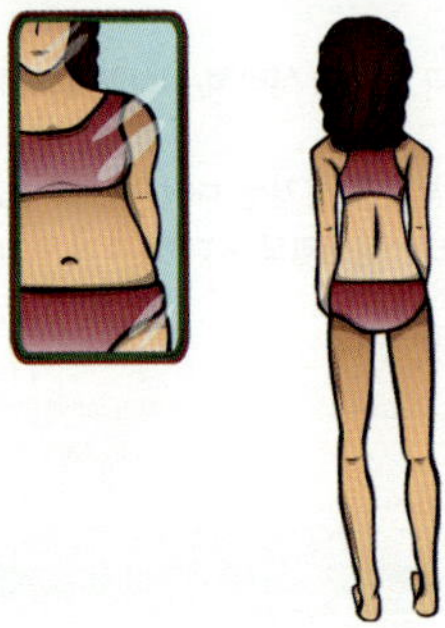

식사장애 환자에서 나타나는 전형적인 신체상 왜곡

9.2 신경성 식욕부진증(anorexia nervosa)

[참고] "식욕부진증"(anorexia)은 misnomer임. anorexia를 보일 수 있는 대표적 정신과적 질환은 우울장애이며, AN에서는 입맛이 없어 "못 먹는"게 아니라 입맛이 있는데 목숨을 걸고 "안 먹고 참는" 것임

1. 개요

1) 살찌는 데 대한 극도의 두려움, 음식/체중에 대한 집착으로

2) 극단적인 체중 조절 행동(금식, 구토/하제사용)을 보이는 질환
(표준 기대체중의 85% 이하)

> ↳ 반면, BN은 정상범위의 체중을 보임
> ↳ 굶기만 하는 restricting type과, 폭식 and/or 제거행동(구토, 하제사용 등)을 보이는 binge eating-purging type으로 구별

2. 역학

1) 미국 10대 소녀들에게 세 번째로 흔한 만성 질환(0.5~1.0%)
   진단기준에 약간 못 미치는 정도까지 포함하면 5%에 이름
2) 10대 청소년에 호발, 여자 : 남자=10 : 1(남자의 경우 동성애자에서 호발)
3) 선진국에 많음
4) 성취 지향적 여성에서 호발 : 패션모델, 무용수, 운동선수 등

> ↳ 상류층에서 많은 것으로 알려져 있었으나 최근 결과에서는 꼭 그렇지는 않다고 한다.
> ↳ 여성에게 많은 것은 외모와 관련하여 가해지는 사회적 압박이 보다 심하기 때문으로 본다.

5) 우울장애(50~65%), 사회공포증(34%), 강박장애(26%) 등이 같이 있는 경우 많음

3. 원인

1) 생물학적 원인

(1) MZT > DZT, 환자의 자매에서 호발(사회적 영향이 섞여 있을 듯)
   우울장애, 알코올 의존, 식사장애의 가족력이 있을 때 호발
(2) 체중감소시 가역적인 CSF space 증가 및 caudate nucleus의 대사 증가

> ↳ lipid가 neuron의 myelination 및 metabolism에 중요하다 다이어트를 하면 빼고 싶은 부위가 아니라 빠지지 않았으면 하는 특정 신체부위가 먼저 빠지는데, 극단적 다이어트는 말 그대로 "뇌에서도 살이 빠지는" 사태를 초래한다. 이로 인해 뇌기능이 저하되어 식사와 체중에 대해 제정신으로 판단하기가 더 어려워진다.

(3) 소변 및 CSF에서 MHPG ↓

2) 심리적 요인

(1) 환자들에게 음식조절과 체중관리는 취약한 자아 및 자율성을 지탱하는 수단
(2) 소녀에서 여성으로 자라는 것에 대한 두려움 또는 거부감, 어머니로부터의 독립 문제, 구강기 욕구에 대한 혐오감 등이 관여할 수 있음

3) 사회문화적 요인 : 날씬함을 강조하는 사회 분위기

4. 진단 및 임상상

1) 진단기준

신경성 식욕부진증의 DSM-IV-TR 진단기준(요약)

A.	정상 하한선 이상의 체중을 유지하기를 거부함 (기대체중의 85% 미만이 되도록 체중이 줄어듦(또는 성장기에 적절히 증가하지 않음)
B.	저체중이면서도 체중이 늘거나 뚱뚱해지는 것에 대해 극도의 공포
C.	다음 중 한 가지 이상 (1) 체중과 체형에 대해 왜곡하여 받아들임 (2) 체중이나 체형이 자기평가에 과도한 영향 (3) 현재 저체중 상태의 심각성을 부인
D.	(초경 이후의 여성에서) 무월경*

* 3주기 이상, 호르몬 투여시에만 생리가 있으면 무월경으로 간주

[참고] DSM-IV-TR에서는 "expected weight"라고만 되어 있고 정상체중의 계산법을 따로 명시하지 않아 혼란의 소지가 있음. 그래서 시험에는 논란의 소지가 있는 애매하게 날씬한 체중은 내지 않으며, AN 증례로는 BMI를 계산해보지 않아도 될 정도의 명백한 극단적 저체중(eg. 165cm에 28kg)을 제시하고 BN의 경우는 약간 통통하다는 느낌이 들 정도의 체중(eg. 165cm에 65kg)을 제시한다.

(1) restricting type(제한형) : 규칙적인 폭식이나 제거행동이 없다.

(2) binge eating/purging type(폭식－제거형) : **규칙적인 폭식이나 제거행동이 있다.**

↳ purging behavior : 스스로 손을 넣어 토하기, 하제(laxative), 이뇨제, 관장 등

2) 임상양상

(1) 다이어트나 심한 스트레스 이후에 발병하는 경우 많음

(2) 식사, 음식 관련 행동

① 무리한 다이어트, 혼자 숨어 식사, 탄수화물/지방 섭취 거부

② 요리를 취미 삼기도 하며, 음식을 숨김. 식사 때 의식적(ritualistic)행동 (식사와 관련하여 특정한 규칙이나 순서를 정해 행동하는 것. 예컨대 젓가락으로 밥알을 세서 끼니당 100알씩 먹는 행동) 보이기도

(3) 체중 감소를 위한 노력

① 무리한 운동 : 쉼 없이 계속 운동

② (폭식－제거형) **구토를 유발하거나 하제나 이뇨제 사용**

(4) 기타

① 대개 성적으로 미숙하며 성에 무관심

② 완벽주의적이고 완고한 성격

③ 식사나 운동 외에 다른 일(eg. 공부)에 강박적으로 집착하기도 함

④ 대인관계 형성 감소 : 음식이 나오는 행사나 사적인 모임을 회피

[참고] AN의 전형적인 임상양상은 restricting type에서 더 심하며, binge eating-purging type은 상대적으로 BN쪽에 가까운 모습을 보이는 경우가 많아 이상의 모습과 BN의 모습이 섞여 나타난다. BN처럼 충동조절장애, 약물/알코올 남용 등이 동반되는 경우도 꽤 있음. 자살률도 restricting type보다는 binge eating type에서 더 높다.

5. 신체적 합병증

1) 체중감소에 의한 합병증

(1) cachexia, **체온저하**, 빈혈, WBC↓, lymphocyte↑, 저혈당, 저혈압, 서맥, 골다공증

(2) 건조한 피부, 탈모증, 부종, 배냇털(lanugo)

(3) cortisol 증가, LH, FSH, GnRH의 감소와 amenorrhea

2) 제거행동(구토, 하제 등)에 의한 합병증

(1) 대사성 알칼리증, **저칼륨혈증** 및 이에 의한 EKG이상 ST-T change

(2) 저마그네슘혈증, 경련, 신경병증

(3) 침샘 비대 및 췌장염(혈청 amylase↑), 식도염, 위염 등

↳ 젊은 여성에서 Mallory-Weiss tear가 있다면, 알코올의존 뿐 아니라, AN이나 BN에서의 purging도 감별!

6. 감별진단

1) 우울장애

(1) 우울장애보다 AN을 시사하는 소견

① 정상적 식욕

② 계획에 따른 의례화된 과다한 활동(우울장애에서도 psychomotor agitation은 있을 수 있음)

③ 음식에 대한 집착(preoccupation)

④ 신체상의 왜곡과 비만에 대한 두려움

(2) 우울장애와 AN이 같이 있는 경우도 많음

2) 신체화장애 : 체중감소에 대한 공포는 없음

3) 정신분열병, 망상장애 : 칼로리에 대한 망상보다는 독살 관련 피해망상

4) 신경성 대식증 : 체중은 정상

↳ 체중감소를 유발할 수 있는 내과적 질환(eg. 악성 종양, 흡수장애) 등도 감별해야 함. 특히 보상행동이나 과다활동의 증거가 보이지 않고 체중에 대한 집착이나 다이어트로 감별되지 않으며 식욕감소가 동반된 체중감소가 있을 때는 우울장애뿐 아니라 소모성의 만성질환도 감별이 필요함

7. 예후 및 경과

1) 경과, 예후 다양 : 자연적 회복에서 반복 재발, 악화되어 사망까지 가능
2) 치료하면 예후 좋다.
3) 사망률 10% 전후(기아, 자살, 전해질 불균형 때문)
4) 예후 인자
   (1) 좋은 예후 : 배고픈 것 인정하는 경우, 자신의 병을 덜 부정, 건강한 자존심 유지
   (2) 나쁜 예후 : 발달상 이상, 부모와 갈등, 과식욕, 구토/설사제 남용, 심한 행동장애

8. 치료

포괄적 입원, 행동치료, 정신치료, 인지치료, 집단치료, 약물치료, 가족치료 등
내과적인 안정화, 영양회복을 먼저 시행한 뒤 나머지 문제 해결

1) 입원치료

(1) 입원 indication
   ① 표준체중에서 30% 이상의 체중감소
   ② 빠른 체중 저하, 지속적 심한 체중의 저하
   ③ 내과적으로 불안정(V/S, electrolyte 등)
   ④ 영양실조에 동반되어 나타나는 염증
   ⑤ 자살가능성, 정신병적 양상
   ⑥ 치료 불가능할 정도의 가족 문제
   ⑦ 병적인 사회적 고립(대인 관계 피하고 일, 학업 못함)
   ⑧ 이전 치료에 실패. 외래 치료 거부하는 경우
   ⑨ 변화 위해 집중적 정신 치료 필요한 경우

(2) **환자는 비협조적, 저항적**

(3) 입원 치료시
   ① I/O check, 매일 체중측정
   ② 식후 2시간 까지 화장실 못 가게 해서 구토 방지
   ③ 1주일에 500g 정도의 체중 증가가 목표
   ④ 현재 체중을 유지하는데 필요한 calory + 500 Cal
   ⑤ 6회에 나누어서 식사시킴

↳ 경구투여가 원칙이나 경우에 따라서는 tube feeding이나 TPN까지도 동원될 때가 있음

2) 정신치료

(1) **인지행동치료** : 체중 증가를 모니터하고 식사행위를 알아봄

(2) 정신역동적 정신치료 : 효과 있으나 환자 저항이 심하여 치료과정이 힘듦

(3) 의사는 환자를 지지, 인내하는 자세 필요

(4) 많은 경우 가족치료도 필요

3) 약물치료

(1) **fluoxetine 투여로 체중증가 기대 가능** KMLE

> ↳ 일반적으로는 단기적으로 체중감소, 장기적으로 체중증가를 일으키지만 신경성 식욕부진증에서는 체중증가에 처음부터 도움이 된다. 동반된 강박/우울의 호전에 의한 이차적인 측면이 함께 작용하는 것으로 본다.

(2) olanzapine, cyproheptadine(식욕촉진제) 등

(3) TCA도 가능(심혈관계 부담 있으나 회복이 진행하며 이 부담은 점차 감소)

9.3 신경성 대식증(신경성 과식욕증, Bulimia nervosa)

> ↳ "failed attempt at anorexia nervosa", 즉 신경성 식욕부진증의 미수범
> ↳ 날씬함을 추구하나 AN환자들처럼 배고픔을 견디지 못함

[참고] AN은 신경성 식욕부진증 외에도 거식증, BN의 경우 신경성 대식증/과식욕증 외에도 폭식증으로 번역하는 경우도 종종 있었으나 binge eating disorder(폭식장애)의 개념이 도입되면서 BN을 폭식증으로 번역할 경우 혼돈이 유발되어 이제 신경성 대식증/과식욕증으로만 번역한다.

1. 개요

1) **폭식(binge eating) : 지나치게 많은 음식을 빨리 먹고 후회**

2) 이에 따르는 체중 증가를 박기 위해 극단적 운동 or 제거행동(구토/하제사용)

> ↳ AN처럼 저체중이 발생하지는 않음
> ↳ 1)만 있고 2)만 있으면 binge eating disorder라고 함

[참고] 예전에는 폭식이 있으면 저체중이라도 BN으로 진단하였으나, 현재 진단기준상 이는 AN의 폭식-제거형으로 재분류되었다. 체중이 정상이면 구토관련 합병증은 있어도 굶어 죽지는 않는데, 폭식이 있더라도 보상행동이 더 강하여 저체중이면 위험하니 AN에 준하여 내과적 응급치료가 우선이라는 개념으로 이해한다.

2. 역학

1) Anorexia Nervosa에 비하여 흔함(젊은 여성의 1~3%)

[참고] Synopsis of psychiatry 최신판에서는 2~4%를 제시함. 유사증상까지 포함하면 여대생의 20%까지 도 경험한다고 보고된다. 최근 유병률이 증가되는 추세로 생각된다.

2) 여자>남자, 후기 청소년기나 초기 성인기 호발(AN보다 약간 늦음)

3) 일부에서 비만의 과거력

4) 흔한 동반질환

(1) 양극성 장애, 불안장애, 해리장애

(2) 알코올 의존, 자살기도, 충동조절장애(도벽 등), 성적 학대 과거력

(3) 인격장애(경계성, 히스테리성 등)

3. 원인

1) 생물학적 원인

(1) 항우울제에 의해 호전 : Norepinephirine/serotonin 관여 가능

(2) 혈청 endorphin↑ : 구토 후의 안도감을 반영

(3) 유전경향은 AN보다 덜함

(4) 항경련제(phenytoin)에 반응 : **정신운동성 간질의 subtype일 가능성**

2) 심리적 원인

(1) AN과의 공통점

사춘기 발달과제와 관련한 갈등, 어머니로부터의 독립 문제

(2) AN과의 차이

① 자제력이 약하고, 외향적, 충동적, 화를 잘 냄

② 자아이질적(ego-dystonic) : 치료를 원하는 경향이 강함

[참고] ego-dystonic과 ego-syntonic의 정확한 개념은 11장의 인격장애를 참고

3) 사회문화적 배경

AN과 유사(사회의 날씬함에 대한 요구)

4. 진단 및 임상상

1) 진단기준

신경성 대식증의 DSM-IV-TR 진단기준(요약)

A.	반복적 폭식삽화 (1) 단위시간에 일반인의 식사보다 많은 양을 섭취 (2) 폭식하는 중에는 자제가 불가능
B.	체중증가 방지를 위한 부적합한 보상행동 -제거행동(구토, 설사, 이뇨제, 관장) 또는 굶기나 심한 운동
C.	A/B 둘다, 최소 주 2회 발생, 3개월 이상 지속
D.	체중이나 체형이 자기평가에 과도한 영향
E.	신경성 식욕부진증 배제(즉 저체중이 아님) *AN의 과거력이 있을 수는 있음

(1) purging type(제거형) : BN의 80%정도. 구토, 설사제, 이뇨제, 관장 등의 제거행동

(2) nonpurging type(비제거형) : 굶거나 심한 운동만

2) 임상양상

(1) 폭식 관련 행동

① 다이어트에 집착, 다이어트 깨지면 자포자기 폭식, 폭식하면서 일시적 해방감

② 이후에는 **폭식후 고뇌(postbinge anguish)** : 후회, 죄책감, 자기혐오, 열등감

(2) 체중 감소를 위한 노력

① (비제거형) 무리한 운동 또는 굶기

② (제거형) 구토를 유발하거나 하제나 이뇨제 사용

치아 부식(dental erosion), 손등의 찰과상 흉터(Russell's sign)가 생김

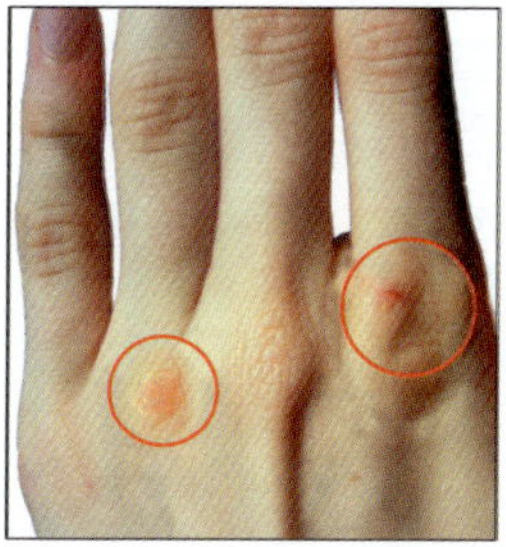

Russell's sign. 반복적으로 손을 목구멍에 집어넣어 구토를 유발하여 생기는 MCP joint 부위의 흉터

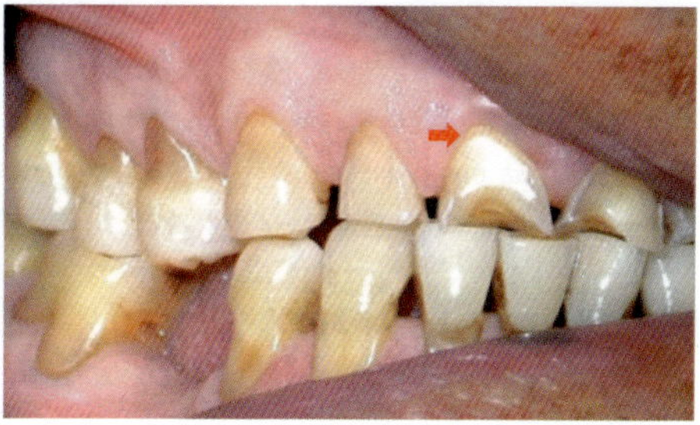

Dental erosion. 반복적 구토로 인한 위산역류는 치아를 부식시킨다.

> ↳ 치아 부식이나 Russel's sign은 binge eating–purging type의 AN에서도 나오는 소견이지만 BN에서 더 중요함. AN 환자의 경우에는 겉으로 보기에도 지나치게 말라보여 주변 사람들의 눈에 쉽게 뜨이지만 BN은 폭식과 제거행동을 숨어서 하기 때문에 상당히 진행할 때까지 눈에 띄지 않을 수 있는데, 이 때 이러한 신체진찰소견이 중요한 cue가 될 수 있음

(3) 기타

① **성적으로 적극적이며 타인 시선을 많이 의식**

② 정서 불안정, 충동적, 외향적이며 화를 쉽게 냄

> ↳ AN(특히 restricting type)은 극도의 자제력을 발휘
> ↳ BN에서는 날씬함에 대한 욕구
> ↳ AN에 의한 사망자는 주로 굶어 죽는다. BN 환자는 굶어 죽지는 않으나, 자살률은 AN보다 높다.

5. 신체적 합병증

1) 제거행동에 의한 합병증 : AN과 동일(전해질 이상, 침샘/췌장염, 위염 등)

2) 체중감소에 의한 합병증은 없음

6. 감별진단

1) 저체중일 경우 신경성 식욕부진증으로 진단

2) 신경과 질환 : epilepsy, 중추신경계 종양, kluver-Busy 증후군, Kleine-Levin 증후군

[참고] Klűver-busy증후군은 visual agnosia와 함께 함께 과식, 성욕항진, 보는 물건마다 물고 빨고 핥는 탈억제 양상이 주된 증후군이며, Klein-Levin 증후군은 과식과 과수면이 주기적으로 발생하는 질환

3) 정신분열병, 경계성 인격장애

7. 예후 및 경과

1) 신경성 대식증은 만성적이며 때때로 완화됨

2) **신경성 식욕 부진증보다는 예후가 좋은 편**

3) 치료 효과 : 폭식과 purging은 50% 호전되고 5년 이상 지속됨

4) 입원 치료 f/u 결과 : 1/3 호전 1/3 약간 호전, 1/3 만성 증상 보임

5) **소수에서 치료받지 않고 1~2년내 자연 소실**

8. 치료 : AN에 비하여 치료에 협조적

1) 입원치료

(1) 대부분 외래치료 가능(AN에 비해 입원 필요성↓)

(2) 입원이 필요한 경우

① 심각한 내과 질환 병발(전해질 이상)

② 식사장애 외에 심한 정신과적 문제 있는 경우
③ 외래치료로 조절 힘든 심한 폭식, 제거행동
④ 증상 심한 적절한 치료 시설 없는 경우

2) 정신치료 : 인지행동치료가 효과적

(1) 행동치료 : 양성강화, information feedback, contingency contracting
(2) 인지적 행동치료 : 폭식의 횟수, 음식, 종류 등을 기록하여 자기조절
(3) 기타(역동정신치료, 가족치료 등) : 동반된 다른 정신병리

3) 약물치료

(1) **항우울제가 폭식과 purging에 효과적(우울증에서보다 고용량)**
(2) fluoxetine, imipramine, desipramine, trazodone, MAOI

> ↳ 우울장애보다 고용량의 SSRI로 치료하는 질환 : OCD, BN 전문의

9.4 기타 식사장애

1. 달리 분류되지 않는 식사장애의 예

식사와 관련한 장애가 있다고 판단되나 AN/BN은 아닌 경우
1) 나머지 AN 기준에는 맞으나 생리를 규칙적으로 하는 경우
2) 나머지 AN 기준(무월경, 체중감소)에는 맞으나 현재 체중이 정상범위
3) BN 기준을 만족하나 보상행동의 기간 또는 빈도가 부족
4) 과식 없는 보상행동
5) 음식을 씹어서 맛만 보고 뱉는 일
6) 폭식을 하지만 보상행동은 없는 경우(=폭식장애)

2. 폭식장애(binge eating disorder)

1) 개요

보상행동(제거행동이나 굶기, 심한 운동) 없이 폭식만 있음

2) 역학

(1) 일반 인구의 0.7~4%, 비만 인구의 20~30%

(2) F>M(1.5배) - 다른 식사장애에 비해 남자에도 많은 편

(3) 사춘기말~20대 초에 발병, 다이어트에 의한 체중감소 직후 흔함

> ↳ 비만 클리닉에서 많이 만날 수 있다.

3) 진단 및 임상양상

(1) 진단기준

폭식장애의 DSM-IV-TR 진단기준(요약)

A.	반복적 폭식삽화 (1) 단위시간에 일반인의 식사보다 많은 양을 섭취 (2) 폭식하는 중에는 자제가 불가능
B.	폭식 때 다음 중 ≥3가지 (1) 빠른 속도로 먹음 (2) 배불러 불편할만큼 먹음 (3) 배고프지 않아도 먹음 (4) 많이 먹는게 민망하여 숨어서 먹음 (5) 과식 후 죄책감, 자기혐오 또는 우울감
D.	A/B 둘다, 최소 주 2회 발생, 6개월 이상 지속
C.	폭식에 대해 심하게 괴로워함
E.	보상행동이 없고, BN/AN이 아님

> ↳ A는 BN에서와 동일함

(2) 자제하지 못하고 폭식하며 이 때문에 괴로워하는 것이 주증상

(3) 비정상적 날씬함을 추구하지는 않으며, 과체중 또는 비만인 경우가 많음

4) 경과

만성적

5) 치료

fluoxetine이 효과적이나 장기 효과는 부족

10 수면장애

Sleep Disorders

- 정상수면의 단계와 개념을 이해
- 수면장애의 개념, 특히 수면단계별로 달리 나타나는 각 수면장애 이해
- 주요 수면장애의 전형적 증상과 치료의 큰 원칙 정도를 숙지
- 수면위생에 대해서는 상식 차원에서라도 잘 알아두어야 함

10.1 정상 수면

↳ 수면은 각성의 단순한 반대가 아니다.

1. 수면의 구조

1) 수면 구조(sleep structure)

수면단계(sleep stage)와 수면주기(sleep cycles)를 말함

2) 정상 수면

(1) 수면 단계의 비율이 정상적

(2) 수면의 주기성이 일정

(3) 수면단계의 분포가 정상적인 비대칭적 분포

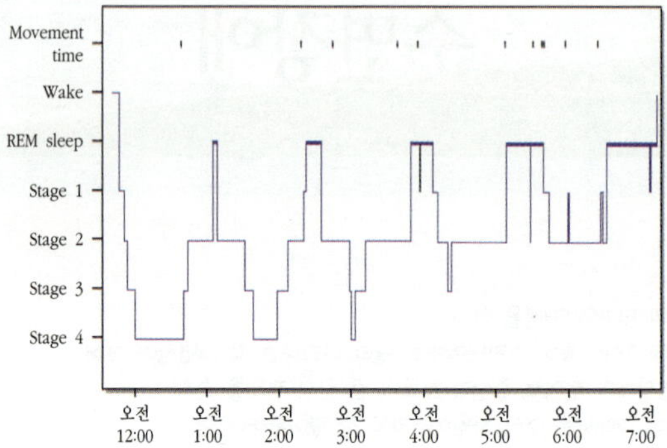

수면의 구조

★뒤에 다시 나오지만, REM 수면과 non-REM 수면은 각각 별도의 기능을 함. 좀 단순화시켜 말하면 뇌가 쉬는 수면과 몸이 쉬는 수면이라고 봐도 된다. 어느 한 쪽이라도 모자라면 병적이라 할 수 있음. 또한 일정한 주기를 두고 REM수면과 non-REM 수면이 교대함. 단, 수면의 전반기에는 서파수면이 더 많고, 수면의 후반기에는 REM수면이 더 많다. 이것을 비대칭적 분포라 함

↳ coma와 다른 수면의 특징 : Regular/Recurrent/Reversible
↳ REM수면은 뇌가 쉬는 수면, non-REM수면은 몸이 쉬는 수면으로 이해한다. 어느 한 쪽이라도 모자라면 병적이라 할 수 있다.
↳ 비대칭적 분포: REM과 non-REM이 교대하면서 수면의 전반기에는 서파수면이 더 많고, 수면의 후반기에는 REM수면이 더 많아지는 현상

3) 수면단계(sleep stage) KMLE

↳ 기억하기 쉽게 stage Ⅰ 5%, stage Ⅱ 45%, stage Ⅲ + Ⅳ 25%, REM 25% 전후로 알아 두세요.

(1) Non-REM(rapid eye movement) sleep : 75～80% 차지

stage Ⅰ	2～5%	theta wave(3～7hz), slow eye movement	각성에서 수면으로 이행하는 과정 수십초～수분
stage Ⅱ	45～55%	sleep spindles(12～14hz) K complex(slow, triphasic waves)	
stage Ⅲ	3～8%	Delta wave가 20～50% 차지	깨우기 힘듦
stage Ⅳ	10～15%	Delta wave > 50 %	

[참고] 정신과와 신경과가 분리되면서 간질파를 읽어내기 위해 정신과 의사가 뇌파를 볼 일은 많이 줄어들었지만, 수면뇌파 및 수면다원검사 때문에 뇌파의 기본은 알아두어야 함

(2) 서파수면(Slow wave sleep, delta sleep)＝stage Ⅲ sleep＋stage Ⅳ sleep
Delta wave : high voltage, 0.5～2hz

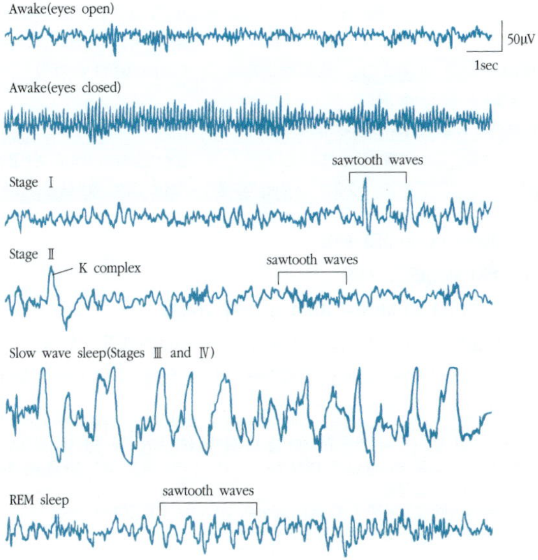

Human sleep stages

(3) REM sleep stage(dreaming sleep, paradoxical sleep) : 20～25% 차지

① REM(rapid eye movement)

② low voltage, random fast with sawtooth waves

> ↳ sawtooth wave가 보이기는 하지만 stage Ⅰ sleep과 구별하기 어려운 경우가 많다. 수면다원검사에서 REM수면의 구별은 뇌파와 함께 EOG의 rapid eye movement 등을 함께 보며 판정

③ Low EMG tone : 근육의 긴장도가 최하수준으로 감소

> ↳ 초현실적인 내용의 꿈을 꾸기 때문에 근육이 움직이면 위험한 상황이 발생할 수 있다. 따라서 REM 시기의 muscle atonia는 생리적 안전장치의 측면이 있다.

④ 깨우면 꿈꾸었다고 말함. 비논리적 사고가 지배적

NREM과 REM 수면의 비교

		NREM 수면	REM 수면 : phasic(안구운동 있는 시기) tonic(안구운동 없는 시기)
관계되는 호르몬		성장호르몬	Prolactin
정신활동		개념적, 추상적(가끔 꿈을 꾼다)	지각적, 초현실적(자주 꿈을 꾼다)
기능		신체 및 근육기능의 회복	뇌의 단백질 기능회복 : 소모된 기능 회복
생리적 변화	**근긴장도**	**감소**	감소(**NREM보다 더 감소**)
	심박, 호흡수	불규칙	
	혈압, 뇌온도, 뇌혈류	**증가(뇌대사 활발)**	
	기타	폐동맥압 증가	변온성(poikilothermia), **야간음경발기**
연관된 수면장애 KMLE		**야경증, 몽유병, 이갈이, 유뇨증**	**기면병, 악몽, 렘수면 행동장애**

4) 수면주기(sleep cycles)와 분포

(1) Non-REM sleep으로 시작

(2) 90～100분마다 REM-Non REM sleep이 반복됨

(3) 렘수면 잠복시간(REM sleep latency) : 70～100분(대략 1.5시간)
우울장애, 식사장애, 경계성 인격장애, 정신분열병, 알코올의존 등에서 감소

↳ REM수면 잠복기란, 수면 시작시각부터 첫 REM수면이 나타나는 시각까지의 시간간격을 말함. REM수면 잠복기가 짧아진다는 것은 REM이 좀 더 일찍 나타난다는 뜻이고 결과적으로 REM수면의 양이 많아지는 결과를 초래함. 소위 REM pressure가 있다고 하고, 각종 정신질환, 특히 주요우울증에서 잘 나타나는 소견임

↳ REM수면 잠복기 따위 없이 수면 직후 REM sleep이 나타나는 것을 SOREM(sleep onset REM)이라 하며 이는 기면병(narcolepsy)의 특징적 소견임

(4) 수면 초반의 1/3이 서파 수면, 수면 종반의 1/3이 REM sleep

↳ 비대칭적 분포

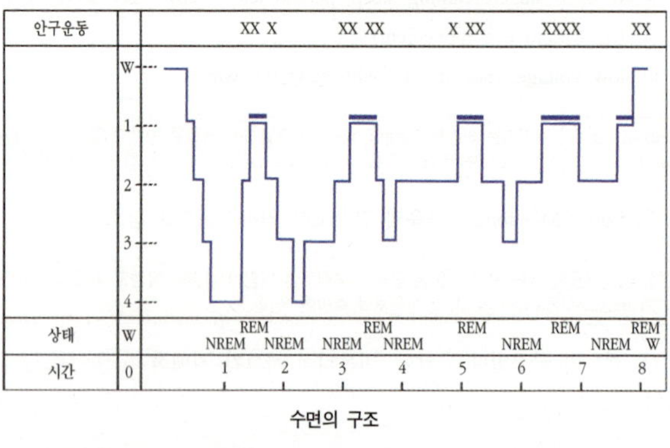

수면의 구조

5) 나이에 따른 변화

(1) 신생아 : 하루 16시간 수면, 50%가 REM sleep

(2) 생후 1달 : 수면－각성주기가 확립, 다주기성(polyphasic)으로 수면 주기가 짧다 (낮잠을 잠).

(3) 2～3세 : REM sleep 25%로 줄어듦

(4) 사춘기 : 성인 REM sleep과 비슷

(5) 10세 : 서파 수면 최고조 cf) 나이들면서 서파 수면은 점차 감소

(6) 노인

① 서파 수면 현저히 감소

② 지속적 수면 유지가 어려움. 자주 깸

③ 입면후 각성(wake after sleep onset)이 증가 → 낮에 졸음 증가

④ 수면주기 전진(advanced sleep phase) → 초저녁잠 증가, 새벽에 일찍 깸

↳ 노년기의 수면주기 전진("나이 드니 아침잠이 줄더라")은 생리적 변화로 본다.

⑤ 각종 수면장애의 증가

2. 수면의 기능

1) 수면의 기능

(1) 자연환경에 적응 : 지구자전주기와 낮/밤에 적합한 활동양상

(2) 신체기능 회복

(3) 인지 및 정서기능 회복

(4) 학습기능 향상

(5) 생존에 필수적인 역할

★ 신체활동/운동량 증가, 신체질환, 임신 등 신체적인 부담뿐 아니라 전반적인 정신적 스트레스 또는 정신활동 증가에 의해서도 수면요구량이 증가함

★ 수면량의 감소(5시간 미만) 또는 증가(9시간 이상)의 경우 사망률 증가와 연관된다.

★ 정상범위 내에서는(다른 정신질환이 없을 때) 수면시간이 짧은 사람들이 조금 더 의욕적이고, 긴 사람들의 경우에는 꿈을 생생하게 꾸고, 다소 우울/불안한 경향이 있다.

2) 수면박탈의 영향

(1) 신체적 : 당대사 및 내분비기능 이상, 면역기능 저하

(2) 정신적 : 인지/학습능력 저하, 기분불안정

(3) 장기적 박탈시 환청, 망상, ego disorganization 등도 발생 가능

3) Non-REM 수면의 기능

(1) 주로 metabolic need와 관련한 기능

(2) 운동 또는 기아(starvation)시 non-REM수면 증가

4) REM수면의 기능

(1) 체온 조절, 정보처리 기능

(2) REM 수면만 선택적 박탈시 : 인지기능저하, 무력감, 짜증, 체온 상승, 렘수면의 반동적 증가

↳ REM수면의 반동적 증가(REM rebound) : REM수면만 선택적으로 박탈했을 시, 나중에 실컷 자도록 하면 REM수면의 양과 비율이 높아지는 현상

★ 우울장애에서는 REM수면이 늘어나고, 우울장애가 치료되면 REM수면이 감소된다. REM은 낮시간에 발생한 부정적 감정을 처리하는 효과가 있어, 특히 우울장애의 경우 그 필요가 증가된다. (REM pressure의 증가) REM이 늘어나고 줄어드는 것은 우울장애의 원인이 아니라 결과이고, 우울장애에서 REM수면이 늘어난다고 해서 REM수면을 박탈하면 오히려 우울증상이 악화된다. 항우울제 투여 등을 통해 우울증상이 치료되면 비정상적으로 증가한 REM은 다시 정상화된다. (쇼핑으로 스트레스를 푸는 사람이 스트레스가 없어지면 쇼핑을 덜 하겠지만, 원인과 결과를 혼동하여, 이전과 달리 쇼핑을 많이 하는 것이 스트레스의 요인이라고 착각하고 쇼핑을 아예 못 하게 막으면 오히려 그 때문에 더 스트레스를 받는다.)

3. 수면 – 각성 모형 전문의

- 일주기 과정과 항상성 과정이 상호작용하여 수면과 각성을 조절한다고 생각
- Process C는 수면시작과 수면종료의 역치를 결정하고, process S는 process C에 의해 결정된 역치에 수면압력이 도달한 시점에 잠이 들거나 잠에서 깨도록 함

1) 일주기 과정(circardian process, process C)

(1) 여러 생리적 활동이 하루 주기의 변화를 나타냄

(2) 25-hour cycle(생체시계, natural body clock)

① 일주기 리듬을 주관하는 생물학적 시계(internal clock)에 의한 일주기는 25시간임

② 시신경교차상핵(suprachiasmatic nuclei)에 위치

③ process C에 의한 각성 수준은 야간에 전반적으로 낮지만 오후에도 약간 저하됨

(3) 24-hour cycle(zeitgebers, time cues＝시간신호)

[참고] (독일어) zeit＝time, geber＝giver(geben＝give)

① 밝은 빛과 같은 외부 신호로 이 신호를 통해서도 일주기가 조절됨

② zeitgebers에 의해 natural body clock이 매일 재조정됨

2) 항상성 과정(sleep homeostatic drive, process S)

(1) 깨어있는 시간에 비례해 수면 압력(sleep pressure)이 축적

(2) 수면 압력이 어느 수준 이상에 도달하면 잠이 들고, 잠을 자면서 어느 수준 아래로 수면 압력이 감소하면 잠이 깸

↳ 체온이 떨어지면 열생산을 증가시키고 열손실을 줄이고, 체온이 높아지면 열생산을 줄이고 열손실을 늘이듯이, 수면욕구가 축적되면 자고, 수면욕구가 배출되면 깬다는 개념임

▶ 일주기 과정? 항상성 과정? 수면 압력?

잠에 오게 되는 이유는 다음 세 가지의 상호작용이다.

a. 잠에서 깨서 시간이 지나면 지날수록 점점 졸린다.

b. 매일 늘 자던 시간대가 되면 졸린다.

c. 어둡고 조용하면 졸린다.

a가 수면압력, b가 생체시계, 그리고 c가 외부신호이며, a가 항상성 과정, b와 c를 합쳐서 일주기 과정이라고 한다.

일정 시간 깨어 있으면 수면욕구가 누적되고, 일정 시간 자면 수면욕구가 해소되는 것은 항상성 과정(수면압력)으로 설명이 된다. 하지만 항상성 과정만으로는 왜 밤11시에 자고 아침 7시에 일어나는 사람보다 오전 11시에 자고 밤 7시에 일어나는 야간 교대근무자가 더 피곤한지 설명할 수 없으며 밤에 잘 때 생리적으로 잠이 더 잘 오고,(아무리 조용하고 어두워도) 낮에 잘 때는 잘 못 자서 충분히 못 쉬기 때문에 밤에 피곤한 것은 생체시계로 설명이 된다. 일주기 과정으로만 설명하면, 특정한 시간대가 되면 얼마나 오래 깨어 있었느냐와 상관없이 똑같이 졸려야 할 텐데, 실제로는 전날 밤에 잘 못 자면 낮에 더 졸리고, 낮잠을 잔 날 저녁에는 잠들기가 힘든데 이것은 수면압력의 개념으로 설명한다.

똑같이 전날 밤 푹 자고 난 아침이라도, 어둡고 조용한 강의실에서는 길거리에서보다 졸리며, 반대로 똑같이 피곤한 하루를 보낸 날 밤이라도, 조명이 현란하고 음악이 시끄러운 클럽에서는 어둡고 조용한 침실에서만큼 잠이 잘 오지 않는 것은 수면압력과 생체시계 때문이 아닌 외부신호의 문제이다.

건강한 상태에서는 수면압력, 생체시계, 외부신호 세 가지가 일치하고, 건강한 수면-각성을 이룰 수 있음. 반면 이것이 불일치할 경우에는 수면장애가 생길 수 있으며, 그 불일치를 완화하는 것이 장애 해결에 도움이 된다.

예컨대 못 자고 피곤하다고 해서 낮잠을 자는 것은 정작 밤에 잠들어야 할 시간의 수면압력을 떨어뜨려 불면증을 악화시키므로 일차성 불면증 환자의 수면위생 중 낮잠금지가 중요하다. 침실이 시끄럽거나 밝다면 어둡고 조용하게 해서 외부신호와 생체시계를 일치시키며, 경우에 따라서는 인공적으로 강한 빛에 노출시켜 외부신호를 강화(광치료)함으로써 일부 불면증 및 우울장애를 호전시키기도 한다. 세계일주를 한다면 동에서 서쪽으로, 즉 하루가 길어지는 방향으로 여행을 하는 것이 서에서 동쪽으로 여행하는 것보다 훨씬 적응하기 편함. 간호사나 응급실 인턴의 교대근무를 짤 때 역시 하루가 길어지는 방향, 즉 좀 더 늦게까지 일하고 좀 더 많이 쉬고 오는 것이 그 반대보다 덜 힘들다.

4. 수면의 신경해부학

1) 각성 유지

(1) 상향 망상활성계(ascending reticular activating system, ARAS)가 각성 유지 담당

(2) ARAS의 구성

① 아드레날린성 세포체 : locus ceruleus(청반핵)

② 콜린성 세포체 : pedunculopontine tegmental nuclei(각뇌교피개핵), lateral dorsal tegmental nuclei(배외측피개핵)

2) NREM 수면 유발

basal forebrain(전뇌기저부), thalamus, hypothalamus, dorsal raphe nucleus(배측솔기핵), nucleus tractus solitrarius(단발관핵)

3) REM 수면과 뇌간(brainstem)

(1) 뇌교구망상핵(nucleus reticularis pontis oralis)의 외측부, 외측 뇌교피개(lateral pontine tegmentum) 중에서 콜린성 세포가 선택적으로 활성

(2) 뇌간 : 근이완, 피질 뇌파의 비동기화, 급속안구운동, 감각 역치의 변경, 자율신경계 변화를 담당

5. 수면의 신경생화학

1) L-tryptophan : serotonin의 전구 물질. 수면 효과, 서파수면 증가
2) serotonergic neuron : REM 수면 firing억제, REM 수면 억제
3) norepinephrine neuron : REM 수면 firing억제, 각성을 일으킴
4) cholinergic neuron : REM 수면 발생, 뇌피질의 동조화 억제
5) dopamine 증가가 각성과 연관

> ↳ 많은 항정신병 약제(dopamine antagonist)에 부작용으로 sedation이 있음
> ↳ 기면병(narcolepsy)의 졸림도 dopamine의 감소와 관련이 있음
> ↳ 암페타민, 코카인 등의 의존성 약물에 의한 불면도 dopamine의 매개에 의한 것임

6) glutaminergic neuron : 각성유지
7) GABA : 벤조디아제핀에 의한 수면 효과와 관련
8) adenosine : 수면을 촉진, 카페인의 각성효과는 adenosine의 차단 때문

[참고] GABA는 억제성, glutamate는 흥분성 역할을 주로 하면서 서로 길항하는 신경전달물질임. GABAA 수용체의 subunit중에서 주로 α1 subunit은 수면효과를 담당하고, α2, α3 subunit은 불안감 감소 및 항경련 효과를 담당함. 대개의 nonselective한 benzodiazepine(예, lorazepam, clonazepam) 들은 수면효과와 항불안/항경련 효과를 같이 보이는데, α1 subunit에 selective하게 작용하는 약이 zolpidem 등의 수면제임. 항불안효과가 없기 때문에 의존성이 상대적으로 적다.

10.2 수면장애의 진단과 분류

1. 수면장애의 진단

1) 임상적 면담

2) 신체검진

3) 수면일기(sleep diary)

자고 깨는 시간, 실제 잔 시간, 낮잠, 잠에 영향을 끼치는 약물, 음식, 흡연 음주 등의 요인을 기록. 실용적이고 경제적

4) 수면다원검사(polysomnography)

> ↳ 다수의 채널을 통한 전기적 신호를 측정하는 polygraphy의 일종

(1) 수면장애 진단, 심각도 파악하는데 중요한 검사

(2) 측정 대상 : EEG, EOG, EMG, EKG, airway flow(nasal & mouth), 호흡 운동, oxygen saturation, 다리의 움직임 등

> ↳ EOG는 rapid eye movement를 측정하기 위해 사용함. O_2 saturation, airway flow등은 수면무호흡증의 감별을 위해, EMG는 parasomnia등에서 muscle atonia의 정상적 양상 유무 등을 확인하기 위해 측정함. 수면 관련 운동장애도 EMG로 측정함. 또 필요에 따라 일부 채널을 가감할 수도 있음 (eg. 남자 환자의 야간음경팽창을 측정하면 기질성/심인성 발기부전의 감별이 가능)

(3) 이용

① 수면과 관련된 호흡장애, 근경축, 간질의 감별진단

② 실제적인 수면 양과 수면구조 측정

③ 비전형적인 수면뇌파의 확인

④ 입면 잠복시간, 수면효율과 같은 환자의 주관적 보고와 객관적 비교

⑤ 첫날밤 효과(first night effect) 유무 : 잠자리가 바뀌면 잠을 못 자는 것

⑥ 수면 환자의 행동 관찰 가능

(4) 용어

① Sleep latency(입면잠복시간) : 불을 끈 이후에 stage 2나 3이 되기까지 시간

② REM latency : 수면의 시작(sleep onset)부터 첫 REM이 나오기까지의 시간

③ Apnea index : 1시간당 10초 이상의 apnea가 온 횟수

④ Sleep-onset REM(SOREM) period : 수면 시작 후 첫 10분 안에 나오는 REM sleep

5) 입면시간 반복검사(multiple sleep latency test, MSLT)

> ↳ 통상 수면검사실에서 전날 밤 수면다원검사를 한 뒤 다음날 낮에 MSLT를 하는 경우가 많다.

(1) 주간졸림증 및 기면병 진단에 이용
(2) Sleep latency(불을 끈 뒤 잠드는 데까지 걸리는 시간) 측정
(3) 2시간 간격으로 통상 5회 실시

2. 수면장애의 분류

↳ 미국정신의학회의 DSM-IV-TR과, 미국수면의학회의 ICSD-2가 있음. 일단 학생수준에서는 DSM기준으로 우선 알아둔다.

1) DSM-IV-TR의 수면장애 분류

수면장애(sleep disorders)

수면이상 (dyssomnias)	일차성 불면증(primary insomnia) 일차성 과다수면(primary hypersomnia) 기면병(narcolepsy) 호흡관련 수면장애(breathing-related sleep disorder) 일주기리듬 수면장애(circardian rhythm sleep disorder 기타 수면 이상(dyssomnia NOS) : 수면부족, 하지불안증후군, 주기성사지운동장애 등
사건수면 (parasomnias)	악몽장애(nightmare disorder) 야경증(sleep terror disorder) 수면보행장애(몽유병)(sleepwalking disorder) 기타 사건수면 : 렘수면행동장애, 수면마비 등
다른 정신질환과 관련된 수면장애	
기타 수면장애(신체질환에 의한 수면장애, 물질에 의한 수면장애)	

2) ICSD-2의 수면장애 분류

ICSD-2의 수면장애 분류		DSM-IV-TR
Ⅰ. 불면증	정신생리적 불면증, 수면위생 문제 정신질환, 물질, 신체질환에 의한 불면증	일차성 불면증 기타 수면장애
Ⅱ. 수면관련 호흡장애	수면무호흡증(중추성, 폐쇄성), 기타	호흡관련 수면장애
Ⅲ. 중추 기원의 과다수면	일차성 과다수면 기면병 수면부족이나 환경문제에 의한 졸림 물질, 신체질환에 의한 과다수면	일차성 과다수면 기면병 기타 수면이상 기타 수면장애
Ⅳ. 일주기리듬 수면장애		동일
Ⅴ. 사건수면	비렘수면관련 : 수면보행장애, 야경증 등 렘수면관련 : 악몽장애, 렘수면행동장애 등	동일
Ⅵ. 수면연관 운동장애	하지불안증후군, 주기성사지운동장애 등	기타 수면이상

10.3 수면이상(dyssomnia)

1. 일차성 불면증(primary insomnia)

1) 개념

(1) 다른 수면장애나 정신/신체질환, 물질에 의한 것이 아닌 불면증

(2) 입면, 수면유지, 또는 수면 질의 부족

(3) 1개월 이상 지속될 경우 임상적으로 의미있는 불면증으로 취급함

2) 역학

(1) 성인인구 30～45%가 최근 1년 내 불면증상을 경험

(2) 여>남(1.3배), 나이 들수록 증가(>65세에서 1.5배)

(3) 낮은 교육수준 및 사회경제적 수준, 신체질환이 있을시 위험 증가

3) 원인

(1) 부적합한 수면위생(inadequate sleep hygiene)
생활습관의 문제로 인한 잠들기 전 CNS의 각성 또는 일주기 리듬의 혼란

(2) 수면상태 오인(sleep state misperception)=주관적 불면증
주변의 관찰이나 수면다원검사 소견에 비해 못 잤다고 호소

> ↳ 우울장애, 불안장애 및 신체형장애(건강염려증 등)와 감별해야 함
> ↳ "밤새 한 잠도 못 잤어요"라는 호소는 굉장히 흔함. 객관적 검사소견과 차이가 있을 경우, 신체화장애(각론 4장)에서 다루었듯 환자의 증상 자체는 실재하는 것임을 잊어서는 안 된다. 이들에게 항불안제를 처방했을 경우, 종종 검사소견에는 변화가 없지만 주관적 수면은 호전된다.

(3) 정신생리성 불면증(psychophysiological insomnia)=학습된(learned) 불면증
① 잠자리와 각성이 짝지어져 조건화
② 잠에 대한 지나친 걱정과 집착, 노력이 각성상태를 일으켜 수면을 방해
③ 과다각성(hyperarousal), 수행불안, 인지왜곡, 부적응적 행동의 악순환

> ↳ 잠을 꼭 자야겠다, 잠을 못 자면 큰일난다는 생각이 역설적으로 잠에 대한 가장 큰 장애물이다.
> ↳ 오히려 잠을 전혀 자지 않으려고 노력하는 것, 역설적 노력(paradoxical intention)의 경우, 정신생리성 불면이 기전인 일차성 불면증에서는 매우 효과적일 수도 있다.

4) 진단

일차성 불면증의 DSM-IV-TR 진단기준(요약)

A.	1개월 이상 지속적으로 입면/수면유지가 안되거나 수면 후 피로회복이 안됨
B.	불면 또는 연관된 주간 피로에 의해 현저한 기능장해 또는 고통
C.~E.	배제진단 - C : 다른 수면장애(기면병, 수면무호흡, 일주기리듬 수면장애, 사건수면 등) D : 다른 정신장애(주요우울장애, 범불안장애, 섬망 등) E : 전신질환 또는 물질에 의한 수면장애

5) 치료

↳ 배제진단을 통해 다른 수면장애, 정신장애, 전신질환/물질 요인을 감별한 뒤 치료 시작

(1) 수면 위생(sleep hygiene) : 수면을 촉진하는 비특이적 방법 의대시험 의대실습

수면위생

생활리듬 조절	신체/심리적 이완	수면장소 관리	자극인자 제거
규칙적 기상 규칙적 식사 수면 때 외에는 안눕기 낮잠금지	오전에 열심히 운동 자기직전 따끈한 목욕 명상/이완요법 억지로 자려하지 않기	쾌적한 환경 시계 치우기	술, 담배, 커피 끊기 TV대신 라디오/책 자기전 과식 × 자기전 수분섭취 ×

▶ **수면위생의 rationale**

1) 항상성 과정의 촉진(수면압력 증대)
낮시간 동안의 활동량이 쌓여야(낮잠금지, 눕지않기, 운동) 자기 전에 수면압력이 발생함
2) 일주기 과정의 촉진(생체시계 강화 및 외부신호 관리)
수면과 각성의 생체리듬이 흩어지지 않으려면 규칙적인 생활습관이 중요하고, 각성수준과 수면역치를 높이는 방해인자(소음, 빛, 술/담배/커피, 과식)들도 없애야 함

(2) 기타 정신사회적 치료

① 수면제한 치료(sleep restriction therapy), 자극조절 치료, 생체되먹임(biofeedback)

② 이완치료(자율훈련법, 점진적 근육 이완법)

(3) 약물치료

① 원인감별 및 비약물적 치료 선행 없는 무조건적 약물치료는 피하는 것이 원칙
: 특히 장기투여시 효과는 감소, 일부의 경우에는 의존의 위험성

② benzodiazepine 및 benzodiazepine 유사 약제
: 특히 항불안효과보다 수면촉진 효과에 특화된 zolpidem 등이 유리

> ↳ 순수한 수면조절 목적의 사용은 zolpidem 등의 소위 Z-drug이 benzodiazepine보다 낫다. 하지만 불안과 수면상태오인이 수반된 불면이나, 다른 정신장애에 의해 2차적으로 발생한 불면 등에는 항불안 효과를 함께 보이는 benzodiazepine등이 오히려 더 유용하다.

③ 기타 : trazodone, quetiapine, doxylamine 등

> ↳ 각각 항우울제, 항정신병약제, 항히스타민제

④ 광치료도 이용 가능

2. 일차성 과다 수면(primary hypersomnia)

1) 개요

다른 수면장애 없이 전날 자고도 과도한 주간졸림증(excessive daytime sleepiness : EDS)이 지속적으로 나타나는 질환

2) 역학

일차성 과다수면 자체는 드문 편

cf. 과도한 주간졸림증은 인구의 약 5%, M=F

3) 임상양상

(1) 기상 후에도 잠에 취한 상태가 수시간씩 지속

(2) 1시간 이상의 낮잠을 하루에 한두 번씩 잠

4) 진단

(1) 진단 기준

일차성 과다수면의 DSM-IV-TR 진단기준(요약)

A.	1개월 이상 지속적인 or [재발성]한번에 3일 이상씩 연간 수회, 2년 이상 지속되는 과도한 졸림(낮잠 지나치게 긴 수면시간)
B.	과도한 졸림에 의해 현저한 기능장애 또는 고통
C.~E.	배제진단 - C : 다른 수면장애(기면병, 수면무호흡, 일주기리듬 수면장애, 사건수면 등)나 수면부족 D : 다른 정신장애 E : 전신질환 또는 물질에 의한 수면장애

(2) MSLT(multiple sleep latency test)

① 낮에 불을 끈 조용한 방에서 몇 분만에 잠이 드는지 검사

② 5분 이내 잠이 들면 과다수면으로 진단

cf. 주간졸림증의 감별진단

많은 경우 만성적 부분 수면 박탈(chronic partial sleep deprivation)이 관여

- 수면무호흡증 및 기면병
- 일주기 수면장애(circardian rhythm sleep disorder)
- 내과 혹은 신경과 질환의 증상
- 수면제의 숙취
- 수면부족(insufficient sleep)

5) 치료

(1) 수면위생 및 적절한 낮잠

(2) 중추신경자극제 : 각성 유지에 도움

① modafinil

② dextroamphetamine, methylphenidate, pemoline 등

(3) fluoxetine(SSRI), protriptyline(TCA) 등 각성 효과가 있는 항우울제도 효과

3. 기면병(narcolepsy)

잠이 무작정 많아지는 것이 아니라, 수면과 각성의 경계가 흐려지는 병이며, 주간졸림만이 아니라 야간의 수면도 중간중간 끊기고 수면의 질이 저하되는 양상을 알아둔다.

1) 개요

(1) 수면 발작(=sleep attack주체할 수 없이 쏟아지는 잠), 과도한 졸림, 탈력발작(cataplexy)이 주증상인 병

(2) 수면마비(sleep paralysis), 입면 환각(hypnagogic hallucinations), 야간수면 분절(Nocturnal sleep fragmentation)이 동반됨

2) 역학

(1) 1/2,000

(2) 15～30세에 시작

(3) 남=여

(4) 1차 친척 중 30～50%, 일란성 쌍둥이 일치율은 25～30%

3) 원인

식욕과 각성을 자극하는 hypocretin의 결핍, hypocretin 신경세포 수의 결핍과 관련 있는 것으로 추정

[참고] HLA-DR2, DQB1 0602와의 연관성

4) 임상양상 의대시험 KMLE

(1) 수면발작(sleep attack)

① 수초에서 수십분 지속. 대개 20분 이내

② TV시청과 같은 단조로운 상황이나 앉아있을 때 잘 생김

(2) **탈력발작(cataplexy)**

① **의식의 변화 없이 근육의 긴장과 조절력이 갑자기 소실**

② **70~80%가 경험**

③ 웃거나 놀라는 등 강한 정서적 자극이 탈력발작 유발

④ 외안근, 호흡근육에는 잘 안 나타남

(3) **수면마비(sleep paralysis), 입면 환각(hypnagogic hallucinations)**

① **20~30% 가 경험**

② 수면 마비 : 의식의 각성 혹은 소실은 불완전한데 근육의 긴장도가 일시적으로 소실되어 움직이지 못 하는 것(가위눌림)

③ **입면 환각 : 잠들 무렵에 환시, 환청의 형태로 환각을 경험**

★ 입면/출면 환각은 단독으로는 정상인에게도 때때로 나타날 수 있고 다른 정신병리를 시사하지 않으나, narcolepsy의 다른 feature들과 함께 나타날 때는 narcolepsy의 확진 가능성을 높여 준다.

5) 진단

(1) 검사 없이 임상적 진단 가능

기면병의 DSM-IV-TR 진단기준(요약)

A.	3개월 이상 매일 지속되는 수면발작(참을 수 없으며 자고 나면 개운해짐)
B.	(1), (2)중 하나 (1) 탈력발작(주로 강렬한 감정이 동반될 때 갑작스런 양측성 근긴장의 소실 발생) (2) 수면-각성의 경계에 렘수면이 침투(입면/출면환각 또는 수면마비)
C.	배제진단 : 전신질환 또는 물질에 의한 수면장애

(2) 야간 수면다원검사, 입면 시간 반복 검사(Daytime multiple sleep latency test) : 확진, Sleep-onset REM periods가 나타남(확진에 반드시 필요한 것은 아님)

6) 치료 : 완치는 어려우나 증상 조절은 가능

(1) 수면발작, 과도한 졸림 : 중추신경 자극제
(modafinil, methylphenidate, dextroamphetamine, pemoline 등)

(2) 탈력발작, 수면 마비 치료 : TCA 또는 SSRI

[참고] 중추신경 자극제도 탈력발작 감소 효과 있음

(3) 야간수면 장애 치료 : 벤조디아제핀

(4) 장시간 운전, 기계조작 등 지속적 각성 필요한 일은 피하도록 교육

(5) 계획적인 낮잠

4. 호흡 관련 수면 장애(breathing-related sleep disorder)

수면과 연관한 호흡의 장애로 과도한 주간졸림(또는 불면)이 발생하는 질환군

> ↳ 수면장애 중 이비인후과 및 호흡기내과의 도움이 필요한 질환군

1) 종류

(1) 수면무호흡 증후군(sleep apnea syndrome)

(2) 중추성 폐포 저환기 증후군(central alveolar hypoventilation syndrome) 등

> ↳ 일차성 코골이(primary snoring)나 상기도 저항 증후군(upper airway resistance syndrome) 등도 호흡 관련 수면장애에 포함

2) 수면 무호흡증 sleep apnea syndrome

(1) 무호흡(apnea)의 정의 : 10초 이상 airflow가 멎는 것

① 수면다원검사에서는 airflow가 정상의 20% 이하－apnea, 50% 이하－hypopnea

② ＞5회/hour 또는 ＞30/night－병적으로 취급

(2) 분류

① 중추성 : 호흡중추가 기능 못해 말초 호흡 근육이 충분한 운동 못 하는 것

② 폐쇄성 : 호흡노력은 지속되나 상기도가 막혀 무호흡 발생하는 것

> ↳ 수면다원검사에서 수면무호흡은 airflow가 멎는 것으로 나타나는데, 중추성의 경우 호흡근의 수축이 없고, 폐쇄성의 경우 호흡근의 수축이 지속되는 것이 차이

③ 혼합성 : 중추성, 폐쇄성 요인이 혼재

(3) 역학

① 남자 4.7%, 여자 1.5%

② 대부분 폐쇄성

③ 중년이상의 과체중인 남자에서 호발

(4) 병태생리

① 폐쇄성 수면 무호흡증(obstructive sleep apnea, OSA) : 인후부 근육의 긴장저

하, 선천적인 인후부 구조의 이상, 인후부 비대

↳ 연부조직이 기도를 좁게 만들 때 발생함. airway의 crowding이 있다고 함. 살이 찌거나, 알코올/진정수면제 등의 영향으로 근긴장도가 떨어질 때, 그리고 똑바로 누운 자세에서 기도는 더 좁아진다.

② 중추성 수면 무호흡증(central sleep apnea) : hypoxia, hypercarpnia에 대한 화학수용체의 이상

(5) 임상증상

① 야간 증상 : 코골이, 숨 막히듯 헐떡이다 강한 콧바람, 위식도 역류, 야뇨증, 과도한 몸동작, 야간 발한, 기상시 두통

↳ 코골이가 있는 사람이 모두 수면무호흡은 아니지만, 심하고 반복적인 코골이, 또는 수면무호흡의 합병증으로 의심되는 증상이 동반된 코골이의 경우 수면무호흡 여부를 감별하는 것이 좋다.

② 주간증상 : 과도한 졸음, 수면발작

③ 정신적 합병증 : 기억력/집중력 저하, 불안/우울/불쾌감, 성욕감퇴 등

④ 신체적 합병증 : 부정맥, 고혈압, 대사증후군 등

(6) 진단 : 수면다원검사가 필수

① 무호흡 또는 저호흡이 시간당 5회 이상이거나

② 산소포화도의 유의한 저하시 수면 중 무호흡으로 진단

③ RDI(respiratory disturbance index) : 시간당 나타나는 무호흡+저호흡 횟수

↳ RDI 10이상이면 적극적 치료 필요

(7) 폐쇄성 수면무호흡증의 치료 의대시험 KMLE

① **체중감소**

② **옆으로 누워 자기**

lateral decubitus position에 비해 supine position의 경우 airway의 연부조직이 중력에 의해 떨어져 airway를 더 좁게 만들고 apnea를 유발하게 된다. 똑바로 누우면 불편한 옷(예, 티셔츠의 등에 테니스 공을 꿰매 넣음) 등도 도움이 될 때가 있음

③ **수면제, 진정제, alcohol은 금기**

SSRI는 보조적으로 도움이 되는 경우가 있음

④ **CPAP(continuous positive airway pressure)** : 가장 보편적 치료

⑤ 수술적 방법

- Uvulopalatopharyngoplasty(UPPP, UP3) laser-assisted Uvulopalatoplasty
- tracheostomy : 다른 치료 안 듣는 환자에서 생명이 위태로울 때 시행

cf. 중추성 수면무호흡증 : 기계환기, 일부에서 acetazolamide(호흡중추자극)

10 수면장애

5. 일주기리듬 수면장애(circadian rhythm sleep disorder)

= Sleep-wake schedule disorder

- 원하는 수면각성주기와 실제의 일주기 리듬이 어긋나는 장애
- 수면-각성 주기가 24시간의 밤낮과 어긋나거나(지연수면위상, 전진수면위상) 혹은 수면-각성 주기는 24시간인데 외부의 밤낮이 바뀌는 상황(교대근무나 해외여행)에서 발생한다.

1) 개요

(1) 일주기 리듬(체내 수면-각성주기)과 외부의 수면-각성 일정이 어긋나(e.g. 야간 교대근무, 시차) 발생하는 수면장애

(2) 자고 싶을 때 못 자고, 깨어 있어야 할 때 졸리고, 자도 개운하지 않음

2) 역학

야간근무자, 교대 근무자의 25%

3) 진단 및 종류

(1) 진단기준

일주기 리듬 수면장애의 DSM-IV-TR 진단기준(요약)

A.	환자의 하루 중 수면-각성 양상과 환경에 맞는 수면-각성 일정이 어긋나서 수면이 방해받고, 이로 인해 과도한 졸림 또는 불면이 발생
B.	이로 인해 현저한 기능장해 또는 고통
C.~D.	배제진단-C : 다른 수면장애나 다른 정신장애 D : 전신질환 또는 물질의 영향

(2) 유형

① 수면위상 지연(delayed sleep phase type) : 늦게 자고 늦게 일어남

② 비행시차형(jet lag type)

③ 교대근무형(shift type type)

④ 기타(unspecified type)

- 수면위상 전진(advanced sleep phase type) : 일찍 자고 일찍 일어남
- 수면-각성 혼란(disorganized sleep-wake pattern) : 수면/각성주기가 뒤죽박죽임

★DSM에서는 수면위상 지연은 따로 분류하지만 수면위상 전진은 상대적으로 드물기 때문에 기타에 넣고 있음. 이는 생체시계는 25시간에 가깝고 지구자전주기는 24시간이기 때문에 늦게 자고 늦게 깨는 쪽으로 몸이 기울기 쉽기 때문임
★수면-각성 혼란의 경우 총수면시간은 정상범위임. 낮잠을 시도때도 없이 많이 자면서 밤에 불면증을 호소하는 경우 불면증보다는 수면-각성 혼란형의 일주기수면장애로 본다.

4) 치료

(1) 치료원칙

① 목표에 맞추어 단계적인 수면-각성 주기를 조정

② 주기를 늘리는 방향이 적응하기 쉬움

예) 교대근무의 경우 점차 근무를 미루는 스케줄로, 해외여행은 동에서 서로

(2) 수면위상 지연

① 조금씩 더 늦게 자고 늦게 일어나서 원하는 수면-기상 시각에 맞추기

② 광치료(이른 아침에 시행) : 강한 인공광선에 노출하여 수면위상을 변화시킴

↳ 수면위상 전진의 경우 자기 전에 광치료를 시행함. 아침의 광치료는 수면/각성 주기를 앞당기고, 저녁의 광치료는 수면/각성 주기를 늦춘다.

(3) 교대근무형 및 비행시차형

① 근무시간/현지시간에 미리 맞춰 수면-각성 시간을 바꾸기

② Melatonin, 광치료

↳ 광치료는 일주기리듬 수면장애나 일차성 불면증 이외에도 계절성 기분장애, 우울장애 등에서 사용된다.

6. 기타 수면 이상(dyssomnia not otherwise specified)

[참고] RLS와 PLMD는 ICSD-2에서는 수면이상이 아닌 수면관련 운동장애로 분류된다.

1) 하지불안 증후군(하지불편증후군, restless legs syndorme; RLS) 전문의

(1) 수면 직전 혹은 수면 중에 하지에 근질거리는 이상감각과 불편함, 초조함이 느껴져 다리를 주무르거나 두드리거나 하고 싶은 충동이 들어 수면이 방해받는 현상

(2) 고령, 임신, 신장질환 및 철결핍성 빈혈시에 발생하기 쉬움

(3) 원인 : 불확실

[참고] dopamine 또는 endogenous opioid의 이상으로 추정함

(4) 임상양상

① 다리의 이상한 감각으로 통증, 불편감, 가려움, 벌레가 기어가는 느낌, 땡김, 저림

② 다리를 움직이거나 주무르면 일시적으로 완화

③ 양측성, 주로 발목과 무릎 사이

④ 많은 경우 PLMD를 함께 동반함

↳ 항정신병약물 투여 후 수시간~수일 내에, 그리고 수면시 이외에 낮시간에도 나타나는, 몸을 가만히 두기 어려운 불편감의 경우 정좌불능증(akathisia)이라고 함. 총론 9장 참조

(5) 진단 : 문진으로 가능

수면다원검사 : 수면 시작시 이상감각을 동반한 사지의 움직임

(6) 치료

① 철결핍성 빈혈이 있는지 확인하여 교정하는 것이 우선

② 약물치료 : ropinirole(FDA 승인), L-dopa/carbidopa, bromocriptine, pergolide

2) 주기성 사지 운동 장애(periodic limb movement disorder)

=야간 간대성 근경련(nocturnal myoclonus)

(1) 수면 중 주로 하지에서 보이는 급작스럽고 반복적인 사지 근육의 운동

(2) 역학

① 노인, 남성에서 흔함

② 기면병, 수면무호흡증, 렘수면 행동장애와 흔히 병발함

(3) 관련 인자 : uremia, 빈혈, 당뇨, 야간 간질, 말초신경질환, 섬유염(fibrositis), 헌팅턴병, TCA, MAOI, lithium, 항경련제/수면제의 금단

(4) 임상양상

① 수면 중 반복적, 상동적으로 다리를 차듯이 움직임

: 발목과 발가락이 dorsiflexion, 심하면 무릎과 고관절 굽혀짐

② 자각증상 없이 환자는 밤에 자주 깨고 낮에 졸리다고만 할 수도 있음

(5) 진단 : 수면다원검사로 확진, 심각도 평가

① 주기성 사지 운동의 정의 : 0.5~5초 지속되는 anterior tibialis의 근전도 증가가 4~90초 간격으로 연속 4회 이상 나타날 때

② 주기성 사지 운동이 시간당 5회 이상일 때 주기성 사지운동장애로 진단

(6) 치료 : clonazepam(benzodiazepine), L-dopa, quinine, opioid

3) 기타

(1) Klein-Levin syndrome 전문의

10~15일 정도의 기간 동안에 심한 수면 과다 있으며 이 때 무기력, 화를 잘냄, 주의력 결핍, 과식, 과잉행동 보이는 질환. 1년에 몇 차례씩 반복

(2) Menstrual-associated syndrome

월경 시작시 혹은 직전에 발생하는 과수면, 폭식 및 행동 변화

(3) 임신 연관 수면장애

임신에 의한 호르몬 변화, 태동, 체형/호흡생리의 변화 등에 의한 수면장애

(4) Sleep drunkenness

수면에서 각성으로 넘어가는 사이의 덜 깬 상태가 지속되며 의식의 혼돈 동반

10.4 사건수면(수면수반증, parasomnia)

수면 동안 또는 수면과 관련되어 나타나는 이상사건/이상행동

1. 악몽장애(nightmare disorder, dream anxiety)

1) 개요

놀라게 하는 위급한 내용의 꿈으로 인해 잠에서 반복적으로 깨어남

2) 역학

5%, 만성화 가능. **초등학생** 때 더 흔함

3) 임상 양상 KMLE

(1) 생존, 안전, 자존심을 위협하는 내용의 꿈

(2) 꿈 내용을 상세히 기억

(3) 각성 후에 곧 정신이 들고 지남력을 유지

(4) **자율신경항진 있으나 야경증(night terror) 보다는 덜함**

(5) 수면 후반부에 더 빈번

↳ 꿈은 주로 REM수면 시기에 더 많고, 수면 전반기에는 NREM 수면이, 수면 후반부에는 REM수면이 dominant해지므로 수면 후반부에 악몽이 더 많이 나타난다.

4) 진단기준

악몽장애의 DSM-IV-TR 진단기준(요약)

A.	수면 또는 낮잠 중 반복해서 깸 깨고 나서는(생존, 안전 등과 연관된) 무서운 **꿈을 상세하게 기억** **주로 수면 후반부에 발생**
B.	**깨고 났을 때 지남력, 각성 즉각 회복**
C.	이로 인해 현저한 기능장해 또는 고통
D.	배제진단 - 정신질환 증상의 일환(섬망, PTSD), 약물 또는 신체질환

5) 치료

(1) 대개 특별한 치료 필요 없음

(2) 약물치료 : TCA(REM수면 억제) > 벤조디아제핀

2. 야경증(sleep terror disorder, night terror)

1) 개요

서파 수면시(주로 수면 전반부 1/3) 나타나는 극도의 불안을 동반한 각성 현상

2) 역학 및 경과

(1) 소아의 1~6%에서 경험, 아동기에 시작, 후기 사춘기에 해소

(2) 일부에서 수면보행장애(sleepwalking disorder) 동반

(3) 가족력 있는 경우 호발

(4) 청소년기/초기 성인기 처음 발병시 측두엽간질(temporal lobe epilepsy) 의심

3) 임상 양상

(1) 놀란 표정으로 깨서 큰 비명을 지름

(2) 다시 잠드는 경우가 많으며 깨더라도 지남력이 없으며 깼던 것을 잊음

(3) 일부에서 야경증으로 시작하여 수면보행장애로 진행

(4) 꿈의 내용은 기억하지 못하나 무서운 장면 하나를 기억할 수는 있음

4) 진단

야경증의 DSM-IV-TR 진단기준(요약)

A.	수면의 전반부 1/3에 주로 발생하는 공황상태의 비명으로 시작하는 반복적 각성
B.	극도의 공포와 자율신경각성증상(빈맥, 빈호흡, 발한) 동반
C.	증상 발현당시 진정시키기가 어려움
D.	꿈의 내용 및 깼던 일 자체에 대한 기억상실
E.	이로 인해 현저한 기능장해 또는 고통
F.	배제진단 – 약물 또는 신체질환

5) 치료

(1) 소아의 경우 **대개 자연해소** : 특별한 치료가 따로 필요하지 않음

(2) **심할 경우** : **diazepam 등의 벤조디아제핀(서파수면을 억제)**

3. 수면보행장애(sleepwalking disorder = 몽유병 somnambulism)

↳ 야경증과 같은 NREM시기의 사건수면으로, 임상양상에 공통점이 많다(본인은 잘 기억하지 못함, 깨우면 혼돈이나 지남력 상실을 경험, 가족력, benzodiazepine으로 치료 등)

1) 개요

서파 수면시(주로 수면 전반부 1/3) 잠자리에서 일어나 돌아다니고 나중에 이를 기억하지 못하는 현상

[참고] 뇌간(brain stem)은 깨어 있으나 대뇌 피질은 계속 잠자고 있는 분리 상태가 원인이라 생각됨

2) 역학 및 경과

(1) 아동기에 호발 : 4~8세에 시작

(2) 15% 어린이가 한 번 이상의 수면보행을 경험

(3) 가족력 있는 경우 호발

3) 임상 양상 KMLE

(1) 일어나 돌아다니는 외에 더 복잡한 행동을 보이기도
(화장실 가기, 옷 입기, 심지어 운전)

(2) 돌아다니다가 깨면서 행동을 멈추는 경우 수분 간 혼돈을 보임

(3) 일부는 돌아다니다가 다시 잠들고 그 일을 기억하지 못함

10 수면장애

(4) 일부 소아에서는 서파수면시 일으켜 세워 놓으면 수면보행 발생

(5) 피로나 수면박탈에 의해 악화

4) 진단

야경증의 DSM-IV-TR 진단기준(요약)

A.	수면의 전반부 1/3에 주로 발생하는, 반복적으로 자리에서 일어나 돌아다니는 현상
B.	멍한 표정으로 말을 걸어도 듣지 않고 깨우기가 어려움
C.	걸어 돌아다닌 일 자체에 대한 기억이 없음
D.	깨고 나면(초기 몇 분은 혼돈, 지남력 장애가 가능하나) 몇 분 뒤 정신상태나 행동 정상화
E.	이로 인해 현저한 기능장해 또는 고통
F.	배제진단 – 약물 또는 신체질환

* D의 행동 정상화는 야간의 간질발작과 구별하기 위한 조항임(postictal confusion). 깨어난 직후 혼돈상태를 보이는 것은 야경증과 동일함

5) 치료 : 삽화 기간 중 부상, 사고 예방이 중요

(1) 삽화 중에는 환자를 놀라게 하지 말고 달래듯이 안정을 유도

(2) 증상 심한 경우 : 창문 걸쇠, 문에 경보기 장착에 안전사고 예방

(3) 약물 치료 : **벤조디아제핀(서파수면을 억제)** > TCA

4. 기타 사건수면(parasomnia not otherwise specified)

1) 렘수면 행동장애(REM sleep behavior disorder, RBD)

(1) 렘수면 중 필요한 근긴장도 소실이 불완전하여 꿈의 내용을 실행하는 질환

(2) 50~60대 시작, 대부분 남자

(3) 원인을 모르는 경우가 많음

① 일부에서 TCA, benzodiazepine, 알코올 등의 투여/금단과 연관

② 파킨슨병, 뇌졸중, 루이소체 치매(Lewy body dementia) 등의 증상일 수 있음

(4) 꿈의 내용을 구체적으로 실행 – 본인/옆에 자는 사람의 부상 위험

(5) 진단 : 문진, 수면다원검사에서 REM수면시 근긴장도 저하가 없으면 확진

(6) 치료 : clonazepam(carbamazepine도 가능), 안전한 환경 유지

2) 잠꼬대(sleeptalking)

(1) 모든 수면단계에서 나타날 수 있고, 야경증, 수면보행장애 등이 동반되기도 함

(2) 알 수 없는 웅얼거림부터 복잡한 이야기까지 가능하나, 꿈의 내용을 이야기하거

나 깊은 비밀을 발설하는 경우는 드묾

(3) 단독으로 잠꼬대만 있을 경우는 치료 불필요

3) 수면시 이갈이(sleep-related bruxism)

(1) 모든 수면단계에 나타나나 특히 stage Ⅱ 에서 많음

(2) 인구의 5∼10%

(3) 같이 자는 사람 수면방해, 치아손상 위험. 자각증상 없이 턱의 통증만 있기도.

(4) 치료 : 치과진료(bite plate 및 치아교정)

10.5 기타 수면장애

↳ 역시 학생수준에서는 덜 중요하며 2)와 3)은 각각 각론 16장과 18장을 참고

1. 다른 정신질환과 관련된 수면장애 (sleep disorders related to another mental disorder)

↳ 다른 정신질환의 증상의 일환이지만 따로 신경써야 할 만큼 현저한 경우 진단함. 예를 들자면 1축 진단이 "주요우울장애, 단일삽화"인 경우, 특히 이와 연관된 불면이 심할 때 1축 진단에 "주요우울장애와 연관된 불면증"을 함께 붙일 수 있음

1) 다른 정신질환과 관련된 불면증

2) 다른 정신질환과 관련된 과다수면

2. 전신질환에 의한 수면장애

불면형, 과다수면형, 사건수면형, 혼합형

3. 물질유발성 수면장애

불면형, 과다수면형, 사건수면형, 혼합형

Psychiatry

11

인격장애
Personality Disorders

- 인격장애의 개념과, 인격장애 및 신경증의 차이를 비교
- 인격장애를 A군, B군, C군으로 분류
- 각 인격장애별로 간단한 개념과 전형적인 증례를 숙지

11.1 개념

1. 인격(personality)

일상생활 가운데 드러나는 한 개인의 정서적, 행동적 특징들의 총화

[참고] 문맥에 따라 '성격'이라 표현하는 것이 나을 때도 있다.

2. 인격특성(personality trait)

1) 주위 환경과 자신에 대해서 인식하고 관련을 맺고 생각하는 지속적인 양상
2) 중요한 사회적 또는 개인적 상황에서 폭넓게 드러남

3. 인격장애(personality disorder)

1) 인격 특성이 고정되어서 환경에 적응하지 못하고 사회적이나 직업적 기능에서 심각한 장애를 가져오거나 주관적인 고통을 주는 현상
2) 개인이 평생, 혹은 매우 오랫동안 지속적으로 가지고 있는 특징적인 행동 양상으로 인해서 사회생활에서 여러 종류의 문제가 발생

4. DSM-IV-TR의 인격장애 정의

DSM-IV-TR의 인격장애 정의

A.	다음 4가지 영역 중 2가지 이상에서의 비정상 소견 (1) 인지(자신, 타인, 세상에 대한 관점) (2) 감정특성(affectivity) (3) 대인관계 (4) 충동조절
B.	이 양상이 쉽게 바뀌지 않고, 개인적/사회적 상황에 전반적으로 보임
C.	고통이나 기능장해
D.	사춘기나 초기 성인기에 시작되어 장기 지속
E./F.	감별진단－E : 타 정신질환의 증상 또는 후유증, F : 약물 또는 신체질환의 영향

* 특정 인격장애의 정의에 부합한다고 하여도, 위에 있는 인격장애의 일반적 정의를 만족하지 않으면 인격장애를 진단하지 않는다(이럴 경우도 '인격특성'으로 볼 수는 있음).
* 많은 환자들에서 두 가지 이상의 인격장애 진단기준에 부합할 때가 있는데, 이런 경우 두 가지 인격장애를 다 진단하는 것도 가능

11.2 분류

1. DSM-IV-TR의 인격장애 분류

Cluster A. Disorders that are manifested by Odd or Eccentric behavior(이상하고 괴짜 같은 행동)	PARANOID(편집성) 인격장애 SCHIZOID(분열성) 인격장애 SCHIZOTYPAL(분열형) 인격장애
Cluster B. Disorders that are manifested by Dramatic, Emotional, or Erratic symptoms (극적, 감정적, 변덕스러운 증상) KMLE 의대시험	HISTRIONIC(히스테리성) 인격장애 NARCISSISTIC(자기애적) 인격장애 ANTISOCIAL(반사회성) 인격장애(ICD-10에서는 dissocial로 부름) BODERLINE(경계선) 인격장애(ICD-10에서는 emotionally unstable 로 부름)
Cluster C. Disorders that are manifested by Anxiety or Fear (불안과 근심)	AVOIDANT(회피성) 인격장애 DEPENDENT(의존성) 인격장애 OBSESSIVE-COMPULSIVE(강박성) 인격장애(ICD-10에서는 anankastic로 부름)
Personality Disorder NOS(Not otherwise specified)	

* cluster A에 속하는 인격장애의 경우 이해가 잘 안 가고 말이 안 통하는 느낌, cluster B에 속하는 인격장애의 경우 면담시 당황스럽거나 혼란스러운 느낌, cluster C에 속하는 인격장애의 경우 안쓰럽거나 한심하고 답답한 느낌을 받는 경향이 있음

2. 차원 모형 : 5요인 모형(5 factor model)이 대표적

(다음의 5가지 특성이 많고 적음에 따라 인격을 파악)

1) 신경증성(neuroticism)
2) 외향성(extraversion)
3) 개방성(openness)
4) 동조성(agreeableness)
5) 성실성(conscientiousness)

3. 기타

1) 프로이트의 구강기/항문기/남근기적 성격
2) 융의 외향성/내향성, 감각형/직관형, 사고형/감정형, 판단형/지각형
3) A형 성격(coronary personality) 등

11.3 인격장애와 다른 정신장애의 비교

1. 인격장애와 신경증(neurosis)의 비교 의대실습 의대시험

	인격장애 : 주변사람이 괴로움	신경증 : 자신이 괴로움
1. 증상의 범위	대인관계, 사회생활 전반에서 나타남	인격의 일부분만 관여, 상대적으로 일관성이 없고 일시적인 편
2. 환경에 대한 관계	환경변형적(alloplastic) : 자신에 맞추어 환경을 바꾸고자 노력했던 결과로서 증상이 발생	자기변형적(autoplastic) : 환경에 맞추어 자신을 변화시키고자 함
3. 자아에 대한 인식 및 치료에 대한 반응	자아동질적(ego-syntonic) : 자신의 성격을 용납하려는 경향, 불안감이 적고 치료에 저항/회피적	자아이질적(ego-dystonic) : 증상을 스스로 불편해하고 용납하려 하지 않으며 스스로 도움을 받기 원함

↳ 예외적으로 경계성 인격장애의 경우 자아이질적인 경향을 보임. 따라서 병원에 찾아오는 인격장애 중에는 경계성 인격장애가 제일 많다.

2. 인격장애와 정신증(psychosis)의 비교

1) 사고의 이완이나 망상, 환청과 같은 지속적인 현실검증력 저하는 인격장애에 나타나지 않음

2) **인격장애에서 일시적인 정신증적 상태 또는 미세정신증 삽화(micropsychotic episode)는 예외적으로 가능 e.g. 경계성 인격장애, 분열형 인격장애**

3) 정신증적 상태는 상대적으로 짧게 지속되고 특정상황과 연관되어 발생하고 자연호전되는 경우도 있음

↳ 하지만 정신증적 장애에서도 인격의 만성적인 황폐화를 보일 수 있음(예, 일부 정신분열병)

3. 인격장애와 기질성 정신장애의 차이점

명료한 의식, 지능과 기억력, 상식의 양, 계산능력에 있어 모두 정상

▶ 인지(기능) vs. 인지(구조)

인지(認知 cognition)의 문맥에 따른 두 가지 의미

1) (신경) 인지(기능) cognition(cognitive function) : 자신과 환경을 이해하는 "수단/도구"
   예) 지남력, 기억력, 계산력, 판단력, 상식 등
   섬망, 치매 등의 기질성 정신질환, 뇌의 기계적 손상 등이 있을 때 저하됨
2) 인지(구조) cognition(cognitive structure) : 자신과 환경을 이해하는 "관점"
   예) 우울장애시의 인지구조 오류-자신, 세계, 미래에 대한 비관적 관점
   성급한 일반화, 흑백논리 등도 대표적인 인지구조상의 오류

인격장애에서 이상을 보이는 것 역시 1)의 인지기능이 아닌 2)의 인지(구조)임

11.4 인격장애의 원인

★ 정신의학적 관점에서는 생물학적(선천적) 요인과 사회심리학적(후천적) 요인의 상호작용에 의해 개인의 인격이 형성된다고 본다. 이 상호작용을 개념화한 대표적인 심리생물학적(psychobiological) 모형이 아래의 기질-성격(temperament-character model) 모델

1. 생물학적 요인

1) 유전 연구

(1) 쌍둥이 연구 : MZT > DZT, 분리양육시에도 성격측면 유사

(2) 양자 연구 : 반사회성 인격장애의 양부모보다 친부모에 반사회성 인격 많음

(3) XYY 염색체 : 반사회적 성격 빈도 많음

[참고] 신경정신의학 2판 358p의 XXY는 XYY의 잘못임. 클라인펠터 증후군에 반사회성 인격장애가 많다는 증거는 없다.

(4) 주요 정신장애와 인격장애의 유전적 연관성

① 정신분열병 환자~A군 인격장애(특히 분열형)

② 알코올 의존~반사회성 인격장애

③ 우울장애~경계성 인격장애/강박성 인격장애

④ 신체화장애~히스테리성 인격장애

2. 심리적 요인

1) 프로이트 : 정신성적 발달단계에서의 고착
(구강기 고착－의존적 성격, 항문기 고착－강박적 성격 등)

2) 대상관계 이론 : 내재화된 자기/대상 표상이 인격 형성에 결정적

★좀 단순화시켜서 말하면 어릴 때(주로 부모와의 관계에서) 해결되지 못한 문제가 성인기에 타인과 관계에서 반복된다는 이론으로, 일괄적 적용은 어렵지만 경우에 따라 유용할 때가 있음(특히 경계성 인격장애의 투사적 동일시 개념 때 유용함)

3) 자기심리학 이론

4) 성격 갑옷(character armor) : Wilhelm Reich의 이론. 특정 성격양식은 내적 충동과 주요 대인관계에서의 불안으로부터 자신을 보호 전문의

3. 사회문화적 요인

가족 및 사회구조의 해체, 아동학대 등과 경계성/반사회성 인격장애의 연관성

4. 기질－성격 이론 전문의

1) 인격은 생물학적으로 결정되는 기질(temperament)과, 심리·사회·문화적으로 결정되는 성격(character)이 조합되어 나타남

2) 기질 : 감정적 욕구 및 습관으로 다음의 4가지 차원으로 구성됨

(1) 새로움 추구(novelty seeking) 창의적이고 사치스러움(↔ 검소하고 무미건조함)

(2) 위험 회피(harm avoidance) 신중하고 수줍음(↔ 열정적이고 무모함)

(3) 보상 의존(reward dependence) 다정하고 의존적임(↔ 냉정하고 독립적임)

(4) 지속성(persistence) 우직하고 고집스러움(↔ 현실적이고 요령 피움)

3) 성격 : 자신과 외부에 대한 내재화된 개념으로 다음의 3가지 차원으로 구성됨

(1) 자기추구성(self-directedness) : 자신감, 책임감, 목표지향성

(2) 협동성(cooperativeness) : 타인배려, 공동체의식 및 양심

(3) 자기초월성(self-transcendence) : 이상적 가치추구, 생사에 초탈, 영적 측면

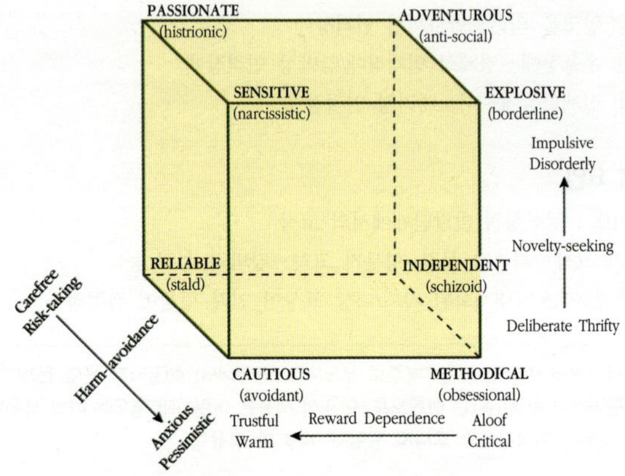

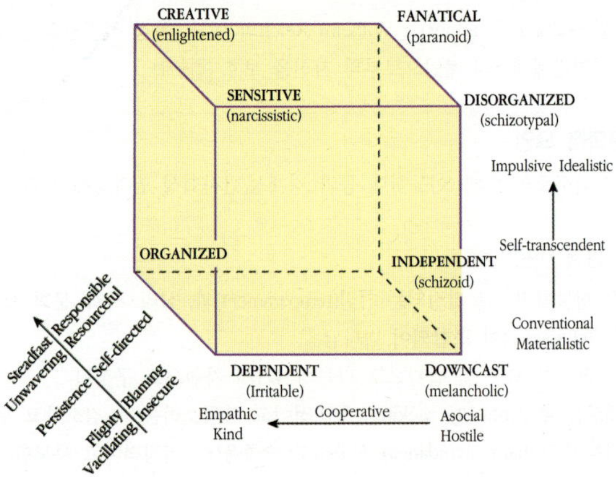

11.5 인격장애의 일반적인 치료

[참고] 인격장애는 다른 정신과적 장애에 비해 정신치료, 인지치료, 행동치료 등의 정신사회적 치료의 역할이 상대적으로 강조되는 편임

1. 치료의 개요

1) 스스로 자신의 증상만으로 정신과의사에게 오는 일은 드문 편
2) 인격장애환자가 치료 받게 되는 경우
   (1) 경계성 인격장애 : 이들은 심하게 Ego-Dystonic 한 경우가 많아 치료 원함
   (2) 분열형 인격장애, 경계성 인격장애 : 삽화적 정신병적 상태가 발생시
   (3) 경계성 인격장애 : 자살시도, 동반된 불안, 우울로 병원 찾아옴
3) 각각의 인격장애에 대해서 특정 치료법이 정해진 것은 없음
4) 일반적 치료원칙+각 인격장애에서의 특징을 고려하여 치료

2. 치료의 일반원칙

1) 의사의 중립적, 공감적 태도가 중요. 역전이를 조심
2) 환자의 행동의 원인에 대한 설명보다는 행동자체에 초점
3) 불평을 듣기만 하기보다, 이에 대처하는 방안을 논의

> ↳ 정신치료의 일반원칙에서는 중립성(neutrality)이 강조된다. 하지만 인격장애 환자들의 경우 자아기능(ego function)이 보통의 신경증(neurosis)환자보다 약한 편이므로 약간의 변용이 필요한데, 환자의 무의식 탐구도 중요하지만 당면한 현실적인 문제(예. 자살충동이나 분노조절)를 간과하면 안 됨

4) 환자－의사 관계는 협력자 관계 : 협상(deal)하려 하지 말고, 치료에 대한 환상을 주지 말고, 선의라도 거짓말은 하지 않아야 함
5) 자기 행동에 책임을 지도록 하며, 환자에게 화내거나 무조건 감싸지 않도록 함
6) 특정 증상이 심할 때는 대증적인 약물치료
   (1) 일시적인 정신병적 증상(관계망상등) : 항정신병약물
   (2) 충동/공격성 : 기분조절제/항경련제, 베타차단제, 항우울제
   (3) 심한 우울/불안 : 항불안제/항우울제

> ↳ 인격장애의 약물치료는(다른 정신장애에서도 그렇지만 특히) 진단에 따라 달라진다기 보다는 주가 되는 증상에 따라 달라진다고 생각해두면 된다.

★ 흔히 인격장애는 불치라고 알려져 있으나, 다른 정신장애에 비해서 단시간에 극적인 호전을 보일 가능성이 상대적으로 덜한 것이며, 많은 인격장애 환자들이 공을 들여 정신치료나 인지행동치료를 하면 완치까지는 아니라도 많은 도움을 받기도 한다. 다만, 자아동질적 성격 때문에 치료 자체를 시작하기가 어려운 점이 큰 제한점이 된다.

11.6 A군 인격장애

1. A군 인격장애의 DSM-IV-TR 진단 기준

A군 인격장애의 DSM-IV-TR 진단기준(요약)

	편집성 인격장애	분열성 인격장애	분열형 인격장애
A.	불신, 의심, 타인이 악의적이라고 느낌 ≥ 4/7	대인관계에 무관심하며 감정표현 메마름 ≥ 4/7	인지/지각왜곡과 괴상한 행동으로 대인관계장애 ≥ 5/9
	(1) 피해/핍박받는다는 오해 (5) 기분나쁜일 못 잊고 원한 (3) 지나친 말조심 (4) 대화의 숨겨진 악의 찾음 (6) 비판이라 오해해 과민반응 (2) 친구/동료의 배신을 의심 (7) 배우자가 바람핀다 의심	(1) 친밀한 인간관계에 무관심 (5) 친구 없음 (3) 성관계에 무관심 (2) 주로 혼자 놀기 (4) 좋아하는 활동 거의 없음 (6) 칭찬/비판에 무덤덤 (7) 냉담하고 둔마된 정동	(2) 마술적 사고(텔레파시 등) (3) 독특한 지각경험 (4) 괴이한 사고/언어(비유 ↑) (1) 관계사고(not 관계망상) (5) 의심 (9) (자존심과 무관한)대인공포 (6) 부적절/둔마된 정동 (7) 괴상한 행동 (8) 친구 없음
B.	배제진단 – 정신분열병 등 정신병적 장애, 정신병적 증상 동반 기분장애, 물질/신체질환		
		* 분열성, 분열형은 전반적 발달장애도 배제	

비고 : 정신분열병으로 진행한 경우 뒤에 (병전) 표시(예, 1축 : 정신분열병 2축 : 분열성 인격장애(병전))

↳ 정신분열병이나 정신병적 장애의 일부 모습을 보이지만 정신병적 장애에 이르지 않은 상태임. 분열성(schizoid) 인격장애는 정신분열병의 음성증상과, 분열형(schizotypal) 인격장애는 정신분열병의 양성증상과 다소간 유사한 양상을 보임. 정신분열병의 가족력이 있을 확률이 높으며, 일부는 정신분열병으로 진행하기도 하지만 평생 인격장애 상태로 머무는 경우도 많다.

2. 편집성 인격장애(Paranoid PD)

(시외버스 안)
남　　자 : 거 경적 좀 그만 울리실 수 없습니까. 차도 많지 않은데. 설마 저 지금 기분 안 좋은거 알고 일부러 그러시는 겁니까?
버스기사 : ……
남　　자 : 아저씨 왜 대답이 없죠? 지금 저 무시하시는 겁니까?
버스기사 : 아 원 참, 젊은 양반이 좀 참게. 내가 운전하지 젊은이가 운전하나?
(전화벨 울림)
남　　자 : 아저씨 지금 전화하면서 내 욕하고 있는 거요? 아참, 그러고 보니 아니 이 아저씨 나를 언제 봤다고, 어디다 대고 반말이야? 나한테 시비 거는 거야? 어, 그래.. 내가 가만 두나 보자, 인터넷에 올릴 테니까(돌아보며 다른 승객들에게). 당신들, 왜 나 비웃는 표정으로 째려봐? 내 얼굴에 뭐 묻기라도 했어?

1) 역학

(1) 평생유병률 : 0.2～2.5%

(2) M>F, 소수자 집단(minority group)/이민자/청각장애인에 호발

↳ 남들이 자기를 두고 자기들끼리 뭔가 수군수군 이야기하고 있는데 (청각장애나 언어장벽 등으로) 무슨 말인지 알아들을 수가 없다면 마음이 편하기 어렵겠지요?

(3) 가족에 정신분열병 빈도 높은 편

[참고] 편집성 인격장애 자체가 familial pattern을 보이는 것은 아니라고 함

2) 원인

(1) 자신의 부족감, 취약함을 느낌 → 이로 인한 적의와 분노를 타인에게 투사

(2) 방어기제 : 투사(projection) 및 부정(denial)

↳ (사실은 자기가 세상을 미워하고 있는데) 세상이 자신을 미워한다고 생각하는 것. 반면 자신의 악의는 부정하면서, 도덕적으로 자신만이 옳고 세상이 나를 부당하게 대우한다고 생각함. 늘 트집과 꼬투리를 잡고 시비를 걸 준비가 되어 있음

(3) 생물학적 : 망상형 정신분열병, 망상장애와 연관

3) 임상상 및 경과

(1) 청소년기 : 사회적 고립, 과민, 과경계, 사회불안, 괴이한 사고, 개인특유의 환상

(2) 성인기

① 대인관계 문제 지속, 직장 적응 어렵고 부부 불화

② 사회적 고립된 광적인 집단에 빠질 수 있음

③ 경직, 비판적, 남을 탓하는 경향 있어 협조적 동료가 되기 어려움

(3) 일생 동안 이런 문제가 지속, 일부는 정신분열병으로 진행

(4) 물질관련 장애, 강박장애, 불안장애, 광장공포증, 우울증 등 합병 가능

4) 감별진단

(1) **편집(망상)장애 : 망상장애는 현저하고 고정된 망상**

(2) 정신분열병

(3) 인격장애

① 경계성, 히스테리 인격장애 : 사소한 자극에 분노로 반응하는 점이 차이

② 회피성, 분열형 인격장애 : 대인관계에서 거리를 둠

③ 분열성 인격장애 : 피해사고는 없음

5) 치료

(1) 치료받게 되는 경우

① 동반된 불안, 우울, 물질관련 장애

② 결혼, 가족, 사회적 갈등

(2) 정신치료 : TOC

① 치료자가 실수할 경우 변명보다는 사과할 것

② 집단치료 효과는 제한적(cf. 망상장애에서처럼 금기는 아님)

(3) 약물치료

① 불안, 초조 : 항불안제

② 망상적 사고 : 소량의 antipsychotics

3. 분열성 인격장애(Schizoid PD)

32세의 남자 J는 어렸을 때부터 지금까지 친한 친구가 없다. 작은 공장에서 사람을 만날 필요가 거의 없는 단순작업을 하며, 일이 끝나면 곧장 집으로 돌아와 혼자 앉아서 인터넷으로 주문한 프라모델을 조립하면서 시간을 보낸다. 꼭 필요한 일 아니면 가족과도 대화를 거의 하지 않으며, 집안에 애경사가 있어도 슬프거나 기쁜 느낌이 들지 않는다. 다른 사람과 함께 하는 취미 생활에는 아예 관심이 없으며 유행하는 개그나 연예계 소식에도 아무런 관심이 없다. 그는 미혼이며 이성교제 경험도 전혀 없는데, 이에 대해 전혀 불편함이나 아쉬움을 느끼지 않는다.

↳ 성격/기질 모델에서는 위험회피, 새로운 자극 추구, 보상의존성 모두가 낮다. 즉 겁도 없고, 흥미를 적극적으로 추구하지도 않고, 남이 칭찬하거나 비난해도 별 관심이 없다. 소위 "오타쿠"나 "은둔형 외톨이(히키코모리)" 중 일부는 분열성 인격장애를 가지고 있을 가능성이 있음

1) 역학

(1) 일반인구의 7.5%, M>F

(2) 혼자 일하는 직업, 야간근무 선호

2) 원인

(1) 어려서부터 부끄러움, 내향적, 회피적 성향

(2) 차갑고, 비공감적이고 정서적으로 빈곤한 아동기

(3) 환타지에 몰두(예, 공상과학)

↳ 현실 세계에서의 대인관계를 유지하는 데 드는 노력과 불편을 피해 환타지 속으로 도망가는 것이죠.
↳ (분열성) 환상(schizoid fantasy)이라고 하는 방어기제이며, 미성숙한 방어기제의 일종임

3) 임상상 및 경과

(1) 초기 아동기에 시작. 형성되면 청소년기, 성인기 까지 지속

(2) 타인의 주도에 소극적으로 따르는 경우 빼면 친분관계가 거의 없음

(3) 사람 대할 일이 적은 직업에서는 성공할 수도

(4) 부모역할시 아이들에게 정서적 지지를 제공 못하고 무관심

(5) 이상한 감각, 환상의 경험, 때로는 망상

4) 감별진단

(1) 분열형, 회피성 인격장애 : 이 둘에서도 사회적 고립을 보임

① 분열형 : 행동과 의사소통의 기이성 때문에 대인관계에 장애가 나타나는 것

② 회피성 : 친밀한 관계를 원함

↳ 분열성 인격장애 : 대인관계에 대한 욕구가 없어서(불필요해서) 안 함
↳ 회피성 인격장애 : 대인관계에 대한 욕구가 있으나(부담스러워서) 못 함

(2) 정신분열병

5) 치료

(1) 자아동질적이라 치료의 필요성 잘 못 느낌

(2) 정신치료 : 점차적인 신뢰 발달에 중점

(3) 집단치료, 행동치료 : 대인관계기술 및 의사소통능력 향상

(4) 약물치료

① 세로토닌계 항우울제 : 거절에 대한 민감함에 효과

② 벤조디아제핀 : 대인관계의 불안 줄임(일부에서는 항정신병약물, 정신자극제도 도움)

4. 분열형 인격장애(Schizotypal PD)

↳ 정신분열병과 유전적 연관성이 가장 강한 인격장애 – 분열형 인격장애

34세 여자 P는 미혼이며 부모와 함께 살고 있다. 그녀는 일정한 직장을 가지고 있지 않으며 카드 점을 보거나 손금을 보는 일을 하면서 약간의 돈을 번다. 가족 이외에는 개인적인 관계를 맺는 사람이 없고, 가까운 친구도 없으며 외출을 거의 하지 않는다. 그녀의 유일한 꿈은 위대한 점쟁이가 되는 것이며 그녀는 자신에게 특별한 능력이 있다고 믿고 있다. 그녀는 자신이 텔레파시를 통해서 외계의 생명체와 의사소통할 수 있다고 생각한다. 그녀는 항상 기하학적인 무늬가 수놓인 발목까지 드리우는 긴치마와 손등을 감싸는 하늘거리는 블라우스를 입고 별 모양의 커다란 목걸이를 한다. 그녀가 오랫동안 집을 비우는 유일한 때는 외계인과의 만나기 위한 모임에 참석할 때뿐이다. 이때 그녀는 언제나 버스나 기차, 비행기에서 자신의 생일과 동일한 숫자의 좌석에만 앉는다.

1) 역학

(1) 평생유병률 : 3%

(2) 남자에서 호발

(3) 정신분열병 환자의 친척 14.6%에서 분열형 인격장애 발견

2) 정신분열병과의 생물학적 이상 공유

SPEM(smooth pursuit eye movement) 이상, 신경인지기능 저하 등

3) 임상상 및 경과

↳ 대체로 정신분열병에서 나타나는 지각, 사고의 이상이 약화된 형태로 나타남

(1) 아동기부터 고립, 학업성취 저하, 기이한 공상, 특이한 놀이

(2) 미신, 초능력, 천리안 등 인지/지각의 왜곡 및 기이한 행동

(3) 일부에서 정신분열병으로 진행하나 대다수는 인격장애 상태로 지냄

4) 감별진단

(1) 분열성/회피성 인격장애에 비해 괴이한 사고, 지각, 의사소통, 행동은 없음
(2) 경계성 인격장애의 편집증적/정신증적 증상은 감정적 반응과 연관됨
(3) 정신분열병에 비해서 안정된 경과(정신분열병은 상대적으로 인격의 와해 진행)

5) 치료

↳ 다른 인격장애들에 비해 항정신병약물 투여가 도움이 되는 경우가 많은 편임

(1) 정신병적 증상, 지각적 왜곡, 사회적 불안 : 항정신병약물
(2) 지지치료, 인지행동치료, 집단치료, 사회기술 훈련 등을 통해 현실검증력 도움

11.7 B군 인격장애

1. B군 인격장애의 DSM-IV-TR 진단 기준

B군 인격장애의 DSM-IV-TR 진단기준(요약)

	반사회성 인격장애	경계성 인격장애
A.	타인 권리의 무시 및 침해 ≥ 3/7 (6) 무책임(결근, 채무불이행 등) (7) 양심의 가책 없음 (4) 짜증 또는 공격성 (3) 충동성이나 무계획성 (5) 안전을 고려하지 않는 무모함 (1) 범법행위 (2) 거짓말이나 가명 사용	충동성 및 self-image, 대인관계, 감정의 불안정성 ≥ 5/9 (7) 만성적 공허감 (8) 과도한 분노 (9) 일시적 피해사고 또는 해리증상 (3) 정체성 혼란(불안정한 self-image) (6) 불안정한 정동 (1) 버림받는 것에 대한 공포 (2) 강렬하고 불안정한 대인관계(이상화와 평가절하) (5) 반복적 자살위협/자해 (4) 자기파괴적 무절제 ≥ 2(알코올중독, 쇼핑중독, 섹스중독, 폭식, 난폭운전)
B./C.	18세 이후 진단, 15세 이전 품행장애	
D.	배제진단－정신분열병 및 조증삽화	
	히스테리성 인격장애	**자기애성 인격장애**
	과장된 감정표현과 관심끌기 ≥ 5/8 (1) 시선을 끌지 않으면 불편함 (7) 피암시성(귀가 얇다) (3) 피상적/가식적 감정표현 (6) 과장되고 극적인 감정표현 (5) 알맹이 없는 과장된 언어사용 (2) 부적절한 성적 유혹/도발 (4) 눈에 띄기 위해 외모를 이용 (8) 실제보다 남들과 친하다고 착각	남에 대한 공감 없는 과대사고 및 존경 요구≥ 5/9 (1) 스스로에 대한 과대사고(대단한 사람이라 생각) (2) 성공, 권력, 이상적인 사랑 등에 몰두 (5) 특별대우를 당연히 받아야 한다고 생각 (7) 남의 감정/요구에 공감 못함 (8) 남을 부러워하거나, 남이 자기를 부러워한다 생각 (3) 높은/특별한 사람과만 어울리려 함 (9) 건방지고 거만한 태도 (4) 칭찬/존경을 지나치게 요구 (6) 타인을 이용하고 착취

진단기준의 세부항목 순서를 유사한 항목(즉 사고/인지, 정서/감정, 행동)으로 재배치함. 진단기준의 번호와 뒤의 예시에 표시되어 있는 번호도 한 번 맞춰봅시다.

2. 반사회적(antisocial) 인격장애≒psychopathy, sociopathy, dissocial PD

"그거 말고, 그때는 좀 어려서, 여자들 핸드백을 날치기하고, 호주머니에서 빠져나온 지갑을 슬쩍했지. 배가 고파서 그랬어. 또 어릴 때는 다들 그렇게 하잖아."

'아니지. 다들 그렇게 하는 건 아니지.'

"난 폭력을 좋아하지 않지만, 시비를 걸어오면 기꺼이 상대해 줘. 뭐 무법자들 세계에서는 흔히 일어나는 일이니까."

"마약도 했어?"

"내가? 날 뭘로 보고.. 흐음. 잠깐 마약을 팔던 때 잠깐 맛을 본 적은 있어. 포도주 장사가 포도주 맛을 안 보고 손님한테 팔수는 없잖아? 하지만 거기까지야. 난 항상 유혹에 저항하는 깨끗한 놈이었어. 다만, 나는 프랑스 국적을 취득하지 못했고 그것 때문에 일이 꼬였을 뿐이야."

'아니야. 저들과 다를 바 없이 거짓말을 하고 있지만 나한테 고백하려 들지 않아.'

— 베르나르 베르베르, <카산드라의 거울>

1) 역학

(1) 평생유병률 : 남자 3～6%, 여자 1%

(2) 교도소 수용자의 50～75%

(3) low SES에서 증가

(4) 높은 가족력(유전/환경 둘 다 관여)

2) 원인

(1) 선천적으로 충동성, 감각 추구성이 높은 경향

ADHD, minor neurologic abnormalities, 각성 및 불안수준저하

(2) 환경적인 영향 : **혼란스런 가정**, 부모 상실, 비일관적 가정환경 등

↳ ADHD 및 품행장애의 치료가 특히 중요한 이유는, 향후 반사회성 인격장애로의 진행을 막기 위한 측면도 있음(각론 19장 참조)

3) 임상상 및 경과

(1) 아동기에 행실 장애 나타남

(2) **연령이 증가하면서 외적인 범죄행동은 완화되는 경향**. 하지만 파괴적 행동 감소하면 건강염려증, 우울증 생기는 경향

↳ 남성호르몬의 감소와 관련되어 있다고 보기도 함

(3) 위험한 행동으로 사고 ↑

(4) 물질관련 장애, 충동조절장애의 가능성 높음

4) 감별진단

(1) **약물의존**

(2) 히스테리성 인격장애 : 충동성, 감각추구, 자기중심성, 조작경향(manipulation) 있으나 착취, 학대는 하지 않음

(3) 행실장애 : 18세 미만일 경우

5) 치료

(1) 치료는 상당히 어려운 편임

(2) 동료들로부터의 압박, 사회적 교정 경험이 도움

(3) 가장 확실한 치료법 : 치료적 공동체

① **폐쇄되고 구조화된 환경에서 동료로부터, 집중적인 집단치료에서 직면적 경험(confrontational experience)을 하는 것**

② 환자들이 자신의 행동에 책임을 지도록 함

③ 공허감, 우울, 불안 표현하는 것이 치료에 도움이 됨

3. 경계성 인격장애(경계선~, borderline PD)

하지도 못하는 술에 이끌려 널 핑계 삼아 눈물을 흘려
날 비웃는 소리가 들려(9) 하지만 내 이성의 고삐가 풀려(6)
모르는 남자들과의 밤이 물려 하지만 또 누군가를 홀려(4)
이런 내 모습이 싫어 이건 틀려(3) 알면서도 또 술을 들이켜
널 잊으려 하네 나를 버리네(5) 하지만 그것도 되지 않네
제발 내게로 다시 돌아와 나를 이대로 버리지는 마(1)
매일 아침이면 또 후회해 술에 쩔은 머릴 안고 나를 탓해(4)
옷을 주워 입고 까치발을 하고 낯설은 방을 도망치듯 나와야 해
이런 내 자신을 혐오해(3)
그리고 다시 널 떠올려 미워해 하지만 사랑해(2)
여전히 너를 원하는 내가 한심해(3)

－제이, <술과 순정>

↳ "경계성"(borderline)이란 신경증과 정신증의 경계에 있다는 뜻이며. 실제로 온갖 종류의 불안장애나 신체화장애 등과 유사한 양상을 보일 수 있으며, 우울장애는 매우 흔하게 동반된다. 정동불안정으로 양극성 장애와 구별이 모호한 경우도 많다. 또한 이상화와 평가절하는 의사와의 관계에서도 나타나서 어제까지는 의사를 구원자로 생각하고 매달리다가 사소한 말실수에 돌변하여 의사에게 버림받았다고 서러워하거나 의사를 돌팔이라고 비난하는 현상을 보이기도 한다.

1) 역학

(1) 평생유병률 : 2%

(2) **F>M**(약 3배)

(3) 임상에서 가장 흔함(병원에 오는 인격장애 환자의 약 반수)

↳ 실제 유병률에 비해서 임상에서 흔하게 마주치게 되는 이유는, 일반적인 인격장애에 비해 자아비동조적(ego-dystonic)이어서 자발적으로 치료를 받으러 오는 비율이 상대적으로 높기 때문임

2) 원인

(1) 유전적 : 정서 조절 능력과 **충동성**이 관련, 우울장애 가족력과 연관

(2) 경계성 인격장애 환자의 75%에서 신체, 성적인 학대를 경험－유기, 분리, 착취적 학대 경험이 경계성 인격장애 형성하도록 영향을 줌

(3) Kernberg : 발달초기 어머니와 가졌던 양가감정의 내재화, 즉 대상 항상성(object constancy)을 형성 못하고 주체성은 모호해지고 및 대인관계에서 사람을 선과 악의 극으로 분리(splitting)함

[참고] Kernberg의 이론은 특히 borderline PD의 정신역동을 설명하는 데 있어서 위력을 발휘함. 누군가가 자신에게 서운하게 하더라도 근본적인 신뢰가 있으면 이를 견딜 수 있는데, 경계성 인격장애 환자들은 근본적 신뢰의 형성이 어려워 내 편이 아니면 남의 편, 나에게 잘해주는 사람이 아니면 다 나의 적이라는 일종의 흑백논리를 체질화함. 이것이 splitting임. 이상화와 평가절하도 한 사람의 다른 시점에 대한 일종의 splitting이라 보는 견해도 있음

(4) Mahler & Masterson : 분리개별화(separation-individualization) 과정에서 의존관계에서 분리되는 과정이 잘못 됨 → 이별상황시 정서, 관계의 취약성

3) 경과

(1) 우울장애, 물질관련 장애, 식사장애, PTSD 동반 흔함

(2) 30세까지 3～10%가 자살, 이후에는 정서적 반응, 충동성이 다소 줄기도

4) 감별진단

(1) 정신분열병 : 정신병적 증상이 보다 지속적이며, 사고장애를 동반

(2) 반사회성 인격장애 : 충동성은 공통적이지만 반사회성 인격장애는 이득이나 쾌락을 위한 행동, 경계성 인격장애는 허전함을 달래기 위한 행동

5) 치료

(1) 정신역동적 정신치료, 행동치료 등

(2) 약물 치료

① 기분조절, 충동 통제 : SSRI

② 미세정신병적 삽화 : 항정신병약물

③ 충동 통제 : lithium, valproate, carbamazepine

4. 히스테리성(연극성) 인격장애(histrionic PD)

> 왜 자꾸 쳐다보니 왜 내가 그렇게 예쁘니
> 아무리 그렇다고 그렇게 쳐다보면 내가 좀 쑥쓰럽잖니 (4)
> I'm so hot, 난 너무 예뻐요 I'm so fine, 난 너무 매력있어
> I'm so cool, 난 너무 멋져 I'm so so so hot hot
> 언제나 어디서나 날 따라다니는 이 스포트라이트 (1)
> 섹시한 내 눈은 고소영 아름다운 내 다린 좀 하지원 (2)
> 어쩌면 좋아 (3) 모두 나를 좋아하는 것 같애 (8)
>
> –원더걸스, <So hot>

1) 역학

(1) 평생유병률 : 1 ~3%

(2) 여성에서 호발

(3) 전환장애, 신체화장애, 해리장애, 알코올 사용장애와 연관

[참고] 고전적으로는 전환장애를 hysterical conversion이라고도 하고, 신체화/전환 현상과 히스테리성 인격장애를 구별하지 않았으나, 지금은 주목과 관심을 원하는 감정적 특성(히스테리성 인격)과 내/외과적으로 설명되지 않는 신체증상(신체화장애)을 구별한다.

2) 원인

(1) 정서적 불안정성과 NE의 과잉 반응, catecholamine 기능의 불안정성이 연관

(2) 외모로 다른 사람을 성적으로 유혹하는 것에 몰두
내부 심리의 불안정성, 지식이나 능력 부족을 보충하려 함

(3) 해결되지 않은 오이디푸스적 문제, 애착과 분리 문제가 관여할 수 있음

3) 임상상 및 경과

(1) 연극적, 과시적, 반응적, 외향적이며 주목받기 위한 안간힘

↳ 노출이 심한 옷차림이나 추근대는 태도, 호들갑스러운 반응 등이 특징적

(2) 성심리가 미숙

(3) 우울장애 병발, 자살시도↑

4) 감별진단

(1) 경계성 인격장애 : 기능저하, 주체성 혼란 및 자기파괴적 양상으로 구별

(2) 자기애성 인격장애는 존경/숭배, 히스테리성 인격장애는 관심을 원함

(3) 경조증 삽화를 히스테리성 인격장애의 양상으로 오인 가능

5) 치료

(1) 정신분석적 정신치료(TOC) : 내적 감정을 명료화하는 것이 주됨

(2) 증상에 따른 보조적 약물 치료

① 우울증, 신체 증상 호소 : 항우울제

② 불안 : 항불안제

5. 자기애성 인격장애(narcissistic PD)

니네 내가 누군지 모르나 본데 나 이런사람이야
나에게는 관대하고 남에게는 막대하고 (6)
괜찮아 나니까 하나를 배우면 열을 깨달아버리는 나니까 (1)
나 이런사람이야 알아서 기어 아니면 쉬어 알았으면 뛰어 (4,5)
그래 내가 원래 그래 그래서 뭐 어쩔래 (7,9)
나 이런사람이야
학벌이 어딜드나 돈벌이 얼마드나 앵벌이 이런 개나리 진달래 십장생 (8)
말단에서 사장까지 의사 약사 변호사 검사 판사 한다면한다 한국놈 (2,3)

–D.J DOC, <나 이런사람이야>

1) 평생유병률 약 1%

2) 원인

(1) **정신병리의 핵심 : 취약한 자존감(self–esteem)**

↳ 역설적으로 들리지만, 자기애성 인격장애 환자의 내면은 훨씬 더 공허하고 외롭다.

(2) 정상발달에서도 미성숙하고 과장된 자기/타인상을 보이지만, 이것이 성인기까지

지속될 경우 진단 가능
건강한 발달에서는 비판과 좌절을 견디면서도 긍정적인 자기-존중감을 유지할 수 있어야 하는데, 이것이 잘 안되었을 때 발생

[참고] narcissistic PD에서의 Kohut 이론 전문의

1. 자기애성 인격장애의 형성과 연관된 3가지의 아동기 환상
   1) grandiose self-자신을 전지전능하고 특별한 존재로 생각
   2) alter ego-자신과 관계된 타인이나 사물을 자신과 걸맞는 특별한 존재로 생각
   3) idealized parental imago-부모를 전지전능하고 특별한 존재로 생각
2. 아동기의 자기애성 환상과 연관된 자기애성 인격장애의 특징적인 3가지 전이 형태
   1) mirror transference-치료자의 칭찬과 존경을 바람(from grandiose self)
      예) "선생님, 저 참 오늘 잘 하지 않았나요?"
   2) twinship transference-치료자도 자신과 비슷한 특별한 사람이라 느낌(from alter ego)
      예) "선생님도 저랑 같은 명문대를 나오셔서 그런지 뭔가 다르시네요."
   3) idealizing transference-치료자를 특별, 대단한 존재라 느낌(from idealized parental imago)
      예) "선생님은 정말 사람의 마음을 꿰뚫어보는 신기한 능력이 있으세요. 역시 선생님한테 찾아오기로 한 내 선택은 틀리지 않았어."

3) 임상상 및 경과

(1) 자존심이 불안정하며 우울장애에 취약

(2) 중년 위기(midlife crisis)에 상대적으로 취약

4) 감별진단

(1) 반사회성 인격장애 : 착취적이라는 점은 같지만 착취의 목적이 자존심이 아닌 물질적 이득을 위한 것임이 차이

(2) 경계성 인격장애 : 더 불안하고 더 무질서하고, 자살시도 많음

(3) 히스테리성 인격장애 : 자기애적 인격장애 환자는 자신의 성취를 과도하게 자랑스러워하고, 감정 표현이 어색하고 타인의 권리를 배려할 줄 모름

[참고] 양극성 장애의 경조증/조증 삽화와도 감별해야 함. 양극성 장애에서 나타나는 과대사고나 특권의식은 삽화적이라는 점이 가장 큰 차이점임

5) 치료

(1) 분석적 정신치료(장기간) : 예민함과 실망에 꾸준히 공감해주면서 자기애성 손상(narcissistic injury)을 점차 해결

(2) 약물치료 : 제한적
리튬(기분불안정), 세로토닌계 항우울제(거절에 대한 민감성)

▶ **B군 인격장애의 구별**

1) 반사회성 인격장애 : 쾌락과 만족만을 원함
2) 경계성 인격장애 : 공허함과 절망을 주체하지 못함
3) 히스테리성 인격장애 : 시선을 끌기 위해 애씀
4) 자기애성 인격장애 : 존경과 특별한 대우를 원함

11.8 C군 인격장애

1. C군 인격장애의 DSM-IV-TR 진단 기준

C군 인격장애의 DSM-IV-TR 진단기준(요약)

회피성 인격장애	의존성 인격장애	강박성 인격장애
소심함, 자기비하, 비판에 예민 ≥ 4/7	독립에 대한 공포로 맹목적으로 매달림 ≥ 5/8	질서, 통제, 완벽함에 집착하여 융통성, 효율 포기 ≥ 4/8
(6) 자신이 못나고 한심하다 생각 (4) 비판, 거절당할까 노심초사 (1) 사람 대하는 직업을 피함 (5) 낯가림 (2) 자기편인 사람과만 어울림 (3) 친한 사람 사이에서도 조심 (7) 망신당하기 싫어 새로운 시도를 못 함	(8) 혼자되는 데 대한 공포 (6) 혼자있을 때 불편/무력함 (7) 헤어지면 금방 딴사람 찾음 (5) 남 눈밖에 날까봐 불편감수 (3) 반대의견을 못냄 (4) 스스로 일을 벌이지 못함 (1) 남의 동의가 있어야 결정 (2) 남이 대신 책임져주기 원함	(2) 일 못 끝낼 정도의 완벽주의 (1) 순서, 세부사항 등에 집착 (6) 자기방식에 정확히 따르지 않으면 일을 남에게 못 맡김 (3) 일 때문에 취미/사교를 포기 (7) 자신/남에게 돈 쓰는데 인색 (5) 필요없는 물건도 못 버림 (4) 가치관에 융통성이 없음 (8) 고집이 셈

2. 회피성 인격장애(avoidant PD)

23세의 음대생 K는 청중 앞에서 연주하는 것에 대해 불안을 가지고 있다. 연주에 대한 반응이 조금이라도 부정적이라고 지각되면 그녀는 그 일로 크게 상처를 받는다. 그녀는 과 사무실에 아르바이트로 학생을 가르치는 일이 공지되었을 때 아르바이트가 절실하게 필요한 상황이었지만 거절될 것이라는 불안감 때문에 선뜻 지원하지 못했다. 수업을 함께 듣는 사람이 사적인 이야기를 하며 친밀하게 다가왔을 때에도 그녀는 상대방이 자신에게 호의를 가지고 있는지 확실하지 않아 더 친밀한 관계를 회피한다. 그녀는 친밀한 관계를 갖고 싶어 하지만 자신은 입만 열면 바보 같은 말만 하고 그런 실수를 사람들이 비웃을 것이라 생각해서 친밀한 관계를 갖지 못한다.

1) 역학

(1) 유병률 1～10%
성비는 연구결과상 뚜렷하지 않음

(2) social phobia를 동반하기도 함(구별하기 어려울 때도 많음)
사회공포증은 낯선 사람을 만나거나 남의 시선을 받는 몇 가지 특정 상황 자체에 대한 공포(예, 무대공포)가 핵심이고(각론 2장의 불안장애 참고), 회피성 인격장애는 자신이 부적절하고 모자라다고 생각해서 사람을 피하는 행동양식이 핵심. 또한 회피성 인격장애의 경우 장기간이며 삶의 전반에 나타남

2) 원인

(1) 행동억제기능이 과도하게 작용하는 것으로 생각

(2) 정신역동
실망, 거절, 실패 가능성과 관련된 불안을 감소하기 위해 위험을 회피

3) 임상양상 및 경과

(1) 아동기 : 회피성 경향이 수줍음으로 표현

(2) 청소년기, 성인초기 : 친밀감 형성 어려움 느끼며 악화됨

(3) 중년 이후 : 회피성 경향이 감소

(4) 결혼도 하지만 가족에 둘러싸여 지내고, 지지체계가 무너지면 우울, 불안, 분노

4) 감별진단

(1) 사회공포증 : 생활기능 전체가 영향받으면 인격장애쪽을 favor하는 소견

(2) 의존성 인격장애 : 의존성은 관계를 찾아다니며 욕구를 지속적으로 표현

5) 치료

(1) 역동적 정신치료 : 환자와 유대관계를 공고히 하는 것이 중요

(2) 자기주장 훈련 등의 사회기술 훈련, 집단치료－거절에 대한 예민함 감소

(3) 약물치료 : 불안, 우울에 대한 대증적 치료(항우울제, 베타차단제 도움)

3. 의존성 인격장애(dependent PD)

36세의 남자 B는 미혼이며 어머니가 그에 대한 모든 결정을 주도한다. 1년 전까지 그는 어머니와 함께 살았으며 어머니가 나가서 살라고 하자 마지못해 독립했다. 그는 어머니와 따로 살면서도 하루 10 여 번 가량 어머니에게 전화를 걸고 주말마다 어머니의 집에서 잔다. 그는 어머니가 마음에 들어 하는 여자를 만나지 못해 아직 결혼을 하지 않고 있다. 그는 직장에서 점심메뉴를 선택할 때에도 스스로 의견을 내는 일이 없으며 다른 사람의 의견을 무조건적으로 따른다. 일이 닥칠 때마다 그는 동료들이 해결하기를 기다리며 자신이 해결하려는 노력이 없다. 스스로 일을 결정하는 상황이 두려워 승진의 기회도 포기했다.

1) 역학

(1) 평생유병률 : 2~4%, 여자에서 호발

(2) 소아기 만성 신체질환이 위험 인자

2) 원인

(1) 불안정한 애착 : 분리-개별화 시기의 문제

(2) 구강기 고착과 관련

3) 임상상 및 경과

(1) 아동기 분리불안 병력, 지나치게 순응적인 아이

(2) 버림받는 것이 두려워 피해를 감수(신체/정신적 학대 등)

↳ 공유정신병적 장애의 경우 한쪽이 의존성 인격장애를 가지고 있는 경우가 많다.

(3) 애착대상을 잃었을 때 쉽게 우울장애에 빠짐

(4) 치료하면 치료 반응은 좋은 편임

4) 감별진단

(1) 아동기 이후에 의존성이 지속되어야 의존성 인격장애로 진단 할 수 있음

(2) 히스테리성 인격장애 : 히스테리성 인격장애는 더 화려하고, 주장적, 자기중심적

5) 치료

(1) 역동적 정신치료 : 자신의 행동을 이해하고 독립심 키울 수 있음

(2) 인지행동치료, 사회기술훈련, 집단 치료

(3) 공황발작 및 이별불안에 imipramine이 효과적, 항우울제/항불안제 사용가능

4. 강박성 인격장애(obsessive – compulsive PD, OCPD)

39세 S의 아내는 남편이 정서적으로 멀게 느껴지고, 도전 정신이 부족하여 항상 늘 하는 일만 반복하려 한다고 불평한다. 그는 집에서 일이 계획된 대로 진행되지 않으면 화를 내고 자신의 계획이 유지되기를 고집한다. 아이들이 길에 쓰레기를 버리자 다시 돌아가서 주워오게 하고 한 시간 동안 훈계를 하였다. 그는 가족과 외식이나 나들이를 일절하지 않으며 적금에 드는 것에 집착한다. 그는 회사에서 유능한 사원으로 인정받지만, 정작 자신은 일을 완벽하게 해냈을 때는 두려움이 잠시 미뤄지는 것뿐이며 일에 실패했을 때는 최악의 공포를 느낀다고 한다. 그는 모든 일을 세밀하게 점검하며 그가 하는 일들은 항상 정돈되어 있다. 그는 주말에도 집에서 하루 종일 회사 업무를 보고 있으며 이는 대부분이 한 번 처리된 업무를 다시 점검하는 일이다.

1) 역학

(1) 평생유병률 1% 전후, 남자, 맏아이에게서 호발

(2) 가족력, 엄격한 양육의 과거력

2) 원인

(1) 엄격한 양육과 연관

(2) **프로이트 : 항문기와 관련**(에릭슨의 자율성 대 수치심 시기에 해당)

3) 임상상 및 경과

(1) **융통성 없이 완벽성, 통제에 집착**하는 양상이 특징

(2) **대인관계 기술이 부족**

(3) 경과는 다양

(4) 나이가 들어감에 따라 주요우울장애 위험 증가

- 대개 스스로를(유능하지는 않더라도) 착실하고, 정의롭고, 도덕적인 사람이라 생각함
- 통제와 질서를 중요시 여기기 때문에 윗사람에게는 철저하게 복종 및 충성하고, 대신 아랫사람에게는 철저하게 복종받기를 원함(강자에게 약하고 약자에게 강한 기회주의와는 다름. 또 윗사람 앞에서도 속으로 윗사람을 무시하는 자기애성 인격장애와도 차이가 있음)
- 적극적으로 일하는 시기에는 특히 위계질서가 엄격한 조직에서는 성공하기도 하지만, 가치관의 유연성이 없기 때문에 사회의 변화에 따른 가치관의 변화를 견디지 못하고, 점차 나이가 들어갈수록 요즘 젊은 세대들은 버릇도 없고 부도덕적이라며 격분하다가 점차 우울에 빠지게 된다.

4) 감별진단

강박장애 : 강박사고, 강박행동이 뚜렷. 강박성 인격장애는 자아동질적

5) 치료

(1) **역동적 정신치료 : 환자를 억압하고 있는 감정을 표현할 수 있게 도움**

(2) **인지치료** : 강박적 몰두를 차단. 완고한 인지적 스키마를 확인, 수정함

(3) **집단치료**

(4) clomipramine, **세로토닌제제** : 강박적 증상에 도움

각 인격장애에서 주요 방어기제 요약

Paranoid PD	Projection
Schizoid PD	Fantasy
Histrionic PD	Dissociation, Denial, Acting out
Borderline PD	Splitting, Acting out, Passive-Aggressiveness, Hypochodriasis
Obsessive-Compulsive PD	Isolation, Intellectualization, Reaction formation

11.9 기타 인격장애

1. mixed personality

특정 인격장애로 진단할 만큼의 증상 가지수는 부족하나 여러 인격장애의 증상들이 조금씩 종합되어 인격장애의 일반진단기준에 해당될 만큼의 기능장애를 보임

2. 수동공격성 인격장애(passive-aggressive PD)

꾸물거리고 게으름피우는 것을 통해 소극적으로 적개심과 공격성을 표현하는 인격장애. 의존적이면서도 자신이 의존하는 상대에 대해서 비판적임

3. 우울성 인격장애(depressive PD)

낮은 자신감, 즐거움을 느낄 능력의 부족으로 인해 만성적으로 침울한 인격장애(기분부전증과 구별이 어려울 수 있음)

↳ 사회공포증과 회피성 인격장애처럼, 기분부전증과 우울성 인격장애도 구별이 어려울 수 있음

12

충동조절장애

Impulse-Control Disorders

– 충동조절장애 범주에 들어가는 질환의 진단명과 개략적 임상양상을 파악한다.

12.1 개요

1. 충동조절장애의 정의

1) 충동(impulse) : 인간이 가지는 본능적 성향
   너무 강하거나 자아의 억제 기능이 약화되면 문제 발생
2) 충동조절장애
   충동으로 인해 긴장이 고조되고 이를 해소하기 위해 행동으로 옮기면서 자신이나 타인에게 피해를 주는 것이 핵심적 증상인 정신장애

2. 충동조절장애의 공통된 특징

1) 충동, 욕구, 유혹을 조절 못하고 자신이나 타인에게 해가 되는 행동을 반복
2) **행동 전까지 긴장감이나 각성상태가 고조**
3) **행동 직후에는 쾌감, 만족감, 긴장해소**
4) **자아동조적(ego-syntonic)** : **행위 자체에 대한 자책, 후회, 죄책감은 없을 수도**
   cf. 충동적 행동의 후유증(타인의 피해, 법적 처벌)에 대해서는 자기혐오나 죄의식, 공포를 느낄 수도 있음

▶ **충동조절장애와 강박장애**

강박장애도 충동조절장애와 마찬가지로 긴장감이나 각성상태가 고조되어 특정한 행동을 하게 된다. 하지만 강박행동은 자아이질적(ego-dystonic)으로 느껴지며, 불편한 느낌을 떨치게 해줄 뿐, 그 자체로 즐거움을 주지 않는다는 점이 충동조절장애와 다르다.

충동성-강박성을 일종의 연속선상에 놓고 충동성과 강박성이 관련된 질환이나 현상들을 파악해볼 수도 있는데, 예를 들어 식사장애의 경우 신경성 식욕부진증은 보다 강박적 측면이, 신경성 대식증은 보다 충동적 측면이 강하다고 볼 수 있음

3. 충동조절장애의 진단분류(DSM-IV-TR)

간헐성 폭발성 장애(intermittent explosive disorder)
병적 도벽(절도광, kleptomania)
병적 방화벽(방화광, pyromania)
병적 도박(Pathological gambling)
발모벽(발모광, Trichotillomania)
기타 충동조절장애(impulse-control disorder not otherwise specified)-인터넷 중독, 게임 중독, 병적 충동구매 등

[참고] DSM-IV-TR에서는 현상학적으로 유사하여 같은 충동조절장애에 묶여 있지만, 일부 충동조절장애의 경우 다른 범주 진단의 특성을 가지는 경우도 있음. 병적 도박의 경우 많은 부분에서 물질중독과 비슷한 특징을, 발모광의 경우 강박장애나 신체이형장애와 비슷한 특징을 일부 가지고 있음

12.2 간헐적 폭발성 장애(Intermittent explosive disorder)

1. 개요

1) 간헐적으로 공격충동을 억제하지 못하고 폭행이나 기물파손
2) 가정생활/사회생활 어려움 겪고 법적인 문제가 많이 발생

↳ 소위 '욱'하는 편이라는 사람들 중 일부가 이 장애에 해당(일부는 인격장애나 기분장애 등에 해당)

2. 역학

1) 정신과 입원환자의 약 2%, M>F
2) 10~20대에 시작
3) 가족력(+)

3. 원인

1) 생물학적 요인

(1) **충동을 담당하는 변연계 이상이 주원인**

(2) serotonin의 감소와 연관

(3) 높은 테스토스테론 수치와 공격성/폭력이 연관됨

(4) **주산기 뇌손상, 유아기 경련, 두부외상, 뇌염시 위험 증가**

2) 심리적 요인

narcissistic injury에 대한 반작용, 불안정한 성장환경, 공격적 부모와의 동일시 등

4. 진단

간헐성 폭발성 장애의 DSM-IV-TR 진단기준(요약)

A.	공격충동의 억제불능으로 인한 폭행 또는 기물파손 삽화가 반복
B.	정신/사회적 스트레스의 정도에 비해 공격성이 과도
C.	배제진단 – 반사회성/경계성 인격장애, 정신병적 장애, 조증삽화, 품행장애, ADHD, 치매 물질남용, 신체질환(두부손상 등)

5. 임상양상 및 경과

1) 청소년기 후기 – 초기 성인기에 발병, 중년 이후에는 증상이 약화됨
2) 삽화적(episodic) : 평소에는 충동적, 공격적 행동이 없다.
3) 자신의 의지와 상관없이 충동을 억제 못해 공격 행동을 함
4) 발작적 공격 행동전 긴장 증가, 자율신경계 흥분 증상 나타남
5) 공격적인 행동 하면 안 된다는 것을 알면서도 충동을 행동으로 실행
6) 자신의 행동에 대해 곧바로 후회하고 자책감 따름

6. 치료

1) 정신치료 : 호전 힘듦. 행동 결과를 가지고 상담하는 것이 도움
2) 행동요법 : 충동적 욕구가 올라올 때 어떻게 할지 미리 적절한 대안을 마련
3) 약물치료 : TOC는 없음. 리튬/항경련제/SSRI/베타차단제가 일부에서 도움

12.3 병적 도벽(절도광, kleptomania) KMLE

1. 개요

1) **특별히 필요한 물건이 아님에도 단지 훔치고자 하는 충동을 억제하지 못해 물건을 훔치는 행위가 반복되는 질병**
2) 훔친 물건에 욕심이 있는 것이 아니고 물건을 훔치는 행위를 통해 만족 얻는다.

2. 역학

1) 상점 절도범의 5%
2) **남 : 여 = 1 : 3**
3) **여성의 경우 월경기에 많이 일어남**

3. 원인

1) 세로토닌계 이상과 관련
2) 기질적 뇌질환이나 정신지체와 관련한 이득 없는 절도도 있음
3) 공격적/성적 충동 등과 관련한 상징적 의미가 있기도 함

4. 진단

병적 도벽의 DSM-IV-TR 진단기준(요약)

A.	자신에게 **쓸모나 경제적 가치가 없는 물건**을 반복적으로 훔침
B.	**훔치기 직전에 긴장이 고조**
C.	**훔치는 동안 쾌감, 만족감 또는 긴장해소**
D.	**망상이나 환각 또는 분노나 원한 때문이 아님**
E.	배제진단 – 품행장애, 조증삽화, 반사회성 인격장애

↳ 망상이나 환각 때문이라면(예컨대 자신이 물건을 훔치라는 신의 명령을 받았다고 생각) 정신분열병 등을 생각
↳ 품행장애나 반사회성 인격장애에서는 죄의식이 없는 것이 병적 도벽과의 구별점

5. 임상양상

1) 잡히거나 들킬 가능성 때문에 **심리적 고통, 죄책감 느끼는 경우도 많음**
2) 우울장애나 많은 경우 기분부전증 동반
3) 심리적으로는 훔치는 행동이 우울한 기분을 완화시키는 것으로 생각
4) 기분장애, 강박장애, 식사장애 동반되는 경우도
5) wax and wane 하면서 만성 경과, 주로 체포/구속 관련 문제

6. 치료

1) 분석적 정신 치료 : 환자가 치료의지 있는 경우 효과적
2) 인지행동 치료 : 체계적 탈감작, 혐오요법을 이용
3) 약물 치료 : 항우울제, 기분조절제, topiramate, naltrexone
4) 가족, 주변 사람들의 따뜻한 이해와 공감, 사랑이 필요
5) 치료효과는 좋은 편이나 자발적으로 치료받으러 오는 경우가 드물다.

12.4 병적 방화(방화광, pyromania)

동물학대와 방화, 그리고 유뇨증(enuresis)이 함께 동반되는 경우들이 있음

1. 개요

충동을 억제하지 못해 반복적으로 불을 지르며, 화재를 보고 긴장이 완화되고 희열을 느끼는 충동조절장애

2. 역학

1) 방화범 중 극히 일부가 여기에 해당
2) M>F(약 8배), 거의 반수 가까이가 미성년

3. 원인

1) 세로토닌/노르아드레날린 대사 이상 : CSF 5-HIAA 및 MHPG 낮음
2) 역동적 의미 : 성충동, 우월감, 좌절감 해소 등

4. 진단

병적 방화의 DSM-IV-TR 진단기준(요약)

A.	한 번 이상의 의도적 방화
B.	방화 직전에 긴장이 고조
C.	불 또는 화재진압 장비에 호기심, 취미
D.	불지르기, 불구경 혹은 화재진압에 참여하며 쾌감, 만족, 긴장완화
E.	금전적 이득/정치적 의사표현/범죄은폐 목적 아님 분노나 원한, 판단력장애, 망상/환각에 의한 것이 아님
F.	배제진단 – 품행장애, 조증삽화, 반사회성 인격장애

↳ 진단기준이 병적 도벽과 매우 비슷한 것에도 주목
↳ 화재를 일으키고 끄는 과정에서 흥분을 느끼는 이외의 동기가 있으면 진단하지 않는다. 금전적 이득(화재보험금 등)을 노린 보험사기나, 화전을 일구기 위한 불법 산불 등은 병적 방화가 아니다.

5. 임상양상 및 경과

1) 대개 소아기에 시작
2) 늦게 시작한 경우 경과가 더 나쁨(무책임, 병식 부족, 알코올 문제 등 때문)

6. 치료

1) 성인은 치료가 어려우며 구속수감이 유일한 방법일 수도
(수감상태에서 행동치료 시도해 볼 수 있음)
2) 소아의 경우 치료에 반응이 좋으며, 처벌보다는 재발예방에 중점, 가족치료 동반이 필요

12.5 병적 도박(Pathological gambling)

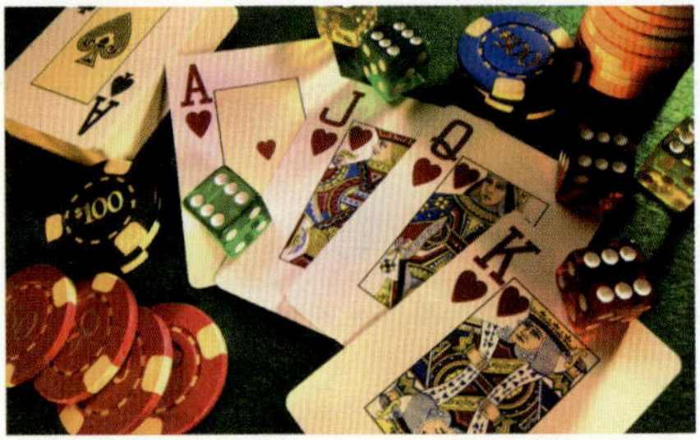

1. 개요

1) 심각한 휴유증에도 불구하고 충동을 억제 못하고 지속적으로 도박에 빠짐
2) 실직, 파산, 이혼, (자금 마련을 위한) 범죄 등의 합병증

2. 역학

1) 1~3%, 도박에 허용적인 사회에서는 더 증가
2) 우리나라 4% 이상으로 보고되기도

3) **남성에서 호발**. 여성, 청소년 비율 증가 추세(여성에서는 늦게 발병)
4) 병적 도박 또는 알코올 의존의 가족력시 위험 증가

3. 원인

1) 도파민/세로토닌/노르아드레날린 대사의 복합적 이상 제기
2) 역동적 의미 : 무의식적 죄책감에 의한 자학, 전지전능감에 대한 환상

> ↳ 과대망상이라고 진단할지 애매할 정도로, 자신의 의지나 능력으로 도박의 결과를 조정할 수 있다고 생각하는 도박 중독자들이 상당히 많다.

4. 진단

병적 도박의 DSM-IV-TR 진단기준(요약)

A.	지속, 반복적, 비적응적인 도박행동 ≥ 5/10 (1) 도박 관련 생각(예전에 땄던 일 등)이 머릿속을 떠나지 않음 (2) 만족을 위해 거는 돈의 액수가 커짐(내성) (3) 도박을 끊고 싶어함. 또는 끊으려고 하나 실패 (4) 도박을 안하면 안절부절하거나 예민(금단) (5) 도박이 현실도피나 기분호전 수단으로 이용됨 (6) 잃은 돈을 만회할 의도의 도박(chasing one's losses) (7) 주변에 도박을 감추려 거짓말 (8) 도박자금 마련위한 탈법행위(위조지폐, 사기, 절도, 횡령) (9) 도박 때문에 직업, 교육 또는 인간관계에 위기 (10) 도박자금/빚 때문에 타인에게 의존
B.	배제진단 – 조증삽화

* A의 (2)~(4)는 물질의존(substance dependence)의 진단기준과 중복
* 사교적 도박(social gambling–social drinking에 대비)의 경우 자신이 감당할 수 있는 소액 범위의 금전손실 범위 내에서 친지들과 하는 오락 목적의 도박임

5. 임상양상 및 경과

1) 전형적 경과(1~2년에서 15년까지 다양)
   (1) winning phase : 약 1년치 수입 정도의 큰돈을 땀
   (여성은 큰 돈 따는 일 없이 현실도피 수단으로 도박을 사용하기도 함)
   (2) progressive loss phase : 도박이 삶의 중심이 됨. 위험 불사, 돈 빌림, 결근/실직
   (3) desperate phase : 돈을 못 갚기 시작, 사채업자 전전, 공금횡령 등
   (4) hopeless stage : 도박으로 인생이 돌이킬 수 없이 망가졌지만 습관적으로 도박
   남자는 사춘기, 여자는 중년에 흔히 시작, 만성 경과

2) 초기 승리감이 흥미, 각성, 쾌감을 유발하여 도박을 끊지 못하는 요인으로 작용
3) 점진적인 인격의 황폐화 동반

6. 치료

1) 자조집단

단도박 모임(gamblers anonymous)

2) 약물치료

(1) SSRI : 우울성향, 현실도피적 도박에서 유리
(2) naltrexone : 충동성, 호기심이 높은 자극추구형에서 사용
(3) acamprosate도 시도

↳ 다른 충동조절장애와 달리 알코올의존과 치료약물이 대부분 겹치는 게 특징적이나 disulfiram은 사용되지 않음(disulfiram은 뇌의 보상회로에 직접 작용하지 않고 알코올 대사에 작용하기 때문)

3) 인지행동치료

(1) 자신의 기술로 확률을 조정할 수 있다는 왜곡된 생각을 교정
(2) 생활 속에서 도박의 유혹 및 도박욕구가 증가될 때에 대한 대처기술 습득
(3) 집단치료가 더 좋음

4) 가족치료

(1) 가족들이 도박 빚을 갚아주기 보다는 본인이 빚을 해결하게 하는 것이 좋음
(2) 도박의 원인이 될 수 있는 가족내 스트레스, 갈등의 치료

5) 병적 도박 치료를 위한 치료자의 태도

(1) 환자에게 치료동기를 불어넣는 것이 중요
(2) 부정적 편견이나 비난하는 태도 대신, 환자들의 정서적 어려움에 공감

12.6 발모광(Trichotillomania)

[참고] 발모광은 충동조절장애 중에서는 강박장애에 가장 가까운 양상을 보임. 약물치료도 강박증 치료약물에 준함. 역학적으로도 OCD, 뚜렛장애 등과의 연관성이 높고, 다른 충동조절장애와 달리 물질관련 장애와의 연관성도 높지 않다.

1. 개요

자신의 털을 뽑으려는 충동을 억제하지 못하는 충동조절장애

2. 역학

1) 드물고 숨기는 경우 많아 병원에 오는 경우 적음

↳ 피부과에 탈모를 주소로 내원하였다가 발견되어 정신과로 의뢰되는 경우가 꽤 있음

2) 소아 : 남녀 비율 유사, **성인 : 여자에서 더 흔함**

3. 원인

1) 심리적 요인
   (1) 발모행동의 시작이 스트레스와 연관
   (2) 부모-자녀관계의 장애, 불안, 우울 등이 심리적 원인으로 알려져 있음
2) 생물학적 요인 : 강박장애와 유사하게 뇌의 세로토닌 체계에 이상

4. 진단

발모광의 DSM-IV-TR 진단기준(요약)

A.	반복적인 털뽑기로
B.	털뽑기 직전 긴장이 고조
C.	털뽑으며 쾌감, 만족, 긴장완화
D.	배제진단-다른 정신질환, 신체질환(피부질환에 의한 탈모 등)
E.	사회, 직업적 기능장애

5. 임상양상

1) 두피에 드문드문 불완전한 탈모증 보임
2) 머리카락 > 눈썹, 속눈썹, 턱수염 > 음모
3) 털을 뽑을 때 통증을 호소하지 않지만, 털뽑은 부위의 가려움, 따끔거림 호소함
4) 머리 부딪치기(head-banging), 손톱 물어뜯기, 긁기, 피부박탈(excoriation), 자해 등이 동반되기도 함
5) 약 1/3에서 뽑은 털을 먹음, 이들 중 1/3은 trichobezoar(위석) 발생

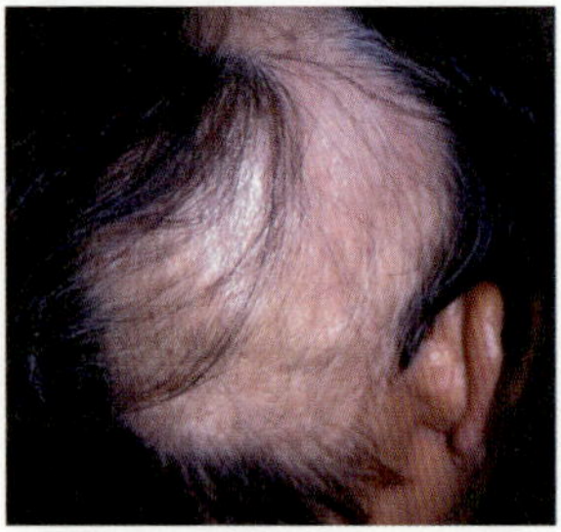

Trichotillomania

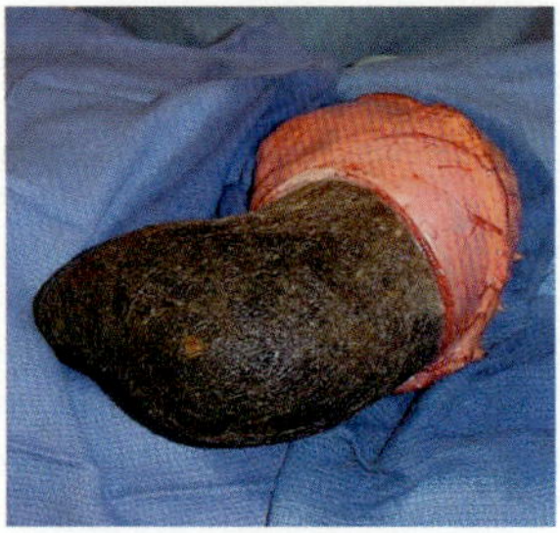

Trichobezoar

6. 치료

1) 적극적인 정신치료
2) 가족치료
3) 행동치료
   (1) self monitoring : 스스로 행동을 조사하고 주의를 기울이게 함
   (2) habit reversal : 털을 뽑고 싶은 충동이 들 때 다른 행동을 하도록 훈련
4) 약물치료
   (1) 강박증에 효과가 있는 clomipramine, SSRI가 도움
   (2) naltrexone, pimozide, clonazepam의 일부 효과도 보고
5) 피부과 협진

12.7 기타 충동조절장애

1. 강박적 구매(쇼핑중독, compulsive buying/oniomania)

1) 일반인구의 약 1～6%에서 나타남
2) 양상
   (1) 조증/경조증 삽화가 아닌데도 비합리적 소비 및 이로 인한 불편감
   (2) 시간소모, 사회/직업적 기능에 지장 및 부채/신용불량 문제 발생
3) 자조그룹 및 SSRI가 도움됨

2. 인터넷 중독(internet addiction) 및 게임 중독(game addiction)

1) 인터넷 서핑 또는 게임 이용이 깨 있는 시간의 대부분을 차지하고 이로 인해 생활에 지장을 받음
2) 인터넷 자체보다 온라인 쇼핑, 온라인 게임, 포르노 등에 대한 중독일 수 있음

Psychiatry

13

자살 및 난폭행동

Suicide & Violence

- 자살의 역학적 실태, 심각성 및 흔한 원인질환을 숙지
- 자살사고 및 자살행동의 일반적 대처원칙을 숙지
- 난폭행동의 흔한 정신과적 요인과 일반적 대처원칙을 숙지

13.1 자살(Suicide)

자살은 가장 중요한 정신과적 사망원인이기도 하지만, 전체 사망원인 중에서도 중요한 비중을 차지하므로 정신과 의사 아니라도 의사라면 자살에 대해 기본적으로 어느 정도는 알아두어야 한다.

1. 역학 의대실습 KMLE

1) 자살률

(1) 미국 : 사망원인 8위

(2) 한국(2007) : 사망원인 전체 4위(암, 뇌혈관질환, 심장질환 다음)

① **20~30대 사망원인 1위**

② 남 : 여=2 : 1

③ 연간 10만 명당 약 25명(2007년 기준 OECD 국가 중 1위 차지)

↳ 해마다 순위가 약간씩 바뀌기는 하지만, 특히 우리나라의 경우 최근 10~20년 사이 자살률이 높아지는 추세임

2) 자살방법

(1) 주된 자살방법

① 남자 : 독극물>목매달기>투신(미국에서는 총기사용이 m/c)

② 여자 : 향정신성 약물/독극물이 m/c

cf. 전세계적으로 많이 사용하는 방식은 목매달기

3) 연령

(1) 대체로 연령이 증가하면서 자살률이 증가

(2) 남자 : 30대 및 60대 이후, 여자 : 55~64세에 peak

4) 기타

(1) 종교가 있는 경우 무종교인보다 낮다.

(2) 기혼자 < 미혼자 < 사별자 < 이혼자(홀아비 > 과부)

(3) 무직자에서 자살률 높다.

(4) **봄/가을에 여름/겨울보다 높다.**

(5) **사회경제수준(SES) 높을수록 자살률 높다.**

cf. SES 높던 사람이 갑자기 SES가 떨어졌을 경우 특히 위험

2. 신체질병과 자살

1) 자살자의 1/3가량은 자살 직전 6개월 사이 신체질환으로 치료

2) 자살자의 1/2정도에서 신체질환이 주요 관련 요소

3) 거동제한, 외모변형 및 만성통증시 특히 위험 증가

3. 정신질환과 자살

대개 자살을 결정하고 실행에 옮겨서 사망하기까지에는 여러 가지 요인이 복잡하게 관여함. 따라서 자살의 방법은 대개 한 가지이지만, 자살에 이르기까지의 한 가지 요인, 특히 가장 중요한 요인을 따지는 것은 어렵거나 불가능할 수 있음

따라서, 자살자의 95%에서 정신장애 진단이 가능하기는 하지만, 이것이 곧 자살 원인의 95%는 정신장애라는 뜻은 아니다.

1) 정신장애와 자살위험

(1) 자살자의 95%에서 정신장애 추정

① 우울장애 : 80%

② 정신분열병 : 10%

③ 섬망, 치매 : 5%

④ 알코올의존 : 25%(대부분 다른 정신장애 동반)

(2) 정신과 환자의 경우 일반인에 비해 자살 위험이 3~12배

cf. 자해 빈도는 약 50배

2) 자살 관련 스트레스 요인

(1) 30세 이전 : 취직, 결별, 인간관계, 금전문제 등

(2) 30세 이후 : 신체건강이 주된 요인(노인에서는 사별도 포함)

cf. 특정한 스트레스 요인을 비관한 것이 자살의 단일한 원인으로 보기는 어려울 때가 많음(이러한 스트레스 요인이 우울증을 유발하고 우울증 증상으로 자살하는 경우, 혹은 기왕에 정신질환을 가지고 있는 취약한 상태에서 이러한 스트레스를 견디는 능력이 떨어져 자살에 이르는 경우 등 다양하게 작용)

3) 각 정신질환과 자살의 관련성

(1) 우울장애와 자살

① 67%가 자살생각, 10~15%가 자살로 사망

↳ 항우울제 치료의 발달로 수십년 전에 비해서 감소하였으나 아직 상당한 비중

② 우울장애의 전체 경과 중에서는 비교적 초기에 나타남

③ 증상이 가장 심할 때보다 회복기에 더 많이 자살

cf. 남자, 독신, 노인이 자살위험이 높은 것은 일반 인구에서와 같다.

↳ 각론 1장에서 나왔듯, 회복기에는 자살을 유발하는 절망감이 아직 좋아지지 않은 상태에서 자살을 시행할 만큼의 기력이나 충동성이 생기는 시기가 있어 특히 주의해야 함

(2) 정신분열병과 자살

① 50% 정도가 자살생각, 10% 전후가 자살로 사망

② 주로 청소년/초기 성인기, 발병 수년 내에 자살

③ 퇴원 후 수주~수개월 사이가 위험, 입원치료 중 자살은 소수

(3) 알코올 의존과 자살

① 자살률 15%까지도 보고됨

cf. 자살자 대부분은 기분장애(주로 우울장애) 동반

② 심한 내과 질병, 실직 상태, 독신, 반사회성 인격장애시 위험 증가

(4) 기타

① 헤로인 의존 환자 : 20배 높다.

② 반사회성 인격장애 : 5%가 자살

4. 원인

1) 생물학적 원인

(1) serotonin의 관련성 : 뇌간, 전두엽 피질에서 serotonin 및 대사물인 5-HIAA ↓

(2) 자살생각 및 자살사망 둘 다 가족력 관여, 일치율 : MZT > DZT

2) 심리적 원인

(1) 절망(hopelessness), 낮은 자존심(self esteem)과 관련

(2) 실연, 자기애적 손상 이후, 지나친 분노/죄책감 있을 때, 죽은 이와의 재결합

3) 사회학적 원인 전문의

프랑스 사회학자 뒤르켐(Durkheim)의 이론

(1) 이기적 자살(egoistic suicide) : 개인이 어느 사회집단과도 밀접하게 융화되지 못할 때 발생

(2) 이타적 자살(altruistic suicide) : 개인이 사회집단과 지나치게 융화되어 사회집단을 위해 자기를 희생하는 식으로 발생

(3) 무통제적 자살(anomic suicide) : 사회집단에 대한 개인의 융화나 적응이 돌연히 차단되거나 와해될 때 발생

> ↳ 이기적 자살의 예) 반사회성 또는 경계성 인격장애 환자의 자살
> ↳ 이타적 자살의 예) 순교, 가미가제 폭격, 알카에다 요원의 자살테러
> ↳ 무통제적 자살의 예) 사회격변기나 경제공황기의 자살, 로또당첨 후 자살 등

4) 스트레스 - 취약성 모형

(1) 개념 : 위험요인(risk factor)과 방어요인(protective factor)이 균형을 이루지 못하여 자살을 한다는 모형

(2) 위험요인(risk factor) : 자살하는 방향으로 이끄는 요인

e.g) 자살성향, 스트레스, 급성촉발요인(이별, 상실, 갈등, 경제적 문제, 고민, 부정적인 생활사건, 충격적인 생활사건, 질병의 악화, 자기애적 손상)

> ↳ 촉발요인(triggering factor) : 도화선에 불을 당기거나 총의 방아쇠를 당기는 역할을 하는 것에 비유되는, 기저의 자살위험을 자살행동으로 옮기게 하는 요인

(3) 방어요인(protective factor) : 자살을 막는 방향으로 작용하는 인자

e.g) 긍정적인 태도, 화목한 가정, 인간관계가 원만, 의사소통이 원활, 적극성, 안정된 직업, 취미생활, 건전한 종교, 규칙적 생활 등

5. 자살시도 및 자해와 자살의 비교

자해 또는 자살시도에 대비하여, 실제로 자살로 사망하는 경우를 completed suicide라 한다. 자살실행, 자살완수 등으로 번역하기도 한다. 자살사망도 무난하다. '자살성공'은 자살이 마치 긍정적인 일처럼 여겨지는 뉘앙스여서 그런지 정신과 의사들 사이에서는 다소 금기시되는 표현

1) 자살시도(suicidal attempt)

> ↳ 모든 자살기도자가 자살로 사망하지는 않는다. 하지만 자살기도를 한 적이 있다면 그렇지 않은 경우보다 자살로 사망할 위험이 높다.

(1) 자살기도자는 자살자의 8～10배

(2) **여 > 남(2～3배)** KMLE

(3) 대체로 자살을 시행하기 전 수회의 자살 기도

자살사망자와 자살시도자의 특징 비교

	자살 사망자	자살 기도자
성	**남자**	여자
연령	20대, 노인	20대
직업	정신노동자	육체노동자, 주부
자살 이유	질병	가정불화, 경제위기
당시의 진단	우울증 > 알코올의존 > 정신분열병	인격장애 > 적응장애
자살계획	신중히 계획	계획없이 충동적
암시 및 유서	암시한 적 있음	유서 있음
과거 기도한 경험	두 번 이상 또는 없음	없음
위험도(방법)	높음(목매기, 투신)	낮음(음독)
구조 가능도	낮음(요청 없음)	높음(즉각 요청)

> ↳ 구조가능도 : 실제로 자살에 이르는 경우는 대개 구출하기 어려운 상황(연락두절상태, 오지, 발견하기 어려운 장소와 시간대)에서인 경우가 많다.

2) 자해(self-mutilation) = 유사자살행위(parasuicidal behavior)

(1) 자해의 뜻 : 자살에 가까운 자기파괴의 일종(실제로 죽고자 하는 의도는 없다)

(2) 역학

① 정신과 입원환자의 4%

② 20대에 호발

③ 남 : 여=1 : 3

④ 정신과 환자의 자해 빈도 : 일반인의 50배

(3) 임상양상

① 대개 예리한 도구 이용해, 손목, 팔, 허벅지, 다리를 긋는다(얼굴, 유방은 드묾).

② 대개 통증을 못 느낌(분노나 절망감으로 통증을 느낄 틈이 없기 때문인 듯)

③ 인격장애(특히 경계성 인격장애), 물질 남용과 연관

6. 자살의 위험요인

1) **45세 이상**
2) **알코올 의존**
3) 격한 분노, 흥분 잘함. 폭력 자주 행사
4) 자살 기도 경험
5) 남자
6) 어려울 때 남의 도움 받기 원치 않음
7) 장기간 지속되는 우울증
8) **정신과 입원 치료 경험**
9) 최근에 물질적 큰 손해, 중요한 사람과 이별 경험
10) 우울증
11) **신체적 질병**(특히 신부전, 폐기종)
12) 실직, 은퇴
13) 배우자와 사별, 이혼. 독신

▶ 청소년의 자살 위험요인

1) **부모의 불화/이혼 또는 부모와의 불화**, 부모 상실
2) 진학실패, 성적부진
3) 권태감
4) 기타 : **물질남용, 또래집단의 압력, 매스컴의 영향**

7. 평가

1) 정신상태검사시 자살 의도나 관념에 대해 직접적으로 단도직입적으로 질문. 직접적으로 '자살하려고 하거나 또는 자살을 시도하려고 했느냐?'고 물어봐야 함

↳ 자살에 대해 묻는 것 자체로는 자살사고를 절대 증가시키지 않음

[참고] 자살위험과 관련하여 물어봐야 할 것들
1) 과거 자살시도 여부
2) 불안, 우울, 탈진 정도
3) 확보된 자살수단
4) 가족에게 자살이 미치는 영향에 대한 환자의 생각
5) 자살의사의 표현 여부
6) 유언 여부
7) 수술예정이나 가족의 죽음 등 생활상의 큰 변화
8) 자살의 가족력
9) 만성적인 염세주의나 절망감

2) 자살예측평가

요인		높은 위험도	낮은 위험도
인구학적 자료	연령	10~19세 청소년, 45세 이후	44세 이하
	성	남자	여자
	결혼상태	이혼, 미혼, 배우자 사별	기혼
	직업	무직, 실직, 은퇴	고용
생물학적 요인	세로토닌 대사물	CSF 5-HIAA 낮음	CSF 5-HIAA 높음
	tryptophan hydroxylase allele	LL genotype > UL genotype	UU genotype
심리사회적 요인	대인관계	갈등이 크다.	안정
	가족환경	가정 불화/파탄함	안정
	자원, 능력	성취도, 통찰력 낮다.	성취도, 통찰력 높다.
	개인적 요인	정서가 불안정, 통제력 부족함	정서가 안정, 통제력 적절함
	사회적 요인	인간관계가 불안정, 사회적 고립 가족이 무관심하게 대함	인간관계 원만, 사회적통합 이룸 가족이 관심을 기울임
건강	신체적 상태	만성질환, 건강염려증 물질 사용이 과다	건강함, 지각이 건전 물지 사용이 줄어듦
	정신적 상태	우울증, 정신병 심함 인격장애 심함 물질, 알코올을 남용 희망이 없음	우울증, 신경증 가벼움 인격이 정상 음주가 친교 목적에 그침 낙관주의
자살행동		사고 잦고, 지속적이며 정도가 심함	사고 드물고, 일시적이며 가벼움
자살사고		시도가 반복적, 계획적	가벼움
자살기도		죽으려는 의지 있음 의사소통이 소극적(자기를 비하) 방법이 치명적 유서 있음	첫 시도이며 충동적 변화하고자 소망 의사소통이 외향적(분노를 터뜨림) 방법이 간단 유서 없음
구출도		낮음	높음

→ 그러나 실제 임상적으로 자살을 정확하게 예견하는 것은 매우 어려움

8. 치료

1) 초기 치료

(1) 급성 스트레스로 인해 자살 위험 보이는 경우 → 보호와 지지가 우선

(2) 스트레스 없이 자살위험 보이는 경우 → 정신과질환 가능성↑, 정신과로 의뢰

2) 외래 치료

(1) 입원 못 할 경우 통원 치료하는데 밀착된 추적이 가능해야 함

(2) 자주 의사 방문, 지지치료, 약물치료 시행

3) 입원치료

(1) 입원 치료가 필요한 경우 의대시험 의대실습 KMLE

① **사회적 지지 체계 없는 경우**

② **과거에 충동적으로 행동한 경우**

③ **자살계획을 하고 있는 경우**

cf) **원칙적으로 입원 치료하는 것이 좋다.**

★"It is better to err on the safer side": 입원이 불필요한 환자를 입원시키는 것보다, 입원이 꼭 필요한 환자를 입원시키지 않는 쪽이 더 치명적 실수를 저지르는 것이므로, 애매한 상황이라면 (불필요한 입원이 일부 있을 것을 감수하고) 입원을 하는 쪽으로 추진하는 것이 맞다는 입장

(2) 그 외 자살생각의 정도, 자살위험도 평가, 위험도−구조 가능도 평가, **우울증상의 심각도**, 인격장애 유무, 환자와 가족의 대처능력, 환자의 생활환경, 사회적 지지 정도에 따라 결정

(3) 자살 위험 환자의 경우 간호실 앞에 안전유리로 된 창문이 있는 폐쇄된 병실에 두고 관찰하는 것이 바람직함

4) 약물치료

(1) 항우울제, 항불안제 사용

(2) 심한 우울증, 망상 : 항정신병 약물

(3) 자살 위험 큰 우울증 : ECT

5) 예방

(1) 예방 단체

① 한국 : 생명의 전화, 사랑의 전화

② 미국 : 자살예방센터

(2) 대처 원칙 KMLE 전공의

① **운영전화상담원은 자신의 이름을 밝힘**

② **다음 무엇보다 상대의 성명, 주소, 전화번호를 먼저 꼭 물어보고 기록**

③ 무조건 상대방의 이야기를 따뜻하게 들어주고

④ 상대가 진정되는 듯하면 인근 병원이나 센터를 찾아오도록 한다.

⑤ 이미 음독을 했다고 알리거나 총을 장전하고 있다고 하면 즉시 경찰에 위급 상황을 알려 처음 물었던 환자의 성명, 주소지를 가르쳐 준다.

6) 법적 문제

(1) 입원환자가 자살할 경우 정신과 의사에게 소송 제기

(2) 모든 자살을 예방할 수 없다는 점은 참작되나, 적절한 자살 위험도 평가나 입원 중 자살할 징후를 감지하고 적절한 조치를 취했는지는 소명 필요함

(3) **따라서 자살위험도 평가 내용 및 의사결정 사항을 면밀하게 기록**

13.2 난폭행동(폭력, violence)

타인 또는 사물에 대한 공격적인 행동

1. 원인

1) 생물학적 요인

(1) 신경생리학적 요인 : 측두엽, 편도핵(amygdaloid nucleus)의 손상

(2) 유전 : 정신질환의 가족력, **낮은 IQ, 염색체 이상(XYY)**

(3) 호르몬 : testosterone, progesterone, prolactin 등이 공격성과 연관

(4) 신경전달물질

① **serotonin : 공격성 억제**(충동적 성향의 지표로 보기도 함)

② dopamine : 공격성 증가

③ (nor)epinephrine : 공격성 억제

2) 사회심리학적 요인

(1) 발달학적 요인 : 배우자 학대, 가정 폭력, TV/영화의 폭력내용 학습

(2) 환경적 요인 : 낮은 SES, 상대적 박탈감, 좌절감, 차별, 공해, 소음, 통증, 더위

3) 폭력성과 관련된 정신장애

(1) 물질 관련 장애(알코올, 마리화나, 암페타민)

→ **소량에서는 알코올이 공격성 억제**, 다량은 공격성 촉진

(2) 기질성 정신장애(섬망, 치매)

신경과적 질환(간질, 감염 종양) 과 연관된 대뇌손상(측두엽, 전두엽)

(3) 정신분열병, 조증삽화

(4) 경계성/반사회성 인격장애

2. 난폭행동 위험요인

1) 인구학적 특징

15~24세 사이, 남성, 낮은 사회 계층, 빈약한 사회 지지

2) 과거력 : 난폭행위의 과거력, 충동조절의 실패(e.g. 도박, 약물남용, 자살 기도, 자해, 정신병)

3) 현재 환자의 상태 : 폭력적 사고/폭력 에 대한 갈망, 의도, 계획 있으며 여러 가지 수단 이용해 폭력 행사하려 함

4) 스트레스 정도 : 결혼에서 오는 갈등, 실질적 또는 상징적 상실이 큼

5) 정신장애 : 모든 정신질환이 난폭행동의 위험을 증가시키는 것은 아님

cf. 정신과 환자에서 폭력성을 예측할 수 있는 중요 인자

(1) 현재 알코올을 다량 섭취한 상태

(2) 과거의 난폭행동 병력

(3) 아동기에 학대받은 병력

3. 난폭행동의 치료와 관리

1) 응급상황 평가에 대한 일반적 원칙

(1) 자기보호

① 환자를 만나기 전에 환자에 대해 많은 정보를 얻도록 한다.

② 환자와 치료 동맹을 발전시키는 데 익숙해야한다.

③ 있을지도 모를 폭력에 경각심을 갖고 대비

④ 주위 환경이 안전한지 확인(출입구의 위치, 방안의 위험한 물건 유무)

⑤ 응급실, 면담실에 비상벨, 비상전화를 둔다.
⑥ 필요하다면 평가할 때 다른 사람도 함께 있도록 한다.
⑦ 신체 억제가 필요한 경우 환자를 다루는 데 숙달된 사람들에게 실행을 맡긴다.

(2) 위험 예방
① 환자를 평가하는 동안 자해행위 예방하기 위한 필요한 조치 시행
② 환자가 남에게 폭력을 행사할 위험도 높을 때는 다음의 방법으로 예방

- **폭력이 용납되지 않는다는 점을 환자에게 알림**
- 비위협적인 방법으로 환자에게 접근
- 현실 검증을 돕거나 환자를 안심시키고 조용하게 한다.
- 경우에 따라서는 격리나 강박을 시행할 수 있음을 미리 알린다.
- 신체 억제 팀을 미리 준비한다.
- 일단 환자가 누그러지면, 항상 그들을 면밀히 관찰하고 활력 징후(vital sign)를 점검한다. 누그러진 환자가 흥분하는 일이 없도록 자극에서부터 떼어놓은 뒤, 즉시 앞으로 치료할 계획을 세운다. 약물투여, 안심시키기, 내과적 진단 등의 조치를 한다.
- 환자의 상태를 파악하여 약물치료 방법을 선택하였으면 바로 투여한다.

(3) 내과적 질환 때문에 유발 되는 인지 장애 유무를 감별
(4) 가능한 한 정신병 유무를 감별

2) 면담 요령

(1) 솔직하고 비위협적이지만 권위와 자신감을 잃지 않는 태도
(2) 공감적 태도 유지, 환자의 자존심을 자극하거나 무시하지 않도록 주의
(3) 과거력이나 장황한 병력보다 현재의 당면한 문제와 실질적 문제에 집중
(4) 특히 혼란스러워하는 환자의 경우 개방형 질문보다는 폐쇄형 질문

> ↳ 개방형 질문 : 서술형 질문 폐쇄형 질문 : 단답형, 진위형, 선다형 질문
> ↳ 응급상황에서는 상세하고 진솔한 환자의 파악보다는 긴급하고 정확하고 실용적인 판단이 우선

3) 약물치료

환자 스스로 행동을 조절할 수 있도록 우선 시도

약물 투여는 가능한 한 원인 밝혀지기 전까지 미루는 것이 좋음

★ 진정 목적으로 가장 흔히 사용하는 것이 항정신병약물 계열(haloperidol 등)과 벤조디아제핀(lorazepam, diazepam 등)계열인데, 각각의 장단점이 있어서 환자의 폭력성이나 공격성에 대한 원인을 감별한 뒤에 쓰는 것이 원칙이다. 알코올 금단 섬망의 TOC는 벤조디아제핀이며, 항정신병약물은 seizure 위험을 높일 수 있으며. 반대로 일부 기질성 정신장애의 경우 벤조디아제핀의 경우 disinhibition을 일으킬 수 있어 항정신병약물이 선호된다. 따라서 환자의 병력이 파악되지 않은 상황에서는 응급상황에서는 차라리 격리, 강박을 우선 고려하더라도 투약을 잠시 미뤄두는 것이 나을 수 있다.

(1) 급성기 치료

↳ 급성기 약물투여를(physical restraint, 즉 신체적(물리적) 강박과 대비하여) 화학적 강박, 즉 chemical restraint라고 부르기도 함

① **haloperidol, chlorpromazine** : 근육주사

[참고] 최근에는 olanzapine 등 비전형 항정신병 약물의 근육주사도 많이 사용함. depot 제제, 예를 들어 haloperidol decanoate나 risperidone CONSTA의 경우 빠른 투약효과가 목적이 아닌, long acting 제제로서 한번 투약으로 수주 이상의 효과를 보기 위한 목적임. 따라서 응급치료시 사용되는 주사가 아님을 알아둔다.

② diazepam, **lorazepam** : 천천히 정맥주사(근육주사도 가능)

(2) 간헐적으로 난폭해지는 환자에는 Lithium, β-blocker, carbamazepine도 가능

(3) 다른 option이 없을 때는 전기경련 요법도 고려할 수 있음

↳ 특히 난폭한 산모의 경우 약물이나 격리, 강박의 태아에 대한 위험부담을 고려하면 전기경련요법이 TOC가 된다. 나머지 어떤 방법보다도 태아와 산모에게 안전하기 때문이다.

4) 격리 및 강박

(1) 격리(seclusion) : 입원환자의 치료법 중 하나로, 환자를 자해/타해 위험으로부터 보호하기 위해 또는 임상적 상태를 조절하고자 제한된 공간에서 일정 기간 행동을 제약하는 것(자극을 줄여주기 위한 목적으로 시행할 수도 있음)

(2) 신체구속(강박, physical restraint) : 환자의 신체 동작을 제한하는 것(구속복 또는 억제대를 이용함)

(3) 격리와 강박시의 일반적 원칙

① 자신이나 타인을 해할 위험이 크며 다른 방법으로 통제가 불가능할 때만 시행

② 의사의 서면지시(written order)에 의함

③ 의사지시에는 시간이 명시되어야 하며, 연장시에는 다시 의사지시가 필요

④ 환자의 상태를 주기적으로 평가하여 의무기록에 남겨야 함

(4) 격리와 강박의 적응증 및 금기 의대실습 전문의

적응증	금기
강박만의 적응증 : 과도한 자극을 줄여줄 필요가 있을 때	절대금기 : 처벌 목적, 치료진의 편의 목적
격리 및 강박의 적응증 환자/타인에 대한 명백하고 직접적 위협 치료환경을 지나치게 해칠 위험 환자 동의하에 행동치료의 일환 환자 스스로 요청하였을 경우	상대금기(주의하여 시행) 내과/정신과적 상태가 극도로 불안정할 때 자극박탈이 해로운 치매/섬망 자살위험이 극도로 클 때 약물과용 또는 약물에 대한 과민반응시

▶폐쇄병동(closed ward, 보호병동/격리병동) 입원의 목적 의대실습

1) 환자 자신의 행동으로부터 환자 자신을 보호 : 자살, 자해의 방지, 또 조증상태에서의 충동적 행동(금전적 낭비나 성적 무절제 등) 방지 또는 알코올 의존 환자의 음주 방지가 이에 해당함. 이를 위해서는 단순한 격리가 아니라 내부에서도 환자에 대한 관찰과 보호가 지속적으로 이루어져야 한다.
2) 취약한 상태의 환자를 타인으로부터 보호 : 현실검증력과 판단력이 저하된 환자의 경우 타인의 폭력이나 교묘한 이용의 대상이 되기 쉽기 때문에 이에 대해 보호해야 한다. 현실판단력이 떨어진 상태에서 사기 등 범죄자의 손쉬운 먹잇감이 되는 것으로부터 막아주고, 나중에 후회할 만한 모습을 남들에게 보이지 않게 해주는 것도 보호병동 입원의 중요한 목적
3) 환자의 행동으로부터 타인을 보호 : 환자의 공격성, 폭력성, 충동성, 예측 불가능한 행동으로 인해 가족이나 타인이 다치거나 해를 입는 것을 막는 것도 물론 빼놓을 수 없다.

Psychiatry

14

정신분열병
Schizophrenia

- 정신분열병의 역사적/역학적 중요성
- 진단기준 및 다른 정신병적 장애와의 차이점
- 정신분열병과 관련된 특징적인 정신병리 용어들과 그 뜻
- 정신분열병의 치료원칙

14.1 개념 및 역사

1. 정신분열병(Schizophrenia)

인지, 감정, 지각 및 행동 등의 영역에서 다양한 정신병리를 나타내며 대개 만성 경과를 보이는 대표적인 **정신병적 질환**의 하나

> ↳ 정신병적 질환(psychotic disorder, 정신증 psychosis) : 현저한 현실검증력의 저하(grossly impaired reality testing)를 보이는 정신장애. 사고, 감정, 현실파악, 의사소통 및 대인관계에 어려움을 보이며 환각, 망상 등의 특징적 증상을 보이는 경우가 많음

정신분열병 환자에서 다양한 뇌의 구조적, 기능적 이상의 증거가 발견되어 현재는 적어도 정신분열병이 뇌의 질환(brain disease)이라는 데만큼은 이견의 소지가 없음

2. 정신분열병 개념의 역사적 수립 과정 KMLE 의대시험

1) 크레펠린(E. Kraepelin, 1856～1926)

(1) 정신분열병을 근대적이고 신뢰할 만한 개념으로 정립 전공의

(2) 조기치매(dementia preacox) 명명(Morel의 프랑스어 *démence précoce*로부터 번역) : 어린나이에 발병하고 만성적, 황폐화되어 가는 경과를 보이기 때문

(3) **경과와 예후**에 주목 KMLE

▶ **크레펠린의 경과와 예후에 따른 정신병적 장애의 분류.**

1) Dementia preacox : 망상과 환청이 주증상인, 점차 인격이 황폐화(deterioration)되는 질환군

2) Manic-depressive psychosis : 증상을 보이는 사이사이 정상 기능을 하는 기간이 있는 질환군

3) Paranoia : 황폐화되는 경과나 증상의 간헐성이 없고, 지속적인 피해망상을 보이는 질환군

당시로서는 획기적인 개념이었고, 각각 현대의 1) 정신분열병 2) 양극성 장애 3) 망상장애의 원조격에 해당한다.

2) 블로일러(E. Bleuler, 1857~1939)

(1) 환자가 보이는 **특징적인 증상에 주목**

(2) "정신분열병"이라는 용어를 최초로 명명

(3) 병의 핵심이 사고 과정의 분리(splitting), 또는 이완(loosening)이며 정신적인 능력이 깨어져 사고, 감정, 행동 사이에 분열이 일어난다는 점을 강조

(4) Bleuler's 4A : Associative loosening, Affective blunting, Autism, Ambivalence

★ 블로일러는 정신분열병의 핵심적인 정신병리를 찾고자 노력하였고, 4A에 해당하는 증상을 1차적 증상으로, 환각이나 망상은 2차적 증상으로 보았다.

3) 슈나이더(K. Schneider, 1887~1967)

(1) 중점을 둔 개념에 따라 정신분열병의 유병률이 나라별로 다르게 나옴. 이에 슈나이더는 핵심증상을 강조하여 **진단에 있어 객관적 개념의 정립을 시도**함

(2) 1급 증상(first rank symptoms)을 진단기준으로 제안 KMLE 의대실습
(ICD-10 진단기준과 연관)

① 사고메아리(audible thought) : 자신의 생각이 목소리로 크게 들리는 환청

② 대화/논쟁 환청(voices arguing or discussing) : 자신에 대해 서로 대화를 나누거나 논쟁을 벌리는 환청

③ 논평환청(voices commenting) : 자신에 대해 지속적으로 논평하는 형태의 환청

④ 신체피동체험(somatic passivity) : 외부의 힘(예, X선, 최면)에 의해 신체적으로 영향을 받는다는 망상

⑤ 사고박탈(탈취), 사고주입(thought withdrawal/influenced thought) : 다른 사람이나 외부의 힘이 자신의 생각을 빼앗아 가거나, 반대로 자기 생각이 아닌 것을 자신에게 집어넣는다는 망상

⑥ 사고전파(thought broadcasting) : 자신의 생각이 널리 전파되어 다른 사람들이 다 알고 있다는 망상

⑦ 망상지각(delusional perception) : 정상적으로 지각한 것에 대해 지극히 개인적인 의미를 부여하여 해석하는 망상

⑧ 조종망상(delusion of being controlled) : 외부로부터 자신의 의지, 감정, 충동에 영향을 받거나 강요당한다는 기타 모든 망상

↳ ①~③의 환청과 ④~⑧의 망상을 구별해 알아둘 것

[참고] 슈나이더의 1급증상은 ICD 진단 기준에 강력히 반영되었고, DSM에서도 슈나이더의 개념을 일부 차용하고 있음. 단, 슈나이더의 1급 증상이 없다고 해서 정신분열병을 배제할 수 있는 것은 아니라고 슈나이더 본인도 강조하였다. 1급 증상에 해당하는 환청과 망상은 대개 괴이(bizarre)하다고 할 만한(즉 현실적으로 불가능한) 내용들임. (반면, 망상장애에서는 괴이하지 않은(즉 사실은 아니지만, 현실적으로 있을 법한 내용의) 망상이 특징적)

14.2 역학

1. Prevalence & Incidence

1) Lifetime prevalence

(1) 1~1.5%, 0.4~0.7%(우리나라), **지역, 인종, 문화와 상관없이 일정한 유병률**

(2) 자료마다 다르지만 대체로 1% 전후로 나타나므로 간단하게 약 1%로 기억

2) annual incidence

0.5~5명/10,000

2. Age & Sex

1) 발생률 : female = male

2) **남자가 여자보다 일찍 발병** 전공의

남자 : 15~25세, 여자 : 25~35세

3) 10세 이하 60세 이상에서는 매우 드물다.

↳ 10세 이하에서는 MR이나 PDD, 60세 이상에서는 dementia 등 기질성 질환을 고려

45세 이후 발생할 경우 후기발병 정신분열병(late-onset schizophrenia)

4) 여자가 남자보다 예후가 좋다.

↳ 남자와 달리 여자에서는 중년에 한번더 peak가 있는 bimodal distribution(M자형 분포)을 함

3. 일반적 특징

1) 결혼, 출산 가능성 낮다.
2) **SES가 낮다** : 병에 걸려 SES가 낮아지는 것으로 생각(social selection theory)

★social causation theory : 사회경제적으로 취약한 계층이기 때문에 잘 걸린다는 주장

4. Seasonality of birth

1) 겨울, 초봄>늦봄, 여름
2) 반구별로 호발하는 시기 다름 : 1~4월(북반구), 7~9월(남반구)

↳ Seasonality of birth에 대해서 아직까지 명확한 원인이 밝혀져 있지는 않고, 바이러스 감염이나, 계절에 따른 식사의 변화, 혹은 유전적으로 정신분열병에 취약한 개체가 season-specific birth insult를 견디지 못하는 것이 아닐까 추정하고 있을 뿐임

5. 공존 질환

1) 흡연/음주/물질남용 비율이 높음
2) 일반인보다 높은 사망률
   내과질환 가지고 있지만 적절한 진단, 치료 못 받기 때문으로 이해
3) 자살 위험이 높음
   (1) 1/3에서 자살시도
   (2) 약 10%가 자살로 사망
   (3) 자살의 위험인자 : 남자, 30세 이하, 실직자, 만성적 경과, 우울증의 과거력, 물질 남용, 최근의 퇴원, 대인관계에서 거부/소외경험

↳ 항정신병약제중 자살사고 감소에 특히 유용한 것은 clozapine이고, 주요우울증상이 동반되었을 경우 항우울제 병합도 도움이 된다.

4) 병전 인격이 비정상적인 경우가 많음
   (1) 1/4 : schizoid trait 보임
   (2) 1/6 : 다른 인격장애 보임

14.3 원인

1. 생물학적 원인

1) 유전적 원인

(1) 밝혀져 있으나 전부는 아님

(2) 일차가족에서 정신분열병 존재시 평생 발병위험률 1.4~6.5%(일반인 0~1.1%)

(3) twin study : **일란성 쌍둥이(40~60%) > 이란성 쌍둥이/형제(10~15%)**

(4) adoption 연구 : 입양된 정신분열병 환자의 생물학적 친족은 입양 후 친족에 비해 발병률 높다.

(5) 다인자 요인(polygenic)에 의한 유전성 추정

2) 신경생화학적 원인

(1) **도파민(dopamine)**

① 도파민 가설 : 정신분열병(특히 양성증상)의 원인은 도파민의 활성 과잉 때문

- 정형 항정신병약물(typical antipsychotics)의 주요 작용기전이 도파민 수용체 차단과 관련되어 있다는 사실로부터 도출된 가설
- 비정형 항정신병약물(atypical antipsychotics)의 다른 작용기전, 수용체 차단에 걸리는 시간과 임상효과 사이의 gap 등으로 한계에 봉착

② 수정 도파민 가설

- negative symptom : mesocortical pathway의 활성 저하
- positive symptom : mesolimbic pathway의 활성 과잉

(2) **세로토닌(serotonin)**

① 5-HT : 중뇌, 전두엽, 선조체 등에서 DA의 활성을 억제함

② 5-HT 수용체 길항작용이 있는 LSD(lysergic acid diethylamide) : 정신병적 증상 유발

③ 비정형 항정신병약제(clozapine, risperidone, sertindole)들이 세로토닌 길항제임

(3) 글루타메이트(glutamate)

① 펜사이클리딘(PCP) 등의 NMDA 수용체 길항제가 양성/음성증상 및 인지장애를 유발 및 악화시킴

② 와해형, 미분화형 정신분열병에 잘 들어맞음

(4) GABA : 해마(hippocampus)에서 GABAergic neuron이 소실되어 있다.

(5) norepinephrine

① 정신분열병에서 나타나는 무감동증은 NE계가 관여하는 보상체계의 장애로 볼 수 있음

② 혈장, CSF, 뇌에서 NE의 활성증가가 보고

↳ 현재로서는 단일 신경전달물질의 이상이라고 보기 어려우며 이상의 여러 신경전달물질의 상호작용의 불균형으로 보는 것이 맞다.

3) 신경해부학적 요인

(1) **lateral & 3rd ventricle 확장**

(2) **대뇌피질 위축**

(3) 대뇌반구의 비대칭성의 이상

(4) 소뇌 위축

(5) 측두엽 용량 감소

(6) Hippocampal-amygdala complex : 부피 감소

(7) temporal pole 확장, 변연계 구조물과 superior temporal gyrus의 용적 감소

[참고] 정신분열병에서 보이는 뇌의 구조적 이상은(물론 부위와 그 정도에 차이를 보이지만) 다른 정신과 질환에서도 나타나는 경우가 많기 때문에, 정신분열병이 뇌의 기능 이상이라는 증거가 되고 병태생리의 이해에 도움을 줄 수는 있지만 뇌영상 소견이 정신분열병의 진단에 절대적 기준이 되지 않는다.

4) 신경생리학적 요인

(1) SPEM(smooth pursuit eye movement)의 장애

① 50～85%

② 가족에서도 발견되어 정신분열병의 특성표지자(Trait marker)로 생각

③ frontal lobe pathology를 암시

(2) 사건관련전위(event ralted potential : ERP) 연구

① P300 감소와 지연

② P50의 이상 : 적절한 자극과 그렇지 않을 자극을 골라내는 자극 검색(sensory gating)을 담당하는 P50 이상이 보고됨

③ P300, P50의 이상 역시 정신분열병의 특성표지자(Trait marker)로 생각

(3) EEG에서 비정상 소견 증가

전두엽 hypoactivity, 극파, 서파가 많음(측두엽 간질과 연관성)

5) 정신면역학/신경내분비학적 요인 : 주된 일차적 요인이라고 볼 만한 근거는 부족

2. 심리사회적 요인

바로 정신분열병의 발병원인은 생물학적 요인이 핵심이며, 심리사회적 요인에서 발병 원인을 찾지는 않으나, 환자가 경험하는 증상을 이해할 때나, 치료적 접근 및 재발 방지시에 심리사회적 요소는 여전히 중요하며 정신병적 증상이 각 환자 개인에게 특유의 상징적 의미를 가질 수 있다는 점은 알아둔다.

1) 정신분석이론

(1) 프로이트 : 자아가 붕괴(disintegration)되면서 인격발달의 초기 단계로 퇴행, 고착

(2) 클라인(Klein) : 유아기에 사용하는 분리, 투사 등의 원시적 방어기제가 원인

(3) 말러(Mahler) : 분리·개별화의 실패가 원인

(4) 환각, 망상 등의 정신병적 증상의 내용은 각각의 환자에게 상징적 의미를 가짐

↳ 과대망상의 경우 열등감을 반영하는 내용이 많고, 연예인이나 유명인사의 사랑을 받고 있다는 색정망상 역시 스스로 매력과 인기가 없는 것에 대한 보상심리인 경우가 많다. 환각이나 망상의 내용도 시대와 문화적 배경에 따라 다소간의 유행을 타는데, 똑같이 말하지 않아도 남들이 자신의 생각을 다들 알고 있는 경험을 하는 경우라도, 과거에는 귀신 등의 초자연적인 존재가 그 원인이라는 생각을 하는 경우가 많았다면, 현대에는 몰래카메라나 도청장치를 의심하는 경우가 더 많다.

2) 가족관계이론

(1) 병적인 가족환경이 정신분열병 소인이 있는 사람에게 정서적 스트레스로 작용하고, 특히 가족 간의 상호관계와 의사소통이 병의 발병에 중요한 역할을 한다는 이론

↳ 리쯔 : 결혼왜곡(Marital skew), 결혼분파(Marital schism) 등
↳ 베이트슨 : 이중 구속(double bind) – 언어적 메시지와 비언어적 메시지가 서로 다른 경우
↳ 와인 : pseudomutual/pseudohostile family
↳ 감정표출(지나친 감정표현, expressed emotion; EE)

(2) 현재는 가족이 정신분열병의 원인이 된다는 이론은 받아들여지지 않고 있음

14.4 임상양상

앞에서 나왔던 '정신병리 및 정신과적 평가' 단원을 참고하며 아래의 증상들 중 행동, 기분, 지각, 사고, 인지, 병식 등 각각의 이상에 해당하는 것이 어떤 것인지도 나눠 알아둔다.

1. 정신병적 증상 영역

↳ 앞에서도 언급했듯이 정신병적 증상, 즉 현실검증력의 현격한 저하(gross impairment in reality testing)는 개념적으로는 자신과 외부세계간의 경계가 불분명해지는 증상, 구체적 증상으로서는 주로 환각과 망상을 의미함

1) 환각

(1) auditory > visual >> tactile, olfactory, gustatory

(2) 환청의 내용 : 사람 목소리가 흔함. 욕설, 지시, 다수의 대화 등

2) 망상

persecutory(피해망상), grandiose(과대망상), religious(종교적 망상), somatic(신체망상), reference(관계망상), being controlled(조종망상) 등

2. 와해증상 영역

1) 와해된 언어(disorganized speech) : 사고 과정의 장애를 의미

(1) 연상이완(loosening of association) : 생각이 연관성 없는 다른 주제로 진행하는 것 의미

(2) 지리멸렬(incoherence) : 연상 이완이 심해져 전혀 이해되지 않는 말을 하는 것

(3) 말비빔(word salad) : 여러 개의 단어나 구절을 아무렇게나 섞어서 말함

(4) 우원증(circumstantiality) : 말하고자 하는 바를 직접적으로 말하지 않고 불필요하게 상세한 설명이나 언급을 지나치게 섞어서 말하는 것

(5) 사고의 이탈(tangentiality) : 우원증보다 심한 형태로 애초에 말하고자 하는 바와는 전혀 딴 방향으로 생각이 흘러가 버리는 것

(6) 음향 연상(clang association) : 뜻은 전혀 틀리지만 소리가 비슷한 다른 단어를 연상하여 말함

(7) 반향언어(echolalia) : 상대방에게서 들은 마지막 단어를 병적으로 따라함

(8) 음송증(verbigeration) : 특별한 말이나 구절을 의미 없이 반복

(9) 신어조작증(neologism) : 몇 개의 단어를 합성하여 환자만이 알 수 있는 새로운

단어를 만들어냄

(10) 사고 차단(thought blocking) : 생각의 흐름이 끝나기 전에 말의 흐름이 갑자기 중단됨

(11) 함구증(mutism)

2) 와해된 행동, 괴이한 행동(disorganized behavior, bizarre behavior)

(1) 긴장성 혼미(catatonic stupor) : 깨어있으면서 꼼짝하지 않고 말도 하지 않고, 모든 자극에 전혀 반응 안 보임

(2) 긴장성 흥분상태(catatonic excitement) : 스스로 행동 조절 못하고 목적없는 운동성 활동 보임

(3) 상동증(stereotypy) : 뚜렷한 목적없이 신체적인 운동을 반복하는 것(e.g. 몸을 앞뒤로 흔드는 것)

(5) 매너리즘(mannerism) : 어떤 목적하에는 정상적인 행동같아 보이지만 그 양상이 이상하거나 내용이 없는 것(e.g. 손으로 머리카락 쓰다듬어 올리기, 얼굴찡그리기)

(6) 반향행동증(echopraxia) : 다른 사람의 동작, 제스처를 따라함

(7) 자동복종(automatic obedience) : 간단한 명령에 로봇같이 그대로 따라함

(8) 거부증(negativism) : 타당한 이유없이 간단한 요구도 거절함

(9) 그 외 : 위생과 의복 상태가 불량, 기이한 외양 꾸밈. 계절에 안 맞는 옷, 사회규범 깨뜨리는 이상한 행동

3) 정동불일치(incongruous affect)

사고의 내용이나 상황과 정동이 일치하지 않음

예) 평범한 내용이나 슬픈 주제를 말하면서 미소짓거나, 특별한 이유 없이 웃음

> ↳ 부적절한 정동(inappropriate affect)과도 거의 비슷한 개념임. 망상의 관점에서는 기분상태와 일치하지 않는 망상을 mood-incongruent delusion이라고 함

3. 음성증상 영역(negative symptom) KMLE

1) 정동둔마(affective flattening) : 감정적 표현과 반응의 강도가 감소됨

2) (운동성) 실어증(alogia) : 사고와 인지기능의 빈곤을 의미

(1) 언어빈곤(poverty of speech) : 단음절로 대답하거나 대답을 안함

(2) 언어내용 빈곤(poverty of content of speech) : 말은 하지만 사용하는 언어가 애매모호하고 지나치게 추상적, 반복적, 상동적 양상

3) 무의욕증(avolition) : 목표지향적인 행동을 시작하고 완수하는 능력이 상실된 것
4) 무쾌감증(anhedonia) : 즐거움을 경험하지 못함. 환자는 감정적으로 비어있는 느낌이라고 말함
5) 주의력 손상(attentional impairment) : 주의집중을 못하거나 외부의 많은 자극 중 필요한 자극만 걸러내지 못해 혼란에 빠지는 것

4. 기타

1) 병식 결여

(1) 병식은 없는 것이 보통
(2) 의식, 지남력 : 유지되어 있다(환각, 망상을 지남력 장애로 오인 가능).

2) 연성 신경학적 징후(soft neurological sign)

(1) 입체지각 장애(astereognosis)
(2) 글자인식 장애(agraphesthesia)
(3) 균형 장애
(4) 위치 지각(proprioception) 장애
(5) 연성 안구운동추적 장애

14.5 진단

현재 진단 기준은 여러 역사적 개념들을 절충하고 있다. 특정 증상에서는 슈나이더가 중시한 망상과 환각을 중시하고, 경과에서는 크레펠린의 견해를 강조한다. 블로일러의 핵심증상 역시 negative symptom으로 재개념화하여 그 중요성을 인정한다.

1. DSM-Ⅳ-TR 진단 기준

정신분열병의 DSM-IV-TR 진단기준(요약)

A.	다음 중 2가지 이상이 한 달 중 상당기간 존재 (1) 망상 (2) 환각 (3) 와해된 언어(빈번한 일탈이나 지리멸렬) (4) 심각하게 와해된 행동이나 긴장증적 행동 (5) 음성증상 : 정동둔마, 무논리증(alogia), 무욕증 cf. 기괴한 망상, 환자의 행동이나 사고에 대해 언급하는 환청, 두 사람 이상이 대화하는 환청인 경우 1개 증상만 있어도 됨
C.	질병의 계속적 징후가 6개월 이상 지속
B.	현저한 기능장해 또는 고통
F.	자폐장애 등의 PDD가 있으면 현저한 망상이나 환각이 있어야만 진단
D.~E.	배제진단-D : 분열정동장애 및 기분장애, E : 물질 및 신체질환

A. (1)~(5) 중 두 가지 이상이 필요한 것은 overdiagnosis를 막기 위한 조항임. 진단기준을 느슨하게 잡으면 sensitivity는 높아지겠지만, 진단의 specificity가 떨어져서 불필요한 장기입원 등이 발생할 수 있을 것임
망상과 환청이 동시에 있는 경우라면 전형적인 망상형 정신분열병이 되고, 물론 일급증상에 해당하는 망상이나 환각이 있다면 A항목 중 하나만 있어도 B~F를 다 만족한다는 전제 하에 정신분열병 진단이 가능함(슈나이더 개념)
환각 없이 괴이하지 않은 망상만 단독으로 보이면서 와해증상이나 음성증상이 없다면, 정신분열병보다는 망상장애로 보는 것이 맞다(괴이하지 않은 환청만 단독으로 있는 경우가 있는데 이런 경우에는 달리 분류되지 않는 정신병적 장애(Psychotic disorder not otherwise specified)로 진단)
망상이나 환각 한 가지만 현저해도 (3), (4)의 와해증상 또는 (5)의 음성증상을 보이고 있다면, A기준을 만족한다고 본다.
와해증상이 현저하거나 음성증상과 와해증상이 함께 있다면, 망상이나 환각이 없어도 정신분열병(블로일러 개념)

C. 정신분열병은 만성 경과를 갖는 질환이므로, 6개월 이전에는 확진하기 어렵다(크레펠린 개념). 단, 비활성기를 포함하여 6개월이 기준이므로 A기준은 1개월만 만족시키면 된다.

D. 기타 정신병적 장애 및 기분장애 참고

F. PDD의 병력이 없는 환자에서라면 와해증상 및 음성증상만으로도 진단할 수 있지만, PDD환자에서는 괴이한 행동이 있을 때 이것이 PDD증상인지 정신분열병 증상인지 구별하기가 어려워 저명한 정신병적 증상이 있을 때에만 정신분열병을 진단함

2. 정신분열병의 아형(Subtype) KMLE 전공의

1) 편집형(paranoid type)

(1) 한 개 이상의 체계화된 망상, 환청이 특징
(2) 와해된 언어, 행동, 긴장증적 행동, 정동불일치, 정동둔마는 두드러지지 않음
(3) 망상의 형태 : 피해망상, 과대망상이 가장 흔함
(4) onset : 20～30대
(5) 결혼, 취업 등 정상적인 사회 생활하는 경우 많다.
(6) 퇴행 적고 예후 비교적 좋다.

2) 와해형(disorganized type)

(1) 와해된 언어와 행동, 정동불일치, 정동둔마가 특징
(2) 긴장형에서 보이는 이상행동은 안 보임
(3) 어린 나이에 발병
(4) 임상양상
① 활동적이지만 아무 의미 없는 방식으로 행동
② 사고는 와해, 현실검증력, 인지능력 현저히 손상
③ 부적절한 사회행동, 정서적 반응 보임
④ 아무 이유없이 실실 웃고, 어린아이같이 퇴행된 행동 보임
⑤ 자주 찡그리고 거울을 뚫어져라 쳐다봄

3) 긴장형(catatonic type)

(1) 운동기능의 현저한 장해로 긴장성 혼미와 흥분, 심한 거부증, 괴이한 자세가 특징
(2) 상동증, 매너리즘, 반향언어증, 반향행동증, 함구증 흔함

4) 미분화형(undifferentiated)

정신분열병의 기준을 만족하지만 망상형, 와해형, 긴장형의 진단기준을 만족시키지 않는 경우

5) 잔류형(residual type)

(1) 한때 정신분열병의 진단기준 충족 시켰지만 현재는 정신병적 증상이 없고
(2) 정동둔마, 사회위축, 약간 이상한 행동(eccentric behavior), 비논리적 사고, 가벼운 연상 이완을 보이는 경우
(3) 망상, 환각 있을 수 있으나 정도가 현저하지 않아 환자도 별 영향을 받지 않음

▶ **정신분열병의 여러 아형을 한 환자에서 동시에 진단할 수 있는가?**

각 아형의 진단기준을 잘 살펴보면, 한 사람에게서 보다 상위의 아형을 진단하였을 경우 나머지 아형은 진단할 수 없다(최신정신의학 pp.262~263을 참조).

- 긴장형
- 혼란형 : 긴장형의 진단기준에 맞지 않아야 함
- 편집형 : 다음 증상 중 어떤 것도 현저해서는 안 됨(긴장형 혹은 혼란형 해당 증상)
- 미분화형 : 진단기준 A의 증상은 있으나 긴장형, 혼란형, 편집형의 진단기준에 맞지 않음
- 잔류형 : 진단기준 A를(한때는 만족시키다가) 만족시키지 못하는 상태

따라서 보다 상위의 아형을 진단하였다면 그 아래의 아형은 진단할 수 없다. 하지만 아형은 질병경과 전체를 놓고 판단하는 것이 아니라 그 시점에서의 환자 증상 중 주된 양상에 따라 기술하는 것이기 때문에, 질병의 경과 기간 동안에 아형이 바뀔 수 있다.

3. 검사

1) 신체질환의 감별을 위한 검사 : CBC, UA, TFT, LFT, EEG, CT나 MRI 등 KMLE

↳ 정신질환으로 오인될 수 있는 타과 질환의 배제 목적 및, 특정 약물을 사용하기 전에 기저신체질환을 파악하기 위함(예컨대 bone marrow suppression이 있다고 하면 항정신병 약물 중에서 clozapine은 가능한한 피한다.)

2) 정신과적 검사
   (1) 신경심리검사 : 인지기능 평가
   (진단적 가치는 없으나 치료계획 및 예후인자로서 중요)
   (2) 투사적 검사(로샤[Rorschach]검사 및 주제통각검사[TAT])
   개념상의 혼란 등 사고장애를 평가하는 데 보조적으로 유용

14.6 감별진단

1) 기분장애 및 분열정동장애
   (1) 정신병적 증상에 비해 기분 증상의 기간이 짧은 편임
   (2) 기분의 전염성이 없고, 망상의 내용이 정동과 불일치하는 경우가 많음
2) 망상장애와 기타 정신병적 장애
   (1) 망상장애 : 와해된 언어, 행동 없고, 망상내용이 기괴하지 않음
   (2) 정신분열형 장애 : 기간이 1~6개월
   (3) 단기 정신병적 장애 : 기간이 1개월 이하

3) 신체질환 및 물질에 의한 정신병적 장애

4) 인격 장애 : 분열성, 분열형, 편집성, 경계성 인격장애
정신분열병에 선행하거나 유사한 증상 보일 수 있음

5) 전반적 발달장애

6) 꾀병 및 인위성 장애

14.7 치료

정신분열병의 치료 중 가장 중요한 것은 약물치료이다. 하지만 절대 약물치료가 치료의 전부는 아니다.

1. 개요

1) 치료 목표

(1) active phase 삽화의 빈도와 심한 정도를 경감

(2) 심리사회적 기능을 최대한 향상

2) 치료 방법

(1) 약물치료, 정신치료 및 재활치료 등을 통합적으로 시행하는 것이 원칙

(2) 대부분 장기치료가 필요함 : 신뢰(rapport), 환자/가족의 교육, 지지 등이 중요

3) 입원치료의 적응증

(1) 자해나 타해 위험

(2) 자신을 잘 돌보지 못할 정도의 심한 증상으로 인한 신체적 건강 위협

(3) 병의 경과에 악영향을 주는 생활환경으로부터의 격리 목적

(4) 정확한 진단 위해, 지속적 관찰, 특수검사 필요할 때

(5) ECT, 환경치료와 같은 특수 치료가 필요할 때

↳ 자신을 잘 돌보지 못할 정도의 증상 : 긴장형 정신분열병에서 식음을 전폐한 경우(malnutrition으로 사망할 수도 있음)
↳ 지속적 관찰 : 부작용을 monitor하면서 약물 용량을 정밀하게 titration해야 할 때가 대표적
↳ ECT도 제반된 각종 검사와 전신마취가 필요하므로 짧게라도 입원하는 것이 원칙

4) 치료시기 별 치료원칙

(1) 급성기(acute psychosis)

① 치료목표 : 급성 정신병적 증상의 관해

② **약물치료가 가장 중요한 효과적 치료법**, 반드시 항정신병약물이 필요(투약을 거부하는 급성 초조 및 자해/타해 위험시에는 주사약이나 물약/입안에서 녹는 약 고려)

③ 입원치료가 필요할 때가 많음

④ 심리사회적 치료 : 자극 감소가 중점(단순명료한 의사소통, 예측 가능한 환경 조성)

(2) 안정 및 유지치료기(stabilization/maintenance)

① 치료목표 : 관해상태의 유지 및 재발의 방지/사회·직업적 기능의 향상

② **유지용량의 약물치료와 다양한 정신사회적 치료를 병행**

③ 재발의 조기징후를 발견(불면, 불안, 불쾌, 감정기복, 집중력 저하)하여 적극 대처

[참고] 전구기(prodromal phase) : 정신분열병의 경우, 급성기 이전에 다양한 양상의 전구기 증상을 보이는 경우가 많다(경과 및 예후 참고). retrospective하게 보았을 때는 대부분 전구기 증상이 있지만, 막상 전구기에는 정신분열병을 진단할 수는 없다. 청소년기에 성적이 떨어지거나 철학이나 종교적 주제에 관심이 많아진다고 해서 다 정신분열병으로 진행하는 것은 아니기 때문. 이들을 impaired glucose tolerance나 prehypertesion처럼, "고위험군 환자(high risk patient)" 또는 "at risk mental state"라고 규정하기도 함. 특히 정신분열병의 가족력이 있으면서 기능의 저하(학교성적의 급격한 저하 등) 등이 보일 경우 향후 정신분열병으로 진행할 가능성이 높은데, 이들 중 전원은 아니지만 상당수가(연구에 따라서는 반수 정도까지 보고됨) 정신분열병으로 진행하므로, 이들을 대상으로 인지행동치료나, 항우울제 투여, 심지어 아예 이 시기부터 항정신병약물을 적극적으로 투여해야 한다는 주장도 있음. 아직 연구 중이며 논란의 여지는 남아 있으나, 조만간 치료방침이 바뀔 가능성도 있음

2. 약물치료

1) 약물 선택시의 일반적 지침

(1) 목표증상(target symptom) 파악

(2) (재발시) 이전치료에서 효과 있던 약물 고려

(3) 비정형 항정신병 약물이 EPS 적고 음성증상, 인지기능에 더 효과적

(4) 정형 항정신병 약물은 가격이 저렴하고 체중증가/대사증후군 유발이 적음

(5) 3~6주간 적정용량 투여 후 효과 없으면 변경

(6) 일반적으로 한가지 약제만 사용하는 것이 원칙

(7) **증세가 회복된 뒤에도 재발 방지 위해 유지요법**

(초발 : 1~2년 이상, 재발 : 5년 이상)

★비정형 항정신병약제의 발달로 이전에 비해 지연성 운동장애(TD) 등 비가역적 부작용의 가능성이 낮아져 장기투약의 benefit에 비해 risk가 많이 낮아졌다. 따라서 점차 유지요법의 기간을 길게 잡는 쪽으로 되고 있으며, 전문가들 중 평생 약물투여를 주장하는 경우도 많이 있음. 이럴 경우 평생 약을 먹는다는 것에 대한 환자 및 보호자의 거부감을 극복하는 것이 관건이다.

2) 약물 선택

(1) 도파민 수용체 길항제 : chlorpromazine, haloperidol

(2) 세로토닌－도파민 길항제(비정형 항정신병약물) : clozapine, resperidone, olanzapine, sertindole, quetiapine, ziprasidone, arpiprazole

3) 치료저항성(난치성) 환자

통상의 항정신병약물에 반응하지 않는 경우

(1) 약물치료 실패의 주된 원인

① 치료에 대한 불순응－depot 제제 고려

↳ 장기작용 주사제(depot)의 경우, 2~4주마다 한번씩 주사를 맞으면 먹는 약이 필요없으니, 외래를 다녀가고 나서 환자가 집에서 약을 먹을지 말지를 걱정할 필요가 없다. 단 상대적으로 가격이 비싼 편인 것이 다소 흠

② 불충분한 치료 기간 또는 용량(충분한 용량으로 4~6주 투여했을 때 효과가 없을 때 교체)

단 부작용 때문이라면 그보다 일찍 교체할 수 있음

(2) 난치성의 경우 클로자핀(clozapine) 투여 반드시 고려

↳ 클로자핀은 다른 항정신병약물이 효과가 없던 환자에서 가장 우수한 효과를 보임. 자살예방에도 가장 효과적. 하지만 1%정도의 환자에서 agranulocytosis가 발생할 수 있어서, 처음 1년 반 동안은 매주 CBC를 해야 한다는 것이 부담이라 1차 치료 약제로 사용하지 않는다.

(3) 클로자핀도 효과가 없을 경우 2가지 이상의 항정신병 약물의 병합이나 보조제제(리튬, 항경련제 등)를 고려할 수 있음

cf. 불면, 불안, 우울증상에 대해 대증적인 보조제제는 처음부터 사용 가능

4) 정신분열병에서 전기경련요법(ECT)의 적용

(1) 약물에 효과가 없거나 부작용이 심할 때, 약물효과를 기다리기 어려운 응급시

(2) 긴장형 정신분열병 또는 정동증상이 심한 환자에게 유리함

(3) 약물치료와 병용 가능

3. 정신사회적 치료

1) 개인정신치료
   (1) 현실지향적 지지치료를 선호
   (2) 통찰지향적 정신치료
2) 인지치료 : 왜곡된 인지구조를 개선
3) 집단치료 : 사회적 고립 줄이고, 소속감 제공. 현실판단력 향상시킴
4) 가족치료 : 재발방지, 환자 및 가족의 기능 향상, 가족의 부담 경감
5) **사회기술 훈련** : 대인관계, 자기관리, 사회적응, 직업 수행능력의 향상
6) 기타 : 예술치료, 사례관리 등

14.8 경과 및 예후

1. 발병 양상

급성, 아급성, 잠행성(insidious) 등 다양

2. 전구기

1) 청소년, 성인 초기에 시작되어 수개월~수년 동안 지속
2) 평균 1~2년
3) 사회, 환경적 변화가 발병을 촉진하기도 함
4) 전구기에는 양성증상보다 음성 증상이 두드러짐

3. 급성기

뚜렷한 정신병적 증상 보임

4. 잔류기

1) 급성기 지나면 안정된 잔류기가 됨
2) 음성증상 또는 약화된 형태의 양성증상 지속

5. 장기적 경과

1) 경과는 다양
2) 일부는 완전 관해

3) 재발과 관해 반복이 전형적

4) **양성증상은 치료에 반응률 높은데 반해 음성증상은 반응 떨어짐** 의대실습 KMLE

↳ 하지만 비정형 항정신병약물의 발달로 예전보다 음성증상이나 인지기능 저하에 대한 반응도 이전보다는 많이 개선되었다.

6. 예후

1) 완전회복 : 20%

2) 지속적인 심한 정신병적 증상 : 15~35%

3) 예후 예측 지표 KMLE

지표	좋은 예후	불량한 예후
발병양상	급성	잠행성
유병기간	단기간	장기간
정신질환의 과거력	(−)	(+)
정신분열병의 가족력	(−)	(+)
기분증상	(+)	(−)
의식 수준의 변화	의식의 혼미	명료한 의식
강박 증상	(−)	(+)
병전 적응	양호	불량
결혼 상태	기혼	미혼
연성 신경 징후	(−)	(+)
뇌의 구조적 이상	(−)	(+)
산과적 합병증	(−)	(+)
사회경제적 수준	높다	낮다
유발 인자	있다	없다
지지체계	좋다	나쁘다
주요 증상	양성증상	음성증상

↳ 각론 15장의 정신분열형장애, 분열정동장애 등의 예후 예측 지표도 이와 비슷함

1. 과거력, 가족력, 병전 적응, 결혼, 사회경제적 수준, 지지체계는 상식적
2. 정신분열병<기타 정신병적 장애<기분장애 순으로 예후가 좋다. 따라서 기분증상을 동반하거나, 급성 발병/단기간 유병, 유발인자 존재 등의 경우 기분장애 쪽에 가까운 양상을 보여 예후가 좋다. 의식수준의 변화가 있는 경우도 급성 경과와 연관되어 있다고 알아둔다.
3. 강박증상 동반, 산과적 합병증, 연성 신경 징후, 뇌의 구조적 이상, 음성 증상 등의 경우 가족력과도 연관되고 보다 심각한 뇌의 손상을 동반한 경우가 많아 예후가 나쁘다.

15

망상장애 및 기타 정신병적 장애

Delusional Disorder & Other Psychotic Disorders

- 각 정신병적 장애의 개념 및 진단기준 정도를 알아두면 됨
- 망상장애 : 망상만이 뚜렷하고 가장 주된 문제인 질환
- 분열정동장애 : 정신분열병과 기분장애 양상이 혼합되나 어느 한 쪽으로 진단할 수 없는 경우
- 정신분열형 장애/단기정신병적 장애 : 정신분열병과 유사증상을 보이나 기간이 짧고 예후 좋음

15.1 망상장애(delusional disorder)

1. 개요

체계적이고(systematized) 괴이하지 않은(nonbizarre) 망상과 그 망상의 내용에 적절한 정동을 보이면서 인격이 비교적 잘 유지되는 정신병적 장애

↳ 의처증/의부증, 편집증 등의 일반적 명칭이 정신과적 용어로 망상장애 범주에 들어감
↳ 괴이하지 않은 망상 : 사실과 다르지만 실생활에서 불가능하지 않은 내용(배우자가 바람을 핀다거나, CIA에서 나를 미행한다거나 하는 것). 반면 슈나이더의 1급증상에 해당하는 괴이한 망상은 외계인이 내 생각을 조종한다거나 하는 등의 현실적으로 불가능한 내용이다.
↳ 망상의 내용이 괴이하면 망상장애보다는 정신분열병을 시사함. 그리고 망상의 내용이 괴이하지 않다고 하더라도 환청이나 사고/행동의 혼란, 혹은 음성증상이 있다면 역시 정신분열병을 시사함

2. 역학

1) 인구의 0.025~0.03%
2) 중년기 이후(평균 발병연령 40세), 여성에 호발
3) 기혼, 낮은 SES/교육 수준, 이민자에서 많음

3. 원인

1) 유전적 요인 : 정신분열병, 기분장애와 무관, 편집성 인격장애 가족력과 연관
2) 환경적 요인 : 이민, 이주, 귀머거리, 기타 스트레스

3) 심리적 요인

(1) **방어기제** : **반동형성(reaction formation), 투사(projection), 부정(denial)**

(2) 인지적 특성 : 섣불리 결론을 내리는 경향(jumping to conclusion)

4. 진단 및 임상양상

1) 진단기준

망상장애의 DSM-IV-TR 진단기준(요약)

A.	괴이하지 않은(현실에 있을 법 한) 망상이 1개월 이상 지속
B.	정신분열병 진단기준의 A항목을 만족시키지 않음
C.	망상과 관련 없는 영역에서의 기능저하나 기괴한 행동은 없음
D.~E.	배제진단 – D : 기분장애(망상에 동반한 기분삽화가 있을 경우 망상이 있는 기간보다 짧아야 함) E : 물질 및 신체질환

(각론 14장 참고) 정신분열병 진단기준의 A항 : (1) 망상 (2) 환각 (3) 와해언어 (4) 와해행동 (5) 음성증상 중 2가지가 1개월 이상 존재

C. 있으면 정신분열병 시사

D. 기분삽화 중 일부에 나타나는 망상은 정신병적 양상을 동반한 기분삽화

2) 임상양상

(1) 면담시 의심이 많고 적대적

(2) 감정상태는 망상의 내용과 일치(대개 약간 우울)

(3) 환각/착각은 없음(cf. 망상의 내용과 일치하는 환촉/환후는 가능)

(4) 망상 이외의 사고장애나 인지기능 저하는 없음

5. 아형 KMLE

1) 피해형(persecutory type) : (m/c type) 반복되는 투서/고소, 재판을 반복

2) 색정형(erotomanic type) : 유명인, 상사 등 높은 신분의 사람으로부터 사랑을 받고 있다는 상상 → 여성>남성, 독신, 이성관계 제한된 경우 많음

[참고] 폭력사건 등을 일으키는 비율은 남성쪽이 많음

3) 과대형(grandiose type) : 위대한 능력을 가졌거나 굉장한 발명을 했다는 망상

[참고] 이 경우 조증 삽화의 감별이 필요

4) 질투형(jealous type) : 정당한 이유없이 배우자나 연인 부정을 저지르고 있다고 믿는 것. 남성(의처증)>여성(의부증)

5) 신체형(somatic type) : 악취, 피부 내 기생충, 기형 등에 대한 망상(드문 편)

6) 혼합형 : 두 가지 이상의 주된 망상내용을 갖는 경우

7) 특정불능(unspecified type) : 앞서 기술한 어느 아형에도 속하지 않는 망상장애
   예) Capgras' syndrome : 전혀 모르는 사람이 자신과 가까운 사람처럼 변장/변신해서 그 사람인 척 하고 있다고 믿는 것(↔ Fregoli's syndrome : 전혀 모르는 사람이 사실은 자신이 아는 사람이 변장해서 숨어 있는 것이라고 믿는 것)

> ↳ Capgras' syndrome : (자기 부인에게) 어.. 당신 누구야, 왜 이상한 여자가 내 와이프 옷을 입고, 와이프처럼 화장하고 우리 집에 앉아 있어! 당신, 내 와이프는 어쨌어? 혹시 죽였어?
> ↳ Fregoli's syndrome : (처음 만난 식당 아주머니에게) 여보 아니 왜 여기에 식당 아주머니로 변장해서 와 있는 거야? 내가 무슨 짓이라도 할까봐 못 믿어서 감시하려고 변장하고 여기에 숨어 있었던 거야?

6. 치료

1) 병식이 없고 치료를 거부하는 경향
2) 심리사회적 치료
   (1) 환자의 믿음이 생활에 어떻게 지장을 초래하는지 일깨워줌
   (2) **망상을 비난해서도 안되고 반대로 동조해서도 안된다.**
   (3) 의사-환자 관계가 비밀이 보장됨을 환자에게 확신
3) 통찰지향적 정신치료, 집단치료 : 환자가 의심이 많아 도움이 안 됨

> ↳ **망상장애는 특히 집단치료의 대표적인 금기**

4) 약물치료
   (1) antipsychotics에 반응률은 낮으나, 반응하는 경우도 있어 시도는 해 보아야 함
   (2) 정형 항정신병 약물 중에서는 pimozide가 특히 신체형 망상에 효과 있다고 보고 (cf. 비정형 항정신병 약물보다 우월하다는 근거는 없음)

7. 경과 및 예후

1) 환자가 의심하거나 걱정할만한 심리사회적 스트레스가 있는 경우가 많음
2) 대개 급작스럽게 발병
3) 장기추적 결과
   (1) 50% 회복
   (2) 20% 망상이 감소
   (3) 30% 변화 없음

> ★회복되었다고 하더라도 이전의 망상은 포기하지 않는 경우도 많다. 예컨대 의처증/의부증의 경우, 약물로 치료해도 '자신이 부인/남편에 대해서 잘못 생각했다' 보다는 '이제는 부인/남편이 더 이상 바람을 피우지 않고 있고, 앞으로도 바람을 피우지 않으리라 믿는다. 그리고 이전의 잘못에 대해서 용서했다'고 생각하게 되는 경우가 더 많다.

4) 좋은 예후인자
(1) 좋은 병전 사회/직업 기능
(2) 여자
(3) 30세 이전 발병
(4) 갑작스럽게 발병
(5) 짧은 유병기간
(6) 유발요인 있는 경우
(7) 피해형, 색정형, 신체형 > 과대형, 질투형

15.2 분열정동장애(정신분열정동장애, schizoaffetive disorder)

1. 개요

정신분열병과 기분장애의 증상이 함께 존재하는 질환

↳ 정신분열병 : 전체 유병기간 중 기분삽화가 차지하는 기간이 미미
↳ 정신병적 양상을 동반한 기분장애 : 기분삽화 중에만 정신병적 증상이 나타남
↳ 분열정동장애 : 정신분열병으로 보기에는 기분삽화가 많고, 기분장애로 보기에는 기분삽화 없는 시기에 망상과 환각이 나타나 기분장애로 볼 수 없는 질환

2. 유병률

약 0.5~0.8%, 남자 < 여자(정의가 일관되지 않아 정확한 유병률 알기 어려움)

3. 진단기준

분열정동장애의 DSM-IV-TR 진단기준(요약)

A.	정신분열병 진단기준의 A항목을 동시에 만족시키는 주요우울 or 조증 or 혼재성 삽화 존재
B.	기분증상 없는 시기에 망상이나 환각이 2주 이상
C.	유병기간 전체 중 상당기간 기분삽화가 존재
D.	배제진단 - 물질 및 신체질환
아형 : 양극형(bipolar type)/우울형(depressive type)	

* 주요우울삽화에는 '우울한 기분'이 반드시 필요('흥미 감소'만으로는 안됨)
** 상당 기간의 기준은 DSM-IV-TR에 명시되어 있지 않으나 통상 15%나 20%를 사용함(synopsis)

4. 감별진단

1) 기분장애 : 기분장애는 우울증, 조증 없이 정신병 증상만 나타내지는 않음
2) 정신분열병 : 정신분열병은 기분장애 기간이 짧고, 사회적 관계, 자기 관리 기능이 더 나쁨

5. 치료

1) 입원치료 : 자살, 자해, 타해의 위험 높거나 자기 관리 능력 현저히 저하될 때
2) 증상에 따라 치료
   (1) 조증 증상 : 기분조절제
   (2) 정신병적 증상 : 항정신병약물
   (3) 우울증상 : 항우울제, ECT(단 조증전환 유의)

6. 경과와 예후

1) 예후는 정신분열병과 기분장애의 중간쯤
2) bipolar type은 양극성 장애와 비슷, depressive type은 정신분열병과 예후 비슷
3) 좋은 예후
   (1) 병적적응수준 높은 경우
   (2) 급격히 발병
   (3) 발병연령 높은 경우
   (4) 유발요인 있을 때
   (5) 정신분열병 가족력 없는 경우
   (6) 음성증상이 심할 때

15.3 정신분열형 장애(schizophreniform disorder)

단기정신병적장애(1일~1개월), 정신분열형 장애(1개월~6개월), 정신분열병(6개월~)의 기간 기준을 정확히 구별한다. 뒤로 갈수록 치료도 어렵고 예후도 안 좋다.

1. 개념

정신분열병의 특징적 증상 보이지만 지속기간이 1~6개월인 장애

2. 역학

1) 평생유병률 0.2%, 1년 유병률 0.1%

2) 청소년기, 초기 성인기에 발병

3. 진단 및 임상양상

1) 진단기준

정신분열형장애의 DSM-IV-TR 진단기준(요약)

A.	정신분열병 진단 기준 A, D, E에 부합
B.	삽화의 기간은 1개월 이상 6개월 미만(회복 전 진단할 때는 "잠정진단(provisional)"이라 명시)

* (14장 참고)

A. 한 달 이상 망상/환각/와해언어/와해행동/음성증상 중 2가지 이상이 존재, 또 분열정동장애나 기분장애(D) 및 물질/신체질환에 의한 증상(E)이 아님

2) 임상양상

(1) 정신분열병 급성기와 유사, 슈나이더 1급 증상도 흔함

(2) 음성증상은 상대적으로 드물며 나쁜 예후 시사

4. 치료

1) 정신분열병 급성기에 준해 치료

2) 약물치료 효과가 정신분열병에 비해 빨리 나타남

3) 정신분열병으로 진행시에는 정신분열병 유지치료에 준함

5. 예후

1) 정신분열병보다 좋으며 일부에서는 자연회복

2) 결국 60~80%는 정신분열병으로 진행

[참고] 좋은 예후 인자(DSM-IV-TR에 명시) : 다음 중 두 가지 이상이 있을 경우 예후가 좋은 것으로 봄

(1) 첫 증상이 발현하고 나서 1개월 내에 현저한 정신병적 증상이 나타날 경우

(2) 정신병적 삽화의 peak때 confusion 또는 perplexity

(3) 병전 사회/직업기능이 좋음

(4) 정동둔마가 없음

음성증상 있을 때는 73%, 없을 때는 38%가 2년 이내 정신분열병으로 진행함

15.4 단기 정신병적 장애(brief psychotic disorder, BPD)

정신병적 장애들 중에서 스트레스 요인과 관련성이 상대적으로 높은 질환

1. 개념

1일 이상 1개월 미만의 기간동안 정신병적 증상이 지속된 뒤 병전 기능을 완전히 회복하는 정신병적 장애 KMLE

2. 역학

1) 비교적 드문 질환
2) 여성, 젊은 연령, 낮은 SES
3) 경계성 인격장애, 분열형, 편집성, 자기애성, 히스테리성 인격장애에서 호발

3. 원인

1) 잘 모르며 정신분열병의 가족력도 불분명
2) 심리적 요인 : 부적절한 방어기제, 이차 이득, 스트레스 상황으로부터의 도피 등

4. 진단

단기정신병적 장애의 DSM-IV-TR 진단기준(요약)

A.	다음 중 1가지 이상이 존재 (1) 망상 (2) 환각 (3) 와해된 언어(빈번한 일탈이나 지리멸렬) (4) 심각하게 와해된 행동이나 긴장증적 행동
B.	1일 이상 1개월 미만 지속된 뒤 이전의 기능수준으로 완전 회복
C.	배제진단 – 정신병적 양상을 동반한 기분장애 분열정동장애, 정신분열병 물질 및 신체질환

A : 정신분열병 진단의 A기준과 비교해 보면 (5)의 음성증상이 빠져 있고, 또 증상이 1가지만 있어도 된다. 따라서 현저한 망상이나 환각 하나만 15일간 있어도 단기정신병적 장애이다(망상장애도 진단에 1개월 이상이 필요한 것도 1개월 미만 지속되는 단독 망상 역시 단기정신병적 장애로 진단하기 때문이다).

▶ **단기정신병적 장애의 세 가지 아형**

1) 현저한 스트레스요인이 있을 때(=단기 반응성 정신병 brief reactive psychosis, BRP)
2) 현저한 스트레스요인이 없을 때
3) 출산 후 발병(≒산후 정신병 postpartum psychosis) : 산후 4주 이내 발병. 이 경우는 임상양상이나 치료가 양극성 장애에 오히려 가까움(아래의 '산후정신병' 참고)

5. 치료

1) 자연 치유 가능 : 특별한 치료 없이 좋아지기도 함
2) 입원 치료 : 자신과 타인의 안전을 위해 필요할 때
3) 약물치료
   (1) 심한 초조 증상, 감정적 동요 → 항정신병약물, 벤조디아제핀

↳ 대부분의 정신병적 장애에 대해서의 일차치료약물은 항정신병약물이지만, 단기정신병적장애에서는 벤조디아제핀도 일차치료약물로 사용 가능하다는 것을 알아두세요.

   (2) 장기적 약물치료가 필요하다면 진단이 틀린 것임
4) 기타 : 지지적 정신치료, 집단치료

15.5 공유 정신병적 장애(shared psychotic disorder) =유도정신병적 장애(induced~)

최초로 기술한 프랑스 정신과 의사가 folieàdeux라고 지칭함

1. 개념

정신병적 장애를 가진 환자와 오랫동안 가까운 관계에 있는 사람에게 환자의 망상체계가 전파되어 비슷한 정신병적 증상이 발생하는 것

★ 흔히 두 명이 비슷한 망상을 보이면 둘 다 공유정신병적 장애로 진단한다는 오해를 하는데, 먼저 망상을 보인 소위 '주범'이 아닌 '공범'에게만 붙이는 진단명임. '주범'의 진단은 망상장애가 대표적이며, 이외에도 망상을 가질 수 있는 정신질환들 즉 정신분열병, 정신병적 증상을 동반한 기분장애 등 무엇이든 될 수 있음

2. 역학

1) 매우 드물다, F > M
2) 의존성 인격장애가 위험요소

3. 진단 및 임상양상

1) 진단기준

공유정신병적 장애의 DSM-IV-TR 진단기준(요약)

A./B.	A. 이미 확립된 망상을 갖고 있는 사람과 가까이 지내면서 B. 그와 비슷한 내용의 망상 발생
C.	배제진단 – 정신병적 양상을 동반한 기분장애, 정신분열병, 물질 및 신체질환

2) 임상양상

(1) 대부분 한 가족내 두 사람(자매간, 부모자식간, 부부간)
(2) 순종적이고 감수성이 있는 사람이 우위에 있는 사람의 망상을 받아들여 발병

4. 치료

1) 서로 격리하는 것이 중요. 입원해야 한다면 다른 병원이나 다른 병동
2) 일부 공유정신병적 장애는 격리만으로 호전(원래 환자의 망상은 지속)

↳ 격리 후에도 증상이 호전되지 않으면(가족력이 있는) 망상장애나 정신분열병 가능성 고려

▶ **정신병적 장애의 구별**

1) 정신분열병 : 6개월 이상(활성증상은 1개월)
2) 정신분열병 기준을 만족하나 유병기간이 1개월~6개월인 경우 : 정신분열형 장애
3) 1개월 이상 망상만이 두드러진 경우 : 망상장애
4) 정신분열병 증상(또는 그 일부), 망상장애 증상, 기간이 1개월 미만 : 단기정신병적 장애
5) 기분삽화 중에만 정신병적 증상이 나타남 : 정신병적 양상을 동반한 기분장애
6) 정신병적 증상과 기분증상 중 어느 것이 일차적이고 어느 것이 부수적인지 판단하기 어려운 경우 : 분열정동장애

15.6 산후정신병(postpartum psychosis) KMLE

1. 개념

출산 후 1~2주 내에 발병하는 와해된 언어, 환각/지각이상, 불안정한 정동(labile affect), 혼돈(confusion) 등을 특징으로 하는 증후군

> ↳ 산후 정신병은 다소 폭넓은 개념으로 출산 직후 발생하는 정신병적 증상을 통칭하며 DSM-IV-TR 진단은 아니다. DSM-IV-TR진단상으로는 1) 단기정신병적 장애, 산후 발병 2) 정신병적 증상을 동반한 기분삽화 3) 전신질환 또는 물질에 의한 정신병적 장애 4) 달리 분류되지 않는 정신병적 장애 중 한 가지에 해당하게 된다. postpartum blues와 감별해야 하며, 정신과 내에서의 비중에 비해(일반의들도 잘 알아두어야 하는 개념이어서 그런지) 의사국가시험에도 꽤 출제되는 편이다.

2. 역학

1) 산의 0.1~0.2%
2) 첫아이 출산, 산후 합병증시 위험 증가
3) 50%에서 기분장애의 가족력

> ↳ 따라서 산후 정신병의 경우(비록 임상양상은 정신병적 장애라도) 기분장애에 가깝다고 봐야 하는 의견이 많다.

3. 임상양상

1) 초기 : 피로, 불면, 초조 등 → 의심, 혼돈, 사고과정 이상, 강박사고등으로 진행
2) 아이가 기형이거나 죽었다는 내용의 망상이 전형적
   cf. 아이를 죽이거나 자살하라는 환청
3) 5%가 자살, 4%는 영아 살해

> ↳ 일단 위기를 넘기면 회복률은 좋지만, 산모와 아이에게 위험하므로 정신과적 응급으로 취급된다.

4) 다음 임신시 재발 흔함(50%까지도)

4. 감별진단

1) 전신질환에 의한 정신병적 장애(갑상샘기능저하증, 쿠싱증후군 등)
2) 약물 부작용(아편계 진통제, 고혈압약제)
3) 산후우울증(postpartum depression) ≒ 주요우울삽화, 산욕기 발병(major depressive episode, with postpartum onset)
   (1) 산모 10~15%에서 발생, 2주 이상 지속

(2) 우울감, 불안감, 체중변화, 극도의 불안
(3) 향후 출산과 무관한 우울삽화 발생 가능성도 높음

4) 산후우울감(baby blues)
(1) 산모 30~75%에서 출산 3~5일 내 발생하는 가벼운 우울감
(2) 절망감, 자살사고/타살(영아살해)사고, 죄의식 등은 없음
(3) 주변의 지지로 충분
(4) baby blues만으로는 향후 기분장애로 진행할 위험을 높이지 않음

5. 치료

1) 기분조절제, 항우울제를 먼저 시도
2) 필요시 항정신병 약물 투여
3) 회복률은 좋은 편
4) 자살사고시에는 입원치료/영아살해 관련 증상시에는 감시 필요
5) 남편 등 가족의 지지가 특히 중요

15.7 기타 정신병적 장애

1. 전신질환에 의한 정신병적 장애(psychotic disorder due to a general medical condition)

2. 약물유발성 정신병적 장애(substance-induced psychotic disorder)

3. 달리 분류되지 않는 정신병적 장애

1) 산후정신병(정신병적 증상이 있는 기분장애, 단기 정신병적 장애, 신체질환 또는 물질에 의한 정신병적 장애로 진단되지 않는)
2) 정신병적 증상 지속기간이 1개월 미만이지만 관해되지 않아 단기정신병적 장애로 진단할 수 없는 경우
3) 다른 증상 없이 지속되는 환청
4) 망상장애가 있으면서 상당기간 지속적이고 기괴하지 않은 망상이 기분장애의 삽화와 중첩되어있는 경우
5) 정신병적 장애가 있는 것은 확실한데 약물이나 전신질환에 의한 것인지 여부를 구별하기 불가능한 경우

Psychiatry

16

물질관련 장애

Substance-Related Disorders

- 물질사용장애와 물질유도성장애를 구분
- 물질사용 장애 : 정신과적으로 문제 있는 방식의 물질사용
- 물질유도성장애 : 물질사용의 결과로 정신과적 증상이 발생하는 장애
- 알코올 관련 장애에 대해서는 상세히 숙지
- 나머지 물질의 경우 물질별 특징적 증상들에 따라 구별하는 데 중점

16.1 물질관련 장애 총론

1. 중요 용어의 정의

1) 물질(substance)

뇌에 영향을 주어 의식이나 마음을 변화시키는 물질

2) 물질남용(abuse)

약물의 비의학적 사용

cf. 약물 오용(misuse) : 생체에 영향을 미치는 처방된 약을 지시대로 사용하지 않는 경우

cf. 해로운 사용(harmful use) : 신체적 혹은 정신적 장애를 일으킬 정도의 과도한 약물복용 양상(ICD-10에 나오는 개념. abuse와 유사)

3) 물질중독(intoxication)

기억, 지남력, 기분, 판단, 행동적, 사회적, 직업적 기능에 영향을 미치는 특정 물질에 의한 가역적 증후군

cf. (습관성) 중독(addiction) : 심리적 의존으로 복용을 중단 못하며, 신체적, 정신적 건강을 해치는 상태. 현재의 공식용어로는 '의존'에 가장 가까운 개념

★ 한국에서는 중독(中毒)이라는 한 단어로 중독(intoxication : 생체가 음식이나 약물의 독성에 의해 보이는 기능장애)과 중독(addiction : 술, 마약 따위 없이는 견디지 못하는 병적 상태. 의존–dependence와 비슷한 개념)을 다 표현함. 농약중독, 연탄가스 중독이라면 intoxication이 명확하지만, 알코올중독이라 하면 문맥만 보고서는 alcohol intoxication인지, alcohol dependence인지의 구별이 불분명해져서 혼선을 일으킬 수 있음. 우리말을 안 쓰고 dependence나 intoxication을 쓰는 것이 혼동을 피하는 데 오히려 낫다(정신과 교과서들에서는 일반에서의 비의학적 단어사용과 달리 중독을 intoxication의 의미로만 사용한다).

4) 의존(dependence)

해로운 약물을 계속 사용하게 되는 현상

cf. 공동의존(codependence) : 가족 일원 중 한명의 약물 사용, 중독으로 인해 다른 가족이 심하게 영향을 받는 행동 양상을 말하며, 중독을 병으로 받아들이지 못하여 약물사용을 조장하거나 부인하게 됨

(1) 신체적(생리적) 의존(physiological dependence) : 약물 사용으로 생리상태가 변하여 내성 및 금단이 나타나는 상태

(2) 심리적 의존(psychological dependence) : 약물의 계속적 사용으로 긴장감이나 감정적 불편을 해소

5) 내성(tolerance)

약물을 사용했을 때 효과가 점차로 감소하거나, 같은 효과를 얻기 위해 점차 용량을 증가시켜야 하는 상태

cf. 교차내성(cross tolerance) : 한 약물이 다른 약물과 효과가 유사하여 대치 가능함을 의미

↳ 예를 들어 알코올과 벤조디아제핀 사이에는 교차내성이 있음. 따라서 장기간 과량의 알코올을 섭취한 사람에게는 같은 양의 벤조디아제핀을 투여해도 그렇지 않은 사람에 비해 효과가 떨어진다.

6) 금단(withdrawal)

약물 사용을 중단하거나 감량하였을 때 나타나는 (불편)증상

2. 원인

1) 유전적 요인

부모가 알코올 의존일 경우 위험 증가, MZT > DZT

2) 신경화학적 요인 KMLE

(1) 뇌의 보상체계와 연관

① **배쪽 외피 지역**(ventral tegmental area)에서 **측중격핵**(nucleus accumbens)으로 projection하는 도파민성 neuron이 가장 중요; 코카인 및 암페타민 효과의 매개로 생각

② 아편양계 물질의 경우 청반핵(locus ceruleus)의 노르에피네프린성 neuron이 관여

[참고] 이외에도 median forebrain bundle, medial frontal cortex, amygdala, lateral hypothalamus 등 관여

> ↳ 보상체계(reward system) : 즉각적인 쾌락과 만족을 유발하는 뇌부위. 아래의 행동이론의 양성강화 현상과 연관된 뇌부위임

(2) 관련된 신경물질 : **opiate, dopamine, GABA, serotonin**

3) 인격이론

(1) 구강기적 특성 : 즉각적인 만족을 추구

(2) 자가투약이론 : 좌절감, 불안감, 우울감에 대한 자가처방

> ↳ 술은 인류 역사상 가장 오래된 항불안제이자 항우울제. 효과가 분명 있으나 정신과에서 처방하는 그 어떤 약물보다도 신체적/심리적 부작용이 심각하다는 것이 문제

4) 행동이론

(1) 양성 강화(물질을 사용하여 만족[보상]을 얻기 때문에 물질을 사용함)
보상 : 쾌감 또는 불안감소 등

(2) 갈망(craving) : 약물의 양성 강화로 인해 나타나는 현상, 약물 복용과 연관된 장면, 냄새, 상황과 같은 환경 내의 단서에 의해 유발되는 조건화되고 장기간 지속되는 약물 섭취에 대한 욕구
물질 사용은 물질 사용 경험과 관련된 다른 cue(예, 분위기, 특정장소)와 관련
→ cue를 차단해야 치료할 수 있음

5) 사회문화적 요인

사회의 태도, 또래의 압력(peer pressure), 범죄집단의 연루 등

3. 진단

1) DSM-Ⅳ-TR에 의한 물질관련장애의 진단분류

물질 사용 장애 (substance use disorder)	물질의존(substance dependence)
	물질남용(substance abuse)
물질유도성장애 (substance induced disorder)	물질중독(substance intoxication)
	물질금단(substance withdrawal)
	물질유도성 섬망(substance induced delirium)
	물질유도성 지속성 치매(substance-induced persisting dementia)
	물질유도성 지속성 기억장애(substance-induced persisting amnestic disorder)
	물질유도성 정신병적 장애(substance-induced psychotic disorder)
	망상형(with delusions)/환각형(with hallucinations)
	물질유도성 기분장애(substance-induced mood disorder)
	물질유도성 불안장애(substance-induced anxiety disorder)
	물질유도성 성기능장애(substance-induced sexual dysfunction)
	물질유도성 수면장애(substance-induced sleep disorder)
	기타 물질관련장애(substance related disorders not otherwise specified)

2) 물질사용장애 KMLE

↳ 물질사용장애에는 물질의존과 물질남용이 있음. 정의를 정확하게 구별한다. 물질의존이 더 심한 상태이며, **물질의존이 있으면 물질남용은 따로 진단하지 않는다.**

물질남용의 DSM-IV-TR 진단기준(요약)

A.	1년 동안 다음 중 하나 이상의 기능장애나 고통을 유발하는 부적응적인 물질사용 (1) **학업/직장생활/가사에 지장(결석/결근, 해고, 자녀방치 등)** (2) **위험한 상황에서의 물질 사용(운전, 기계조작 등)** (3) **법적 문제(구속 등)** (4) **사회/대인관계의 지장(부부싸움 등)**
B.	물질의존에 해당했던 적은 한 번도 없음

↳ 신체적으로 치명적인 단계는 아니지만 타인과 사회에 피해를 주는 단계

물질의존의 DSM-IV-TR 진단기준(요약)

A.	1년 동안 다음 중 3가지 이상의 기능장애나 고통을 유발하는 부적응적인 물질사용 (1) 내성(같은 효과를 위해 점점 많은 물질이 필요/같은 양 물질의 효과가 점차 감소) (2) 금단(해당물질의 특징적 금단증상, 또는 금단증상을 피하기 위해 물질 사용) (3) 의도보다 많이 투여 (4) 끊으려 하나 실패 (5) 물질을 얻기 위한 시간/노력 소모 (6) 사회/직업/취미생활의 포기 또는 감소 (7) 신체적/정신적으로 해롭다는 것을 알면서도 사용

* (1)이나 (2)가 있(없)으면 신체적 의존이 있(없)는 물질의존

↳ 물질의존의 DSM 진단기준에는 아예감별진단 항목이 없다. 즉, 물질의존은 우울장애 환자에서도, 정신분열병 환자에서도, 인격장애 환자에서도 함께 진단할 수 있다는 뜻이다.
↳ 반면, 물질유도성 장애들은 비슷한 증상을 보이는 다른 장애와 동시에 진단하면 안 된다. 망상이 물질유도성 정신병적 장애라고 판단되면 정신분열병이나 망상장애는 같이 진단할 수 없다.

3) 물질유도성장애

↳ 모든 물질이 모든 물질유도성 장애를 일으킬 수 있는 것은 아니다. 알코올은 DSM에 나오는 모든 물질유도성 장애를 일으킬 수 있지만, 예컨대 마리화나는 의존/남용/중독은 있어도 금단이나 치매, 기억장애는 없다.

남용물질과 관련된 진단들

분류 \ 장애	의존	남용	중독	금단	중독 섬망	금단 섬망	치매	기억 상실	정신병적 장애	기분 장애	불안 장애	성기능 장애	수면 장애
알코올	+	+	+	+	I	W	P	P	L/W	L/W	L/W	I	L/W
암페타민	+	+	+	+	I	–	–	–	I	L/W	I	I	L/W
카페인	–	–	+	–	–	–	–	–	–	–	I	–	I
마리화나	+	+	+	–	I	–	–	–	I	–	I	–	–
코카인	+	+	+	+	I	–	–	–	I	L/W	L/W	I	L/W
환각제	+	+	+		I				I	I	I		
흡입제	+	+	+	–	I	–	P	–	I	I	I	–	–
니코틴	+	–	–	+	–	–	–	–	–	–	–	–	–
아편류	+	+	+	+	I	–	–	–	I	I	–	I	L/W
펜사이클리딘	+	+	+	–	I	–	–	–	I	I	I	–	–
항불안제·수면제	+	+	+	+	I	W	P	P	L/W	L/W	W	I	L/W
복합물질	+	–	–	–	–	–	–	–	–	–	–	–	–
기타	+	+	+	+	I	W	P	P	L/W	L/W	W	I	L/W

환각제는 persisting perception disorder(flashback)를 나타내기도 함
+ : 있음, – : 없음, I : 중독 시 발생, W : 금단 시 발생, L/W : 중독 또는 금단 시 발생, P : 지속적

(1) 중독 및 금단

DSM-IV-TR 물질금단 및 물질중독(intoxication)의 일반적 진단기준(요약)

	물질금단	물질중독
A.	과량/장기복용하던 물질의 투여중지 또는 감량 이후 발생한 그 물질 특유의 금단증상	물질의 섭취/노출 이후 발생한 그 물질 특유의 중독증상
B.	고통 또는 사회, 직업적 기능의 장애	해당 물질의 중추신경계 영향으로 인하여 이상행동이나 심리변화
C.	배제진단 – 전신질환 및 다른 정신질환의 증상	

cf. 각 물질별 금단 및 중독 증상

↳ 남용이나 의존의 일반적 진단기준까지는 세부항목까지 잘 알아 두어야 하지만, 알코올 정도 말고는 물질별 중독/금단의 진단기준 하나하나를 다 외운다기 보다는, 물질별로 특징적인 증상 위주로 알아둔다.

DSM-IV-TR 물질금단 및 물질중독(intoxication)의 각 물질별 진단기준(요약)

	금단	중독
알코올 진정수면제	≥2/8 (1) 자율신경계 항진(땀, 빈맥) (2) 손떨림 (3) 불면 (4) 구역/구토 (5) 일시적인 환시/환청/환촉/착각 (6) 정신운동성 초조 (7) 불안 (8) 전신성 근간대성 경련	≥1/6 (1) 혀꼬임(slurred speech) (2) 조화운동불능(incoordination) (3) 보행불안정 (4) 안구진탕 (5) 주의력/기억력 장애 (6) 혼미(stupor)또는 혼수(coma)
암페타민 코카인	≥2/5 (1) 피로 (2) 악몽 (3) 불면/과다수면 (4) 식욕증가 (5) 정신운동성 지연/초조	≥2/9 (1) 빈맥/서맥 (2) **동공확장** (3) 고혈압/저혈압 (4) 땀/오한 (5) 구역/구토 (6) 체중감소 (7) 정신운동성 지연/초조 (8) 근력약화, 호흡억제, 흉통, 부정맥 (9) 혼돈, 경련, 운동이상(dyskinesia), 근긴장이상(dystonia), 혼수
아편계	≥2/9 (1) 불쾌감 (2) 구역/구토 (3) 근육통 (4) 눈물/콧물 (5) 동공산대, 털곤두섬, 땀 (6) 설사 (7) 하품 (8) **발열** (9) 불면	**동공축소** & ≥1/3 (1) 졸림(drowsiness) 또는 혼수 (2) 혀꼬임 (3) 주의력/기억력 장애

DSM-IV-TR 물질금단 및 물질중독(intoxication)의 각 물질별 진단기준(요약) *(계속)*

	금단	중독
환각제	–	**지각변화(환각, 착각, 이인화)** & ≥2/7 (1) **동공확장** (2) 빈맥 (3) 땀 (4) 두근거림(palpitation) (5) 시야흐림 (6) 떨림(tremors) (7) 조화운동불능
PCP	–	≥2/8 (1) 안구진탕 (2) 고혈압/빈맥 (3) 통증역치증가 (4) 운동실조 (5) 구음장애 (6) 근육경축(muscle rigidity) (7) 경련/혼수 (8) 청각과민
대마	–	≥2/4 (1) **결막충혈** (2) **식욕증가** (3) 입마름 (4) 빈맥
흡입제	–	≥2/13(cf. 2,3,4,5,12는 알코올과 겹침) (1) 어지러움 (2) 안구진탕 (3) 혀꼬임(slurred speech) (4) 조화운동불능(incoordination) (5) 보행불안정 (6) 무기력 (7) 반사저하 (8) 정신운동지체 (9) 진전 (10) 전신 근육 약화 (11) 시야흐림 또는 복시 (12) 혼미(stupor)또는 혼수(coma) (13) 유쾌감(euphoria)
니코틴	≥ 4/8 (1) 불쾌감/우울한 기분 (2) 불면 (3) 짜증, 좌절, 분노 (4) 불안 (5) 집중력 저하 (6) 안절부절 못함 (7) 서맥 (8) **식욕/체중증가**	–

DSM-IV-TR 물질금단 및 물질중독(intoxication)의 각 물질별 진단기준(요약) *(계속)*

	금단	중독
카페인	(연구진단기준) 두통 + ≥1/3 (1) 피로/졸림 (2) 우울/불안 (3) 구역/구토	≥5/12 (1) 안절부절 못함 (2) 긴장(nervousness) (3) 흥분 (4) 불면 (5) 안면홍조 (6) 이뇨 (7) 위장장애 (8) 근육연축(twitching) (9) 사고/언어흐름 가속 (10) 빈맥/부정맥 (11) 일시적 피로감소 (12) 정신운동성 초조

↳ **PCP, 환각제, 대마, 카페인**의 경우 금단을 공식적으로 인정하고 있지 않다(카페인은 연구진단기준으로는 들어 있음). 즉 이들 약물은 주로 **심리적 의존이 주**가 되며 생리적 의존의 가능성은 낮다.

(2) 중독 섬망/금단 섬망

섬망 및 치매, 기억장애의 경우 진단기준이 전신질환에 의한 것과 동일

DSM-IV-TR 물질중독섬망, 물질금단섬망의 진단기준(요약)

	물질중독섬망	물질금단섬망
A.~C.*	주의집중/유지/전환의 감소를 동반한 의식의 변화 기존의 치매나 그 진행으로 설명되지 않는 인지기능변화나 지각(perception)의 장애 수시간-수일의 단기간에 발생하여 일중 변동	
D.	물질의 중독기간 중 발생 혹은 약제(medication)에 의해 발생	물질의 금단기간 중 발생
물질	알코올, 암페타민/코카인, PCP/환각제, 대마, 아편계약물, 진정수면제, 기타	알코올, 진정수면제, 기타

*전신질환에 의한 섬망과 동일

(3) 물질유도성 지속성 치매/지속성 기억장애

DSM-IV-TR 물질유도성 지속성 치매/기억장애의 진단기준(요약)

	물질유도성 지속성 치매	물질유도성 지속성 기억장애
A.~B.*	A. (1) 기억장애 + (2) 다음 중 하나 실어증(aphasia) 실행증(apraxia) 실인증(agnosia) 수행기능장애(executive dysfunction)	A. 기억장애 존재 - 둘 중 하나 새로운 정보학습의 장애(전향성) 또는 기존 학습한 정보의 망각(후향성)
	B. 사회, 직업기능장애 유발, 이전기능보다 저하	
D.	물질이 관련되었다는 병력/신체검진/검사상 근거	
C.	배제진단 - 섬망, 전신질환에 의한 치매, 물질의 중독/금단시기 물질유도성 지속성 기억장애는 물질유도성 치매도 배제	

*전신질환에 의한 치매 및 기억장애와 동일

(4) 물질유도성 정신병적장애

DSM-IV-TR 물질유도성 정신병적장애의 진단기준(요약)

A.	현저한 환각이나 망상
B.	물질이 관련되었다는 병력/신체검진/검사상 근거 또는 금단/섬망중이나 직후 발생
C./D.	배제진단 - 섬망, 다른 정신병적 장애
망상형(with delusions), 환각형(with hallucinations)	

↳ 물질유도성 정신병적장애 및 다음의 기분, 수면, 불안, 성기능 장애는(특발성의) 기분장애 등에 비해 비교적 진단기준이 느슨함. 즉 해당 장애의 핵심증상과 물질이 관련되었다는 근거가 있으면 바로 진단함. 이유는, 특발성의 경우 명백한 진단적 검사가 없어 임상상을 세심히 살펴야 하는 반면, 물질유도성(그리고 전신질환에 의한) 장애들은 정신과 질환치고는 객관적 근거가 명확하기 때문임

(5) 물질유도성 기분장애

DSM-IV-TR 물질유도성 기분장애의 진단기준(요약)

A.	(1) 우울한 기분 또는 대부분의 활동에서 흥미/쾌감의 저하 (2) 들뜨거나 과대하거나 짜증스런 기분
B.	물질이 관련되었다는 병력/신체검진/검사상 근거 또는 금단/섬망 중이나 직후 발생
E.	현저한 기능저하 또는 고통
C./D.	배제진단 - 섬망, 다른 기분장애
우울 양상(with depressive features), 조증 양상(with manic features), 혼재 양상(with mixed features)	

[참고] 전신질환에 의한 기분장애에 있는 주요우울삽화 양상(with major depressive episode-like features)은 없다.

(6) 물질유도성 불안장애

DSM-IV-TR 물질유도성 불안장애의 진단기준(요약)

A.	현저한 불안, 공황발작 또는 강박사고/행동
B.	물질이 관련되었다는 병력/신체검진/검사상 근거 또는 금단/섬망 중이나 직후 발생
E.	현저한 기능저하 또는 고통
C./D.	배제진단 - 섬망, 다른 불안장애
범불안형(with generalized anxiety), 공황발작형(with panic attacks) 강박증상형(with obsessive-compulsive symtoms), 공포증상형(with phobic symptoms)	

[참고] 전신질환에 의한 불안장애에서는 공포증상형이 따로 없다.

(7) 물질유도성 수면장애

DSM-IV-TR 물질유도성 수면장애의 진단기준(요약)

A.	임상적으로 문제되는 심각한 수면문제
B.	물질이 관련되었다는 병력/신체검진/검사상 근거 또는 금단/섬망 중이나 직후 발생
E.	현저한 기능저하 또는 고통
C./D.	배제진단 - 섬망, 다른 수면장애
불면형(insomnia type), 과수면형(hypersomnia type), 사건수면형(parasomnia type), 혼합형(mixed type)	

(8) 물질유도성 성기능장애

DSM-IV-TR 물질유도성 성기능장애의 진단기준(요약)

A.	성기능문제가 고통이나 대인관계 문제를 일으킴
B.	물질이 관련되었다는 병력/신체검진/검사상 근거 또는 금단/섬망 중이나 직후 발생
C.	배제진단 - 다른 성기능 장애
욕구기 장애(with impaired desire), 흥분기 장애(with impaired arousal) 절정기 장애(with impaired orgasm), 성교통형(with sexual pain)	

4. 치료의 일반원칙

1) 치료의 2가지 목표

(1) 물질 사용의 중단

(2) 환자의 신체적, 정신적, 사회적 회복

2) 급성기의 중독/금단 치료

(1) 과량중독 여부, 복합적 중독, 동반된 신체질환 평가

(2) 해독(detoxification)

(3) 대증치료(conservative treatment)

> 급성기에는 중독/금단증상에 대한 내과적 치료를 진행함. 신체질환(당뇨, 고혈압, 간질환 등의 만성 질환이 잘 관리되지 않은 경우, 두부 외상, 흡인성 폐렴 등)이 있는지 유의해서 보어야 함

3) 의존/남용에 대한 장기치료 및 재발방지

(1) 물질 남용에 대한 교육 및 환자의 노력에 대한 지지 필요

(2) 개인정신치료 및 가족치료

(3) 약물치료

(4) 자조 집단 치료(self-help group), 치료 공동체

4) 입원 적응증

심각한 내과 증상, 심한 정신과적 증상, 외래치료의 실패, 정신사회적인지지 결여, 심각한 물질 남용, 장기간의 사용력 등

16.2 알코올(Alcohol)

> 합법적인 물질이라 대다수 인구가 경험하면서도, 남용시 신체건강을 해칠 뿐 아니라 중독상태 및 장기사용에서 나타나는 정신적 문제도 심각한, 물질관련 장애 중 가장 중요한 비중을 차지하는 물질이므로 특히 잘 알아둔다.

1. 역학

유병률 약 15%(알코올 의존+남용) (남성은 약 25%, 여성은 약 6%)

2. 원인

1) 유전적 요인－약 60% 차지

(1) 가족력이 있는 경우 위험 증가 및 조기 발병

(2) 가족력이 있을 경우 보다 심하고, 반사회적 양상 및 신체적 문제 동반 ↑

2) 소아기의 신경인지기능이상, 뇌파이상, ADHD 및 품행장애시 위험 ↑

3) 정신분석학적 요인 : 과도하게 처벌적인 초자아, 구강기 고착

3. 알코올의 효과

1) 약동학

(1) 흡수 : 위 10%, 소장 90%

(2) 40~60분 뒤에 알코올 농도가 절정에 이름

(3) 배설 : 신장과 폐 10%, 산화과정 90%

(4) 산화과정 : 대부분이 간에서 ADH에 의해 아세트알데히드(acetaldehyde)로 대사

① 산화 속도 : 10~34mg/dL

② 아세트알데히드는 ALDH에 의해 분해

> ↳ disulfiram은 ALDH를 억제하여, 음주시 쉽게 얼굴이 빨개지고 구역, 구토가 유발되도록 함

(5) 에탄올-산화계(microsomal ethanol oxidation system ; MEOS)

: 높은 혈중 농도에서 에탄올 산화의 10% 이상을 담당

2) 알코올의 대뇌에 대한 효과

혈중농도₩(g/dL)	효과
0.05%	사고와 판단 및 억제가 느슨해짐. 가벼운 운동실조
0.10%	수의근의 운동이 눈에 띄게 서툴러짐, 언어장애
0.20%	뇌운동 영역이 전체적으로 억제됨, 감정조절 중추가 영향 받음
0.30%	혼동, 혼미(stupor)
0.4~0.5%	혼수(coma)
0.5% 이상	호흡 및 심박동 중추의 마비로 사망

> ↳ 현재 음주운전의 기준이 되는 법정 농도는 0.05%임

4. 임상양상

1) 알코올 의존의 음주유형에 따른 분류

> ↳ 가족력이 있고 이른 발병일 경우 증상이 심하고 동반 문제가 많다는 정도는 알아둔다.

(1) A형/B형

① A형 : 늦게 발병, 소아기 위험요인 적음, 증상 덜하고 정신병리 덜함

② B형 : 일찍 발병, 소아기 위험요인 많음, 심한 증상, 정신병리 많고 가족력(+)

(2) Jellineck 분류 : α형(심리적 의존), β(신체적 합병증), γ(간헐적 폭음), δ(소량 꾸준)

(3) Cloninger 분류

① 1형(≒A형) 늦게 발병, 심리적 의존, 죄의식

② 2형(≒B형) 반사회성 인격장애 관련, 중독시 사회적으로 파괴적 행동

2) 알코올 남용(abuse)과 의존(dependence)

(1) 남용 : 알코올 섭취로 문제 발생하나 신체적/심리적 의존이 뚜렷한 상태는 아닌 초기 단계

(2) 알코올 의존 : 내성이나 금단(생리적 의존) 또는 강박적 섭취(심리적 의존)가 뚜렷한 단계

3) 음주와 관련된 신체장애

위장관	식도출혈, 말로리-바이스 파열, 장염, 장흡수 장애
간/췌장 질환	지방간, 알코올성 간염, 간경화, 췌장염
영양 결핍	영양장애, 비타민 B 결핍
정신-신경계	베르니케-코르사코프 증후군, 피질위축/뇌실확장, 알코올유도성 치매, 말초신경염, 근육병증, 우울장애, 자살
내분비계	고환위축, 에스트로겐농도 증가
감염	폐렴, 결핵
심혈관	심근병증, 고혈압
암	구강, 식도, 대장, 직장, 간, 췌장
태아에의 영향	태아 알코올 증후군(microcephaly, 두개악면 이상, 낮은 지능, 상하지 심장의 이상)

4) 알코올유도성 정신장애

(1) 알코올 중독 및 알코올중독섬망

① 단기간 과음에 의해 나타나는 정신과적 증상

② 대뇌 피질의 탈억제(disinhibition) 효과 때문에 발생

③ 기분변화 : 다행감, 명랑함, 과대한 기분이 나타남

④ 부적응적 행동 변화 : 언쟁, 시비, 사회적·직업적 기능의 장애 등

⑤ 신경학적 증상 : 혀꼬임, 운동부조화, 보행불안정, 안면홍조, 안구진탕

⑥ 심리적 증상 : 감정변화, 짜증, 수다스러움, 집중력 곤란

⑦ 기억장애(alcoholic blackout, '필름 끊김')

↳ 중독상태 중에만 나타나는 기억장애는 중독의 일환으로 보아 알코올유도성 지속성 기억장애(베르니케-코르사코프 증후군)로 진단하지 않는다.

⑧ 심한 경우 중독섬망 상태

⑨ 치료 : 영양공급, 비타민 공급, supportive care

cf. 알코올 특이성 중독(alcohol idiosyndratic intoxication, pathological intoxication) : 일반적으로 중독을 일으키지 않는 소량의 음주 후 극심한 문제행동(주로 폭력) 뇌손상과 연관되어 뇌의 알코올에 대한 내성이 떨어진 것으로 생각됨. 자해/타해 방지가 중요(항정신병약물 주사 또는 신체강박 필요)

(2) 알코올 금단

① 장기간 음주 중에 갑자기 중단하거나 또는 감량했을 때 나타나는 징후

② 증상 : coarse tremor, 오심, 구토, 무력감, 나른함, 자율신경기능 항진(빈맥, 발한, 혈압상승), 불안, 우울, 과민성, 기립성저혈압 등

③ 치료 : 대개 입원치료. 수액공급, 전해질 교정, 영양 공급(비타민 포함), 약물치료(lorazepam, diazepam, chlordiazepoxide 등의 벤조디아제핀)

[참고] 알코올금단 간질발작 치료에 장기적인 항경련제 투여가 필요하지는 않음 KMLE 전문의

↳ 저나트륨혈증, 저마그네슘혈증, 저혈당 등이 경련 위험성을 높일 수 있음

cf. 알코올 금단의 시간에 따른 경과

tremor : 6～8시간

환각 등 정신병적 증상 : 8～12시간

seizure : 12～24시간

진전 섬망(delirium tremens) : 48～72시간

불면 및 불안 : 수일 이상 지속 가능

(3) **알코올 금단섬망** KMLE 의대실습 의대시험 전공의 (alcohol withdrawal delirium = delirium tremens, DT 진전섬망)

① 금주 뒤 섬망과 함께 뚜렷한 진전과 자율신경기능 항진을 보이는 심한 금단 상태

② 역학 : 입원한 알코올중독자의 5%, 30～40대에 호발

③ 증상

- 전구증상 : 불안, 초조, 식욕부진, 진전, 공포에 의한 수면장애가 선행
- 주증상 : 섬망, 그 외 진전, 자율신경계 항진, 망상, 환각, 안절부절 못하는 행동, 지남력 장애
- 환각 : 주로 환시. 벌레가 기어감(Lilliputian hallucination)

④ 임상 경과

- 1～3일째 시작, 4～5일에 최고조 달함

- 침대에서 추락, 도망하기도. 부상, 공포상태에서 자/타살 등 합병증 발생
- 치료 안 하면 5～15%의 사망률

⑤ 치료

- 예방 : **금단시 미리 benzodiazepine으로 예방**(고영양 식사, 비타민도 중요)
- 섬망 증상 발생시 : chlordiazepoxide, lorazepam 투여
- 망상, 환각 존재시 항정신병약물(대개 haloperidol)

> ↳ 일반적 섬망과 달리 benzodiazepine이 TOC인 것을 반드시 알아둔다. 항정신병약물은 경련 위험을 높일 수 있어 뚜렷한 망상/환각이 있을 때만 조심해서 병용한다.

(4) 알코올 유도성 정신병적 장애 KMLE

① 드문 편

② 주로 폭음의 중단/감량 후 48시간 이내 발생, 통상 1주정도 후 회복

③ 환청(주로 기분나쁘거나 괴롭히는 내용) > 망상

④ **DT와 달리 의식은 명료**

(5) 알코올 유도성 지속성 기억장애(≒베르니케－코르사코프 증후군) KMLE 전공의

① 장시간의 걸친 대량 음주에 의해 발생하는, thiamine 결핍과 관련된 기억장애

[참고] 음주 외의 thiamine 결핍, 즉 위절제/입덧/TPN 등과 관련하여 발생할 수도 있음 전문의

② Wernicke encephalopathy(급성)

- **혼돈(confusion), 운동실조(ataxia), 안구운동 이상(안구진탕, 주시마비 gazy palsy)**
- 대부분 **thiamine 대량투여**로 금방 회복, 일부는 Korsakoff 증후군으로 진행

③ Korsakoff syndrome(만성)

- 최근기억장애 및 전향성 기억장애 ± 작화증(confabulation)
- **치료** : **thiamine 장기투여 및 영양 공급**(치료해도 20%만 완전회복, 나머지는 일부 호전 또는 지속)

(6) 알코올 유도성 지속성 치매(드문 편이며 다른 이유에 의한 치매와 감별 어려움)

(7) 알코올 유도성 기분장애

반복되는 음주에 의해 우울증이나 조증이 나타난 경우. 금주하면 회복

(8) 알코올 유도성 불안장애

① 급성 또는 만성 금단 상태에서 나타나는 불안

② 공황발작이 m/c

(9) 알코올 유도성 성기능장애

① 남성 : 만성시 테스토스테론, 고환의 크기↓, 여성화, 발기부전

② 여성 : 불임유발 가능

(10) 알코올 유도성 수면장애

① 술을 마시면 입면잠복기는 감소(쉽게 잠이 든다)

② REM수면과 stage Ⅳ sleep이 감소, 잠에서 자주 깸(sleep fragmentation)

↳ 과음 후 술기운에 자면 다음날 피곤한 이유 중 하나는 잠은 잘 오지만 깊은 잠을 제대로 못 자고 자주 깨는 데에도 있음. 또 혈중알코올농도가 떨어지면서 각성효과가 발생하는 점도 있다.

5) 알코올 관련 장애와 동반되는 정신장애

알코올 자체가 많은 물질유도성 정신장애를 일으키기도 하지만, 많은 정신과적 질환에서 (특히 제대로 치료하지 않았을 경우) 합병증으로 알코올 관련 장애가 올 수 있음

★이중 진단(dual diagnosis, = 공존 병리cormorbidity) : 물질 중독 환자가 술 문제 이외 다른 정신과적 문제를 가지고 있는 경우 공존병리(공병)라고 함

(1) 반사회성 인격장애

(2) 기분장애 : 알코올 관련 장애 환자의 30~40%가 주요우울장애 발생

(3) 불안장애 : 불안 장애환자들이 불안 경감 시킬 목적으로 술을 마시는 경우 많음. 25~50% 정도로 추정

(4) 타 물질 남용 : 니코틴의존>중추신경자극제, 아편류, 마리화나, 항불안제 등

(5) 폭력과 자살

5. 진단

1) 임상적 평가 : 의심이 중요

(1) 음주량, 빈도, 패턴, 습관, 동기

(2) 음주에 대한 인지적 태도

(3) 사회/직업적 장애정도, 대인관계

(4) 정신병리의 종류와 심각도

(5) 신체 질환

(6) 가족력

2) CAGE 선별검사 의대실습 의대시험

(1) Cut-down : 음주를 줄여야한다고 생각해 본 적이 있는가?

(2) Annoyed : 음주 문제에 대해 주위 사람들이 간섭하는가?

(3) Guilt : 음주 문제 때문에 죄책감을 느끼곤 하는가?

(4) Eye-opener : 아침에 해장술을 마시는가?

> '해장술'은 음주 다음날 아침 금단증상으로 인한 불편감을 완화하기 위해서 우리나라뿐만 아니라 여러 문화권에서 사용되고 있으나, 가뜩이나 무리해 있는 간 등의 신체기관에 추가적으로 부담을 준다. 이름은 "해장" 술이지만, 수분, 전해질, 영양보충의 해장 의미와 다르기도 하고, 해장술을 마셔야 한다면 이미 뚜렷한 금단증상을 경험할 정도의 과음을 하고 있다는 뜻이다.

3) 미시간 알코올 선별검사(MAST)(자가보고식 설문)

4) lab finding

(1) γ-glutamyl transferase(GGT) : 30단위 이상. 80% 민감도, 간손상 지표

(2) mean corpscular volume(MCV) : 91fl 이상. GGT보다 더 특이적

(3) carbohydrate deficient transferrin(CDT) : 20g/dL 이상. 가장 특이적 전문의

(4) 혈중 요산 증가 : 7mg/dL

(5) triglyceride 증가 : 180mg/dL 이상

6. 치료 : 개입, 해독, 재활의 세 단계

1) 개입 intervention

직면(confrontation)을 통해 환자가 알코올 의존이라는 질환 인한 내과적 질환이나 대인관계의 갈등 같은 부정적인 결과들을 정확하게 인식하게 하고 지금이라도 치료받지 않으면 이러한 부정적인 결과들이 더 심화된 것이라는 사실을 직시하게 함

2) 해독 detoxification(급성기 치료, 중독/금단에 대한 치료) 의대실습 의대시험

(1) V/S을 안정적으로 유지

(2) 적절한 영양과 휴식 : Vitamin B_1과 복합 비타민 B를 투여

> 베르니케-코르사코프 증후군을 막기 위한 이유가 가장 큼. 포도당이 흡수될 때 vitamin B_1(thiamine)이 함께 소모되므로, thiamine 없이 포도당만 투여하는 것은 오히려 베르니케-코르사코프 증후군을 유발할 위험이 있음

(3) 약물치료 : lorazepam, oxazepam, diazepam, chlordiazepoxide

> 금단 및 금단섬망의 예방 목적임. 금단증상이 나타나지 않도록/나타난 금단증상을 충분히 없앨 만큼 많은 양이 필요함(벤조디아제핀에는 알코올과 교차 내성이 있어서 일반 환자보다 많게는 수십배 용량이 필요할 수 있음). 참고로 간기능 이상이 있을 경우에는 lorazepam이나 oxazepam이 간에 부담이 적어 선호된다.

3) 재활(만성기 치료, 의존에 대한 치료)

(1) 재활치료의 요소

① 금주에 대한 동기를 반복적으로 고취

② 술을 마시지 않는 새로운 생활 습관을 형성하도록

③ 재발 예방

(2) 입원치료

(3) 약물치료 KMLE

① **혐오요법(disulfiram, calcium carbamide) : ALDH를 억제해 alcohol의 대사체인 acetaldehyde를 축적시켜 음주시 신체에 불쾌한 반응을 일으켜 술을 기피하도록 함**

↳ disulfiram은 신체에 부담 및 위험으로 잘 쓰지 않는다. 특히 심장질환, 당뇨병 동반시에는 금기

② 대체요법(agonist) : acamprosate(NMDA antagonist로 GABA agonist 효과)

③ 보상효과 감소(antagonist) : naltrexone(opioid antagonist)

(4) 금주동맹(alcoholic anonymous) : 자조 집단(self help group)

완전 금주에 이르기까지 고백, 결심, 태도, 행동 등의 지킬 사항을 12단계로 정함

16.3 진정, 수면, 항불안제

1. 개요

1) 진정, 수면, 항불안제의 의료적 이용

(1) 정신과적 이용 : 항불안 및 수면유도

(2) 항경련, 근이완, 진통, 마취 등에도 많이 이용

(3) 정신적/신체적 의존 발생가능

↳ 타 약물 이용자가 효과를 늘이거나 금단증상을 줄이기 위해 함께 사용하기도 함

2) 종류

(1) 벤조디아제핀 : diazepam(Valium), lorazepam(Ativan), alprazolam(Xanax), clonazepam, chlordiazepoxide, triazolam, midazolam 등

(2) 바비튜레이트 : phenobarbital, thiopental, methohexital

(3) 기타 : meprobamate, chloral hydrate, ethchlorvynol, glutethimide

> ↳ chloral hydrate(상품명 Pocral)는 주로 소아를 검사 전 진정시킬 목적으로 사용된다.
> ↳ zolpidem, zopiclone, zaleplon 등의 수면제도 크게 보아 이 범주에 넣을 수 있음 (상대적으로 수면효과가 specific하여 의존 위험은 적다.)
> ↳ 바로 전 따로 다룬 알코올도 크게 보아 이 범주에 든다. 또한 이 약물들과 상호 교차내성을 갖고 있고, 함께 복용하면 상승작용을 일으켜 위험할 수 있음

2. 약리작용

$GABA_A$ 수용체 복합체에서 Cl^- 이온채널 활성 → 신경세포의 억제기능 강화

3. 임상양상

알코올의 중독, 금단, 의존과 유사한 중독, 금단, 의존을 보임

4. 치료

1) **flumazenil** : **벤조디아제핀 과량 중독시 길항제로 사용** KMLE
2) 금단 예방
   (1) 꼭 필요한 사람에게 적정용량/적정기간 투여, 감량은 단계적으로 서서히
   (2) 금단치료에 항경련제인 carbamazepine도 이용 가능
   (3) 반감기가 긴 약물의 경우 한참 뒤 금단증상이 나타날 수도 있음

16.4 정신자극제

대표적으로 코카인과 암페타민계 약물을 알아두면 된다.

1. 개요

1) 각성제로 중추신경을 자극하여 졸음과 불안감을 없애고 피로감 감소와 정신을 맑게 하며 집중력을 높여주는 물질
2) 약물의 종류
   (1) 코카인(cocaine)
   (2) 암페타민계 : methamphetamine(히로뽕), dextroamphetamine, amphetamine
   cf. 암페타민 유사 약물 : methylphenidate, pemoline 등
   (3) 암페타민 유도체 : MDMA(엑스터시), MDEA

(4) ephedrine, phenylpropanolamine 등도 유사한 효과

> ↳ 암페타민은 치료목적으로는 사용이 많이 줄었다. 이제 기면병, ADHD 등에 주로 사용하는 약물은 methylphenidate 등이며 이들도 정신자극제에 포함되지만 의존 가능성이 훨씬 적다. 그나마도 소아에서는 의존 자체가 거의 없고 modafinil은 더 적다.
> ↳ MDMA, MDEA 등(소위 designer amphetamine)은 도파민 뿐 아니라 세로토닌 활성도 증가시켜 환각을 유발함. 즉 정신자극제 효과와 함께 LSD 등의 환각제와 유사한 효과도 보임

2. 약리작용 : 도파민계 활성이 공통

1) **코카인** : **주로 도파민 재흡수 차단**

매우 강력한 의존성 유발(1회 복용으로도 의존성 발생)

2) 암페타민 : 주로 시냅스전 뉴런에서의 도파민 분비를 활성화

3. 임상양상

1) 급성 중독증상 KMLE

(1) 다행감, 식욕감퇴, 피로감소, 식욕감소, 통증감소, 성감증가

(2) 두근거림, 동공산대, 부정맥, 과호흡 등 자율신경계 자극 증상

(3) 대량 투여시 섬망, 환각, 망상 등 유발

2) 코카인 : 다른 자극제와 달리 코카인 벌레(cocaine bug)라는 환촉 유발

3) amphetamine psychosis(암페타민 유도성 정신병적 장애)

(1) 관계망상, 피해망상, 환청/환시, 과대망상, 폭력 등 정신분열병 유사 양상

(2) 치료 : 약물중단 및 항정신병 약물 투여

cf. **amphetamine psychosis와 정신분열병과의 감별점** KMLE

① **환시가 우세**

② **정동이 적절**

③ **과다활동, 성욕증가, 혼돈(confusion)과 지리멸렬(incoherence)이 많음**

④ **연상이완(loosening of association)이 드물고 flat affect나 alogia가 없음**

4) 금단증상 KMLE

(1) 우울증상(가장 뚜렷/중요), 피로, 악몽, 식욕증가, 두통, 근육통 등

(2) 코카인의 경우 craving(약물 갈망)이 더 심함

4. 치료

1) 급성 과다복용 : 대증적 치료

(1) 자극을 줄여주고 안전하게 보호

(2) 정신병적 증상 : 항정신병약물

(3) 초조 증상 : 벤조디아제핀

2) 금단완화 및 유지치료

(1) 암페타민 : 우울증상 완화 : SSRI, bupropion

(2) 코카인 : 치료 어려움. amphetamine, bromocriptine 등의 agonist 치료

16.5 대마제제(cannabis, marijuana)

생리적 의존성이 없이 심리적 의존성만 있고, 알코올이나 니코틴보다 의존성이 낮기 때문에 마약류에서 제외해야 한다는 주장도 있지만, 장기투여시의 해악과 부작용이 적지 않다.

1. 개요

1) 대마잎과 꽃에서 얻어짐(해시시, 마리화나). 주로 흡연

2) 향정신성 활성 성분 : THC(tetrahydrocannabinoid)
내인성 cannabinoid 수용체에 결합하여 작용

↳ 암환자의 식욕증가 등을 위해 대마 유사제제를 이용하기 시작한 나라도 있음
↳ cannabinoid antagonist(rimonabant)를 비만 치료에 이용하려는 시도도 있었다.

2. 역학

1) 미국에서 가장 흔히 사용되는 불법 약물

2) 미국 고등학생의 40%가 사용한 경험

3. 임상양상

1) 중독증상 KMLE

(1) 다행감, 감각의 예민화, 시간이 느리게 가는 느낌, 고용량에서 이인화/비현실감
: 30분에 최고조에 달하고 2~4시간 지속

(2) 운동기능 저하는 더 오래 지속되어 기계조작, 운전시 위험

(3) 결막 충혈(특이 소견), 식욕증가, 성욕증가, 빈맥, 혈압강하, 입마름 등

(4) 대량 사용시 : 기립성저혈압, 인지장애, 섬망, 의식장애
cf. flashback 또는 bad trip, 환각 경험은 상대적으로 드물다.

2) 금단증상

(1) 수면장애, 과민, 식욕저하, 구역/구토, 불안, 우울, 진전

(2) 대부분 미미 KMLE

3) 부작용

(1) 폐암 등의 위험증가

> ↳ 담배처럼 태워서 연기를 들이마시는 과정에서 타르 등 다른 유해물질이 함께 흡입됨

(2) 산모 사용할 때 기형 발생 가능

(3) **장기간 사용 시 무욕증후군(amotivational syndrome)** KMLE

: 주의력 감퇴, 무감동, 무기력, 체중증가

4. 치료

1) 교육 및 정신치료
(상대적으로 금단 증상 약하며 내과적 치료, 약물치료는 거의 불필요)

2) 필요시 benzodiazepine/항정신병 약물로 치료

16.6 아편제제(opiates, opioid)

가장 강력하고 효과적인 진통제. 국내에서는 중독자가 많이 줄었지만, 접근성이 높은 의료인들에서는 때때로 문제가 될 때가 있다.

1. 개요

1) 양귀비의 수액이 아편(opium)이고 이를 정제한 것이 모르핀

2) 강력한 신체적 의존과 심각한 금단 증상이 특징

3) 종류

(1) 천연물질 : 생아편(혼합물), morphine, codeine 등

(2) 합성물질 : heroin, methadone, meperidine, fentanyl 등

> ↳ 서로 교차내성이 있다.
> ↳ heroin이 의존성이 가장 강력함. 워낙 위험해서 의료용으로도 쓰지 않는다.
> ↳ morphine, meperidine(Demerol), fentanyl 등이 진통제로 많이 쓰임. codeine은 아편제제지만 다행감이 거의 없고 의존성이 적어 한외마약으로 분류하여 엄한 규제가 없고 기침약으로 이용
> ↳ methadone은 다행감이 적고 반감기가 길어 아편제제 금단에 사용

2. 신체적 영향 KMLE

1) **동공수축, 식욕상실, 성욕상실, 졸음, 오심, 구토, 변비, 진통**

> ↳ 동공수축 : 아편제제 및 유기인제
> ↳ 진통 외에도 변비유발 효과 때문에 예전에 아편을 민간에서 설사약으로도 사용

2) 과량 : 혈압강하, 체온강하, 서맥, 호흡억제 → 진전, 경련, 섬망, 혼수, 폐부종
3) 주사하는 경우가 많음 : 바늘 돌려쓰기로 인한 간염, HIV 감염 위험

3. 금단 증상 KMLE 전공의

1) 강한 약물 욕구
2) **구역, 설사, 기침, 눈물, 동공확장, 콧물, 심한 땀, 근육경축, 털곤두섬, 경도의 체온 및 호흡수와 혈압의 상승**

4. 치료

1) 중독
   (1) 과량 복용이 아니면 대증요법과 세심한 관찰
   (2) 과량 복용시 : naloxone(opiate antagonist)
2) 금단 : methandone, buprenorphine 등의 agonist(clonidine도 사용)
3) 유지치료 : naltrexone

> ↳ naloxone과 naltrexone의 작용은 비슷하나, naloxone은 주사제제밖에 없어 급성 중독을 reversal시키기 위해 사용하며, 경구용 naltrexone은 아편제제의 보상효과 차단을 통해 재발방지를 위해 투약 (naltrexone은 알코올 의존 환자의 음주재발 방지를 위해서도 투여)

16.7 환각제(hallucinogen)

1. 개요

1) 지각, 감각, 사고, 자기인식, 감정 등에 영향을 미치는 약물－시간에 대한 감각의 변화, 망상 등을 유발하며, 환시, 환청, 환촉, 환취 등의 환각을 동반
2) 종류 : LSD(lysergic acid diethylamide), mescaline 등

> ↳ MDMA(엑스터시) 등의 designer amphetamine도 각성효과만이 아니라 환각제 효과를 같이 가진다.

3) 약리 : (LSD) ergot fungus의 유도체. postsynaptic serotonin receptor에 partial agonist

2. 역학

미국 청년층에 많고 우리나라에는 드물다.

3. 중독증상

1) 지각 이상 : 색깔이나 촉감이 풍부하게 느껴짐, 신체상 변화, 시간−공간 개념 변화, 기하학적 형태의 환시, 착각, 현실감각 상실, 공감각(synesthesia : 음악소리가 색깔로 보이는 등의 현상)
2) 감정 : 우울, 불안
3) 사고 : 피해망상, 관계망상
4) 신체적 증상(교감신경작용) : 동공확대, 보행장애, 빈맥, 발한, 이완, 진전, 발열
   cf. 다소간 내성은 생기지만 생리적 금단증상은 없음

4. 환각제에 의해 유발되는 정신장애

1) Hallucinogen persisting perception disorder(=Flashback) : 장기복용자 중에 한동안 약물을 복용하지 않은 상태에서 강한 환시 등이 계속 나타나는 것
2) 정신병적 장애 : 만성사용시
   예) bad trip : 환각 작용이 끝난 직후 무서운 지각장애와 불안, 공포, 공황, 자살, 폭행 등이 나타나는 것
3) 기억, 문제해결, 추상적 사고의 혼란, 무욕증후군 등이 올 수 있음

5. 치료

1) 급성 중독증상 : 벤조디아제핀, haloperidol 등 항정신병약물
2) flashback : 지지정신치료와 함께 벤조디아제핀 병용
3) 정신병적 장애 : 항정신병약물

16.8 펜사이클리딘(PCP)류

임상양상은 LSD 등의 환각제와 유사한 면이 있으나 작용기전이 달라 DSM상 따로 분류

1. 개요

1) arylcyclohexylamine계의 합성 물질

2) 약리 작용 : **NMDA 수용체 길항제**
3) 마취제인 ketamine도 유사함

2. 중독증상

1) 저용량(5mg) : 해방감, 공중에 떠있는 느낌, 기이한 마비증세
2) 고용량(5～10mg) : 흥분, 혼돈, 도취, 근육 경직, 언어장애, 판단 장애, 죽음에 대한 공포, 신체감각의 변화
3) 중독시 폭력적, 난폭한 행동 표출(상해나 사망 위험)

3. 만성적인 PCP 사용

1) 불면, 식욕 부진, 심한 사회적 행동적 변화 유발, 정신분열병 위험 증가
2) 심리적 의존은 있으나, 신체적 내성이나 금단은 특별히 없음

4. 치료

1) 과량 복용시 치료
   (1) 혼수, 경련, 호흡 저하에 대한 생명 유지 조치가 필요
   (2) 특별한 해독제, 길항제는 없음(요산성화 및 위세척)
2) 급성 정신증 : haloperidol

16.9 흡입제(inhalants)

1. 개요

1) 종류 : 본드, 연료(부탄가스, 가솔린, 라이터액) 및 각종 유기용매(페인트시너, 매니큐어 제거제, 드라이클리닝 용매)
2) 약리작용 : 중추신경 억제제. 내성은 잘 생기지만 금단 증상은 약함

2. 중독

1) 코, 입으로 들여 마시면 폐를 통해 흡수
   → 5분 이내 효과(즉각적 효과로 빠른 쾌감), 30분～수시간 지속
2) 중독증상 KMLE
   (1) 알코올과 유사 : 다행감, 붕 뜨는 느낌, 혀꼬임, 보행불안정, 반사저하 등
   (2) 착각, 환각, 섬망, 정신병적 증상, 난폭성 등 발생 가능

3. 합병증 KMLE

> ↳ 유기용매 자체의 효과도 있지만 납 등 중금속이 섞여 있어서 더 문제가 된다.
> ↳ 추후 다른 물질관련 장애로 이행할 가능성도 있음

1) **뇌 손상 : 기억력 감퇴, 학습능력 저하, 정서불안, 점차 인격 황폐화**
2) **골수 손상 : 재생불량성 빈혈, 백혈병**
3) **콩팥 손상**
4) **면역 계통 손상**

4. 치료 원칙

1) 예방 : 청소년들 대상의 상담과 교육
2) 흡입 중단 및 의학적 합병증 치료
3) 섬망, 정신병적 증상에는 항정신병 약물

16.10 니코틴(nicotine)

1. 개요

담배에 함유된 세 가지 물질 : 타르, 기체 성분, 니코틴

1) 타르 : 20여종의 A급 발암물질 포함
2) 기체 성분 : CO
3) 니코틴 : 효과를 일으키는 활성 물질. 생리적 의존성과 금단증상의 주된 요인

cf. 순수한 니코틴은 호흡마비 등을 일으킬 수 있으나, 통상용량에서 급성 신체부작용은 만성 신체부작용에 비해 미미한 편임

2. 역학

1) 남성>여성
2) 저학력, 충동성, 알코올의존, 이혼/별거 등이 위험요인
3) 정신분열병 등에서 흡연률이 높음

3. 임상양상

1) 효과

(1) 주의력, 학습능력 등의 향상, 우울증상 감소

(2) 하지만 내성이 빠르게 생겨 생리적 의존 유발

2) 금단증상

(1) 1.5∼2시간부터 시작, 24∼48시간에 peak, 수주∼수개월도 지속

(2) craving(갈망), 불안, 집중력 저하, 두통, 짜증, 체중증가 등

4. 흡연의 합병증

1) 호흡기계 질환의 70%가 흡연과 연관 : 폐암, 폐기종

2) 심혈관계 : 혈압 상승, 맥박 증가, 말초혈관 수축

3) 혈액계 : 혈전증

4) 구강암

5) 태아에 영향

5. 치료

1) 1년 금연 성공률(1년 성공시 장기유지 가능성 증가)

(1) 자가금연 : 약 5%

(2) 병원치료 : 약 10∼30%

2) 약물치료 KMLE

(1) 니코틴 대체 요법 : 패치, 껌(agonist therapy)

> ↳ 생리적 금단증상 감소에 효과적으로서 금연으로 가는 중간단계가 되어준다. 대신 심리적 금단(입과 손이 심심한 것, 특정 상황에서 담배 생각이 떠오르는 것)은 당사자가 극복해야 한다.
>
> ↳ 금연초는 심리적 의존에는 도움이 되지만 생리적 금단에 효과가 없어 상대적으로 효과가 적다. 타르 등의 발암물질로부터도 자유롭지 않다. 전자담배의 경우 생리적 금단을 줄여줄 수 있으나 패치나 껌처럼 정량화할 수 없고 흡연처럼 빠른 효과를 보여 니코틴 의존을 극복하는 데 효과는 부족하다. 이득이라면 흡연으로 인한 발암물질을 피할 수 있다는 정도

(2) bupropion, clonidine

(3) varenicline(Champix)

16.11 카페인(caffeine)

1. 개요

1) 무색, 무취, 쓴맛의 methylxanthine 결정체로서 가장 널리 사용되는 흥분제

> ↳ 천식 등에서 사용하는 theophylline도 유사한 구조의 methylxanthiine으로서 비슷한 부작용을 발생시킬 수 있음

2) adenosine antagonist

3) 커피, 카카오, 홍차, 콜라, 피로회복제, 감기약 등에 함유
: 커피 한잔의 포함된 카페인 양 : 대략 100∼150mg

2. 역학(미국)

1) 성인의 경우 평균 하루 200mg 섭취

2) 20∼30%는 500mg 이상 소모

3. 임상 증상

1) 중독 증상 : 하루 250mg 이상 섭취시에 발생 가능
   (1) 소량 투여 : 감각이 예민, 각성, 사고력 맑아짐, 수다스러워짐
   (2) 다량 투여 : 호흡 중추 흥분, 심박수, 심박출량↑, **부정맥 유발 가능**
   (3) 만성 중독 : 소화불량, 두통, 불안, 신경질, 감각의 이상, 변비

2) 금단 증상 : 불안감, 두통, 초조, 우울

4. 치료

1) 카페인 음료 제한

2) 금단 증상(두통, 근육통) : 아스피린

3) 심한 금단증상 : 벤조디아제핀을 7∼10일 정도 짧게 사용

16.12 기타

1. anabolic steroid(dianabol, anavar, winstro-V, DHEA)

1) 개요

(1) 의료용 목적 : 노인의 성욕저하, 노화방지 목적

(2) 남자 운동선수에서 근육량 증가 목적의 남용

(3) 근육발달 효과

2) 임상양상

(1) 초기에는 다행감(euphoria) 유발

(2) 정신적 부작용 : 우울, 짜증, 불안, 분노폭발

(3) 고혈압, 고지혈증, MI, 고환위축/불임, 여성형 유방, 여드름, 탈모 유발 가능

3) 치료 : 신체상 왜곡에 대한 정신치료

2. dextromethorphan hydrochloride

1) 개요

(1) 진해제(러미라 등)에 함유 : 구하기 쉬워 청소년이 남용

(2) 치료용량에서는 향정신성 작용이 없으나, 과량 복용시 환각 유발

2) 임상양상

(1) 다행감, 변화된 의식상태 야기

(2) 내성(점차 용량 증가) 및 금단(불안, 불쾌감) 존재

3) 과량 복용시 부작용

(1) 정신증상 : 방향감각 상실, 환각, 망상, 의식의 변화, 섬망, 기이한 행동

(2) 신체증상 : 동공확대, 시야흐림, 홍조, 건조하고 따뜻한 피부, 구갈, 빈맥, 고열 (사망도 가능)

3. Gamma hydroxybutyrate(GHB, "liquid ecstasy", "물뽕")

1) 내인성 아편양계를 통한 진정 효과

2) 의식변화 유발

3) 구역, 구토, 호흡장애, 경련, 혼수, 베르니케-코르사코프 증후군 유발

4. 아질산염(amyl nitrite, butyl~, isobutyl~)

1) "poppers"라 불리며 기분이 좋아지고 성감을 증대
2) 호흡기 자극, 구역/구토, 두통, 어지러움 유발, 면역기능 저하
3) PDE-5 억제제(sildenafil 등)와 병용투여시 치명적일 수 있음

5. 아산화질소(NO)

1) 마취제
2) 붕 뜬 느낌을 유발하여 남용 위험
3) 장기사용시 편집증상, 섬망, 불임 등 유발 가능

17

인지기능장애

Cognitive Disorders

- 섬망의 개념, 진단기준, 임상양상 및 치료원칙
- 치매의 개념, 진단기준, 치매 원인질환의 분류 및 치료원칙
- 치매와 섬망, 치매와 우울장애에 의한 인지기능저하, 알츠하이머병에 의한 치매와 혈관성 치매의 차이점을 구별

17.1 인지기능장애(cognitive disorder)의 개념과 분류

1. 개념

1) 후천성으로 발생하며 인지기능(기억, 문제해결 등)의 감퇴를 보이는 장애
2) 대뇌의 기질적 병변, 전신질환, 물질 등이 원인

2. DSM-IV-TR의 인지기능장애 분류

인지기능장애(Cognitive disorders)

섬망(Delirium)	신체질환에 의한 섬망(Delirium due to a GMC) 물질유도성 섬망(물질중독섬망/물질금단섬망) 여러 요인에 의한 섬망(Delirium due to multiple etiologies) 달리 분류되지 않는 섬망(Delirium NOS)
치매(Dementia)	알츠하이머형 치매(Dementia of the Alzheimer's type) 혈관성 치매(Vascular dementia) 기타 신체질환(HIV, 두부외상, 파킨슨병, 헌팅턴병, 픽병, 크로이츠펠트-야콥병, 기타)에 의한 치매 물질유도성 지속성 치매 여러 요인에 의한 섬망(Delirium due to multiple etiologies) 달리 분류되지 않는 치매(Dementia NOS)
기억장애 (Amnestic disorders)	신체질환에 의한 기억장애(Amnestic disorder due to a GMC) 물질유도성 지속성 기억장애 달리 분류되지 않는 기억장애
달리 분류되지 않는 인지기능장애	뇌진탕후 증후군, 경도인지장애 등

↳ 섬망(delirium) = 급성 뇌부전(acute brain failure). 의식의 이상 + 인지기능의 이상
↳ 치매(delirium) = 만성 뇌부전(chronic brain failure). 주로 인지기능의 이상

17.2 섬망(delirium)

1. 개요

1) 의식장애 및 주의력저하, 사고, 언어 등 인지기능 전반의 장애와 함께 기분증상이나 정신병적 증상을 유발하는 이차성 정신질환
2) 전형적으로 급격하게 발생하며 하루 중에도 증상의 기복이 있는 것이 특징
3) 신체질환 또는 물질이 원인의 대부분을 차지함

2. 역학

1) 전체 병원 환자의 10～15%가 경험하는 매우 흔한 질환
2) 위험인자 : 치매, 골절, 전신 감염, 마약성 혹은 항정신병약물 복용
3) 40～50%는 섬망 발생 후 1년 내에 사망

↳ 섬망이 사망을 일으킨다기 보다는, 예후가 안 좋은 중한 신체질환에서 섬망이 발생할 가능성이 높은 것으로 본다.

3. 원인

섬망은 단일질환이 아니라 여러 원인 질환에 의해 나타날 수 있는 임상증후군

1) 원인

(1) 대사장애 : 감염, 열, 저산소증, 저혈당, 간성뇌증 등
(2) 중추신경계 장애 : 뇌종양, 뇌졸중, 외상성 뇌손상, 발작 후 상태(postictal states)
(3) 약물중독/금단 : 알코올 등
(4) 장기간의 수면박탈, 감각박탈 등에 의해서도 발생 가능

2) 연령에 따른 원인

(1) 소아 : 감염, 발열, 약물 중독, 외상
(2) 청소년 : 정신활성물질 중독과 금단, 외상, 감염

(3) 청장년 : 알코올 중독과 금단, 대사성 질환, 심혈관 질환

(4) 노인 : 심혈관질환, 뇌혈관 질환

4. 임상 양상 및 진단

1) DSM-Ⅳ-TR 진단 기준

DSM-IV-TR 섬망의 진단기준(요약)

	신체질환에 의한 섬망*	복합요인에 의한 섬망	달리 분류되지 않는 섬망
A.~C.**	A. 주의집중/유지/전환의 감소를 동반한 의식의 변화 B. 기존의 치매나 그 진행으로 설명되지 않는 인지기능변화나 지각(perception)의 장애 C. 수시간-수일의 단기간에 발생하여 일중 변동		
D.	이것이 신체질환의 직접적인 생리적 결과라는 병력/신체검진/검사상 근거	2가지 이상의 신체질환, 또는 신체질환+물질의 영향에 의해 발생	요인불명 또는 물질, 신체질환 이외의 요인(예, 감각박탈)

* 신체질환 명칭 표시(예, 간성뇌증에 의한 섬망)

** 물질중독 및 금단에 의한 섬망과 동일

cf. ICD-10는 이에 더하여 정신운동장애, 수면-각성주기장애 및 기분장애를 진단지침으로 함께 제시. 또한 기간을 6개월 이하로 명시

2) 임상증상

(1) 의식장애 및 주의력 저하

① 의식의 혼탁(clouding)-각성과 혼수의 중간 상태

② 주의력(attention) 저하

> ↳ 의식의 혼탁이 핵심적 병리이고 이로 인해 이차적으로 집중력 장애, 지각장애 및 인지기능변화가 나타난다고 본다. 또한 급성발병인 점과 의식의 혼탁이 뚜렷하다는 점이 섬망을 치매와 구별짓는 중요한 차이점

(2) 인지기능장애

① 지남력 장애-시간, 장소에 대한 지남력 장애(사람에 대한 지남력은 대개 유지)

② 기억력 장애-최근 기억에 대한 장애가 가장 뚜렷

> ↳ 인지기능장애는 치매와 섬망의 공통적 증상임. 반면 정신분열병 등의 정신병적 장애에서는(망상에 의해 지남력이 떨어진 것으로 오인되기도 하지만) 대부분 의식과 지남력은 유지된다.

(3) 지각 및 사고장애

① 지각 장애 : 착시 또는 환시

② 사고 장애 : 지리멸렬한 언어, 비논리적인 사고, 피해망상, 의심, 연상이완 등

> ↳ 소위 말해 psychotic symptom에 해당된다. 자체로는 정신분열병이나 정신병적 증상을 동반한 기분장애와 구별이 어려울 수 있으므로 의식 및 인지기능의 문제 여부를 확인하여야 함

(4) 정신운동장애, 수면-각성주기장애 및 기분장애

> ↳ DSM-Ⅳ 기준에는 속하지 않지만 섬망 환자가 자주 보이는 증상

① 과활동형 섬망(hyperactive delirium) : 과다각성(hypervigilance), 초조, 과민성, 산만함이 특징, 지각장애, 사고장애를 동반. 저활동형에 비해 쉽게 치료되고 사망률 낮다.

② 저활동형 섬망(hypoactive delirium) : 각성저하(hypoalertness), 혼동, 진정(sedation)이 특징, 망상, 착각은 많지 않다. 진단 어려움

③ 혼재형(mixed) : 과활동형과 저활동형이 번갈아 나타남. 실제 임상에서 가장 많은 유형으로 반 이상 차지

④ 기타형 : 과활동형, 저활동형 중 어느 쪽에도 해당되지 않을 때

> ↳ 급성으로 의식과 지남력이 떨어지지만 초조/흥분, 망상, 환각 등이 뚜렷하지 않은 저활동형 섬망의 경우 진단을 놓치거나 아니면 우울증상을 의심해서 의뢰되는 경우가 꽤 있음
> ↳ 정신분열병에서도 양성증상이 음성증상보다 쉽게 발견/치료되는 것처럼, 과활동형 섬망이 저활동형 섬망보다 쉽게 발견되고 잘 교정된다.

3) 진찰 및 검사

> ↳ 임상양상으로 섬망을 확진하였더라도, 원인으로 생각되는 새로 발생한 신체질환 또는 기존 신체상태의 악화를 찾아내는 것이 치료의 첫 단계임

(1) 철저한 정신상태검사, 신경학적 검사 및 신체진찰

(2) 혈액 및 방사선 검사 : 임상상황에 따라

① 대개 필요한 검사 : CBC, electrolyte, chemistry(간기능/신기능/혈당), TFT, U/A, EKG, Chest X-ray, 혈액/소변 약물검사, EEG

> ↳ diffuse slowing을 보이는 특징적 EEG 소견은 저활동성 섬망과 우울장애의 감별에 유용함 전문의

② 상황에 따라 : spinal tap, blood/urine/CSF culture, vit.B_{12}/folate, brain CT나 MRI

(3) 신경심리검사도 일부 역할

5. 감별진단

(1) 치매 : 섬망은 급성 발병이고, 증상 기복 있으며, 회복가능

(2) 정신분열병 및 기분장애 : 이들 질환에서 나타나는 혼란 상태(confusional state)보다 섬망은 발병이 더 급격하고, 전반적 혼란과 심한 주의력 장애를 보임

6. 평가

1) 완벽하게 의학적 평가를 하는 것이 중요
2) 국소 신경학적 징후를 잘 살펴야함
   e.g) 근력약화, 감각 변화, 유두체부종, 이마방출징후(glabellar reflex)
3) 일반혈액검사, 요검사, 흉부방사선검사, 뇌 CT, 뇌 MRI, CSF 검사, ABGA, EEG, 독성물질 검사 → 원인 질환에 따라 다양

7. 치료

▶ **섬망의 치료(중요한 순서대로)**
1) 섬망의 원인이 되는 신체상태 변화의 발견 및 교정
2) 안정되고 친숙하며 자극이 많지도 적지도 않은 환경
3) 초조, 불면 증상에 대한 대증적인 약물치료

1) primary goal : 원인이 되는 질환이나 의학적 상태를 먼저 발견(및 교정)
   (1) 질환의 진행, 악화나 새로 발생한 합병증 등을 발견하여 교정, 치료
      ① 섬망이 발생하였을 경우, 섬망을 일으킬 만한 요인(예, 발열)이 이미 명확한 경우도 있지만, 면역저하 환자에서 발열이 나타나기 전 감염의 첫 징후로, 혈색소 수치가 떨어지기 전 내부장기 출혈의 첫 징후로 섬망이 나타나는 경우도 있음. 출혈 경향이 있는 환자의 경우 뇌출혈의 첫 증상이 섬망인 경우가 있음. 또 암의 뇌전이 첫 증상이 섬망인 경우도 있음. 빈혈, 저혈당, 전해질 이상 등도 마찬가지임
      ② 가끔 정신과 자문의가 추가적인 신체상태 평가나 혈액검사를 추천하기도 하지만, 원래는 섬망이 발생하면 대개 자문의뢰하면서 주치의가 전반적인 환자의 신체상태를 한 번 더 재점검하는 것이 원칙임
   (2) 불필요한 약물의 정리
      ① 대부분의 약들이 섬망을 유발할 수 있고, 특히 여러 과 진료가 겹쳐 있는 노인 환자의 경우 중복된 약물을 정리하고 꼭 필요한 약 말고는 제외하는 약처방 정리만으로도 섬망이 호전되는 경우가 꽤 있음
      ② 진통제 특히 아편계 진통제는 섬망을 잘 유발하지만, 통증 자체도 섬망을 잘 유발하므로 심한 통증이 있거나 예상되는 상황에서는 적극적으로 진통제를 투여하는 것이 원칙임

2) supportive care

★환경적 요인(예, 중환자실)만으로 섬망이 발생하는 경우는 드물지만, 수면부족이나 감각박탈의 경우도 드물게 섬망의 요인이 되기도 하며, 섬망을 악화시키는 환경적 요소들은 분명히 존재함. 불면증 환자에서 수면위생이 중요하듯이, 섬망 환자의 경우 환경적 개입이 필요함

(1) 환경자극 조절 의대실습 의대시험 KMLE

① **적절한 자극 유지**(Neither over-stimulated nor sensory deprived)
: 강한 불빛, 그림자, 소음 등은 피하지만, 은은한 조명은 필요

② 밤낮의 단서가 될 수 있는 규칙적인 조명변경

③ 시력이나 청력 보조

↳ 백내장 수술을 한 환자의 경우 안대에 빛이 새어 들어올 정도의 구멍만 뚫어도 섬망위험 감소

(2) 안심시키기

① **친숙한 사람/물건 및 시계/달력 배치**

↳ 사람에 대한 지남력은 대부분 정상이기 때문에 병실에 가족이 상주하는 것만으로도 효과

② 간단한 반복설명

3) 약물치료 의대실습 의대시험 KMLE

(초조[agitation], 정신병적 증상 빛 불면이 목표증상)

(1) 항정신병약물

① Agitation 심할 때 : 고역가의 항정신병 약물(Haloperidol 등) 투여

↳ risperidone이나 quetiapine의 비정형 항정신병 약물도 꽤 사용된다.

② **Chlorpromazine 등 항콜린 작용이 강한 약물은 금기(섬망 악화 가능성)**

(2) 벤조디아제핀

① Alcohol withdrawal delirium에서는 TOC

② 다른 원인에 의한 경우 Insomnia 조절을 위해 short-acting benzodiazepines (lorazepam 등)를 투여하기도 하지만 섬망을 악화시킬 수도 있으므로 주의해 사용

[참고] 파킨슨병 환자에서 치료약과 관련하여 발생한 섬망의 치료 : clozapine 및 quetiapine 전문의

↳ 파킨슨병 증상을 잘 악화시키지 않고 EPS가 없는 항정신병약물

17.3 치매(dementia)

1. 개요

1) 개념

(1) 정상발달한 뇌에서 후천적으로(vs. 정신지체, 전반적 발달장애)

(2) 의식의 이상이 없이 만성적으로 발생하여 점차 진행하는(vs. 섬망)

(3) 기억장애를 포함한 전반적 인지기능 저하(vs. 기억장애)

2) 원인

단일질환이 아닌 다양한 원인 질환에 의해 발생할 수 있는 임상 증후군

> ↳ 임상상을 통해 치매 여부를 확인하는 것도 중요하지만, 원인질환을 확인하는 것 역시 중요함
> ↳ 약 15%에서는 가역적인 원인을 발견할 수 없으며, 그렇지 않다 하더라도 대증적 치료(약물치료 및 심리사회적 개입)를 통해 더 이상의 진행 가능성을 줄이고 질환의 진행을 늦추고 가족의 부담을 덜 수 있기 때문에 중요함

(1) 퇴행성 질환 : 알츠하이머병, 파킨슨병, 픽병, 루이소체치매 등

(2) 뇌혈관성 질환 : 뇌경색, Binswanger병

(3) 감염성 질환 : 신경매독, AIDS, 크로이츠펠트－야콥병 등

(4) 기타 신경과적 질환 : 윌슨병, 헌팅턴병, 다발성 경화증, 뇌종양 등

(5) 가역성 원인 : 내분비/대사성 질환(갑상선기능 저하증 등), 영양결핍(vit. B_{12} 결핍 등), 정상압 수두증, 우울장애

2. 역학

1) 65세 이상 인구 중 10% 전후

2) 연령이 증가함에 따라 증가

65세 이상 연령에서는 5년마다 유병률이 약 2배씩 상승

3) 치매의 원인 비율

(1) 알츠하이머병(50～60%)＞뇌혈관질환(15～30%)＞혼합형(10～15%)＞기타

(2) 알츠하이머형 치매는 여성에, 혈관성 치매는 남성에 많음

3. 진단 및 임상양상

1) 진단기준 의대시험 KMLE 전공의 전문의

DSM-IV-TR 치매의 진단기준(요약)

알츠하이머형 치매	혈관성 치매	기타신체질환에 의한 치매
A. (1) 기억장애(전향성 또는 후향성) (2) 다음 중 하나 실어증(aphasia), 실행증(apraxia), 실인증(agnosia), 수행기능장애(executive dysfunction)		
B. 사회, 직업기능장애 유발, 이전기능보다 저하		
E. 섬망 배제	D. 섬망 배제	
C. 점진적 발병 및 진행성의 인지기능 저하 D. 혈관성, 신체질환 원인 배제 F. 정신분열병, 주요우울증 배제	C. 국소신경학적 증상 또는 뇌혈관 질환을 시사하는 검사 소견	C. 치매를 일으킬 수 있는 신체질환의 병력/신체검진/검사상 증거 (HIV 감염, 두부외상, 파킨슨병 등)

(A~B : 물질에 의한 치매와 동일)

2) 인지기능 저하

(1) 기억장애

① 치매 환자의 대표적 초기 증상

② **대개 최근 기억력부터 소실** 의대시험

(2) 언어장애(실어증, aphasia) : 언어의 이해 또는 표현의 장애

(3) 실행증(apraxia) : praxis(의도를 가지고 어떤 동작을 수행)의 장애

> ↳ 감각/운동/근력은 정상이나 특정 동작(숟가락질, 칫솔질 등)을 수행하지 못하는 것을 말함

(4) 실인증(agnosia) : 감각자극의 의미를 해석하지 못함

> ↳ 열쇠나 도장을 보거나 만지고서 무엇에 쓰는 물건인지 도저히 알 수 없는 표정을 짓는다면 실인증이 의심된다. 반면 "어.. 문 딸 때 쓰는 거 있잖아.. 거.. 뭐라고 하더라." "그.. 빨간 거 발라서 종이에 꾹 찍는 거.."라고 이야기할 수 있다면 실인증보다는 언어장애에 해당

(5) 수행능력 장애(executive dysfunction)

> ↳ 전두엽에서 주로 담당하는 계획, 전략 등의 복잡한 기능을 말함

(6) 인지 기능의 변화에 따른 일상생활 능력 저하

① 초기 : instrumental activity of daily living(IADL)에 지장

e.g) 돈관리, 요리, 쇼핑, 대중교통 사용, 집안관리

② 중기 : activity of daily living(ADL)에 지장
e.g) 옷입기, 식사하기, 보행하기, 용변가리기
③ 후기 : 대소변가리기, 음식 삼키기가 어려워짐

3) 행동심리 증상(behavior and psychological symptoms of dementia ; BPSD)

치매에서는 기억력 등의 인지기능뿐 아니라 감정, 사고, 행동의 문제도 함께 발생(인지기능 저하때문일 수도 아닐 수도 있음). 따라서 인지기능개선제 뿐 아니라 해당 행동/심리증상에 대한 대증적 약물치료 및 정신사회적 치료가 동반될 필요가 있다.

★ 일반적으로 기억력 장애가 먼저 나타나지만, 행동심리증상이 먼저 나타날 수도 있음

(1) 인격변화 : 타인에 대한 배려 감소, 공격성, 내향성, 기존 인격특성의 악화
자제력 및 판단력 악화로 인해 사회규범 무시, 저속한 농담/욕설을 보일 수도
(2) 망상(30～40%, 주로 편집증적 피해망상) 및 환각(약 20%)

★ 기억력 장애의 결과로 망상이 발생하는 경우가 있음. 예컨대 같이 사는 며느리를 곱게 보지 않던 환자가 식사를 하고 나서도 식사를 한 사실을 자꾸 잊어버리면 며느리가 밥을 챙겨 주지 않는다, 밥을 굶기고서 밥을 줬다고 거짓말한다, 나를 굶겨 죽이려 한다, 쌀을 내다 판다는 식의 망상이 형성되는 경우를 들 수 있음

(3) 우울증상 : 50%는 다소간의 우울감, 10～20%에서 우울장애 수준
(4) 혈관성 치매에서 pseudobulbar palsy에 의한 emotional incontinence 발생가능

↳ pathologic laughter/crying이라고도 함. 아무 이유가 없거나 사소한 이유로 지나치게 웃음이나 울음이 터져 나오는 것을 말한다.

(5) 기타 불안/초조, 배회(wandering) 등 다양한 정신과적 증상 보임

4) 신경학적 증상

↳ 주로 혈관성 치매에서 두드러지지만, 알츠하이머 치매에서도 진행하며 점차 발생 가능

(1) 원시반사(primitive reflexes)
(2) myoclonic jerks
(3) 삼킴장애(dysphagia) 및 구음장애(dysarthria)
(4) 병변의 위치에 따른 다양한 국소신경학적 증상(focal neurologic symptoms)

5) 피질성(cortical) 치매 vs. 피질하(subcortical) 치매 전문의

치매는 미만성인(diffuse) 대뇌 병변에 의해 발생하는 질환인데, 그 중에서도 어느 부위를 주로 침범하느냐에 따라 임상 양상에 다소 차이를 보임

	피질성 치매	피질하 치매
주된 증상	실어증 수행능력 장애 계산능력 저하 recall 및 recognition 장애	motor/cognitive speed 저하 우울, 무감동 자세, 운동조화, 운동의 이상 recall 장애
	공통 : 주의집중력 저하, 시공간 능력 저하, 추상적 사고능력 저하	
치매의 종류	알츠하이머, 전측두엽치매, 경막하출혈, 크로이츠펠트-야콥병	HIV, 다발성 경화증, 파킨슨병, 헌팅턴병
	혼합형 : 혈관성치매, 루이소체 치매, 정상압수두증	

▶ **치매의 증상**

1) 인지기능 저하
2) 행동심리 증상(BPSD)
3) 신경학적 증상

4. 임상적 평가

▶ **치매 의심 환자의 진단 절차**

1) 치매가 맞는가?(정상 범위의 건망증, 경도인지장애, 다른 정신질환)
2) 치매의 원인은 무엇인가?(알츠하이머, 혈관성...) 혹시 가역적 원인(영양결핍, 수두증, 감염, 우울장애..)에 의한 것은 아닌가?

1) 치매 여부의 확인

(1) 선별검사 : 간이형 정신상태검사(mini-mental state examination) 전공의

★ MMSE와 정신상태검사(MSE)를 혼동하거나, MMSE가 MSE를 전체적으로 요약한 것이라고 오해하지 않도록 한다.

① 지남력, 기억력, 언어능력(읽기/쓰기), 계산능력, 집중력, 공간구성능력

② 평가

30점 만점, 25점이면 통상 인지기능 장애를 시사, 20점 미만 : 분명한 장애를 반영

↳ MMSE는 연령대, 학력에 따른 표준치가 조금씩 다른 경우가 있으므로 일률적으로 특정 점수 이상을 정상치로 판단하는 것에는 무리가 있다.

(2) 사회생활에 필요한 기능(instrumental activity of daily living ; IADL) 평가

(3) 치매 임상평정척도(clinical dementia rating scale ; CDR)

① 인지기능과 일상생활 기능을 모두 측정하여 치매의 단계를 평가하는 도구

② 시간이 많이 소모되나 신뢰도가 높음

2) 치매 원인 질환의 감별을 위한 상세한 평가

병력청취
신경학적 검사를 포함하는 이학적 검사
정신상태검사
신경심리검사
임상병리검사, 심전도 ECG, 흉부방사선검사 chest X ray
구조적 뇌영상(brain CT, brain MRI)
선택적 검사항목 optional tests
  기능적 뇌영상(단일광자방사단층촬영 SPECT, 양전자방사단층촬영 PET)
  뇌파검사 EEG
  동맥혈 가스분석 ABGA
  뇌척수액 검사 CSF examination

* 특정 단일질환에 의해서 야기되는 것이 아니라 복합된 원인질환들이 공동으로 야기할 수 있다는 점도 유의

5. 감별진단

1) 노화에 의한 기억력 감퇴 vs. 치매

(1) 정상적인 노화에서는 지연 회상력(delayed recall)과 새로운 것에 대한 학습능력은 다소 떨어지나, 즉각회상력(immediate recall), 먼 기억력(remote memory), 재인능력(recognition)은 보존됨

(2) 기억능력 이외 다른 인지영역 능력은 잘 유지됨

2) 우울증과 치매의 감별 의대실습 의대시험 KMLE

	치매	우울증
발병 양상	서서히 진행하고 불명확함	급작스럽고 명확함
선행되는 문제점	기억장애	기분장애
지속기간	장기간 지속	단기간 지속
기분	변화무쌍한 기분과 행동	비교적 일관된 우울
인지기능장애	비교적 일관됨(최근 사실에 대한 기억 등)	시시각각 변화를 보임(어려운 과제수행이 힘듦)
인지장애의 호소	장애를 감추려고 함	장애를 부풀려 호소함
정신상태검사상 특징	근접한 오답(near-miss answers) 작화증, 보속증	모른다하면서 검사를 포기함 ("I don't know" answers)
주의력과 집중능력	불완전함	비교적 잘 보존됨
정신질환의 과거병력	흔하지 않음	흔함

3) 치매와 섬망의 감별 의대실습 의대시험 KMLE

	치매	섬망
발병양상	만성적이고 점진적인 발병	급성으로 빠르게 발병
의식수준	초기에는 의식수준 이상 없음	의식수준이 떨어짐
각성수준	정상적	초조/흥분 또는 혼미
인지기능 장애의 유병기간	보통 몇 개월~몇 년	보통 몇 시간~며칠
기억장애의 특징	저장(storage)이 안됨	등록(registration)이 안됨
회복가능성	보통 진행적으로 악화	가역적인 경우가 빈번

↳ 섬망의 경과 중에만 치매 진단기준을 만족할 경우에는 치매로 진단하지 않는 것으로 되어 있음. 하지만 치매 환자에서 섬망을 전혀 진단하지 않는 것은 아니다. 치매도 섬망의 위험인자 중 하나이며 기왕에 치매를 진단받은 환자에서 급성으로 의식수준이 갑자기 변화하며 인지기능이 급격하게 악화하는 경우 delirium과 dementia를 동시 진단하는 것이 가능하며, 이 경우를 beclouded dementia 라고 함. 신장내과에서의 ARF on CRF와 유사한 개념

6. 원인질환별 각론

1) 알츠하이머병

(1) 치매의 원인질환으로 가장 흔한 퇴행성 질환

[참고] 미국 국립 알츠하이머 병 연구협회(NINCDS-ADRDA)에서 정의하는 알츠하이머병

- 확실한 알츠하이머병(definite Alzhemer's disease) : 치매증상, 전형적인 알츠하이머병의 임상경과, 치매 일으키는 다른 질환 배제, 부검상 조직 병리학적 증거

- 유력한 알츠하이머병(probable Alzhemer's disease) : 부검상 확인은 안 되었지만 전형적 임상적 특징
  실제로 우리나라에서는 부검을 자주 시행하지 않으므로 대부분 이 기준에 따르면 우리나라의 알츠하이머형 치매는 대부분 probable Alzhemer's disease에 해당함

(2) 위험 인자

① 고령

② 유전적 요인

- 일차 친족에서 AD(+)면 90세 될 때까지 50%가 AD발병
- Apolipoprotein E(APOE)의 ε4 유전자형(+) : Ch19
- 염색체 이상 : Presenilin1(Ch14), Presenilin2(Ch1), Amyloid precursor protein(Ch21)

↳ 이들 염색체에 이상이 있으면 치매 위험이 훨씬 높아지지만, 염색체 이상이 없는 치매가 더 많다.

③ 기타 : 두부외상 과거력, 다운증후군, 문맹, 고지혈증, 지나친 음주, 흡연

(3) 병태생리

① 질병 초기 : Acetylocholine 합성 효소인 cholineacetyl transferase의 효능 떨어져 Acetylocholine 흡수 저하 → basal forebrain pathway의 콜린성 신경세포들의 기능저하

② 중기 이후 : dopamine, NE, serotonin, somatostatin 등 대부분 신경전달물질에 영향

③ 조기에 두정-측두엽 부위의 포도당 대사율이 비대칭적으로 저하

(4) 병리소견

① 육안 소견 : Diffuse cerebral atrophy

② 현미경 소견

- 신경세포 소실
- Senile plaques : beta amyloid(Aβ, 신경세포 펩타이드 합성의 이상생성물)가 침착
- Neurofibrillary tangles : tau protein(신경세포의 골격 물질)의 과인산화로 생성

↳ senile plaque는 신경세포 외부에 침착되며 neurofibrillary tangle은 신경세포 내에 생성된다.
↳ neurofibrillary tangle은 알츠하이머병 이외에도 다운증후군, 외상성 치매 등에서 보임
↳ senile plaque도 정상노화 및 다운증후군에서 나타날 수 있음

2) 알츠하이머병과 유사한 퇴행성질환

(1) 루이소체 치매(dementia with Lewy bodies)

① 전반적으로는 알츠하이머병과 같이 진행성 경과

② 초기단계부터 다음의 특징적 임상양상

- 핵심양상 전문의
  - 의식 및 각성수준의 fluctuation
  - 생생한 환시의 반복
  - 파킨슨병 증후(경직 > 서동, 진전)
- 부가적 양상
  - 반복된 낙상(fall), syncope, 항정신병약에 민감, 망상, 환시 이외의 환각 (환청 등)

③ 파킨슨병에서 피질하에 국한되어 나타나는 루이소체가 피질 전반에서 발견

(2) 전측두엽 치매(frontotemporal dementia) 전문의

① 전두엽 및 전측두엽의 위축과 교세포의 증식(gliosis)과 픽체(Pick body)가 주병리

② 인지기능변화보다 인격변화, 행동변화의 양상이 뚜렷하고 먼저 나타나는 경향

> ↳ 알츠하이머병과 초기증상에서 차이를 보임. 하지만 말기에 가면 전측두엽 치매에서도, 알츠하이머병에서도 전반적인 대뇌의 이상을 보여 증상이 비슷해진다.

(3) 헌팅톤병(Huntington's disease)

① 상염색체 우성 유전, 20~30대 시작하는 행동증상, 무도증(chorea)이 특징

② 원인 : 4번 염색체 short arm의 trinucleotide repetition

③ 증상

- 무도증 수년 전에 행동 증상(인격의 변화, 불안, 우울증, 정신병적 증상) 시작
- 치매 : 질병의 종반부에 나타남
- brain MRI : 대뇌의 위축, 혈류량 감소, basal ganglion의 병변

3) 혈관성 치매(vascular dementia)

예전에는 multiinfarct dementia라고도 많이 불렀으나. 다발경색 이외에도 strategic infarct(전략적 경색 : thalamus 등 특정 주요부위에 발생한 경색), Binswanger병, 뇌출혈 등 다양한 뇌혈관질환에 의해 발생하는 치매를 포괄하기 위한 용어로 vascular dementia를 쓰고 있음

(1) 알츠하이머병 다음으로 흔한 치매의 원인질환

(2) 혈관성 치매의 위험인자

① **남자**, 고령, 낮은 교육 수준

② 뇌졸중, 심장병의 병력

③ 당뇨, 고혈압, 고지혈증, 흡연

④ 경동맥의 동맥경화(carotid artery stenosis)

(3) 혈관성 원인

① 다발성 뇌경색(multiple infarct) : 동맥경화, 색전증에 의하여 대뇌의 주간 동맥 또는 분지 동맥의 폐쇄가 여러 군데 중첩되면서 발생

↳ 전형적인 계단식 경과를 보임. 즉 한 번의 경색이 올 때마다 인지기능이 갑자기 얼만큼씩 나빠짐

② 전략적 단일 혈관 허혈성 질환(strategic single vessel ischemic disease)

③ 미만성 소혈관의 허혈성 병변

④ 뇌출혈(cerebral hemorrhage)

(4) 임상양상

인지기능 장애의 갑작스러운 발병, 계단식 악화, 증상 진행의 변동성(fluctuation)

cf) subcortical vascular dementia : 미만성 소혈관 혈관 병변이 생기는 것. 서서히 발생하여 천천히 진행하기 때문에 알츠하이머병와 감별이 어려울 수 있음

4) 파킨슨병에 의한 치매

(1) substantia nigra의 병변에 의한 운동장애

(2) 치매 및 우울장애가 흔함

(3) 인지기능 장애의 특징 : 전두엽 수행능력 저하되고 피질하 치매 양상

(4) 항파킨슨약물은 인지기능 저하를 호전시키지 못하며 오히려 악화시킬 수도

5) 크로이츠펠트 – 야콥병에 의한 치매

(1) 드문 질환

(2) 병리 소견

① 대뇌 피질에 해면양 퇴행(spongiform change) 보임

② 확진 : PrP amyloid plaque, 실험동물로의 해면양 퇴행의 전파, 크로이츠펠트 야콥병 프리온(PrPCJD)의 존재, 프리온 유전자 돌연변이의 증명

(3) 임상증상

① 중년에 발생

② 전구증상 : 성격변화, 감정 불안정, 수면장애

③ 이 후 인지기능 장애, 시력저하, 추체로 증상, 추체외로 운동장애 증상, ataxia, myoclonus 발생

④ 증상 발생 후 6~12개월 이내 사망

6) HIV에 의한 치매

(1) AIDS 진단 받은 환자 중 2/3에서 AIDS-dementia complex로 발전함

(2) 병리 소견 : 전반적 대뇌 위축, 백질 내의 실질과 혈관 주변에 다핵성 거대 세포(multinucleated giant cell)와 단핵성 조직구(mononucleated histiocyte), 진행성의 다병소성 백질뇌증(multifocal leucoencephalopathy)

(3) 임상증상

① 초기 : 집중력저하, 건망증, 무감동, 정신병적 증상, 근무력증, 운동실조, 간대성 경련

② 진행 : 시야장애, 발음 장애, 보행실조, 상하지 마비, 혼수, 사망

7) 두부외상에 의한 치매

(1) 권투선수들의 Dementia pugilistica(punch-drunk syndrome)가 대표적

(2) 병리 소견 : 뇌세포 소실, 뇌경색/뇌출혈 외에 septum pellucidum 파열, neurofibrillary tangle 등의 소견

(3) 임상증상 : 치매와 함께 감정 불안정, 충동성, 구음장애 등이 특징

↳ 알코올 및 물질에 의한 치매 : 각론16장 참고

7. 치료

▶ **치매의 치료**

1) 가역적인 내과, 신경과/신경외과, 정신과적 원인을 찾아서 치료
2) 인지기능 저하에 대한 약물치료
3) 행동심리 증상에 대한 약물치료
4) 정신사회적 측면의 환경조절, 교육 및 재활
5) 가족에 대한 교육 및 심리적 지지

1) 가역적 원인에 대한 치료

(1) 전체 치매 환자 중 10~20%는 치유 가능

(2) 치유 가능한 내과적, 신경과적, 정신과적 문제를 해결해나가는 것이 중요

(3) 치유 가능성이 높은 경우 : 젊은 연령, 갑작스런 발병, 짧은 기간, 인지기능 장애가 가벼울 때, 신체질환/신경계 질환 같이 있을 때, 복용중인 약물이 많을 때

(4) 기왕의 치매 환자에서도 환자의 인지기능, 일상생활 기능이 갑자기 더 나빠졌을 때에는 신체적인 합병증의 감별이 반드시 필요함

2) 알츠하이머병 환자의 인지기능 개선을 위한 약물치료

(1) cholinesterase inhibitor

① 종류 : Denepezil, Galantamine, Rivastigmine, Tacrine

② 6~12개월에는 인지능력 개선되나 이후 점차 인지기능이 감퇴

③ 알츠하이머병 환자들의 기본적인 일상생활 기능 수행 저하로 인한 요양 기간을 단축시킴

↳ 간손상 위험이 높아 Tacrine은 거의 쓰지 않음
↳ 주로 경증~중등도 치매 위주로 사용하였으나, 혈관성 치매에도 도움이 되고 중증 치매에도 도움이 되는 등 점차 적응증이 넓어지고 있는 추세임

(2) NMDA receptor antagonist : memantine

↳ 중등도~중증 치매에서 인지기능 호전 효과가 있는 것으로 알려져 있음

3) 행동심리 증상에 대한 약물치료

(1) 약물투여 원칙

① 목표증상 및 투여기간을 분명히 계획하고 시작

② 저용량으로 시작하여 천천히 증량

③ 다제 약물보다는 단일제제가 원칙

④ 가장 심각한 증상부터 단계적 해결

(2) 약물의 선택

① 대증적(불면－벤조디아제핀, 우울－항우울제, 망상/환청－항정신병약물)

② 노인은 홍분, 혼돈, 졸림 등의 부작용 위험이 높음에 항상 유의

③ 항콜린성 강한 약물은 가능한 피함

④ 벤조디아제핀도 장기사용은 피함(신체적 의존)

4) 행동치료와 신경심리적 재활 훈련

(1) 환경 조절 : 일관성 있고 정규적인 환경을 제공

① 환자에게 익숙한 하루 일과와 주간 일정을 정규적으로 설계하여, 일상생활에

서 전개되는 스트레스에 대해 스스로 예측하고 적응할 수 있게 도와줌

② 치매환자 눈높이에 맞는 사회생활이 가능하도록 도와줌

(2) 신경심리적 재활훈련

환자에게 남아있는 건강한 부분으로 결손된 기능을 보충하여 대처능력을 키우는 것이 목표

(3) 현실지남력 훈련(reality orientation)이나 회상요법(reminiscence therapy)

환자가 사회기술을 유지할 수 있게 도움

5) 치매환자의 가족과 간병인을 위한 도움 제공

(1) 가족과 간병인에 대한 도움이 필요한 이유

① 치매의 행동심리증상은 가족과 간병인에게 마음의 상처를 줌

② 중기 이후 치매환자는 가족과 간병인에게밖에 의지할 수 없음

(2) 방법

① 가족과 간병인을 위한 교육

② 집단 치료

③ 자조그룹(self-supporting group) : care-giver supporting program, 치매환자가 겪는 어려움이 가족들의 불행으로 발전되지 않게 도와줌

17.4 기억장애(amnestic disorder)

1. 개요

새로운 정보를 학습할 수 없거나 과거에 이미 학습된 정보를 회상할 수 없어 사회적, 직업적 기능에 현저한 장해가 초래된 상태

2. 원인

1) 일반의학적 상태 : 외상, 종양, 감염, 경색, 간질

2) 물질 오남용 : 알코올(m/c), 약물

3) 신경해부학적 원인 : 시상 내측 및 정중핵(medial and midline thalamic nuclei), 유두체(mammilary bodies), 해마(hippocampus), 편도(amygdala)

> ↳ 이외에 각론 5장에서 다룬 해리성(심인성) 기억장애도 기억장애의 감별진단 중 하나

3. 임상양상

1) 임상적 특징

(1) 전향성 기억장애(antegrade amnesia)가 핵심증상(발병 후 일어난 일을 기억 못함)
(2) 즉각기억(immediate memory)에는 손상이 없음
(3) 후향성 기억장애(retrograde amnesia)가 나타나기도 함
(4) 기억장애와 함께 성격변화, 감정둔마, 초조, 흥분, 작화증(confabulation) 등 동반

2) Wernicke's encephalopathy

(1) 알코올에 의한 기억 상실로 만성적인 thiamine 결핍에 의해 발생
(2) 증상 : 안근육마비(ophthalmoplegia), 보행실조(ataxic gait), 안구진탕(nystagmus), 혼미(mental confusion)
(3) 치료 : thiamine 투여
(4) 3개월~1년에 걸쳐 서서히 회복

3) Wernicke-Korsakoff syndrome

(1) 술을 끊고 thiamine투여해도 회복되지 않고 기억을 비롯한 인지기능의 장해가 지속되는 경우
(2) 증상 : 원격기억(remote memory)보다 최근 기억(recent memory) 상실이 심함, 기억 결손을 메우기 위해 작화증(confabulation) 보임
(3) 유두체, 시상핵 부위에 출혈과 경화 보임. 뇌간, 소뇌, 변연계의 미만성 병변

4) benzodiazepine으로 인한 기억상실

(1) 진행성 기억 상실을 유발
(2) 고역가 약제를 정맥 주사, 노인에게 사용시 자주 발생

5) 두부외상으로 인한 기억상실

(1) 전향성 기억상실과 함께 현저한 후향성 기억상실을 유발
(2) 기억상실의 기간, 심각도는 두부 외상의 정도에 따라 달라짐
(3) 통상적으로 의식 회복 후 첫 한 주간의 기억 회복정도로 회복가능성을 예견

6) 뇌혈류 장애로 인한 기억상실

(1) posterior cerebral artery, basilar artery의 혈류장애로 인한 간뇌/측두엽 부위 허혈
(2) anterior communicating artery aneurysm의 파열

7) 일과성 전반적 기억상실(transient global amnesia, TGA)

(1) 전반적 기억상실이 급격하게 시작되어 짧게는 수시간, 길게는 하루정도 지속된 후 저절로 회복되는 것
(2) 원인미상(측두엽과 간뇌의 허혈, 편두통, 측두엽간질이 관련있을 것으로 추정)
(3) 후향성 기억상실보다 전향성 기억상실이 더 심함
(4) 완전히 회복

8) 전기경련요법(ECT)후 기억장애

(1) 전기경련요법 이후에 후행성 기억상실과 전행성 기억상실이 유발됨
(2) 후향성 기억장애 : 보통 전기경련요법 시행하기 전 수분 간에 대한 기억이 상실
(3) 전향성 기억장애 : 통상 5시간 내에 호전, 경미한 기억장애가 1~2개월간 남아 있을 수 있지만 6~9개월 내에 완전 회복됨

4. 감별진단

1) 치매 : 기억력뿐 아니라 지남력, 언어능력 등 인지기능 전반의 장애 보이며 성격, 기분, 행동의 변화가 동반되는 점이 기억상실 장애와 차이점
2) 섬망 : 기억력 감퇴보다는 현저한 의식 장애와 주의력 장애가 주요증상임
3) 해리성 기억장애 : 자신의 생활사건과 관련된 기억이 갑자기 상실되는 후행성 기억상실이 특징임. 전행성 기억 상실 없어 새로운 정보학습 가능, 기억상실 증상이 일관성 없음
4) 정상노화 : 이 경우 기억장애가 사회적, 직업적 기능에 심각한 장애를 유발할 정도로 심하지는 않다.

5. 치료

1) 원인질환의 치료
2) 날짜, 시간, 장소에 대한 단서 제공 → 환자 불안 감소
3) 정신치료 : 기억상실이 완전히 회복된 이후에 기억상실 경험이 환자의 삶에 잘 융화될 수 있도록 도와줌

18

신체질환에 의한 정신장애

Mental Disorders due to a General Medical Condition

- 개념 : 신체질환에 의해 이차적으로 발생하는 정신병적/기분/불안/성기능/수면장애
- 신체질환에 의한 정신장애의 치료원칙(원인이 되는 신체질환을 발견 및 치료하고 남는 정신증상에 대해 대증적 정신과적 치료)
- 신체질환에 의한 정신장애, 정신신체장애, 신체화 장애 구별

18.1 개요 및 분류

1. 신체질환에 의한 정신장애(mental disorder due to a general medical condition)

물리적 병변을 확인할 수 있는 뇌의 질환(감염, 외상, 종양, 퇴행성 질환 등) 또는 타장기의 신체증상에 의해 정신과적 증상이 유발되는 경우를 총칭

> ↳ general medical condition(신체질환, 전신질환, 일반적 의학적 상태 등으로 다양하게 번역) : 정신과 이외에서는 잘 사용하지 않는 용어로, (상당한 정신과적 증상을 일으킬 수도 있는) 비정신과 질환을 주로 의미함

2. DSM-IV-TR상의 신체질환에 의한 정신장애

1) 섬망, 치매, 기억장애 및 기타 인지기능장애

> ↳ 각론 17장에서 이미 다룬 이 질환들은 모두 인지기능의 손상이 특징이며, 신체질환(뇌의 기질성 질환 포함)이나 약물에 의해 유발되기 때문에 mental disorder due to GMC에 해당하지만, 특별히 따로 묶여 있다.

2) (각 장애 항목에 나뉘어 있는) 신체질환에 의한 정신장애

(1) 신체질환에 의한 정신병적 장애(psychotic disorder due to GMC)

(2) 신체질환에 의한 기분장애(mood disorder due to GMC)

(3) 신체질환에 의한 불안장애(anxiety disorder due to GMC)

(4) 신체질환에 의한 수면장애(sleep disorder due to GMC)
(5) 신체질환에 의한 성기능장애(sexual dysfunction due to GMC)

3) 다른 곳에 분류되지 않은 신체질환에 의한 정신장애(mental disorder due to GMC not elsewhere classified)

(1) 신체질환에 의한 성격변화(personality change due to GMC)
(2) 신체질환에 의한 긴장증성 장애(catatonic disorder due to GMC)
(3) 달리 분류되지 않는 신체질환에 의한 정신장애(mental disorder due to GMC NOS)

18.2 신체질환에 의한 정신병적 장애

1. 개념

신체질환에 의한 망상이나 환각을 주증상으로 하는 정신장애

cf) 정신분열병이나 기분장애의 증상으로 나타날 수 있는 catatonia가 전신질환에 의해 나타났을 때는 정신병적 장애나 기분장애가 아닌 "신체질환에 의한 긴장증성 장애"로 진단

2. 역학

측두엽간질 환자의 40%까지에서 정신병적 장애 보고

3. 원인

1) 알츠하이머병, 헌팅턴병의 초기에 인지기능장애 없이 나타날 수 있음
2) 뇌기능에 영향을 미치는 뇌질환이나 신체질환 대부분 정신병적 증상 유발가능

4. 진단 및 임상양상

1) 진단기준

DSM-IV-TR 신체질환에 의한 정신병적장애의 진단기준(요약)

A.	현저한 환각이나 망상
B.	이것이 신체질환의 직접적인 생리적 결과라는 병력/신체검진/검사상 근거
C./D.	배제진단 – 섬망, 다른 정신병적 장애
망상형(with delusions), 환각형(with hallucinations)	

2) 임상양상

(1) 임상 자체로는 일차성 정신병적 장애와 감별이 어려움
cf. 환청 이외의 환각이 있으면 이차성 정신병적 장애 가능성이 증가, 하지만 환청만 있어도 이차성 정신병적 장애를 배제할 수 없음

(2) 나이와 상관없이 초발의 정신병적 장애에는 brain MRI가 추천됨

(3) 각 정신병적 증상과 연관될 수 있는 특정 대뇌 부위 전문의

증상	부위	편측성
슈나이더 일급증상*	측두엽	우성반구
복잡한(complex) 망상	피질하 부위 및 변연계	
Anton 증후군**	후두엽 및 optic tract	양측성
Anosognosia	두정엽	열성반구
Misidentification 증후군***	두정엽, 측두엽, 전두엽	열성반구 또는 양측성

* 각론 14장 참조
** failure to acknowledge blindness
*** Capgras 증후군 및 Fregoli 증후군, Reduplicative paramnesia, intermetamorphosis syndrome

(4) 측두엽간질(TLE) : 종교망상 및 환후(olfactory hallucination)

(5) 후두엽 종양 또는 후두엽의 뇌혈관 질환 : 환시

5. 감별진단

1) 섬망 : 정신병적 증상의 기복이 심하고 의식 및 인지기능의 변화
2) 치매 및 일차성 정신병적 장애 감별

6. 치료

1) 원인 제거가 중요
2) 항정신병 약물 : 정신병적 증상에 대한 대증적 효과

7. 경과 및 예후

경과는 원인이 되는 신체질환의 경과의 영향을 받음

1) 두부외상에 의한 정신병적 장애 : 현저하게 호전되는 경우 있음
2) 간질에 의한 정신병적 증상 : 외과적 수술, 항경련제로 조절 가능
3) 퇴행성 장애에 의한 정신병적 증상 : 만성적인 경과

18.3 신체질환에 의한 기분장애

1. 개념

신체질환이 생리적 요인이 되어 발생하는 병적 기분변화

'생리적 요인'이라는 점이 중요(즉 뇌종양이나 뇌경색, 갑상선기능저하 등에 의해 발생한 우울증상이라면 여기 해당하지만, 중증 질환을 진단받고 나서 이로 인한 스트레스에 의한 우울증상이라면 적응장애나 주요우울장애 쪽으로 진단)

2. 역학

1) 우울증 > 조증, M ≒ F

> ↳ 한편 일차성 기분장애는 여자에 훨씬 많다.

2) 뇌졸중 환자의 50%, 파킨슨병 환자의 40%까지에서 우울장애 발생

3) 말기질환 또는 통증이 심한 신체질환과 관련된 경우 자살위험 ↑↑

3. 원인

1) 신경과/신경외과적 질환

(1) 뇌종양

(2) 뇌혈관 질환

(3) 뇌출혈 또는 뇌좌상

(4) 퇴행성(알츠하이머병, 파킨슨병 등) 또는 탈수초성 질환(다발성 경화증 등)

2) 전신질환

(1) 뇌 이외 장기의 종양(paraneoplastic syndrome)

(2) 감염 : 폐렴, 패혈증 등

(3) 호흡/대사/영양질환 : 저산소증, 저혈당, 전해질 불균형, vit.B_{12}/folate 결핍

(4) 내분비 질환(갑상선 및 부신)

4. 진단 및 임상양상

1) 진단기준

DSM-IV-TR 신체질환에 의한 기분장애의 진단기준(요약)

A.	(1) 우울한 기분 또는 대부분의 활동에서 흥미/쾌감의 저하 (2) 들뜨거나 과대하거나 짜증스런 기분
B.	이것이 신체질환의 직접적인 생리적 결과라는 병력/신체검진/검사상 근거
E.	현저한 기능저하 또는 고통
C./D.	배제진단 - 섬망, 적응장애
우울 양상(with depressive features), 주요우울삽화 양상(with major depressive episode-like features) 조증 양상(with manic features), 혼재 양상(with mixed features)	

[참고] 물질유도성 기분장애에 없는 주요우울삽화 양상(with major depressive episode-like features)이 있음

2) 임상양상

(1) 대체로 일차성 기분장애와 유사

(2) 일부 신체적 우울증상(피로, 불면, 식욕저하 등)의 경우 신체질환의 직접적 결과인지 우울장애의 결과인지 구별이 어려움

↳ underdiagnosis보다는 overdiagnosis가 맞기 때문에 이런 경우에는 우울장애의 결과일 가능성을 배제하지 않고 적극적으로 정신과적 약물치료 및 심리사회적 치료를 시행하는 것이 추세

(3) 일차성 기분장애와의 차이

① 신체질환과 기분장애의 시작, 악화, 호전 간의 시간적 관련성

② 비전형적 발병 시기, 경과

③ 가족력이 상대적으로 적음

5. 감별진단

1) 섬망 : 기분변화의 급격한 기복

2) 물질유도성 기분장애

3) 우울한 기분을 동반한 적응장애

6. 치료

1) 원인질환을 찾아 치료하는 것이 원칙

2) 우울증상에 대한 대증적 치료 : 항우울제(SSRI, TCA, MAOI)

3) 내과, 신경과 질환 동반시 : 중추신경자극제(methylphenidate 등)가 도움

4) ECT : 정신약물에 반응하지 않을 때 시행
5) 정신 치료 : 보조적 치료로서 사용

7. 경과 및 예후

1) 기분장애 일으킨 신체 질환에 따라 예후 다양
예) 갑상선기능저하에 의한 우울장애 vs. 암의 전신 전이에 의한 우울장애
2) 원인을 제거한다고 환자의 기분장애가 다 신속하게 치유되는 것은 아님
3) 재발, 만성 경과가 많은 편

18.4 신체질환에 의한 불안장애

1. 개념

신체적 질환의 생리적 결과로 인해 발생하는 범불안, 공황 및 강박증상

2. 역학

1) F > M
2) 갑상선기능저하증의 1/3, 항진증의 2/3, 파킨슨병의 40%에서 발생

3. 원인

1) 내분비 질환 및 대사 이상(저혈당 등)
2) 심장질환(부정맥, 심근병증) 등에 불안증상이 흔함
3) 갈색세포종, 심근병증(cardiomyopathy) – 공황발작 유발
4) 다발성 경화증, 헌팅턴병 – 강박증상 유발
5) Sydenham's chorea, PANDAS(pediatric autoimmune neuropsychiatric disorders associated with streptococcus) – 기저핵(basal ganglia) 병변으로 인한 chorea 및 강박 증상

4. 진단

1) 진단기준

DSM-IV-TR 신체질환에 의한 불안장애의 진단기준(요약)

A.	현저한 불안, 공황발작 또는 강박사고/행동
B.	이것이 신체질환의 직접적인 생리적 결과라는 병력/신체검진/검사상 근거
E.	현저한 기능저하 또는 고통
C./D.	배제진단 – 섬망, 적응장애
범불안형(with generalized anxiety), 공황발작형(with panic attacks) 강박증상형(wth obsessive-compulsive symtoms)	

[참고] 물질유도성 불안장애에 있는 공포증상형이 전신질환에 의한 불안장애에는 따로 없다.

2) 임상증상

(1) 일차성 불안장애와 유사

(2) 불안의 신체증상(두근거림, 발한, 빈뇨 등)과 정신증상(걱정, 공포, 강박사고 등) 둘 다 나타날 수 있음

3) 신체질환에 의한 불안장애 가능성이 증가하는 경우

(1) 불안장애의 개인력, 가족력 없을 때

(2) late onset

5. 감별진단

1) 섬망 : 불안 이외에 의식변화와 인지기능장애가 뚜렷
2) 정신병적 증상에 의한 2차적 불안
3) 불안증상을 동반한 적응장애

6. 치료

1) 원인이 되는 신체장애를 치료하는 것이 일차적 치료
2) 정신과적 대증치료
   일차적으로 벤조디아제핀, 지지적 정신치료가 효과
3) 증상에 따른 치료(예, 강박증상, 공황발작 – SSRI, 공포증 : 행동치료 등)도 효과

7. 경과 및 예후

1) 기저질환의 경과에 따름
   (1) 갑상선 기능항진증에 동반된 불안장애 : 기저질환 치료시 불안장애도 호전
   (2) 심근병증 : 만성 경과의 불안증상
   (3) 강박증상은 다른 불안증상보다 더 오랫동안 지속됨

18.5 신체질환에 의한 수면장애

1. 개념

중추신경계의 퇴행성 질환, 간질, 대사이상, 감염, uremia 등에 의해 발생하는 수면장애 (cf. 기면병, 수면무호흡증 등은 여기에 포함시키지 않음)

2. 진단기준

DSM-IV-TR 신체질환에 의한 수면장애의 진단기준(요약)

A.	임상적으로 문제되는 심각한 수면문제
B.	이것이 신체질환의 직접적인 생리적 결과라는 병력/신체검진/검사상 근거
F.	현저한 기능저하 또는 고통
C.~E.	배제진단 – 적응장애, 섬망, 호흡관련수면장애 및 기면병
불면형(insomnia type), 과수면형(hypersomnia type), 사건수면형(parasomnia type), 혼합형(mixed type)	

3. 치료

1) 기저질환을 치료하여 원인을 없애는 것
2) 대증 치료 : 수면위생
3) 불면증 → 수면제
4) 과다수면증 → 정신자극제
5) REM수면 관련 장애 → 항우울제

18.6 신체질환에 의한 성기능장애

1. 개념

신체적 질환의 생리적 결과로 인해 발생하는 성기능 장애

↳ 당뇨병이나 동맥경화로 인해 발생하는 발기장애 등

2. 역학

1) 다발성 경화증 환자의 50%
2) 심장질환, 암, 당뇨, HIV의 경우에도 흔함

3. 원인

1) 신경계 질환 : 뇌졸중, 다발성 경화증, 말초신경병증 등
2) 혈관질환 : 혈관염, 동맥경화 등
3) 내분비 질환 : 당뇨, 갑상선/부신질환, 뇌하수체 질환 등
4) 기타 : 감염, 외상, 종양, 수술/방사선 치료의 후유증 등

4. 진단

DSM-IV-TR 신체질환에 의한 성기능장애의 진단기준(요약)

A.	성기능문제가 고통이나 대인관계 문제를 일으킴
B.	이것이 신체질환의 직접적인 생리적 결과라는 병력/신체검진/검사상 근거
C.	배제진단 - 우울장애 등
신체질환에 의한 남성발기장애, 신체질환에 의한 (남성/여성) 성교통 신체질환에 의한 (남성/여성) 성욕장애, 신체질환에 의한 (남성/여성) 기타 성기능 장애	

[참고] 물질유도성 성기능장애는 욕구기 장애(with impaired desire), 흥분기 장애(with impaired arousal), 절정기 장애(with impaired orgasm), 성교통형(with sexual pain)으로 분류함

5. 치료

다른 성기능 장애에 준함(각론 8장 참고)

6. 경과 및 예후 : 기저질환의 경과에 따름

1) 가역적 내분비 질환의 경우 정상화 가능성 높음
2) 중추신경계 질환에 의한 것일 경우 지속 또는 악화 가능성 높음

18.7 신체질환에 의한 인격변화

신체질환의 경과에 따라 급격하게 발생할 수도 있고, 인격발달과정과 별다른 관련이 없고, 또한 늦은 나이에 얼마든지 발생할 수 있어 인격 '장애'의 일종으로 보지 않는다. 또 신체질환에 의한 인격변화는 DSM의 다축진단체계에서 Ⅱ 축이 아닌 Ⅰ축에 진단한다.

1. 개념

1) 신체질환(주로 뇌병변)의 생리적 결과로 인해 발생하는 인격의 변화
2) 이미 인격이 형성된 성인에서 급작스런 인격 변화가 나타날 경우 반드시 뇌의 기질적 병변을 의심해야 함

2. 원인

1) 두부외상(m/c), 중추신경계 종양, 뇌혈관 질환, 헌팅턴병, 간질, 뇌염
2) 중추신경계를 침범하는 내분비 질환/자가면역질환

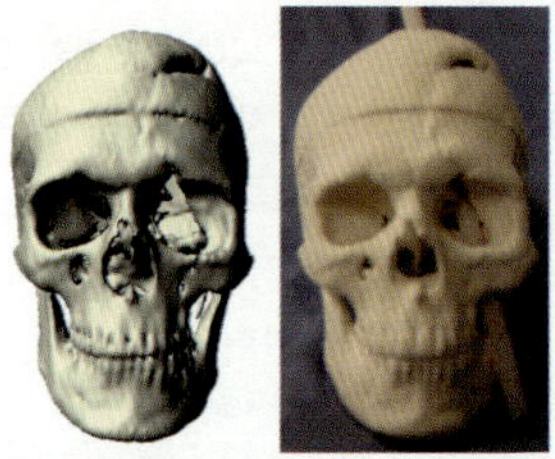

Pineas Gage. 철도공사로 위와 같이 전두엽의 상당부분을 철근이 관통한 사고의 피해자. 목숨은 건졌지만 상당기간 이전의 자신과 큰 인격의 변화를 보임

3. 진단 및 임상양상

1) 진단기준

DSM-IV-TR 전신질환에 의한 인격변화의 진단기준(요약)

A.	환자의 이전의 인격특징과 달라진 지속적인 인격상의 문제 (소아에서는 1년 이상 지속되는 정상인격발달로부터의 이탈)
B.	이것이 신체질환의 직접적인 생리적 결과라는 병력/신체검진/검사상 근거
E.	현저한 기능저하 또는 고통
C./E.	배제진단 - 섬망, 전신질환에 의한 다른 정신질환, 다른 정신질환
불안정형(labile type), 탈억제형(disinhibited type), 공격형(aggressive type) 무감동형(apathic type), 편집형(paranoid type) 기타형(other type) : 혼합형(combined type), 불특정형(unspecified type)	

2) 임상양상

(1) 병변의 위치와 특성에 따라 다른 특성
예) 전두엽 손상 : 판단력, 예측력 결여, 저속한 농담, 탈억제, 다행감

(2) 흔한 증상 : 정서적 불안정성, 충동조절장애, 심리사회적 자극에 부적절함, 고도의 공격성, 분노폭발, 무감동증, 의심이나 망상적 사고

4. 감별진단

1) 통증에 의해 인격변화처럼 보이는 경우
2) 치매, 섬망에서 나타나는 인격변화
3) 물질의존
4) 인격장애

5. 치료

1) 기저의 기질성 원인 제거가 원칙
2) 항정신병약물
3) 정서적 불안정성, 충동성 : 리튬, 카바마제핀, 발프로에이트
4) 공격성 : 베타차단제, 항경련제
5) 정신치료 : 인지기능이 유지되는 인격변화 환자에서 도움

6. 경과 및 예후

1) 기저의 기질성 원인에 따라 경과 예후 달라짐
2) 뇌종양, 뇌수두증, 간질 : 수술, 약물 치료로 빠른 증상 호전 가능
3) 두부외상 : 수개월~수년에 걸쳐 서서히 호전 혹은 증상 지속
4) 퇴행성 질환 : 만성적 경과

18.8 신체질환에 의한 긴장증성 장애

1. 개념

신체질환에 의해 나타나는 긴장증성 양상

2. 원인

종양, 뇌염, 뇌외상, 당뇨, 간성뇌증(hepatic encephalopathy) 등

3. 진단 및 임상양상

1) 진단기준

DSM-IV-TR 신체질환에 의한 긴장증성 장애의 진단기준(요약)

A.	① motoric immobility ② 목적이 없는 과도한 motor activity ③ 극도의 거부증 또는 함구증 ④ 괴이한 자세, 반복행동 또는 상동행동 ⑤ 반향언어(echolalia) 또는 반향행동(echopraxia) 등의 긴장증적 양상이 존재
B.	이것이 신체질환의 직접적인 생리적 결과라는 병력/신체검진/검사상 근거
C./D.	배제진단 – 섬망, 정신분열병, 기분삽화

2) 보통 rigidity가 주로 나타남

3) 감별진단을 위해 철저한 medical workup이 필요

4. 치료

1) 기저의 기질성 원인 제거가 원칙

2) 항정신병약물 : 기질성 원인을 제거할 수 없을 때 증상 완화에 도움

5. 경과 및 예후

원인질환에 따름

18.9 각 신체질환의 주요 정신과적 증상

S신경과 질환의 흔한 정신증상들에 대해 주목

1. 신경과 및 신경외과적 질환

1) 간질

(1) 30~50%의 환자에서 정신과적 증상(m/c : 인격변화)

(2) aura로 기시감/미시감이나 공포/기분변화가 나타날 수 있음

(3) 발작간기(interictal period) : 종교성 증가, 감정경험의 고양, 성적 행동의 변화

> ↳ 성적 행동의 변화는 주로 성에 대한 관심 감소로 나타나지만 성에 대한 관심 증가 또는 성도착으로 나타날 수도 있음

(4) 간질 환자의 정신병적 증상은 발작기보다는 발작간기에 많음
(5) 기분증상은 비우성반구가 간질병소(focus)인 TLE에 많음

2) 뇌종양

(1) 50%가량의 환자에서 정신과적 증상, 특히 전두엽 및 변연계 종양
(2) 진행이 빠른 종양이나 전이성 뇌종양의 경우 섬망이 흔함

3) 뇌외상

대개 인지기능 저하가 수반되지만 우울, 충동, 공격성, 인격변화만 보일 수도 있음

4) 뇌혈관 질환

경색, 출혈의 부위에 따라 다양한 정신증상 유발

5) 다발성 경화증

(1) 25～50% 환자에서 우울증상, 자살위험 높음
(2) 다행감, 인격변화(20～40%, 짜증 또는 무감동)도 흔함. 정신증적 증상은 드묾

6) 중추신경계 감염

(1) 단순포진 뇌염 : 환후/환미, 비전형적인 정신병적 증상 흔함
(2) 신경매독 : 통상 전두엽 침범, 초기에 인격변화, 판단력저하, 짜증 등 유발

↳ 치매를 거쳐서 전신마비로 진행

(3) 크로이체펠트 야콥병 : 기분불안정, 불안, 다행감, 우울감, 망상, 환각, 인격변화 등을 모두 일으킬 수 있음
(4) AIDS : 치매, 인지기능장애 이외에도 기분장애, 불안장애 등을 많이 유발

2. 전신질환 및 중독

1) SLE

(1) 중추신경계 침범으로 우울, 불면, 기분변동, 초조, 혼동 유발 가능
(2) steroid의 정신적 부작용과 감별 필요

2) 내분비 질환

(1) 갑상선 질환 : 불안, 우울증상, 심하면 환각, 망상 유발 가능

(2) 부갑상선 질환에 의한 저칼슘혈증으로 섬망 및 인격변화 가능

(3) Addison's disease : 무감동, 피로, 짜증, 우울

(4) 뇌하수체 질환 : 모든 정신과 질환을 mimic할 수 있음

3) 대사성 질환

(1) hepatic encephalopathy : 섬망 이외에 인격변화로 나타날 수 있음

(2) uremic encephalopathy : 섬망, 치매 이외에 하지불안증후군과 연관

(3) 당뇨 : 저혈당에 의한 불안증상

(4) 급성 간헐성 포르피린증(acute intermittent porphyria, AIP) : 정신병적 증상 유발 가능

4) 중금속 중독

(1) 수은 중독 : "미친 모자장이 증후군"(우울, 짜증, 정신병적 증상)

(2) 납 중독 : 짜증 및 불면, 발기부전 등

(3) 망간 중독 : 짜증, 수면과다, 환각, 충동/강박행동 유발 가능

19

소아기에 특징적인 정신질환

Disorders usually first diagnosed in infancy, childhood, or adolescence

- 정신지체는 2축 진단인 것과, 중등도에 따른 분류를 알아둘 것
- 자폐증의 특징적 임상양상 및 치료원칙
- 자폐증과 다른 전반적 발달장애의 특징적 차이점을 비교
- 주의력결핍 과잉행동장애의 특징적 임상양상 및 치료원칙
- 2가지 파탄행동장애의 공통점과 차이점
- 틱장애의 분류 및 치료원칙

DSM-IV-TR의 소아/청소년기에 특징적인 정신질환
(disorders usually first diagnosed in infancy, childhood or adolescence)

정신지체(mental retardation)
학습장애(learning disorders) 읽기장애(reading disorder) 산술장애(mathematics disorder) 쓰기장애(disprders of written expression) [달리 분류되지 않는 학습장애(learning disorder NOS)
발달성 협응장애(developmental coordination disorder)
의사소통장애(communication disorder) 표현성 언어장애(expressive language disorder) 혼합 표현-수용 언어장애(mixed expressive-receptive language disorder) 음성장애(phonological disorder) 말더듬(stuttering)
전반적 발달장애(pervasive developmental disorder) 자폐장애(autistic disorder) 레트장애(Rett's disorder) 소아기 붕괴성 장애(childhood disintegrative disorder) 아스퍼거 장애(Asperger's disorder) [달리 분류되지 않는 전반적 발달장애(pervasive developmental disorder NOS)]
주의력결핍 과잉행동장애(attention-deficit/hyperactivity disorder)
파탄 행동장애(disruptive behavior disorder) 적대성 반항장애(oppositional defiant disorder) 행실장애(conduct disorder)

유아 및 초기 아동기의 섭식/식사장애 : 이식증(pica), 반추장애(rumination disorder)
틱장애(Tic disorders) : 뚜렛장애(Tourette's disorder), 만성 운동/음성 틱장애, 일과성 틱장애
배설장애(elimination disorders) : 유뇨증(enuresis), 유분증(encopresis)
기타 소아/청소년기 장애 분리불안장애(separation anxiety disorder) 선택적 함구증(selective mutism) 반응성 애착장애(reactive attachment disorder) 상동적 운동장애(stereotypic movement disorder)

19.1 정신지체(mental retardation)

- 18세 이전에 발병하는 비정상적으로 낮은 지능
- 인격장애와 함께 정신지체는 2축에 진단함

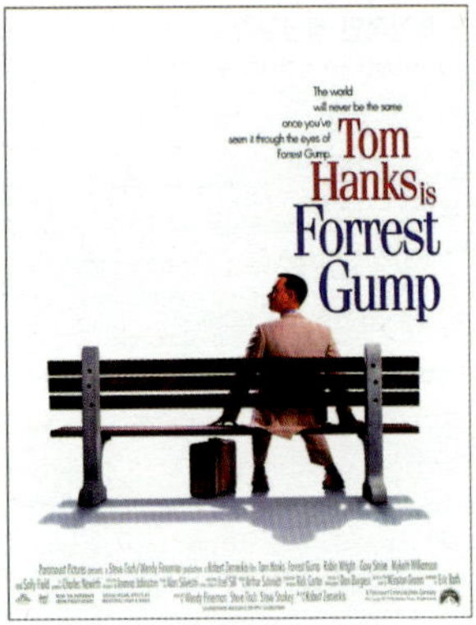

1. 개념

평균보다 유의하게 지능이 낮아(IQ 70 이하) 정상생활에 어려움을 겪는 상태

2. 분류 의대시험 KMLE

	경도(mild)	중등도(moderate)	고도(severe)	최고도(profound)
IQ	50~70(55~70)	35~50(40~55)	20~35(25~40)	20 미만(25 미만)
정신연령	9~12세	4~8세	2~3세	2세 미만
별칭	교육가능급(educable)	훈련가능급(trainable)	완전보호급(complete care)	
비율	70~75%	20%	3~4%	1~2%
기능	원조 받으며 독립생활	지도하에 단순작업 가능	훈련하에 신변처리 생활전반 보호필요	식사, 배설, 의복 등 신변에도 도움필요
장애등급	3급	2급	1급	

3. 역학

1) 유병률 : 1~3%
2) 남 : 여=1.5 : 1
3) 경도 정신지체는 낮은 사회경제수준에 많음(중등도 이상은 무관)

4. 원인

생물학적 요인이 많이 작용하며 특히 중등도가 심할수록 유전질환 등 심각한 생물학적 요인이 있을 가능성이 더 높다. 한편 환경적 요인에 의해서도 경도 정신지체는 발생할 수 있기 때문에 경도 정신지체는 낮은 SES에서 더 많이 나타남

1) 정신지체의 유전적 요인 전문의
   (1) 선천성 대사장애 : PKU, Tay-Sachs 병, Gaucher병, Krabbe병, Niemann-Pick병, Galactose혈증, 당원병, homocystine뇨증, Wilson병
   (2) 단일유전자 이상 : 결절성 경화증
   (3) 염색체 이상 증후군 : Down 증후군, Kleinfelter 증후군, Turner 증후군, Patau 증후군, Edward 증후군, Cri-du-chat 증후군, 취약 X 염색체 증후군
2) 초기 태아 발달의 이상 : 태아손상, fetal alcohol syndrome
3) 임신 및 주산기 장애 : 산전 및 산후 뇌감염, 태아영양 실조, 조산 및 미숙아, 출산시의 저산소증 및 뇌손상, 핵황달
4) 소아기의 질병 : 선천성 갑상선기능 저하증, Marfan 증후군, 신경섬유화증, 기타 감염, 종양 및 손상, 약물 및 중금속 중독
5) 환경적 영향 및 정신장애 : 양육과 사회적/언어적 자극의 결핍, 정신질환의 후유증 (예, 소아기 발병 정신분열병)

5. 임상양상

1) 지능저하에 따른 적응의 장애

(1) 자체로 인한 정서 및 행동장애

(2) 대인관계 제한, 사회적응 실패 등으로 인한 좌절에 대한 반응

2) 동반 정신장애

(1) ADHD, 자폐증, 상동행동장애, 이식증, 불안장애, 공격적 행동, 분노발작 등

(2) 정신분열병, 기분장애 등도 발생 가능

3) 동반 신경학적 장애

시력, 청력 및 언어장애, 간질, 뇌성마비

6. 진단 및 감별진단

1) DSM-IV-TR 진단기준

정신지체의 DSM-IV-TR 진단기준(요약)

A.	전반적 지적 기능이 유의하게 낮음(IQ 70 이하 또는 이에 준하는 임상양상)	
B.	적응기능의 결핍/장애 ≥ 2/10 (1) 의사소통 (2) 자기보호 (3) 가정생활 (4) 사회/대인관계 (5) 공공시설이용	(6) 자기관리 (7) 학습 (8) 작업 (9) 취미생활 (10) 건강/안전
C.	18세 이하에서 나타남	

2) 진단방법

(1) 가족력, 유전적 질환, 출생력

(2) 이학적 검사 : 두부와 안면의 이상, hypertelorism, 낮은 코, 귀의 높낮이 이상, 튀어나온 혀, 두툼한 입술 등을 관찰

(3) 뇌파검사, 뇌단층촬영, 대사장애 검사, 유전학적 검사

↳ 정신지체를 유발하는 대개의 유전질환들은 신체적 문제를 동반하는 경우가 많고 이런 경우 소아과와의 연계가 꼭 필요함

3) 감별진단

전반적 발달장애, 학습장애, 신경학적 장애, 정신병적 장애 등

7. 치료

1) 예방

(1) 산전진단, 유전상담

(2) 예방접종

(3) 출생조기의 선천성 질환에 대한 검사, 조기 발견 및 치료

> ↳ 특히 유전대사질환들의 경우, 신생아 시기에 적절하게 선별검사를 시행하면 장애를 막을 수 있음. 예컨대 페닐케톤뇨증(PKU)의 경우 생후 1년까지 치료를 시작하지 않으면 IQ가 50이하로 저하되지만, 생후 1개월 이내에만 치료를 시작하면 정신지체를 예방할 수 있다.

2) 치료

(1) 정신지체 자체보다는 이차적인 정신질환과 후유증 및 사회적응에 대한 치료

(2) 개인정신치료, 가족치료, 행동치료, 약물치료

> ↳ 약물/행동치료를 통한 증상관리와 함께 심리적 후유증에 대한 support가 중요. 치매치료와도 비슷

3) 교육 및 복지

(1) 교육 목표 : 신체기능/생활기능 훈련을 통해 자립적 생활을 영위할 수 있도록

(2) 사회복지 차원에서 특수훈련, 직업훈련 시설을 수립

19.2 학습장애(learning disorder = academic skills disorder 학업능력장애)

1. 개념

전반적인 지적 기능의 문제가 아닌, 특정 영역의 학습기능만 저하되는 장애, 읽기장애, 산술장애 및 쓰기장애로 분류

2. 역학

1) 읽기장애, 쓰기장애, 산술장애 각각 학령기 아동의 5% 전후

2) 읽기장애는 남아, 산술장애는 여아에 많음

3) 읽기장애와 쓰기장애는 함께 있는 경우가 많으며, 의사소통장애와도 연관

> ↳ 소아기의 지능, 언어, 학습의 문제는 대개 남아에 많으나, 산술장애만은 여아에 호발함
> ↳ 전반적 발달장애도 대부분 남아에 많으나 그중 레트장애만은 여아에 많다.

3. 원인 : 불확실

가족력, 뇌손상, 선천적 발달지연, 학습자극의 결핍, 정서장애 등 복합적 작용

4. 임상증상

1) 읽기장애

(1) 글을 읽을 때 철자를 빼먹거나 더하거나 왜곡되게 읽는 등의 오류

(2) 글은 읽는 속도 느리고 읽는 글에 대한 이해도 떨어짐

(3) 흔히 입학 후 발견(cf. 지능이 높은 경우 9~10세에도 발견되지 않을 수 있음)

2) 산술장애

(1) 7~8세 되면 진단 가능

(2) 수를 세고, 더하고 빼는 등의 기본적인 연산능력이 뒤처짐

(3) 다른 영역에서의 지적 기능은 정상

3) 쓰기장애

(1) 초등학교 저학년 시기부터 생각하는 것을 글로 표현하는데 어려움이 있음

(2) 간단한 문장에도 문법 및 철자법의 오류

(3) 언어장애, 읽기장애 동반하는 경우 많음

(4) 이차적인 만성 우울증 초래, 등교거부, 무단결석, 주의력 장애 동반

5. 진단

1) 진단기준

학습장애의 DSM-IV-TR 진단기준(요약)

	읽기장애 (reading disorder)	산술장애 (mathematics disorder)	쓰기장애 (disorder of written expression)
A.	나이, 지능 및 교육수준을 감안하였을 때 표준검사상 기대되는 바보다 현저히 떨어지는		
	읽기 능력	산술 능력	쓰기 능력
B.	이로 인하여 학업이나 일상생활에 막대한 지장		
C.	감각장애(시각, 청각장애 등)로 인한 것이 아님		

2) 평가

(1) 표준화된 읽기(Woodrock-Johnson psychoeducation 검사), 산술, 쓰기 검사

(2) 산술장애의 경우 학교 수학성적

3) 감별진단

(1) 정신지체, 부적절한 교육, 시청각기능의 장애

(2) ADHD, 행동장애의 증상

↳ ADHD 환아들은 활자를 특정 학습능력이 떨어지는 게 아니라, 진득하게 집중할 수가 없는 것이 문제. 행동장애 환아들은 대개 공부보다는 남을 괴롭히고 착취하는 데 더 관심이 있다.

6. 치료 : 언어치료(읽기장애), 특수교육

읽기장애의 경우 초등학교 저학년까지 언어치료 안 받으면 향후 읽기장애가 지속

19.3 발달성 협응(조정)장애(developmental coordination disorder)

운동기능의 협응이 잘 이루어지지 않는 발달장애
Gross motor function과 함께 fine motor function이 떨어져서 체육 뿐 아니라 음악, 그림, 조각, 기술, 가정 등 전반적인 예체능 기능이 엉망이 된다.

1. 개념

운동기술의 범주에 속하는 운동 협응능력에 현저한 장애가 있어서 학업이나 일상생활에 현저한 지장을 줄 때 진단

2. 역학

학령기 약 5%, 남아>여아

3. 원인

조산아, 저체중아, 저산소증, 신경기능 이상

4. 임상증상

1) 유아기부터 증상발현 : 뒤집기, 기기, 앉기, 서기, 걷기 등의 운동발달 느림

2) 학령기

(1) 공놀이, 자전거 타기가 서투르고 잘 다침

(2) 악기연주, 그림그리기 등이 어려움

3) 학습장애, 언어장애, ADHD, 학교부적응이 동반되는 경우가 많음

5. 진단

1) 진단법 : 유아기부터의 운동발달력, 미세운동기능, 손-눈 협응능력 평가, Bender visuomotor gestalt test, Frostige movement skills test

2) 진단기준

발달성 협응장애의 DSM-IV-TR 진단기준(요약)

A.	나이와 지능에 비해 협응기능을 필요로 하는 운동기능이 현저히 떨어짐 예) 운동발달지표(motor milestone)가 뒤쳐짐 잘 넘어지거나 물건을 잘 떨어뜨림 체육을 못 하거나 글씨가 엉망임
B.	이로 인하여 학업이나 일상생활에 막대한 지장
C./D.	배제진단-C. 내과/신경과적 질환(예, 뇌성마비) D. 정신지체가 있을 경우 지능저하에 비해서 더 현저했을 때 진단

3) 감별진단 : 뇌성마비, 근육질환, 전반적 발달장애, 정신지체

6. 치료

지각운동훈련, 작업요법

7. 경과 및 예후

운동능력의 미숙함은 청소년기 이후까지 지속됨

19.4 의사소통장애(communication disorder)

1. 개념

1) 언어발달의 문제로 인하여 의사소통에 문제가 발생하는 장애
2) 표현성 언어장애, 혼합 표현-수용 언어장애, 음성장애, 말더듬으로 분류
   (1) 주로 말하고 듣는 능력의 저하(반면 읽고 쓰는 능력의 저하는 학습장애로 분류)
   (2) 바로 뒤에 나오는 전반적 발달장애는 언어적 의사소통능력의 저하를 기본적으로 깔고 있기 때문에, 전반적 발달장애가 있으면 의사소통 장애는 따로 진단하지 않음
   (3) 표현성 언어장애, 혼합 표현-수용 언어장애의 경우 학습장애를 많이 동반(말하기, 듣기, 읽기, 쓰기 능력이 다 같이 떨어져 있는 경우가 많다.)
3) 원인은 확실치 않음(말더듬의 경우 스트레스와 다소 관련)

2. 표현성 언어장애(expressive language disorder)

1) 개념

지적 능력에 비해 언어표현 능력이 현저히 떨어지는 장애

2) 역학

(1) 발생 빈도 : 학령기 소아의 3~10%, 일반인구의 3~5%

(2) 남아가 여아의 2~3배

(3) 다른 의사소통 장애의 가족력이 있는 소아에서 더 빈번

3) 임상양상

(1) 소아의 연령과 비언어적인 지적능력에 비해 현저히 낮은 표현성 언어능력
e.g) 18개월이 되어도 '엄마', '아빠'를 못하고 몸짓이나 손짓으로 의사소통

↳ 치매 환자에서처럼 소위 "filler words"를 많이 사용함. 즉 구체적인 의사 전달 대신 '그거' 등의 표현

(2) 다른 사람의 말을 이해하는 능력(수용성 언어능력)은 비교적 정상

(3) 많은 경우 학습장애 동반

(4) 자아상의 손상, 좌절감, 이차적인 정서장애, ADHD, 유뇨증, 행동장애 등 합병

4) 진단

표현성 언어장애의 DSM-IV-TR 진단기준(요약)

A.	비언어성 지능 및 수용성 언어에 비해 표현성 언어발달 점수가 현저히 저하
B.	이로 인하여 학업, 직업, 의사소통에 막대한 지장
C./D.	배제진단 - C. 혼합 수용-언어 표현장애 및 PDD와는 동반진단하지 않음 D. MR, 운동/감각결함, 환경적 박탈로 인해 기대되는 정도보다 심함

5) 감별진단

정신지체, 혼합 수용-표현 언어장애, PDD, 선택적 함구증

↳ 정신지체는 지능검사의 전 영역이 저조
↳ 혼합 수용-표현 언어장애의 경우에는 언어 이해도 되지 않는다.
↳ 전반적 발달장애에서는 inner language/imagery play, 몸짓 사용 등도 없다. 또한 의사소통을 못하는 것에 대한 좌절도 없다.

6) 경과 및 예후

(1) 경도의 장애시 : 반 수 정도에서 지속적인 언어장애 없이 회복

(2) 장애의 정도가 심하면 일부 증상만 호전, 완치는 어려움

7) 치료

언어치료

3. 혼합 수용 - 표현 언어장애(mixed receptive-expressive language disorder)

1) 개념

지적 능력에 비해 언어의 이해 및 표현능력이 현저하게 떨어지는 장애

> ↳ 말귀를 알아듣지도, 하고 싶은 말을 표현하지도 못하는 장애. 전반적인 임상 양상은 대체로 표현성 언어장애보다 심하며 합병증도 많다.

2) 역학

학령전기 약 5%, 학령기 약 3%, 남아에서 많다.

3) 임상양상

(1) 다른 사람의 말을 이해하는 능력과 자신의 생각을 언어로 표현하는 능력의 장애

(2) 3~4세경, 빠르면 2세에 진단

(3) 얼핏 청각장애아처럼 보이나 비언어적 청각자극에는 정상적으로 반응

> ↳ 소리를 못 듣는 게 아니라 말을 못 알아듣는 것

cf. 부분적 청각장애 있는 경우도 있어 청력 검사 필요

(4) 학습장애, ADHD, 불안장애, 우울장애 동반(표현성 언어장애보다 동반질환 ↑)

> ↳ 말귀를 알아듣지 못하지만 교사나 부모가 반항이나 행동문제로 오인하는 경우도 많아 발견이 늦어지기도 함

4) 진단

혼합 수용-표현 언어장애의 DSM-IV-TR 진단기준(요약)

A.	비언어성 지능에 비해 표현성 및 수용성 언어발달 점수가 현저히 저하
B.	이로 인하여 학업, 직업, 의사소통에 막대한 지장
C./D.	배제진단 - C : PDD와는 동반진단하지 않음 D : MR, 운동/감각결함, 환경적 박탈로 인해 기대되는 정도보다 심함

5) 감별진단

청각장애, 표현성 언어장애, 음성장애, 말더듬, 정신지체, PDD

6) 경과 및 예후

(1) 표현성 언어장애에 비해 예후 나쁨

(2) 어린 나이에 발견되면 예후 나쁨

7) 치료

언어치료

언어장애와 감별진단해야 할 질병

	청력장애	정신지체	유아자폐증	표현성 언어장애	수용성·표현성 혼합 언어장애	선택적 함구증	음성장애
언어이해	−	−	−	+	−	+	+
언어표현	−	−	−	−	−	다양	+
청력도	−	+	+	+	다양	+	+
발음	−	−	−(다양)	−(다양)	−(다양)	+	−
내적언어	+	+(제한적)	−	+	+(약간 제한적)	+	+
몸짓사용	+	+(제한적)	−	+		+(다양)	+
따라하기	−	+	+(부적절)	+		+	+
소리에 대한 주의	크거나 낮은 주파수에만	+	−	+		+	+
얼굴 쳐다보기	+	+	−	+		+	+
동작성 지능	+	−	+	+		+	+

+ : 정상, − : 비정상(from Lorian Baker and Dennis Cantwell)

4. 음성장애(phonological disorder)

1) 개념

나이나 지능에 맞지 않게 발음이 부적절하거나 불분명한 장애

↳ 소위 말해 "혀짧은 소리"

2) 역학

(1) 8세 이하의 소아에서 10%, 8세 이상에서 5%

(2) 수용성 언어장애/표현－수용 언어장애, 읽기장애, 발달성 협응장애 동반 많음

3) 임상증상

(1) 보통 모음보다 자음의 문제

(2) 음소의 생략, 대치 또는 왜곡(뒤로 갈수록 가벼운 형태)

↳ 음소의 생략(밥 → 바), 대치(알았어 → 알아떠/알아쪄), 왜곡(거의 비슷하나 바람 새는 소리)

4) 진단

음성장애의 DSM-IV-TR 진단기준(요약)

A.	나이와 방언에 적절하게 기대되는 언어음을 제대로 사용하지 못함
B.	이로 인하여 학업, 직업, 의사소통에 막대한 지장
C.	배제진단-MR, 운동/감각결함, 환경적 박탈로 인해 기대되는 정도보다 심함

5) 감별진단

신경계 장애로 인한 구음장애(dysarthria), 청각장애, 정신지체, 표현성 언어장애, 혼합 수용-표현 언어장애, PDD

6) 예후

(1) 2～3개 음소장애는 대부분 저절로 회복

(2) 8세 이상에서는 자연치유가 드물다.

7) 치료

5세가 지난 후 발음 장애 지속되고 다른 언어장애 동반되면 언어치료

5. 말더듬증(stuttering)

1) 개념

언어의 유창성이 불수의적 언어운동현상(speech motor event)에 의해 단절되어 방해받는 장애

↳ 불분명한 발음보다는 떠듬떠듬 말하거나 한 음절을 반복하는 등의 현상. 혀 차는 소리나 "에..또. 저.. 그.." 등의 의미 없는 감탄사에 의해 유창성이 방해받는 경우도 이에 해당함

2) 역학

유병률 1%, 남아에서 호발, 가족력 있으면 호발

3) 임상증상

(1) 2~7세에 발병

(2) 증상은 수주 내지 수개월에 걸쳐 서서히 심해짐

(3) 첫 자음의 반복으로 시작되어 점점 긴 단어나 구절의 첫 번째 단어를 반복하면서 악화되어감

(4) 읽거나 노래, 인형 등과 이야기할 때는 말더듬증이 없어지는 경우도 많다.

(5) 불안, 우울증상 동반 많고, 다른 언어장애 동반 가능

4) 진단

음성장애의 DSM-IV-TR 진단기준(요약)

A.	다음 중 하나 이상으로 나이에 맞지 않게 언어 유창성이 떨어짐 (1) 음, 음절의 반복(그, 그, 그러니까) (8) 단어의 반복(그러니까, 그러니까) (2) 음 길이 늘임(그러~니까) (3) 별안간 내는 소리(interjection; 그러,, 참,, 니까) (4) 단어 단절(한 단어 내에서 머뭇거림; 그러,,, 니까) (5) 머뭇거림(침묵 또는 다른 소리로 채워진 말 멈춤) (6) 확실하게 발음할 수 없는 단어를 다른 단어로 대치 (7) 말하면서 과도한 신체긴장
B.	이로 인하여 학업, 직업, 의사소통에 막대한 지장
C.	배제진단 – 운동/감각결함, 지각장애로 인해 기대되는 정도보다 심함

5) 감별진단

학령전기의 정상적 말더듬증, 강직성 발성장애(spastic dysphonia), 속화증(cluttering)

6) 경과 및 예후

(1) 경미한 경우 50~80%가 자연회복

(2) 만성적 경과, 호전과 악화 반복

7) 치료

(1) 호흡훈련, 이완요법, 언어치료 시행

(2) 말을 할 때 긴장을 풀고 천천히 하도록 함

(3) 정서장애 동반시 → 개인정신치료, 가족치료, 최면 등

19.5 전반적 발달장애(Pervasive Developmental Disorder, PDD)

- 자폐장애 및 그 인접 질환들(아스퍼거 장애, 레트장애, 소아기 붕괴성 장애)
- 사회적 상호작용의 장애+관심사의 제한이나 상동행동(± 의사소통 장애)이 특징

1. 자폐장애(autistic disorder)

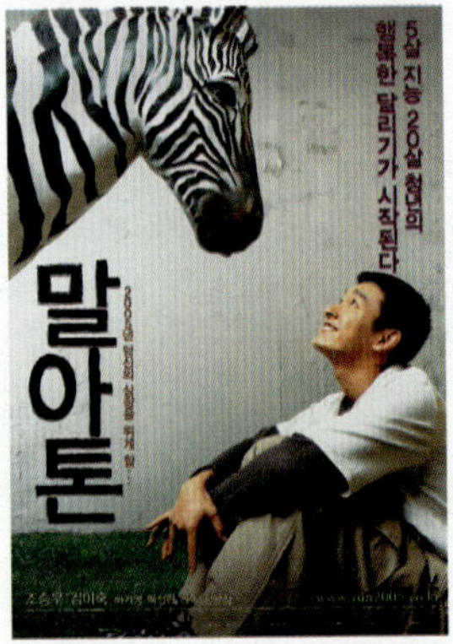

1) 개념

사회적 상호교류의 질적인 장애, 의사소통 및 언어발달 장애, 제한된 활동 및 흥미 영역, 다양한 행동 장애를 핵심으로 하는 질환

2) 역학

(1) 12세 이하 소아 10,000명당 2~5명

(2) 자폐적 특성을 보이는 발달장애를 포함할 경우 1,000명당 1명

(3) 남 : 여=3~5 : 1(여아의 경우 정신지체가 더 심한 경향)

(4) 대부분 3세 이전 발병

> ↳ 자폐장애를 극도로 남성화된 뇌 때문에 발생하는 것으로 보기도 함. 하지만 정신지체를 동반한 심한 형태의 자폐장애는 남녀가 비슷한 것으로 보임

[참고] 옛날에는 높은 사회경제수준에서 많은 것으로 여겨졌으나 이는 낮은 사회경제수준에서 병원에 잘 오지 않았기 때문으로 밝혀짐

3) 원인

(1) 정신사회적 요인 : 자폐아와 정상아의 부모간의 성격특성, 양육 차이 없음

[참고] 자폐장애를 처음으로 기술한 Leo Kanner가 감정적으로 냉담한 어머니를 원인으로 지목하였지만, 지금은 부모의 성격이나 양육 때문에 자폐장애가 생긴다고 보지 않는다.

(2) 생물학적 요인

① 주산기 뇌손상과 감염, 선천성 풍진, PKU, 결절성 경화증, 기타 뇌병변

② 자폐장애에서 간질 공존유병률이 4~32%

③ 뇌 CT에서 20~30%에서 뇌실의 확장

④ 10~80%에서 뇌파이상

⑤ 뇌 MRI에서 vermis lobules Ⅳ와 Ⅶ층의 이상

⑥ 대뇌피질의 polymicrogyria

⑦ 자폐아 일란성 쌍둥이 일치율 : 36%, 전반적 발달장애의 가족력

⑧ fragile X syndrome등의 유전 질환

4) 임상양상 의대시험 KMLE

↳ 아래 내용 중 (1)~(3)이 핵심적 임상양상으로서 진단기준에도 반영되어 있음. 하지만 나머지 증상들도 중요함

(1) 사회적 상호관계의 장애

① 대인관계의 질적인 장애로 부모, 타인과 사회적 관계가 발달되지 않음

② social smile나타나지 않음. 눈 맞춤 없고, 혼자 지내려고 함

③ 사람보다 사물(장난감, 식기 등)에 관심이 많음

④ **애착행위 없고, 낯가림, 이별불안(분리불안) 없음**

↳ 정신지체와의 중요한 감별점이기도 함. 정신지체 환아들은 의사표현능력은 떨어질지라도, 안아 주려고 하면 안기려는 자세를 하는 등, 자신의 지능범위 내에서 애착을 보이고 정을 표현한다.

⑤ 학령기 : 시공간 과제(도형 맞추기 등)는 잘 수행, 언어 습득에는 장애

⑥ 남이 행동하는 의도를 해석하지 못하며, 사교 능력, 기술이 부족하여 친구가 없음

(2) 의사소통 및 언어장애

① 유아기 때 옹알이 없는 경우 많음

② 언어 발달 늦어 말할 시기가 지나도 언어 표현이 거의 없음

③ 언어발달이 있더라도 비정상적 : 단조로운 어조, **고음의 소리, 반향어(echolalia)**

④ 언어 사용시 자신의 요구를 표현하기 위해 사용할 뿐, 다른 사람들과의 교류를 위해 사용하지는 않음

(3) 행동장애

① 다양한 상동행동(stereotyped behavior) 나타남

e.g) 발끝으로 걷기, 박수를 치는 행동, 손바닥을 들여다보는 행동

② 새로운 환경, 경험을 받아들이지 않고, 똑같은 것을 고집하는 경향

↳ 다소 강박적으로 보일 수도 있음. 이들에게는 집안의 가구 배치가 조금 바뀌는 것도 극심한 스트레스로, 이 때문에 공황발작이나 분노발작을 일으키는 경우도 흔함

③ 상상놀이 결여

④ 과잉활동이 흔히 동반

⑤ 자해행위 보이기도 함

e.g) 머리 박기, 살갗 할퀴기, 머리카락 뽑기

⑥ 식사, 수면도 불규칙하거나 특이할 수 있음

⑦ 통증의 역치가 비정상적으로 높거나 낮아 큰 병을 놓칠 수도

(4) 지각장애 : 특정한 감각에 대한 과민 또는 과소반응 보임

↳ 음악을 즐기는 경우가 많고 말을 시작하기 한참 전부터 TV의 CM송을 흥얼거리는 경우도 있음
↳ 말소리에는 마치 청각장애처럼 반응을 보이지 않다가도, 시계소리 등의 기계음에는 마치 반가운 사람 목소리처럼 반응하고 좋아하는 경우도 많다.(이는 자폐장애 뿐 아니라 혼합 수용-표현 언어장애에서도 보이는 소견임)
↳ 일부에서는 전정기관의 자극, 즉 제자리에서 빙글빙글 도는 등의 행동을 즐기기도 함

(5) 기분변화 : 이유없이 갑자기 울거나 웃음

(6) 지능장애

① 정신지체가 70~85% 동반

② 그러나 특정 영역(단순 암기, 계산, 음악, 그림 등)에서는 놀라울 정도 기능을 보이는 경우도 있음(splinter function; savant skill)

5) 진단

자폐장애의 DSM-IV-TR 진단기준(요약)

A.	(1)~(3) 중 총 6가지 이상 만족. (1)에서 2가지, (2), (3)에서 1가지 이상		
	(1) 사회적 상호작용의 질적 장애 a. 비언어적 상호작용 안됨 (눈맞춤, 표정, 몸짓 등) b. 또래관계 형성 안됨 c. 타인과 즐거움 공유 안됨 d. 사회/감정적 상호성 없음	(2) 의사소통의 질적 장애 a. 음성언어 발달이 늦음 b. 대화를 시작/유지 못함 c. 상동/반복적/괴이한 언어 d. 발달 수준에 맞는 모방놀이가 없음	(3) 반복/상동/제한적인 행동, 관심사 a. 상동/제한된 관심사 집착 b. routine이나 ritual의 고수 c. 상동/반복운동 d. 사물의 일부분에 집착
B.	3세 이전 다음의 지연 또는 기능이상 (1) 사회적 상호작용 (2) 의사소통을 위한 언어사용 (3) 상징놀이/모방놀이		
C.	배제진단-레트장애, 소아기 붕괴성 장애		

↳ A(1)c. "엄마, 여기 와서 이것 좀 봐"가 나타나지 않음
↳ A(1)d. "엄마는 우리 ㅇㅇ이를 사랑해" - "그래서?"

6) 감별진단

(1) 소아기 발병 정신분열병 : 5세 이전의 onset 드묾, 정신분열병 가족력

(2) 정신지체 : 정신연령에 맞는 대인관계와 의사소통 가능, splinter function은 없음

(3) 혼합 수용－표현 언어장애 : 비언어적 의사소통(몸짓 등)은 가능

(4) 선천성 난청 : 자폐장애와 달리, 부모가 안아주면 좋아함

(5) 신체적, 정서적 환경의 결핍 : 좋은 환경으로 옮기면 좋아짐

7) 경과 및 예후

(1) 만성적이고 예후는 나쁜 편

(2) 좋은 예후 : 지능 70 이상, 언어 빠르게 습득한 경우

↳ 지능이 좋은 경우 점차 대인관계와 의사소통은 호전되지만 괴이한 관심사나 반복행동은 좋아지지 않는다고 함

(3) 경과

① 1~2% : 직업을 가져 자립된 생활이 가능

② 5~20% : 주위의 보조를 받으며 간신히 생활

③ 2/3 : 평생 동안 가족에 의존, 장기간의 요양시설 생활

8) 치료

(1) 완치시키는 약물, 특정한 치료법은 없음

(2) 치료 목표 : 행동장애 감소, 의소소통 증진, 자립기술 습득

(3) 특수교육, 행동치료, 언어치료

(4) 약물치료 : 대증적

① SSRI / SNRI : 짜증, 상동행동 감소

② methylphenidate : 과다행동 감소(ADHD에서보다 부작용은 많은 편)

③ 항정신병약물 : 자해행동, 공격성 감소

2. 아스퍼거장애(Asperger's disorder)

↳ 자폐장애보다 다소 benign한 형태의 전반적 발달장애
↳ 임상에서 자폐장애 환아의 '정상' 형제자매가 아스퍼거장애의 양상을 보이는 경우를 많이 본다.

1) 개념

자폐장애와 유사하여 사회적 교류의 장애를 보이지만, 지능이 정상이고 언어 장애가 없는 질환

2) 역학

약 1만명당 1명, 자폐장애의 가족력

3) 진단

아스퍼거 장애의 DSM-IV-TR 진단기준(요약)

A.~B.*	A. 사회적 상호작용의 질적 장애 ≥2 a. 비언어적 상호작용 안됨(눈맞춤, 표정, 몸짓) b. 또래관계 형성 안됨 c. 타인과 즐거움 공유 안됨 d. 사회/감정적 상호성 없음	B. 반복/상동/제한적인 행동, 관심사 ≥1 a. 상동/제한된 관심사 집착 b. routine이나 ritual의 고수 c. 상동/반복운동 d. 사물의 일부분에 집착
D.	언어발달지연이 없음	
E.	인지발달, 연령에 맞는 자조기술(사회적 상호작용 이외의) 및 적응행동은 정상	
C.	이로 인해 기능장애 초래	
F.	배제진단 – 다른 PDD, 정신분열병	

* A=자폐장애의 A(1)과 동일 B=자폐장애의 A(3)과 동일

4) 치료

자폐장애에 준하여 대증적 치료

5) 예후

(1) 지능이 정상이고 사회성 기술이 양호한 경우 비교적 예후가 좋다.

(2) 성인기 양상 : 말 잘하고 똑똑하지만 대인관계에 서툴고 간혹 부적절

3. 레트장애(Rett's disorder)

1) 개념

생후 6~18개월까지 정상발달하다 이후 심각하게 퇴행하는 PDD

2) 역학

여아에서만 발생, 일란성 쌍생아에서 일치율 100%

3) 원인

X염색체 MECP2의 돌연변이에 의해 발생

4) 임상증상

(1) 생후 6개월까지 정상 발달
(2) 생후 6~24개월 사이에 점진적으로 뇌병증이 발생
(3) 특징적 상동행동 보임 : 손을 비틀거나, 손가락을 핥거나 물어뜯음
(4) 60~75%에서 간질이 동반
(5) 불규칙적인 호흡, 과호흡, 무호흡
(6) 척추측만증 병발
(7) 근육긴장증으로 근강직이 일어나 10년 지나면 휠체어 사용

5) 진단기준

레트장애의 DSM-IV-TR 진단기준(요약)

A.	(1) 산전/주산기발달 (2) 생후 5개월까지 정신운동발달 (3) 출생 두위 모두 정상
B.	이후 다음 모두가 발생 (1) 5~48개월 사이 두위성장속도 감소 (2) 5~30개월 사이, 이전 습득한 손기술의 소실 및 손의 상동운동 (3) 경과 초기의 social engagement 소실 (4) gait 또는 trunk movement의 부조화 (5) 표현/수용언어발달의 심한 장애와 심한 정신운동지체

6) 감별 : 자폐장애

cf. 자폐장애와의 차이
(1) 생후 6개월까지 정상발달
(2) 특징적 손운동
(3) 호흡기계 증상
(4) 언어능력의 완전 소실

7) 치료 : 대증적

(1) 근육기능 이상 : 물리치료
(2) 간질 : 항경련제
(3) 자해행동 : 행동치료, 약물치료

8) 예후

점진적으로 악화되며 매우 불량한 예후

4. 소아기 붕괴성 장애(childhood disintegrative disorder, Heller's syndrome)

↳ 자폐장애와의 차이점만 알면 된다. 발병 후 경과와 예후는 자폐장애와 비슷

1) 개념

생후 2~3년간 정상적인 발달을 보이다가 3~4세부터 수개월간에 걸쳐 언어와 인지적 기능 및 사회적 기능이 붕괴되는 PDD

2) 역학

(1) 10만명당 1명

(2) 남 : 여=4~8 : 1

3) 임상증상

(1) 3~4세 사이에 발병. 수개월간 서서히 진행하다 수일 내지 수주 내 급격 악화

(2) 주요증상 : 의사사통 기술 및 사람과의 상호교류가 소실, 상동행동, 및 강박행동, 정서장애, 간질 및 정신지체 동반, 대소변 가리는 능력 퇴행

4) 진단

소아기 붕괴성 장애의 DSM-IV-TR 진단기준(요약)

A.	생후 2년간 정상발달 : 언어/비언어적 의사소통, 대인관계, 놀이 및 적응행동
B.	10세 이전에 다음 중 2가지 이상의 기능의 유의한 소실 (1) 표현/수용 언어 (2) 사회기술/적응행동 (3) 대소변가리기 (4) 놀이 (5) 운동기술
C.	다음 중 최소한 두 영역에서의 기능 이상 (1) 사회적 상호작용의 질적 장애 (2) 의사소통의 질적 장애 (3) 제한, 반복, 상동행동 또는 활동
D.	배제진단 - 다른 PDD, 정신분열병

5) 감별진단

자폐장애, 레트장애

6) 치료

자폐장애와 레트장애의 치료에 준함

7) 경과 및 예후

경과는 다양하나 예후는 불량

▶ 전반적 발달장애 정리

1) 자폐장애 : 사회적 상호작용의 장애+관심사의 제한/상동행동+의사소통 장애
2) 아스퍼거장애 : 사회적 상호작용의 장애+관심사의 제한/상동행동(의사소통, 지능 정상)
3) 레트장애 : 6~12개월 정상발달 후 점차 붕괴하여 자폐장애 양상+신경계의 심한 퇴행
4) 소아기 붕괴성 장애 : 2년간 정상발달 후 점차 붕괴하여 자폐장애 양상

19.6 주의력결핍 과잉행동장애(Attention Deficit Hyperactivity Disorder, ADHD)

1. 개념

짧은 주의집중시간, 행동적/인지적 충동성, 과다활동이 주증상인 질환

2. 역학

1) 유병률 : 2~12%, 일반적으로 5%
2) **남아에서 호발**
3) 부모에서 ADHD, 양극성장애, 반사회성 인격장애, 알코올중독 발병빈도 ↑
4) 발병시기 3~6세, 7세 이전 발병

↳ 공식진단명은 붙여져 있지 않지만 성인기까지 문제(과다활동보다는 특히 집중력 저하와 충동성)가 지속되는 경우가 많아 '성인기 ADHD'라는 개념도 최근 각광을 받고 있음

3. 원인

1) 생물학적 요인

(1) 유전적 요인 : MZT에서 DZT보다 일치율 높음

(2) **발달적 요인** : **출생 전후의 미세 뇌손상, 출생 후 감염, 독성물질, 대사장애, 외상에 의한 뇌손상과 관련**

(3) 신경화학적 요인 : 도파민 결핍, norepinephrin이 관련

(4) 신경생리학적 요인 : 뇌성숙지연, 비정상적 뇌파관련

(5) 신경해부학적 요인 : PET에서 전두엽 뇌혈류와 당대사 저하

> ↳ 특히 전두엽의 기능이 미숙하고 전두엽에서의 도파민 작용이 모자란 것이 중요한 역할을 함
> ↳ 정상 어른에서도 저농도의 알코올 등에 의해 전두엽 기능이 억제되면(탈억제 disinhibition) 사람이 집중을 잘 못 하고, 말이 많아지고, 부산해지고, 무모해지고, 자제력이 없어지는 것과 유사

2) 정신사회적 요인

(1) 사회경제수준과는 무관

(2) 스트레스, 가족문제 등이 발병시기나 악화와 연관 있을 수 있으나, 병을 발생시키는 원인으로 보기는 어려움

4. 임상양상

1) 유아기 : 지나치게 민감, 소음, 빛, 온도 등의 환경변화에 과민반응, 잠이 잘 안들고 잘 운다.

2) 걸음마기 : 부산하고 위험한 행동

3) 유치원, 학령기

  (1) 가만히 앉아있지 못함

  (2) 앉아 있어도 지나치게 많이 움직이고 손발을 꼼지락거림

  (3) 수업 중 교사의 지시 따르지 않고, 주의가 산만하여 지적받음

4) 사소한 자극에 폭발, 정서가 불안정, 충동성

5) 학습장애, 언어장애, 발달성 협응장애 동반이 많음

6) 이차적인 정서장애와 행동장애 흔함

5. 진단 의대시험 KMLE

주의력결핍 과잉행동장애의 DSM-IV-TR 진단기준(요약)

<table>
<tr><td rowspan="2">A.</td><td colspan="2">(1), (2) 중 적어도 하나 만족(발달 수준에 부적절하게 6개월 이상 지속)</td></tr>
<tr><td>(1) [주의력 결핍]
b. 작업, 놀이에 집중 x
c. 타인 경청 x
h. 쉽게 한눈을 팜
a. 부주의한 실수
g. 물건을 잘 잃어버림
I. 할 일을 잘 잊어버림
d. 끝까지 공부/일을 마무리 못(not 안) 함
e. 계획적인 공부/일 못함
f. 공부, 숙제 등을 회피</td><td>(2) [과잉행동]
a. 꼼지락거림
b. 자리에 못 앉아 있고 일어남
c. 부적절하게 뛰어다니고 기어오름(청소년기 : 앉아있으면 몸이 근질거림)
d. 차분히 놀지 못함
e. 모터가 달린 것처럼 계속 움직임
f. 말이 많음
[충동성]
g. 질문 끝나기 전에 대답
h. 차례를 기다리지 못함
i. 불쑥 끼어들고 참견</td></tr>
<tr><td>B.</td><td colspan="2">7세 이전 시작</td></tr>
<tr><td>C.</td><td colspan="2">2가지 이상의 환경에서 나타남</td></tr>
<tr><td>D.</td><td colspan="2">학업, 사회, 직업기능의 심각한 장애</td></tr>
<tr><td>E.</td><td colspan="2">배제진단 - PDD, 정신분열병, 기타 정신장애(기분장애, 불안장애, 해리장애, 인격장애)</td></tr>
</table>

* A(1) 우세 : 부주의형
A(2) 우세 : 과잉행동 - 충동성형
A(1)/A(2) 비슷 : 혼합형

> ↳ C. 특정한 장소나 환경에서만 스트레스를 받아서 나타나는 모습이라면 ADHD로 보지 않는다.
> ↳ D. 이상의 모습을 다 보일지라도 공부 잘 하고, 급우들이나 선생님을 괴롭히지 않고, 본인도 행복하고 즐겁게 잘 살고 있다면 ADHD로 보지 않는다.

6. 감별진단

나이에 적절한 과잉운동(age-appropriate overactivity still within norm), 학습장애, 행동장애, 우울장애, 조증, 불안장애, 전반적 발달장애, 적응장애

7. 경과 및 예후

1) **과잉행동 증상은 사춘기까지 일찍 회복**. 주의력 결핍, 충동성은 오래 지속됨
2) 25%가 성인기까지 증상이 지속

[참고] 성인기 ADHD의 양상
1. 지속되는 주의력 결핍, 과다활동, 충동성
2. 기분불안정, 짜증, 욱 하는 성미, 사소한 스트레스도 견디지 못함
3. 계획적인 활동이나 정리정돈 등을 하지 못함

19 소아기에 특징적인 정신질환

3) 청소년기 이후 지속시 : 반사회성 인격장애, 알코올 등의 약물의존으로 진행

↳ 인격장애, 약물의존 등은 학습장애, 대인관계 문제 등의 이차적 결과. ADHD를 적극적으로 선별하여 약물치료를 시행해야 하는 중요한 이유는, 당장의 문제행동을 줄이기 위한 것도 있지만 향후 반사회성 인격장애/알코올 의존 등의 무서운 결과를 예방하기 위한 측면도 크다.

8. 치료

약물치료가 가장 효과적이고 핵심적인 치료 KMLE

1) 약물치료

(1) 일차약물 : 중추신경 자극제(D-amphetamine, methylphenidate, pemoline)

① **부작용 : 불면증, 식욕감퇴, 두통, 위통, 오심, 성장지연** KMLE

[참고] 미국 소아정신의학회 권고사항 : ADHD에 정신자극제 투여시 다음 사항을 monitor 할 것 전문의
1. 신체진찰(P/E) 2. 혈압 3. 맥박 4. 체중 5. 신장

② 과거에 틱장애, 가족력상 뚜렛장애시 Methylphenidate로 틱 증상 유발 가능

(2) 이차약물 : Atomoxetine, Bupropion, Venalfaxine, Clonidine, Guanfacine

↳ atomoxetine은 비교적 최근에 사용되기 시작한 NRI(norepinephrine 재흡수 억제제)로서, tic을 악화시키지 않아 ADHD와 tic을 동반한 환아에서 유용하게 사용할 수 있음

2) 심리사회적 치료

(1) 인지행동치료(주요 보조치료법)

(2) 지지적 개인정신치료

(3) 환경조정

(4) 부모 및 교사 상담

▶ Methylphenidate를 먹으면 성적이 향상되는가?

ADHD 환아들이 약물 투약 후 성적이 오르는 것은, ADHD에 의해 가려져 있던 학습능력이 드러나는 것일 뿐이며, ADHD가 없는 정상아동이 Methylphenidate를 먹는다고 성적이 오르지는 않는다. 100미터를 30초에 뛰던 관절염 환자가 NSAID를 복용하고 100미터를 15초에 뛸 수는 있지만, 비만과 낮은 체력으로 100미터를 30초에 뛰는 사람이 NSAID를 먹는다고 100미터를 15초에 뛸 수는 없다. 우사인 볼트가 NSAID를 복용한다고 해도 100미터를 5초에 뛸 수는 없다.

19.7 파탄행동장애(파괴성 행동장애, disruptive behavior disorder)

▶ **파탄행동장애의 분류**

- 적대적 반항장애 : 부정적, 적대적, 반항적 행동(타인 권익 침해, 사회 규범 위반은 없음)
- 행실장애 : 지속적인 타인권익 침해 및 사회규범 위반

1. 적대적 반항장애(oppositional defiant disorder, ODD)

1) 개념

사회규범 및 타인 권익의 침해는 없이 지속적인 부정적, 적대적, 반항적인 태도와 행동을 보이는 파탄행동장애 의대시험 KMLE

2) 역학

(1) 유병률 약 10% 전후(학령기 아동의 20%에서 거부적 성향)

(2) 사춘기 이전 : 남아에게서 2~3배(사춘기 이후 : 남녀 비슷)

↳ 전체적인 파탄행동장애는 남아에 많은데, 적대적 반항장애에서 행실장애로 이행하는 환아들이 대개 남아들이어서 남녀차가 줄어드는 것으로 보고 있음

(3) Peak age of onset : 8세경(대개 초등학교 시기 발현)

3) 원인

cf) 정상적 반항행동 : 18~24개월 → 3세 이후까지 지속되면 병적
사춘기의 정신적 독립을 위한 일시적(6개월 미만) 반항행동도 정상

(1) 가족환경 : 통제, 권력, 자주성 등에 지나치게 얽매이는 엄격한 부모

(2) 부모의 반사회성 인격장애, 약물남용 유병률도 높음

4) 임상양상

(1) 어른들과 논쟁을 잘하고 신경질적이며 화를 쉽게 냄

(2) 어른들에게 복종하지 않고, 규율을 따르지 않으며 어른들을 화나게 함

(3) 잘 아는 어른이나 급우들에게 주로 반항적 행동

(4) 만성화시 대인관계 장애 – 친구 없고, 학교생활에 문제 생김

(5) 지능에 비해 학교성적 저하, 좌절/열등/우울감 발생

(6) 물질남용으로 쉽게 이행

5) 진단

적대적 반항장애의 DSM-IV-TR 진단기준(요약)

A.	6개월 이상 지속되는 부정적/적대적/반항적 행동 ≥ 4/8 (1) 쉽게 화냄 (2) 어른들과 다툼 (3) 규칙이나 어른의 요구를 거절 (4) 타인의 짜증을 의도적으로 자극 (5) 자신의 실수나 잘못에 대해 남을 탓함 (6) 쉽게 짜증냄 (7) 분노와 원망을 쉽게 품음 (8) 심술궂거나 복수심을 품음
B.	사회, 학업, 직업기능에 지장
C.~D.	배제진단－C : 정신분열병, 기분장애, D : 행실장애/반사회성 인격장애

6) 감별진단

행실장애, 정신분열병, 기분장애, ADHD, 정신지체에서의 적대적 행동

7) 경과 및 예후

(1) 30~40%는 수년 내에 호전

(2) 증상이 지속되고 행실장애로 이행되면 예후 나쁨

↳ 공격성이 두드러지는 ODD 환아가 CD로 이행할 확률이 높다.
↳ 가족기능이 나쁠수록, 동반된 다른 정신병리가 많을수록 예후가 나쁘다.

8) 치료

(1) 가족치료 : 가족의 상호작용 진단, 부모에게 육아기술 교육
① 부모가 체벌, 폭언을 하지 않는 것이 중요
② 부모가 직접 행동치료 시행하게 교육하기도

(2) 개인정신치료도 도움 : 환아 자신이 행동의 파괴성과 위험을 이해하고 자존심을 회복하고 자립적이고 새로운 적응능력 획득하도록 도움

(3) 행동치료 : 문제행동은 무시, 바람직한 행동을 선택적으로 강화

2. 행실장애(conduct disorder, CD)

1) 개념

반복적, 지속적인 권익 침해와 규율의 위반을 보이는 파탄성 행동장애

2) 역학

(1) 유병률 : 남아 10% 전후, 여아 5% 전후
ADHD, 학습장애시 위험 증가

(2) 부모(특히 부)의 반사회성 인격장애, 알코올 의존, 부모사이의 불화

↳ 부모의 불화는 아이의 행실장애의 원인일 때도 있지만, 결과인 경우도 있음

(3) 도시 지역, 낮은 사회경제수준시 호발

3) 원인

(1) 생물학적 요인 : dopamine β-hydroxylase ↓, CSF 5-HIAA ↓

(2) 심리사회적 요인

① 부모의 강압적 태도, 잘못된 육아방법, 혼란스런 가정환경

② 장기간에 걸친 가정 폭력, 아동학대

③ low SES에서 호발

4) 임상양상 KMLE

(1) 발병 : 남아 10~12세, 여아 14~16세

(2) 공격적 행동, 잔인한 행동 보이고 어른에게 적대적이고 복종 안함

(3) 학교결석, 성적 비행, 흡연, 음주, 약물 남용 흔히 보임

(4) 지속적 거짓말, 가출, 도둑질, 폭력 행사

(5) 학업성적 불량

(6) 불안, 우울 흔히 동반

(7) 타인과는 피상적인 관계 유지. 타인의 감정, 욕구에 무관심

(8) 면담 태도 : 비협조적, 적대적, 의사를 자극하고 약올림, 거짓말, 변명

5) 진단

행실장애의 DSM-IV-TR 진단기준(요약)

A.	12개월 이내에 타인의 권익침해나 사회규범 위반 ≥ 3/15	
	[사람/동물에 대한 공격성]	(1) 협박/위협/괴롭힘 (2) 시비 걸기 (3) 위험한 무기 사용(칼, 총, 깨진 병) (4) 타인을 신체적으로 학대 (5) **동물 학대** (6) (무장)강도나 날치기 (7) 타인에게 성행위를 강요
	[재산파괴]	(8) 방화 (9) 기물파손 (10) 가택침입
	[사기/절도]	(11) 사기(금품, 호의 등을 얻으려 거짓말) (12) 절도, 문서위조
	[규칙의 중대위반]	(13) 13세 이전부터 외박 (14) 가출 (15) 13세 이전부터 무단결석
B.	사회, 학업, 직업기능에 지장	
C.~D.	배제진단－C : 정신분열병, 기분장애, D : 행실장애/반사회성 인격장애	

6) 감별진단

ODD, 기분장애, ADHD, 학습장애 등

- ODD와 conduct disorder를 동시진단하지는 않는다.
- ODD가 conduct disorder로 진행하는 경우가 있지만, 그렇지 않은 경우도 있음. 또 conduct disorder가 ODD 없이 곧바로 발병하기도 함
- ODD나 CD가 ADHD나 학습장애와 함께 발생하는 경우는 꽤 있는데 이 때는 함께 진단함

7) 경과 및 예후

(1) 약 40%가 반사회성 인격장애로 진행

(2) 좋은 예후 인자

① 가벼운 증상

② 늦은 발병

③ 정상 지능

④ 동반된 다른 정신병리(－)

8) 치료

빨리 치료할수록 예후가 좋음

(1) 환경적으로 일관성 있는 규칙 만들어 문제 행동 조정

(2) 긍정적 자아상과 적응능력 획득하도록

(3) 가정폭력, 아동 학대시에는 가정으로부터 분리

(4) 심한 경우 입원치료 : 체계적 교정이 가능한 시설

(5) 약물치료

① 공격행동 감소 : 항정신병 약물(haloperidol, resperidone), 기분조절제, clonidine

② 충동성, 불안정한 정서 : SSRI

19.8 틱장애(tic disorder)

1. 개념

1) 틱(tic, habit spasm)

갑작스러운 빠른, 반복적인 리듬을 갖지 않는, 상동적인 근육운동 또는 발성

- 불수의적이지만 경우에 따라 미룰(not 완전히 참을) 수 있음(재채기와 비슷)
- 긴장하면 증가, 수면, 심리적 안정, 무언가에 몰입할 때 감소(완전히 없어지지는 않음)
- 흔한 운동 틱 : 주로 head & neck(눈 깜빡, 머리 끄덕)
- 흔한 음성 틱 : 킁킁, 끙끙, 그르렁, 쩝쩝 등

2) 기간과 증상에 따라 분류

(1) 뚜렛장애(tourette's disorder)

다양한 운동/음성 틱, 욕설증(corprolalia), 반향언어(echolalia)를 보이는 틱장애

(2) 만성 운동/음성 틱장애(chronic motor or vocal tic disorder)

운동 틱만, 혹은 음성 틱만 1년 이상 지속되는 틱장애

- 심한 형태일수록 드물고, 가벼운 형태일수록 흔함
- 가볍거나 일시적이면 별다른 치료가 필요 없거나 약간의 치료로 좋아지지만, 장기간이거나 증상이 심할 경우에는 문제가 많아 약물치료가 꼭 필요함

(3) 일과성 틱장애(transient tic disorder)

4주 이상, 1년 이내 지속되는 틱장애

2. 역학

1) 뚜렛장애
   (1) 10,000명당 4~5명, 남아에서 3~4배 호발
   (2) 운동틱 7세경, 음성틱 10~11세 호발
2) 만성 운동/음성 틱장애
   (1) 유병률 약 1%(뚜렛장애보다 흔함)
   (2) 호발연령 : 7~8세, 남아>여아, 운동 틱>음성 틱
   (3) 뚜렛장애의 가족력시 호발
3) 일과성 틱장애 : 유병률 미상
   cf. 학령기 아동의 5~25%가 한 번 이상의 틱 경험

3. 원인

1) 뚜렛장애 및 만성 틱장애
   (1) 유전적 원인
      ① 쌍생아 연구 : MZT 53~77% 일치>DZT 8~23% 일치
      ② ADHD(약 50%), OCD(약 40%)와 공존
      ③ 가족에 뚜렛장애, 만성 운동 또는 음성 틱장애, OCD 흔히 발생
   (2) 생화학적 요인 : dopamine계 과다활성
2) 일과성 틱장애 : 생물학적 요인과 스트레스가 함께 작용

4. 임상양상

1) 뚜렛장애
   (1) 다양한 운동틱과 음성틱이 1년 이상 지속
   (2) 운동 틱 증상 : 눈 깜박거림(m/c), 이마찌푸림, 코에 주름살 짓기, 입술 빨기, 얼굴근육 씰룩거리기, 머리를 끄덕이거나 흔들기, 목을 비틀기
   (3) 음성 틱 증상 : 목안을 씻어내는 듯한 마른기침, '음음', '끙끙', '악' 하는 소리, 개 짖는 소리, 코를 킁킁거리기, 입술 빠는 소리, 입맛다시는 소리
   (4) 스트레스, 불안에 의해 틱증상이 악화
   (5) 수 분 내지 수 시간 동안 자의적으로 틱을 미룰 수도 있음
   (6) 욕설증 : 공격적, 성적인 내용의 욕설
   (7) 부위를 옮겨 다니며 완화와 악화를 반복하는 것이 전형적
   (8) 대개 수면 중에는 틱이 없으나 심하면 수면 중에 틱이 나타나기도 함

2) 만성 틱장애
   (1) 운동 틱 : 뚜렛장애와 유사
   (2) 음성 틱의 경우 조용하고 눈에 잘 뜨이지 않음
3) 일과성 틱장애 : 눈 깜빡, 얼굴 씰룩 등의 운동증상이 대부분

5. 진단

틱장애의 DSM-IV-TR 진단기준(요약)

	뚜렛장애	만성 운동/음성 틱장애	일과성 틱장애
A.	틱(갑작스럽고 빠르게 반복되는, 불규칙한 상동적 운동 또는 발성)		
	다수의 운동 틱+음성 틱	운동 틱 or 음성 틱	
B.	1년 이상 지속(틱 없는 기간은 3개월 미만)		4주~1년 지속
C.	18세 이전 발병		
D.	물질(정신자극제) 및 신체질환(뇌염, 헌팅턴병 등) 배제		
E.	–	뚜렛장애 아님	뚜렛장애, 만성틱장애 아님

6. 감별진단

각종 운동장애(dystonia, chorea, athetosis, myolclonus, hemiballism), 헌팅턴병, 파킨슨병, Sydenham's chorea, Wilson병

7. 경과 및 예후

1) 뚜렛장애 : 만성적, 호전과 악화의 반복
2) 만성 틱장애 : 대개 청소년기가 되면 완화
3) 일과성 틱장애 : 대개 쉽게 호전, 스트레스 시에는 재발 가능

8. 치료

> ↳ 가벼운 증상인 경우 치료하지 않기도 함. 하지만, 특히 소아의 경우 주변의 놀림이나 따돌림의 좋은 소재가 되어 좌절, 기분장애 등의 합병증이 잘 나타나므로 치료하는 것이 좋다.

1) **약물치료 : 고역가 항정신병약물(Risperidone, Haloperidol, Pimozide 등)** 의대시험 KMLE
   (1) 뚜렛장애는 대개 약물치료 필요

> ↳ 장기적 약물치료에도 불구하고 정신분열병 등에 비해 지연성 운동장애 등의 심각한 부작용이 나타나는 비율은 낮은 편임

(2) 만성 틱장애도 이에 준하나 risk-benefit 고려, 일과성 틱장애는 심한 증상에만 제한적으로 약물치료

2) 행동치료 : Habit reversal

> ↳ habit reversal : 틱을 참을 수 없을 것 같은 느낌(premonitory urge)이 왔을 때, 틱을 상쇄할 수 있는 다른 수의운동을 하는 방법

3) 일과성 틱장애 : 가족들이 틱 증상에 지나치게 관심 갖지 말기, 지지적 정신치료, 가족치료 시행

	뚜렛장애	만성 운동/음성 틱장애	일과성 틱장애
기간	1년 이상		4주~1년
증상	운동 틱+음성 틱	운동 틱 or 음성 틱	대개 운동 틱
치료	약물치료(TOC) 행동치료	약물치료(심한 증상시) 행동치료	행동치료/정신치료 (약물치료는 심한 증상시만)

19.9 소아기의 식사/섭취 및 배설장애

1. 유아기/조기 소아기 섭식 및 식사장애(feeding and eating disorders of infancy or early childhood)

1) 이식증(pica)

(1) 개념 : 먹을 수 없는 물질(흙, 쓰레기, 머리카락, 종이)을 섭취하는 장애

(2) 정신지체(1/4), 학대아동에서 빈번

(3) 대개 18개월 이후 발생시 비정상 간주

(4) 합병증 : 장폐쇄, 위석(bezoar), 납중독, 기생충 감염, 철분결핍

(5) 성인이 되면 좋아지나 정신지체의 경우 지속되기도

(6) 치료 : 환경개선, 행동치료, 정서적 양육

2) 반추장애(rumination disorder)

> ↳ pyloric stenosis(3개월 이전 발병), GERD 등의 기질적 질환 감별 필요

(1) 신체적인 질환 없이 반복적으로 음식을 되새김질함

(2) 정신지체에서 빈번

(3) 원인 : 모자관계 문제, 자율신경계 장애, 일종의 쾌감을 위한 자기자극
(4) 머리를 뒤로 하고 등에 힘을 주어 휜 자세에서 되새김을 즐김
(5) 성장장애, 구토물의 악취 때문에 부모 좌절
(6) head banging, hair pulling, body rocking 동반하기도
(7) 치료 : 행동치료(혐오조건화 : 반추행동 보일 때마다 레몬즙 짜 넣기)

3) 유아기/조기 소아기 섭식장애(feeding disorder of infancy or ealry childhood)

(1) 잘 안 먹어서 1개월 이상 체중이 줄거나 적절하게 늘지 않음
(2) 부모교육 및 환경개입, 심할 경우 nasogastric tube, risperidone 등 시도 가능

↳ 소아, 청소년의 신경성 식욕부진증/신경성 대식증은 각론 9장 참고

2. 배설장애(elimination disorder)

↳ 대소변 가리기는 태어나서 자기 하고 싶은대로 하다가, 최초로 외적인 통제(control)를 당하는 일로서 중요한 발달적 의미를 가진다.
↳ **대소변 가리는 순서도 알아둘 것(야간 대변 – 주간 대변 – 주간 소변 – 야간 소변)**

1) 유분증(encopresis)

(1) 역학
① 4세의 95% 이상, 5세에 99%가 대변 가림
② 남아에서 3~4배 호발
(2) 원인
① 신경발달 지연
② 배변훈련이 너무 빠르거나 늦거나 강압적이었을 경우
③ 심리적 스트레스 : 입학, 동생의 출산, 입원, 부모의 불화, 어머니와의 이별
(3) 정신지체, 행동장애, 유뇨증 동반한 경우가 많음
(4) 진단

유분증의 DSM-IV-TR 진단기준(요약)

A.	(의도적/불수의적)으로 옷이나 바닥에 대변을 눔
B.	매월 1회 이상 3개월간 지속
C.	4세(또는 동등한 발달 수준)
D.	배제진단 : 약물(하제 등) 및 신체질환(Hirschsprung's disease 등)

(5) 경과 및 예후 : 대개 청소년기에는 자연적으로 호전

(6) 치료

① 적절한 배변훈련, 행동치료

② 정서장애, 행동장애 → 정신치료

③ 심각한 가족문제 존재시 → 가족치료

2) 유뇨증(enuresis)

(1) 역학

① 2세경 80%, 4세에 35%, 5세에 6~9%로 감소

② 청소년에서 1~2%, 성인 1%에서 유뇨증 발생

(2) 원인

① 유전적 요인, 신경계의 미성숙, 방광근 수축의 기능장애

② 야간 항이뇨호르몬(AVP) 분비부족

③ 심리사회적 스트레스, 부적절한 배뇨 훈련 등

> ↳ 동생이 태어났을 때 나타나는 일시적인 이차적 유뇨증은 흔한 일

(3) 임상양상

① 대개의 경우 불수의적이나 일부는 의도적일 수도

② 빈뇨, 요실금, 요긴급 등이 동반될 수 있음

③ 유뇨증 20%에서 우울증, 자신감 결여 등 이차적 정신과적 문제 수반

④ 주간형보다 야간형이 많음

(4) 진단

유뇨증의 DSM-IV-TR 진단기준(요약)

A.	(의도적/불수의적)으로 옷이나 침구에 소변을 눔
B.	주 2회 이상 3개월간 지속
C.	5세(또는 동등한 발달 수준)
D.	배제진단 : 약물(이뇨제 등) 및 신체질환(당뇨, 척추이분증 등)

(5) 경과 및 예후 : 대체로 크면서 좋아지나 1%는 성인기까지 지속

(6) 치료

① 적절한 배변훈련

② **행동치료 : bell-alarm 요법(bell and pad)** KMLE 전공의

③ 약물치료

- **증상이 심할 때 imipramine 투여**
- desmopressin 투여

④ 정신치료 : 심리적 갈등이 발병 요인일 경우

↳ 키를 뒤집어쓰고 소금을 얻으러 다니게 하는 방법에 치료효과가 있다는 근거는 없다.

19.10 분리(이별)불안장애(separation anxiety disorder)

1. 개념

일상생활을 위협할 정도로 심하고 지속적인 분리불안이 특징인 불안장애

↳ 분리불안을 느끼는 애착대상은 주 양육자(주로 엄마)가 된다.

2. 역학

1) 유병률 약 5%, 남아=여아
2) 대개 7~8세 때 시작
3) 낮은 사회경제수준에 흔함

3. 원인

1) 가족 분위기 : 가족구성원간 밀착, 아이에게 과보호 경향
2) 아이 성격 : 의존적, 부모의 사랑을 지나치게 갈구
3) 외부사건을 계기로 발병 : 주위 사람의 죽음, 아이 혹은 부모의 입원, 동생 출산, 심한 부부싸움, 이사, 전학

4. 임상양상 KMLE

1) 자신 혹은 애착 대상에게 불행한 일이 닥쳐 다시는 못 보지 않을까 하는 걱정에 휩싸여 애착대상이 옆에 있어야 안심
2) 애착대상이 없으면 애착 대상의 존재를 확인하려고 함

5. 진단

분리불안장애의 DSM-IV-TR 진단기준(요약)

A.	가정 및 애착대상으로부터 떨어지는 데 대한 극도의 불안감 ≥ 3/8 (1) 집이나 애착대상으로부터 떨어져야 할 상황이 되면 불안 (2) 애착대상이 잘못될까봐 걱정 (3) 유괴나 납치에 대한 걱정 (4) 등교나 외출을 거부 (5) 혼자 있기를 겁내거나 거부 (6) 혼자 또는 집떠나서 못 잠 (7) 분리불안과 관련한 반복적 악몽 (8) 분리불안상황 또는 예견시 신체증상(두통, 복통 등)
B./C.	4주 이상 지속, 18세 이전 발병
D.	사회, 학업기능 등에 막대한 지장
E.	배제진단 – PDD, 정신분열병, 광장공포증을 동반한 공황장애

6. 감별진단

일시적 적응장애, 정상적 불안, 공포장애, 행실장애

7. 치료 KMLE 전공의

1) 등교를 거부하는 경우 정신과적 응급
2) 가족치료
3) 행동치료 : 긍정적 강화, 긴장이완, 체계적 탈감작
4) 지지적 정신치료
5) **약물치료 : imipramine**, 항불안제, SSRI, 취침전 diphenhydramine

8. 경과 및 예후

1) 좋은 예후인자 : 어릴 때 발병, 학교에 갈 수 있는 경우
2) 반수에서 만성적 경과를 밟으며 소수는 성인 광장공포증으로 이행함

▶ **등교거부의 분류**

1) 엄마랑 떨어지는 게 무서워요. – 분리불안장애
2) 낯선 친구들한테 어떻게 대해야 할지 모르겠어요. – 사회공포증
3) 발표만 하려면 실수할 것 같아서 떨려요. – 범불안장애
4) 학교 가거나 사는 게 다 무슨 소용이 있나요? – 우울장애

19.11 기타 소아기 정신장애

1. 선택적 함구증(selective mutism)

현행 진단기준에서는 기타 소아기 정신장애로 분류되어 있지만 일종의 사회공포증(social phobia)으로 보는 견해도 많음. ICD-10에서는 elective mutism

1) 개념

말 할 줄 알면서도 특정상황에서 말을 하지 않는 장애

2) 역학

학동기 약 0.5% 전후, 여아에 빈번

3) 원인

(1) 아동이 미세한 언어장애로 인해 언어 표현에 공포를 느끼는 경우
(2) 가족 내 갈등이 심한 경우
(3) 어머니가 우울장애거나 아이를 과잉보호하는 경우
(4) 아동학대를 포함한 정신적 외상을 당한 경우

4) 임상양상

(1) 친숙한 환경(집 등)에서는 말을 잘하지만 집 밖, 유치원, 학교에서는 말을 안 함
(2) 집안내에서 특정인과 말을 하지 않는 경우도 있고, 상대방과 전화통화는 가능하나 마주쳐서는 말을 하지 않는 경우도
(3) 눈짓, 몸짓, 글쓰기로 의사소통하기도 함
(4) 대개 점진적으로 함구 증상이 나타나나 외상적 경험 이후 갑자기 발병하기도
(5) 부끄럼이 많고 사회적으로 위축(고집이 센 우도 있음)
(6) 분리불안장애, 등교거부, 지연된 언어습득, 적대적 반항장애 등이 동반되기도

5) 진단

선택적 함구증의 DSM-IV-TR 진단기준(요약)

A.	다른 곳에서는 말을 잘 하면서 말해야 하는 특정 상황에서 지속적으로 함구
B.	사회, 학업기능 및 의사소통에 지장
C.	최소 1개월간 지속(취학 첫 1개월은 제외)
D./E.	배제진단 – 외국이민, 의사소통장애(말더듬 등), PDD, 정신분열병 등

6) 감별진단

(1) 전반적 발달장애

(2) 수줍은 아동이 불안이 유발되는 낯선 상황에서 일시적으로 보이는 함구증

(3) 이민 초기(모국어로도 함구할 경우나 충분히 외국어를 습득한 뒤에도 함구할 경우에는 진단)

7) 치료

(1) 놀이치료, 정신치료, 행동치료, 언어치료, 가족치료

(2) 약물치료(SSRI)가 효과적인 경우도

8) 예후

10세경까지도 회복되지 않으면 장기화되며 나쁜 예후

2. 유아 또는 조기아동기의 반응성 애착장애(reactive attachment disorder of infancy or early childhood; RAD)

1) 개념

양육자로부터 적절한 보살핌을 못 받아 발생한 사회적 유대관계 형성능력의 결여

> ↳ 소아기 장애 중 DSM에서 원인을 명시한 유일한 질환임(이외에는 성인기의 PTSD가 있음)

2) 역학

낮은 SES에서 호발

3) 원인

(1) 엄한 양육이나 소홀한 육아

(2) 양육자의 양육능력이 부족한 경우 발생

(3) 양육자가 자주 바뀌는 경우 발생

> ↳ 일에만 관심이 있고 아이에는 관심이 없었던 고학력, 성취욕이 강한 어머니가 아이가 이상한 것을 느끼고 데려오는 경우도 종종 있음
> ↳ 아이의 기질(다루기 어려운 아이)이 부모-자녀의 fit(어울림)을 방해하는 것도 한 요인

4) 임상양상

사회적 관계를 적절하게 맺지 못함

(1) inhibited type : 주변사람에 대해 과도하게 경계적이거나 양가적이어서 사람에게 접근하다가 곧 회피

(2) disinhibited type : 애착행동이 무분별하게 나타나 낯선 사람에게 극도로 친밀감 보였다가 이별시에도 별다른 감정이 없음

5) 진단

반응성 애착장애의 DSM-IV-TR 진단기준(요약)

A.	5세 이전에 시작하는 지속적이고 현저한 사회적 관계의 장애 [(1) 이나 (2)] (1) 사회적 상호작용 대부분에서 억제되고 조심스럽고 양가적인 반응 (2) 특정인에 애착을 보이지 않고 무절제하고 광범위한 애착 행동
C.	부적절한 양육 ≥ 1/3 (1) 아동의(위안, 자극, 애정 등) 감정적 요구를 무시 (2) 아동의 신체적 요구를 무시 (3) 일차 양육자의 잦은 교체(잦은 입양 등)
D.	C가 A의 원인이라는 근거(시간적 선후관계 등)
B.	배제진단 – 정신지체, PDD

6) 치료 KMLE

(1) 양육자의 육아기술에 대한 상담으로 아이와의 애착행동을 증진

(2) 실패시 양육자와 격리하고 친척집, 보육원, 장기 기숙시설, 입양 고려

7) 경과 및 예후

(1) 환경 바뀌면 건강한 소아로 발달 가능

(2) 적절한 중재 없이 지속시 예후 나쁘고 사망도 가능

3. 상동운동장애(stereotypic movement disorder)

MR에는 동반진단하지만, OCD나 틱장애가 있으면 진단하지 않음

1) 개념

반복적, 충동적, 비기능적인 행동에 집착하여 정상적인 활동을 못하거나 의학적으로 심각한 문제를 일으키는 장애

2) 역학

(1) 자해행동의 유병률 : 2~3%, 남아에서 호발

(2) PDD, severe MR의 10~20%

3) 원인

(1) 심리적 : 정신사회적 자극이 결핍된 아이의 자기 자극 현상, 공격성/분노 표출

(2) 생물학적 원인 : 도파민 가설

4) 임상양상

손가락 빨기, 손톱 물어뜯기, 물건핥기, 콧구멍 혹은 상처후비기, 머리 부딪치기, 몸 흔들기, 눈 찌르기, 기타 신체 부분을 반복 움직이기, 때리기

5) 진단(DSM-IV-TR)

상동운동장애의 DSM-IV-TR 진단기준(요약)

A.	반복적, 충동적 비기능적 행동(머리 부딪치기, 물건 핥기, 자기 몸 깨물기 등)
B.	일상활동의 지장 또는 자해에 의한 상처
F.	4주 이상 지속
C.~E.	C. 정신지체가 있어도 별도로 주목해야 할 만큼 심할 때는 진단함 배제진단 - D : OCD/틱장애, E : 약물/신체질환

6) 감별진단

틱장애, 강박장애, dyskinetic movement

7) 치료

(1) 행동치료 : 긍정적 보상, habit reversal 등

(2) 약물치료 : 항정신병약물, naltrexone, clomipramine, fluoxetine

8) 경과 및 예후

(1) 스트레스가 있을 때 짧게 삽화적으로 오기도 하고 만성화하기도 함

(2) 자해정도가 심하고 빈번하면 예후 나쁨

참/고/문/헌

- 대한신경정신의학회 편, 신경정신의학 제2판, 2005, 중앙문화사
- 민성길 외, 최신정신의학 제5판, 2006, 일조각
- 권준수 외, 강박증의 통합적 이해, 2009, 학지사
- 이홍식, 임상신경정신약물학, 2009, 엠엘커뮤니케이션
- 김용식 외, 비정형 항정신병제의 임상, 2004, 서울대학교출판부
- Sadock BJ et al, Kaplan & Sadock's Synopsis of Psychiatry 10th ed, 2007, Lippincott Williams & Wilkins
- Sadock BJ et al, Kaplan & Sadock's Comprehensive Textbook of Psychiatry 9th ed, 2009, Lippincott Williams & Wilkins
- Hales RE et al, Textbook of Psychiatry 5th ed, 2008, American Psychiatric Publishing, Inc.
- Oyebode F, Sims' Symptoms in the Mind: An Introduction to Descriptive Psychopathology, 2008, Saunders Ltd.
- Casey P et al, Fish's Clinical Psychopathology: Signs and Symptoms in Psychiatry, 3rd ed, 2007, RCPsych Publications.
- American Psychiatric Association, Diagnostic and Statistical Manual of Mental disorders, 4th ed-text revision, 2000, American Psychiatric Publishing, Inc.
- Gabbard GO, Psychodynamic Psychiatry in Clinical Practice 4th ed, 2005, American Psychiatric Publishing, Inc.
- Greenson RR, The Technique and Practice of Psychoanalysis vol. 1, 1967, International University Press.
- Stahl SM, Stahl's Essential Psychopharmacology: Neuroscientific Basis and Practical Applications, 3rd ed, 2008, Cambridge University Press.
- Goodwin FK et al, Manic-Depressive Illness: Bipolar Disorders and Recurrent Depression, 2ed ed, 2007, Oxford University Press.
- Martin A et al, Lewis's Child and Adolescent Psychiatry: a Comprehensive Textbook 4th ed, 2007, Lippincott Williams & Wilkins.
- Bourke J et al, Crash Course Psychiatry 3rd ed, 2008, Elsevier.

Psychiatry

INDEX

가

바

사

아

자

하

A

Psychiatry

PACIFIC
PSYCHIATRY

편저자

전명욱 정신과 전문의

www.papu.co.kr

PACIFIC PSYCHIATRY

2012년 3월 5일 발행

편저자 전 명 욱
발행인 이 웅 현
발행처 퍼시픽북스
서울특별시 중구 예장동 9번지 삼익파크빌 204
TEL. 02-2272-7766(代) / FAX. 02-2272-7166
E-mail: papu77@paran.com

ISBN 978-89-6130-475-7

정가 20,000원

Psychiatry